1 褥瘡管理最前線
2 褥瘡発生から治療へ
3 褥瘡のリスクアセスメント
4 褥瘡の予防
5 褥瘡の局所治療
6 発生後の褥瘡ケア方法
7 看護師に必要なドレッシング法
8 褥瘡の栄養管理
9 ハイリスク褥瘡患者の治療・ケア
10 治りにくい褥瘡の治療方法
11 その他の褥瘡治療法
12 在宅褥瘡予防・ケアの進め方
資　料

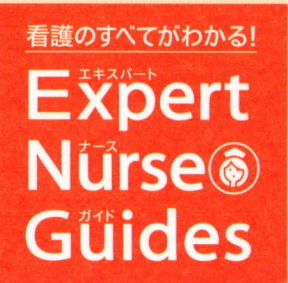

看護のすべてがわかる！
Expert Nurse Guides

褥瘡治療・ケア トータルガイド

編集 宮地良樹／溝上祐子

照林社

褥瘡診療に携わる
すべての医療従事者のバイブルです

　照林社の新シリーズ「エキスパートナース・ガイド」の第一弾として『褥瘡治療・ケアトータルガイド』を刊行することになりました。褥瘡ほどこの10年間でめざましく変容を遂げた疾患はありません。草創期には「日陰の疾患」であった褥瘡に対して、いかに正しい知識とスキルを持っていただくかを主眼に、エキスパートオピニオン中心のガイドラインを策定し、まず褥瘡にスポットを当てることに奔走しました。その後、日本褥瘡学会の設立、DESIGNによる創面評価、局所治療ガイドライン策定など、矢継ぎ早に診療ツールを作成し、褥瘡対策未実施減算や褥瘡ハイリスク患者ケア加算などの行政施策上の追い風にも助けられながら、一躍、褥瘡はEBMチーム医療の寵児に躍り出ました。その集大成として満を持して公表したのが『褥瘡予防・管理ガイドライン』です。

　本書は、その新ガイドラインからエビデンスを抽出して、褥瘡診療に従事する医師や看護師の治療・ケアの技法を実践的に網羅したものです。一読して、この10年間で到達した褥瘡診療の地平をビジュアルかつコンパクトに鳥瞰できる絶好の指南書として結実したことを実感しました。褥瘡診療の困難な時代を知るものにとっては感無量です。それとともに、褥瘡ゼロに向けて、さらなる飛翔のための新たな第一歩を踏み出した気分です。本書が、褥瘡診療に携わるすべての医療従事者のバイブルとして有機的に役立つことを願ってやみません。

2009年4月

宮地良樹

褥瘡は治せる、予防できる
さらなる技術の進化を目指して

　長い間「褥瘡は看護の恥」とされ、そのケアは看護師を主体に行われてきましたが、ここ10年の間に大きく変革を遂げました。そのきっかけは日本褥瘡学会の設立であり、褥瘡の発生や治療に目が向けられたところに診療報酬の改訂によって、適切な褥瘡管理が義務付けられたことにあります。こうした社会の後押しを受けて、それまでは「褥瘡は治らない」という諦めが、医師や看護師、そのほか多くの医療者がコラボレーションして取り組むことで「褥瘡は治せる、予防できる」という自信におきかわっていったのです。この事実は日本の褥瘡医療の大きな発展が物語っています。日本褥瘡学会は10年かけて、多くの褥瘡の専門家が議論し、エビデンスを求め、『褥瘡予防・管理ガイドライン』の刊行という快挙を果たしました。世界に誇れる成果を生み出したといっても過言ではありません。

　本書は、この新ガイドラインを実践に移す際の手引書になると確信しています。本書の特徴は医師や看護師、理学療法士、栄養士など、多職種で執筆している点です。今回、私は主に看護師の執筆の編集を行いました。現在、臨床現場において第一線で褥瘡を治している看護師と思われる皮膚・排泄ケア認定看護師に多くの事例写真の提供をお願いし、褥瘡治療の実際を視覚的にも理解しやすいように構成したつもりです。一読し、日本の看護師のアセスメントの細やかさやスキルの高さは高水準に達したと実感しました。本書が褥瘡医療に携わる看護職の方々の誇りや励みとなり、さらなる自身の進化のきっかけとなれば幸いです。また、多くの医療従事者がそれぞれの特化技術を認め合い、さらなる褥瘡医療におけるコラボレーションが展開されることを切に願います。

2009年4月

溝上祐子

編著者一覧

■編集

宮地良樹	京都大学大学院医学研究科皮膚科学 教授
溝上祐子	社団法人日本看護協会看護研修学校 認定看護師教育課程長

■執筆（五十音順）

芦田幸代	大分大学医学部附属病院看護部 副看護師長、皮膚・排泄ケア認定看護師
足立香代子	せんぽ東京高輪病院栄養管理室 室長
安部正敏	群馬大学大学院医学系研究科皮膚科学 講師
石川　治	群馬大学医学部附属病院 病院長
石澤美保子	大阪府立大学看護学部 教授、ET/皮膚・排泄ケア認定看護師
板倉洋子	独立行政法人国立病院機構村山医療センター看護部、皮膚・排泄ケア認定看護師
市岡　滋	埼玉医科大学形成外科 教授
稲田浩美	日本医科大学付属病院看護部、皮膚・排泄ケア認定看護師
宇野光子	東京大学医学部附属病院看護部 看護師長、皮膚・排泄ケア認定看護師
大浦紀彦	杏林大学医学部形成外科 講師
大江真琴	東京大学大学院医学系研究科健康科学・看護学専攻老年看護学分野 特任助教
大田浩司	福井県立病院外科 医長
大村健二	富山県厚生農業協同組合連合会高岡病院外科 診療部長
岡田晋吾	北美原クリニック 理事長
岡部勝行	おかべ形成・整形外科クリニック 院長
岡本泰岳	トヨタ記念病院形成外科 部長
門野岳史	東京大学医学部皮膚科学教室 講師
鎌田直子	兵庫県立こども病院看護部、皮膚・排泄ケア認定看護師
上出良一	東京慈恵会医科大学附属第三病院皮膚科 診療部長・教授
川上重彦	金沢医科大学形成外科 教授
岸邊美幸	金沢医科大学形成外科 助教
幸野　健	日本医科大学皮膚科 准教授
小林陽子	地方独立行政法人東京都健康長寿医療センター看護部看護科 主任、皮膚・排泄ケア認定看護師
小栁礼恵	東京大学医学部附属病院看護部 教育担当、皮膚・排泄ケア認定看護師
是枝　哲	関西医科大学皮膚科 准教授
真田弘美	東京大学大学院医学系研究科健康科学・看護学専攻老年看護学/創傷看護学分野 教授、皮膚・排泄ケア認定看護師
清藤友里絵	東邦大学医療センター佐倉病院看護部 師長補佐、皮膚・排泄ケア認定看護師
竹原和彦	金沢大学大学院医学系研究科皮膚科学 教授
多田讓治	国立療養所長島愛生園皮膚科医長

館　正弘	東北大学医学系研究科形成外科 教授
立花隆夫	大阪赤十字病院皮膚科部長
田中マキ子	山口県立大学看護栄養学部 教授
谷岡未樹	京都大学医学部附属病院皮膚科 講師
田村敦志	伊勢崎市民病院皮膚科部長
田村佳奈美	かとう内科クリニック・㈲ネットワーク調剤
丹波光子	杏林大学医学部付属病院看護部 師長、皮膚・排泄ケア認定看護師
塚田邦夫	高岡駅南クリニック 院長
寺師浩人	神戸大学大学院医学研究科形成外科学 准教授
徳永圭子	せんぽ東京高輪病院栄養管理室
内藤亜由美	藤沢市民病院医療支援部地域医療連携室 WOC相談室担当、皮膚・排泄ケア認定看護師
永井弥生	群馬大学大学院医学系研究科皮膚科学 准教授
仲上豪二朗	東京大学大学院医学系研究科健康科学・看護学専攻老年看護学/創傷看護学分野 講師
中川ひろみ	国際医療福祉大学大学院保健医療学分野博士課程、皮膚・排泄ケア認定看護師
濵元佳江	大阪鉄道病院看護部、皮膚・排泄ケア認定看護師
日髙正巳	兵庫医療大学リハビリテーション学部理学療法学科 教授
日野岡蘭子	旭川医科大学病院看護部 看護師長、皮膚・排泄ケア認定看護師
袋　秀平	ふくろ皮膚科クリニック 院長
古江増隆	九州大学大学院医学研究院皮膚科学分野 教授
古田勝経	国立長寿医療研究センター臨床研究推進部高齢者薬物治療研究室長
牧口貴哉	神戸大学大学院医学研究科形成外科学
松村由美	京都大学大学院医学研究科検査部 准教授
間宮直子	大阪府済生会吹田病院看護部 副看護部長、皮膚・排泄ケア認定看護師
三木佳子	香川県立中央病院褥瘡対策室 褥瘡管理者（皮膚・排泄ケア認定看護師）
溝上祐子	社団法人日本看護協会看護研修学校 認定看護師教育課程長
三富陽子	京都大学医学部附属病院看護部 看護師長
南　由起子	埼玉社会保険病院 看護局長、ET/皮膚・排泄ケア認定看護師
宮地良樹	京都大学大学院医学研究科皮膚科学 教授
室岡陽子	淑徳大学看護栄養学部、皮膚・排泄ケア認定看護師
森口隆彦	川崎医療福祉大学医療技術学部 教授
簗　由一郎	埼玉医科大学形成外科 助教
山本亜矢	元・社団法人日本看護協会看護研修学校、皮膚・排泄ケア学科 専任教員

Expert Nurse Guides
褥瘡治療・ケアトータルガイド

Contents 目次

本書の特徴と構成 ——————————————————————— x

第1章 褥瘡管理最前線

褥瘡予防・管理のエビデンス ■幸野 健 ——————————— 2
褥瘡管理－最新トピックス ■仲上豪二朗／真田弘美 ————— 6
褥瘡をめぐる医療・看護・社会状況の推移
：疫学をふまえて ■森口隆彦 ————————————————— 11
褥瘡管理：今後のテーマと方向性 ■宮地良樹 ————————— 15

第2章 褥瘡発生から治癒へ

褥瘡発生のメカニズム ■古江増隆 ——————————————— 20
褥瘡発生の要因 ■上出良一 ——————————————————— 23
褥瘡分類の新しい考え方：DTIを含めて ■門野岳史 ————— 27
創傷治癒のメカニズム：湿潤環境とは何か ■竹原和彦 ———— 32
褥瘡治癒の見通しと治療・ケアのポイント ■宇野光子 ———— 36

第3章 褥瘡のリスクアセスメント

褥瘡の早期発見と経過の見極め ■芦田幸代 —————————— 42
褥瘡観察のポイント ■日野岡蘭子 ——————————————— 45
リスクアセスメントの進め方 ■南 由起子 —————————— 48
リスクアセスメント・スケールの概要 ■南 由起子 —————— 51
リスクアセスメント・スケール
　①褥瘡危険因子評価表 ■清藤友里絵 ————————————— 54
　②ブレーデンスケール ■清藤友里絵 ————————————— 57
　③OHスケール ■室岡陽子 —————————————————— 60
　④K式スケール（金沢大学式褥瘡発生予測尺度）■室岡陽子 — 62

⑤ 在宅褥瘡発生リスクアセスメント・スケール ■ 室岡陽子 ─── 64
⑥ ブレーデンQスケール ■ 小栁礼恵 ─── 66

第4章 褥瘡の予防

圧力・ずれ力のコントロール

体圧分散の新しいコンセプト ■ 田中マキ子 ─── 70
臥位での体圧分散の方法 ■ 丹波光子 ─── 73
臥位での体圧分散用具の選び方 ■ 丹波光子 ─── 78
座位での体圧分散の方法 ■ 田中マキ子 ─── 82
座位での体圧分散用具の選び方 ■ 田中マキ子 ─── 85

予防のためのスキンケアの方法

浮　腫 ■ 内藤亜由美 ─── 88
浸　軟 ■ 濱元佳江 ─── 92
尿・便失禁 ■ 山本亜矢 ─── 95

予防のためのリハビリテーション

関節拘縮の予防手技 ■ 日髙正巳 ─── 101
関節拘縮予防のためのポジショニング ■ 日髙正巳 ─── 105

第5章 褥瘡の局所治療

褥瘡の治療と創面環境調整（wound bed preparation） ─── 110

褥瘡経過のアセスメント

DESIGN褥瘡経過評価用と
DESIGN-R（2008年改訂版）の概要 ■ 立花隆夫 ─── 113
DESIGN-Rの点数のつけ方・使い方 ■ 立花隆夫 ─── 118

局所治療における薬剤選択の考え方 ■ 古田勝経 ─── 124

急性期褥瘡の治療 ■ 岡本泰岳 ─── 130

慢性期褥瘡の治療

慢性期褥瘡の基本スキーム ■ 宮地良樹 ─── 133
浅い褥瘡（d）のとき ■ 安部正敏 ─── 135
深い褥瘡（D）のとき ■ 松村由美 ─── 138
炎症期の褥瘡① Nのとき ■ 是枝 哲 ─── 141
炎症期の褥瘡② Iのとき ■ 多田讓治／三木佳子 ─── 144
炎症期の褥瘡③ Eのとき ■ 岸邊美幸 ─── 147
肉芽・上皮形成期の褥瘡① Gのとき ■ 谷岡未樹 ─── 150
肉芽・上皮形成期の褥瘡② Sのとき ■ 田村敦志 ─── 153

ポケットのある褥瘡の処置 ■川上重彦／岸邊美幸 ——— 157

第6章 発生後の褥瘡ケア方法

褥瘡ケアの流れ ■稲田浩美 ——— 162
褥瘡のスキンケア ■中川ひろみ ——— 166
発生後の圧力・ずれ力のコントロール ■間宮直子 ——— 176

第7章 看護師に必要なドレッシング法

ドレッシング法の考え方とドレッシング材の変遷
　■石澤美保子 ——— 182
ドレッシング材の機能的分類 ■溝上祐子 ——— 185
ドレッシング材の特徴と使用テクニック ■溝上祐子 ——— 190
保険適用と適切な使い方 ■小林陽子 ——— 197

第8章 褥瘡の栄養管理

褥瘡管理と栄養の関係 ■大田浩司／大村健二 ——— 202
栄養アセスメントの進め方 ■徳永圭子／足立香代子 ——— 205
褥瘡予防・治療に必要な栄養素と必要量 ■田村佳奈美 ——— 210
栄養投与の進め方
　経口摂取を促す働きかけ ■田村佳奈美 ——— 213
　経腸栄養(PEG)の具体的方法 ■岡田晋吾 ——— 216
　栄養剤の投与法 ■岡田晋吾 ——— 222

第9章 ハイリスク褥瘡患者の治療・ケア

足の褥瘡の見極めとケア方法 ■大江真琴／真田弘美 ——— 226
脊髄損傷患者の褥瘡治療・ケア ■岡部勝行 ——— 233
小児の褥瘡の治療・ケア ■鎌田直子 ——— 239
手術患者の褥瘡予防・ケア ■三富陽子 ——— 247

第10章 治りにくい褥瘡の治療方法

- ポケット褥瘡の効果的治療法 ■ 牧口貴哉／寺師浩人 ── 254
- 感染褥瘡の治療方法 ■ 松村由美 ── 258
- 大きな褥瘡の治療 ■ 田村敦志 ── 264
- 複合的要因による難治性褥瘡の治療 ■ 永井弥生 ── 268

第11章 その他の褥瘡治療法

- 外科治療の概要 ■ 大浦紀彦 ── 274
- 物理療法の概要 ■ 館 正弘 ── 280
- 陰圧閉鎖療法の具体的方法 ■ 築 由一郎／市岡 滋 ── 286

第12章 在宅褥瘡予防・ケアの進め方

- 在宅褥瘡管理の特性と対応 ■ 塚田邦夫 ── 292
- 在宅での褥瘡予防方法 ■ 板倉洋子 ── 295
- 在宅褥瘡管理のためのチームアプローチ ■ 袋 秀平 ── 300
- 在宅でのラップ療法を考える ■ 岡田晋吾 ── 304

資料

- 慢性期の深い褥瘡（D）に対するDESIGNに準拠した局所治療の選択 ── 307
- 外用薬一覧 ■ 古田勝経 ── 308
- ドレッシング材一覧 ■ 溝上祐子 ── 311

索引 ── 317

Column

『褥瘡予防・管理ガイドライン』（日本褥瘡学会編集）の概要　4／クリティカルコロナイゼーション（clitical colonization）とは何か　18／褥瘡の発症機序：最新の知見から　26／体圧測定の実際　77／ポケットの保存的治療　160／低コストで在宅でも利用しやすい一般医療機器製品　189／銀含有のドレッシング材　195／微量栄養素欠乏の推定と微量栄養素製剤の投与　203／リフィーディング症候群　215／がん患者と褥瘡　238／在宅褥瘡治療の基本的な考え方　303

表紙・カバーデザイン：大下賢一郎　本文イラストレーション：村上寛人、ふるやたかし　本文デザイン：node　DTP制作：明昌堂

本書の特徴と構成

- 看護師や医師をはじめ、理学療法士や栄養士、薬剤師など、褥瘡診療の第一線で活躍する多職種の視点から構成。熟練した技術が見て理解できます。
- 本書のエビデンスは『褥瘡予防・管理ガイドライン』（日本褥瘡学会編集）に準拠しています。エビデンスに基づいた最新の知識で実践の裏づけをすることができます。
- リスクアセスメントから予防、局所治療、ハイリスク患者への対応、在宅での予防・ケアまで、褥瘡診療に必要なテーマをトータルに解説しています。

看護師の視点、医師の視点、ケアのコツ・ワザ、おさえておきたい最新知識など

オールカラーの豊富な図表で、「エキスパートナースの技術」が見てわかる

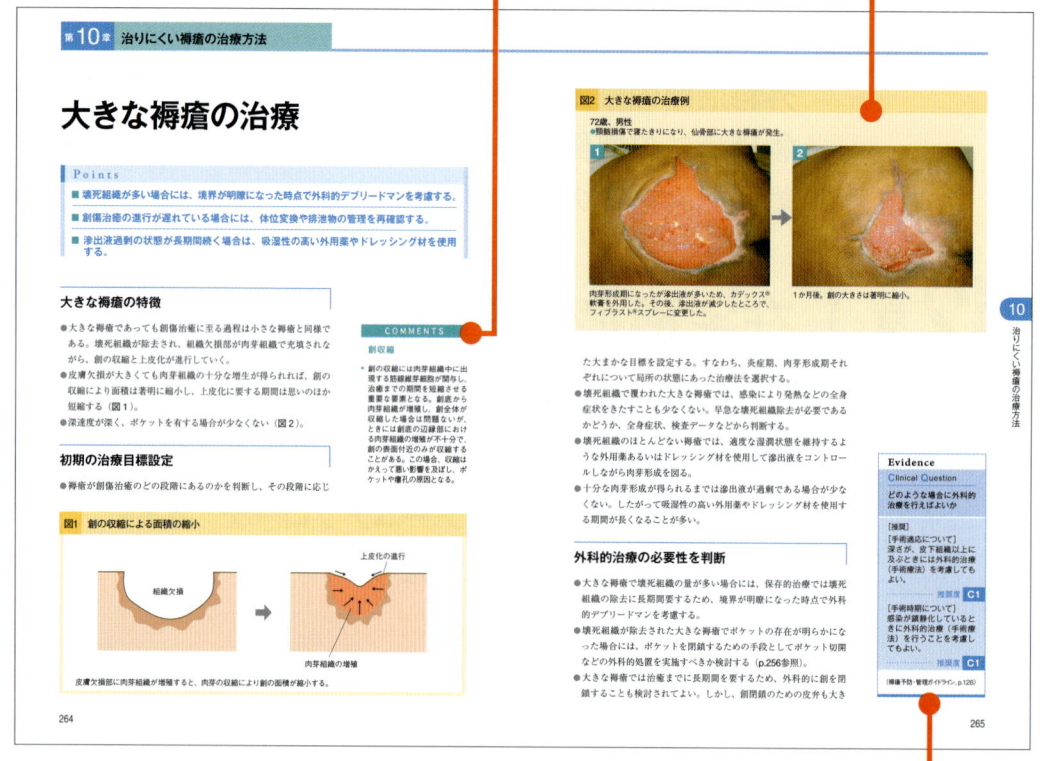

実践を裏づける最新のエビデンスを一目で理解

Clinical Questions……CQ：臨床上の疑問
推奨度……A：行うよう強く勧められる、B：行うよう勧められる、C1：行うことを考慮しても良いが、十分な根拠がない、C2：根拠がないので、勧められない、D：行わないよう勧められる

※詳細は『褥瘡予防・管理ガイドライン』（日本褥瘡学会編）を参照

- 本書で紹介しているアセスメント法、手技等は各執筆者が臨床例をもとに展開しています。実践により得られた方法を普遍化すべく万全を尽くしておりますが、万一本書の記載内容によって不測の事故等が起こった場合、著者、出版社はその責を負いかねますことをご了承ください。なお、本書に掲載の写真は、臨床例の中から患者ご本人・ご家族の同意を得て使用しています。
- 本書に記載している薬剤等の選択、用量については、出版時最新のものです。薬剤の使用にあたっては、個々の薬剤の添付文書を参照し、適応、用量等は常にご確認ください。

第1章

褥瘡管理
最前線

- 褥瘡予防・管理のエビデンス —— 2
- 褥瘡管理―最新トピックス —— 6
- 褥瘡をめぐる医療・看護・社会状況の推移：疫学をふまえて —— 11
- 褥瘡管理：今後のテーマと方向性 —— 15

第1章 褥瘡管理最前線

褥瘡予防・管理のエビデンス

> Points
> ■ エビデンスに基づいた褥瘡予防・管理の方法を熟知し、科学的な看護を行う必要がある。
> ■ 高質のエビデンスに乏しくても、有益性が証明されているエキスパートオピニオンに基づいた手法も軽視してはならない。
> ■ エビデンスの適用には、医療者の技術、患者・家族の理解、保健資源が求められる。

エビデンスと褥瘡予防・管理

- EBM（evidence-based medicine：エビデンスに基づく医療）でいうエビデンスとは、患者を対象とした臨床試験や疫学研究の結果のことをいう。
- 褥瘡予防・管理のエビデンスについては、日本褥瘡学会から2009年2月に発表された「褥瘡予防・管理ガイドライン」により、最新のものが規定されている[1]。
- 「褥瘡予防・管理ガイドライン」は、予防・発生後のケア・局所治療において「臨床上の疑問」（Clinical Questions：CQ）を設定し、CQごとにエビデンスを収集したものである。収集したエビデンスはエビデンスレベルを規定し、エビデンスレベルに基づいて推奨度を示している。

1. エビデンスレベルとは

- エビデンスレベルとは、科学的な確かさの順位をいう（表1-上）。
- エビデンスレベルは、主に研究方法（研究デザイン）により決定される。
- レベルの高い研究のほうが、さまざまな偏り（バイアス）が少なく、反証が難しくなるので科学的に厳密と見なされる。
- EBMの立場では、権威者の意見や、動物や細胞を対象とした基礎実験の結果は高質のエビデンスとは見なされない。

> COMMENTS
> ■ 診療ガイドラインはあくまでも一般論、そして平均的な情報であり、現場の経験や裁量を無視して、個々の患者に決まった方法を強制するものではない。
> ■ すべての患者を診療ガイドラインにあてはめることは、全くの本末転倒である。

表1 エビデンスレベルと治療の推奨度の分類

エビデンスレベルの分類

Ⅰ	システマティック・レビュー*1/メタ・アナリシス*2
Ⅱ	1つ以上のランダム化比較試験による
Ⅲ	非ランダム化比較試験による
Ⅳ	分析疫学的研究（コホート研究や症例対照研究による）
Ⅴ	記述研究（症例報告やケースシリーズ）による
Ⅵ	患者データに基づかない、専門委員会や専門家個人の意見*3

推奨度とその決定基準

A	行うよう強く勧められる （少なくとも1つの有効性を示すレベルⅠのエビデンスがあること）
B	行うよう勧められる （レベルⅠの結果が1つあっても、そのランダム化比較試験の症例数が十分でない場合あるいは企業主導型の論文が1つしか存在せず、再検討がいずれ必要と委員会が判定した場合はグレードBと判定。少なくとも1つ以上の有効性を示すレベルⅡのエビデンスがあること）
C1	行うことを考慮しても良いが、十分な根拠*4がない
C2	根拠*4がないので、勧められない
D	行わないよう勧められる

*1 システマティック・レビュー：ある治療に関して、組織的・網羅的にエビデンスを収集し、EBMの立場から批判的吟味を加えて評価し要約したものをいう。体系的に作成されるため、体系的（あるいは系統的）総説と訳される。文献2がその例である。
*2 メタ・アナリシス：以前はシステマティック・レビューの同義語ともされたが（定性的メタアナリシス）、現在では一般に複数のデータを統計学的に統合することを指す（定量的メタアナリシス）。
*3 基礎実験のデータも通常レベルⅥと考えられる。
*4 根拠とは臨床試験や疫学研究による知見を指す。

日本褥瘡学会編：褥瘡予防・管理ガイドライン. 照林社, 東京, 2009；5. より引用改変

2. 推奨度（推奨のグレード）とは

- 通常、各治療に複数のエビデンスがある。エキスパートからなるガイドライン策定委員会がそれらのレベルを一定の基準により総合的に評価し決定したものを「推奨度」という（**表1-下**）。
- 推奨度により示された「推奨」は、一般的な「専門家の意見」とは異なる。

3. エビデンスレベルや推奨度の必要性

- エビデンスレベル、推奨度が示されることによって、臨床家は自信を持って、より良質な医療を選択し良質でない医療を排除できる。
- 説明にも説得力が出て患者の納得度を向上させ得る。
- 適用する治療に関する科学性を熟知しておくことは、医療関係者の患者に対する責任であり、ひいては社会に対する責任でもある。

COMMENTS

- エビデンスとの関連が明確な診療ガイドラインでも、個々の臨床場面での判断は、慎重な解釈と医療者の経験に基づく専門的判断を踏まえたうえで用いることが不可欠である。

褥瘡予防・管理に関する研究のエビデンス

- 近年、褥瘡予防・管理における研究は飛躍的に進展しつつあるが、必ずしもエビデンスレベルが高い研究が多いとは言えない。
- 褥瘡には全身状態や社会的環境など複雑で多数の要因が関与し、臨床研究における対照群の設定や治療効果の評価が困難という限界があるためである。
- 高質のエビデンスに乏しくても、デブリードマンなど、歴史的に有益性が証明されている手法もある。
- 今後のエビデンスレベルの進展が図られるべきことは言うまでもないが、現時点において有益性を否定する反証のエビデンスがない限り、これらの治療法の適用は問題がない。

適用上の留意点

- 図1にEBMの4要素を示す。エビデンスがあっても、医療関係者にそれを使いこなす技術がなくてはならず、さらに患者やその家族が納得しなければ、そのエビデンスを適用することはできない。
- エビデンスの適用においては保健資源の状況も重要な要素となる。
- わが国にそのまま適用し難いエビデンスもある。エビデンスの質だけにとらわれることなく、これら4要素を状況に応じて柔軟に勘案する態度が重要である。

（幸野健）

> **COMMENTS**
> - エビデンスではなく、いわゆるエキスパートオピニオンによって有効性が評価されるものもある。
> - 科学的な実証は十分でなくても、思慮深いエキスパートの経験に基づく判断や助言は、大きな支えとなることもある。

引用文献
1. 日本褥瘡学会編：褥瘡予防・管理ガイドライン. 照林社, 東京, 2009 ; 5.

参考文献
1. 日本褥瘡学会編：褥瘡予防・管理ガイドライン. 照林社, 東京, 2009.
2. The Joanna Briggs Institute：*The effectiveness of solutions, techniques and pressure in wound cleansing.* Adelaide, Australia：The Joanna Briggs Institute ; 2002.（要約の邦訳あり　ジョアンナ・ブリッグス研究所：創洗浄のための洗浄液, 技術, 洗浄圧. Expert Nurse 2004 ; 20：96-101.）

図1　EBMにおける治療実践の4要素

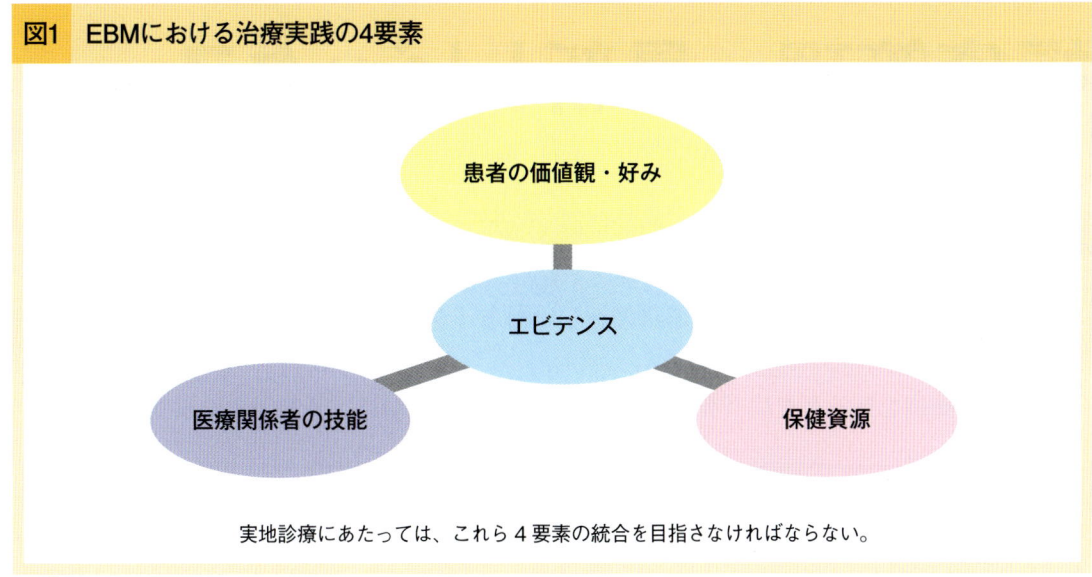

実地診療にあたっては、これら4要素の統合を目指さなければならない。

Column　『褥瘡予防・管理ガイドライン』（日本褥瘡学会編集）の概要

　日本褥瘡学会では、2009年2月、『褥瘡予防・管理ガイドライン』を刊行した。このガイドラインは、2005年に出された『科学的根拠に基づく褥瘡局所治療ガイドライン』の更新とともに、新たに「予防」「発生後のケア」について追加したものである。
　EBMに基づいた診療ガイドラインの基本構造は以下の3つの段階となる。

「臨床上の疑問の明確化」→「エビデンスの検索・評価」→「推奨度の決定」

　「臨床上の疑問」はCQ（Clinical Questions）と呼ばれ、PICOとも言われる。PICOとは、Patient（患者：疾患／病態を含む）、Intervention/exposure（予想因子：介入）、Comparison（比較対照）、Outcome（アウトカム）の頭文字をとったものである。
　こうして設定されたCQに対して、エビデンスのレベル、予測される利益と害の程度に基づいて推奨度を決定した。エビデンスのレベルと推奨度はp.3・表1のように定義される。
　また、今回のガイドラインでは、予防に関する項目で、推奨度とは別に「GPP（good practice point）」という考え方を取り入れている。GPPは英国（イングランド、スコットランド）の診療ガイドラインで用いられているもので、診療ガイドライン作成グループが「臨床的に重要」と強調すべきと感じているものの、研究によるエビデンスがない、または研究を行うことが期待できない項目、いわば"clinical common sense"に関して、経験のある臨床家が助言として言うような内容が盛り込まれたものである。

（宮地良樹）

第1章 褥瘡管理最前線

褥瘡管理ー最新トピックス

> **Points**
> - 褥瘡管理をめぐるトピックスとして、①褥瘡の深達度分類が新しくなりDTIという概念が取り入れられたこと、②感染の新しい概念「クリティカルコロナイゼーション」が挙げられる。
> - 最初に褥瘡を見るときに「発赤」の適切な見方を身につけ、予後予測に役立てる必要がある。
> - 振動を利用した新しい血流促進器を用いた新たな褥瘡治癒促進技術の展開が注目されている。

褥瘡の病態生理

1. deep tissue injuryとは

- 2007年2月、米国褥瘡諮問委員会（NPUAP：National Pressure Ulcer Advisory Panel）は新たな褥瘡の分類として、deep tissue injury（DTI）を提唱した[1]（p.27図1参照）。
- DTIとは、深部組織の損傷で、外観からは推測が難しいが、内部では圧力による物理的負荷ならびに虚血による代謝障害により組織の壊死が起こっている状態である。
- DTIは肉眼的にⅠ度やⅡ度である褥瘡が、急激に悪化したようにⅢ度、Ⅳ度へと悪化する臨床的転帰をとることがある[2]。
- 皮下の明らかな硬結や、エコー上明確な低エコー所見（図1）、炎症性浮腫像を示すときはDTIを疑い、より徹底した体圧分散ケアが必要となる[3]。
- DTIを滲出液中のCK濃度から同定できる可能性があり、今後の研究が待たれる分野である[4]。

2. クリティカルコロナイゼーションとは

- 臨床的に感染徴候を示さないが、抗菌薬など、細菌に対する対策を行うと治癒が促進する状態をクリティカルコロナイゼーション（critical colonization）という。感染（infection）と定着（colonization）との中間を指す概念である。
- クリティカルコロナイゼーションを早期に同定することが後の感染

TOPICS

細菌と宿主の関係

- **wound contamination**
  創部に菌が存在するだけで、増殖は見られない状態。

- **wound colonization**
  増殖能を持つ細菌が創に付着しているが、創（宿主）に害を及ぼさない状態。

- **critical colonization**
  創感染に移行しそうな状態。感染徴候はないが、抗菌薬を使用すると治癒速度が向上するなど、臨床的改善が得られる状態。

- **wound infection**
  増殖する細菌が組織内に侵入して創に害を及ぼす状態。

市岡滋：細菌の制御・感染対策. 実践創傷治癒, 金芳堂, 京都, 2006：31-37.より引用改変

図1 皮下硬結のエコー所見

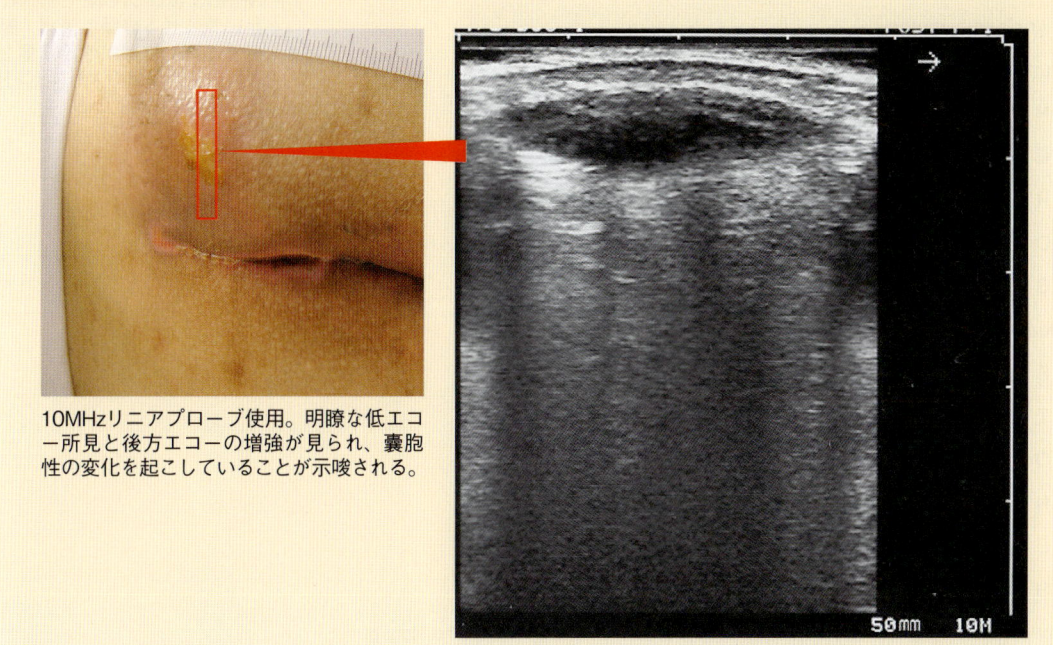

10MHzリニアプローブ使用。明瞭な低エコー所見と後方エコーの増強が見られ、嚢胞性の変化を起こしていることが示唆される。

Nagase T, Koshima I, Maekawa T, et al：Ultrasonographic evaluation of an unusual peri-anal induration：a possible case of deep tissue injury. *J Wound Care* 2007；16：365-367.より引用

予防を効果的に行うことにつながる。
- クリティカルコロナイゼーションや感染を確実に同定するのは困難であるが、2008年カナダで行われたWorld Union of Wound Healing Societiesにおいて、NERDS and STONEESという臨床徴候が提唱された。
- NERDSは表層感染（クリティカルコロナイゼーションとほぼ同義）の、STONEESは深部感染の臨床指標を指す（**表1**）[5]。
- これらの指標を3つ組み合わせた際、培養結果をゴールドスタンダードとすると、NERDSでは感度73.3％、特異度80.5％、STONEESでは感度90.0％、特異度69.4％であった。
- 褥瘡では定型的な徴候を見せないことが多く、客観的な指標の確立が急務である。
- 現在、サーモグラフィやエコーを用いた、肉眼では分からないほどの軽微な炎症徴候の同定法や、滲出液の生化学的分析、微生物学的分析による感染の同定法などの研究が進んでいる[6]。今後の研究結果が待たれるところである。

表1 NERDS and STONES

Signs and symptoms			
Superficial			
N	Nonhealing wound		治癒しない創
E	Exudative wound		滲出の多い創
R	Red and bleeding wound		赤く出血しやすい創
D	Deblis in the wound		創の汚れ
S	Smell from the wound		創からの悪臭
Deep and surrounding			
S	Size is bigger		サイズの拡大
T	Temperature increased		温度の上昇
O	Os（probes to or exposed bone）		腔（瘻孔または骨露出）
N	New areas of breakdown		他の損傷部位の出現
E	Exudate, erythema, edema		滲出液、紅斑、浮腫
S	Smell		悪臭

Sibbald RG, Woo K, Ayello EA：Increased bacterial burden and infection：the story of NERDS and STONES. *Adv Skin Wound Care* 2006；19：447-461.より訳出

・論文掲載時ではSTONESとなっており、現在と異なっているが、内容に変更はない（Eが2つに分かれた）ため、ここでは論文掲載分を載せてある。

COMMENTS

- NERDS and STONEESには、足に見られる静脈性潰瘍、動脈性潰瘍、糖尿病性足潰瘍などの難治性創傷のアセスメント項目が明記されている。

皮膚をみるだけで褥瘡発生は予測できるか

- 褥瘡の予防にはまず、褥瘡発生のリスクのアセスメントをすることが重要であり、リスクアセスメント・スケールの重要性が唱えられてきた。しかし、2005年、リスクアセスメント結果に基づいて褥瘡ケアを提供する場合と、消退しない発赤が出てから褥瘡ケアを提供する場合で、Ⅱ度以上の褥瘡の発生率が変わらないと報告された[7]。
- 2008年、褥瘡のうち75％に消退する発赤が先行しており、消退する発赤のうち約10％が褥瘡に移行していた（表2）と報告された[8]。また、消退する発赤の部位と褥瘡の部位が一致していたのは50％であった。消退する発赤から褥瘡へと悪化した全例で、消退する発赤の発見後に適切な体圧分散用具が使用されていなかった。消退する発赤を発見した場合に、体圧分散用具を適切に選択すれば、褥瘡を予防できる可能性がある[8]。したがって、リスクアセスメント・スケールの使用に加えて、看護師が毎日皮膚を観察することが、重要な褥瘡予防ケアと言える。

表2 消退する発赤の転帰

消退する発赤	褥瘡発生 有	褥瘡発生 無	合計
有	6（9.7%）	56（92.3%）	62（100%）
無	2（1.1%）	185（98.9%）	187（100%）
合計	8	241	249

Konishi C, Sugama J, Sanada H, et al：A prospective study of blanchable erythema among university hospital patients. *Int Wound J* 2008；5：470-475. より訳出

褥瘡治療のパラダイムシフト

- 褥瘡の治療の基本は、体圧分散用具を使用して、組織の血流を回復させることが標準的な考え方である。しかし、血流の回復ではなく、血流をより促進させることが褥瘡治癒促進につながるというパラダイムシフトが起こりつつあり、近年、それを達成するためのさまざまな機器が開発されている。
- 振動を利用した新しい血流促進器を用いた新たな褥瘡治癒促進技術の展開が注目されている（図2）[9]。
- 振動器を使用した場合、I度褥瘡の治癒が促進することが比較臨床試験により明らかになっている（図3、未発表データ）。
- 今後、機器を使用した新しい褥瘡管理方法が発展することが褥瘡治癒促進の原動力となると思われる。

（仲上豪二朗／真田弘美）

TOPICS

振動器：医療用マッサージ器リラウェーブ®

■ 目的

皮膚に振動を与えることで、血行を促進する。

■ 特徴

振動伝達部を薄く設計していることで、体圧分散用具とベッドの間に設置でき、体圧分散ケアとの併用が可能。健常人・高齢者を対象とした実験において、踵骨部の下方に本マッサージ器を設置し、15分間加振したところ、大伏在静脈の血行が有意に促進された。

引用文献

1. National Pressure Ulcer Advisory Panel：Pressure Ulcer Stages Revised by NPUAP Retrieved 5th, November, 2008, from http://www.npuap.org/pr2.htm
2. Ohura T, Ohura N, Oka H：Incidence and clinical symptoms of hourglass and sandwich-shaped tissue necrosis in stage IV pressure ulcers. *Wounds* 2007；19：310-319.
3. Nagase T, Koshima I, Maekawa T, et al：Ultrasonographic evaluation of an unusual peri-anal induration：a possible case of deep tissue injury. *J Wound Care* 2007；16：365-367.
4. Sari Y, Nakagami G, Kinoshita A, et al：Changes in creatine phosphokinase concentration in serum and exudate of rats as an indicator of deep tissue injury：A pilot study. *Int Wound J* 2008；5：674-680.
5. Sibbald RG, Woo K, Ayello EA：Increased bacterial burden and infection：the story of NERDS and STONES. *Adv Skin Wound Care* 2006；19：447-461.
6. Nakagami G, Sanada H, Sugama J, et al：Detection of Pseudomonas aeruginosa quorum sensing signals in an infected ischemic wound：an experimental study in rats. *Wound Repair Regen* 2008；16：30-36.
7. Vanderwee K, Grypdonck M, Defloor T：Non-blanchable erythema as an indicator for the need for pressure ulcer prevention：a randomized-

controlled trial. *J Clin Nurs* 2007；16：325-335.
8．Konishi C, Sugama J, Sanada H, et al：A prospective study of blanchable erythema among university hospital patients. *Int Wound J* 2008；5：470-475.
9．浦崎雅也, 真田弘美, 田高悦子, 他：踵部の褥瘡予防－振動による血行促進効果の検討－. 褥瘡会誌 2007；9：192-198.

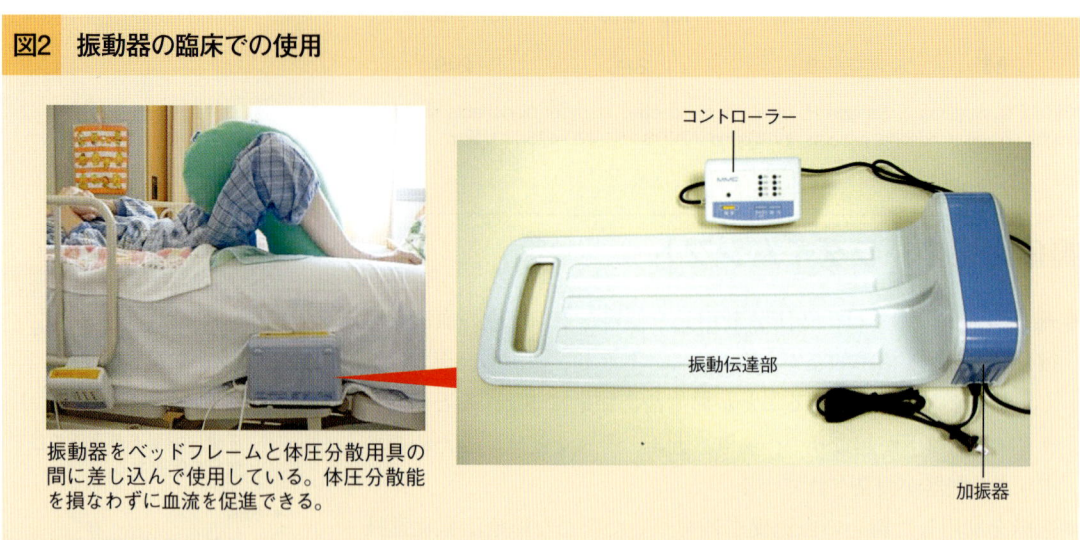

図2　振動器の臨床での使用

振動器をベッドフレームと体圧分散用具の間に差し込んで使用している。体圧分散能を損なわずに血流を促進できる。

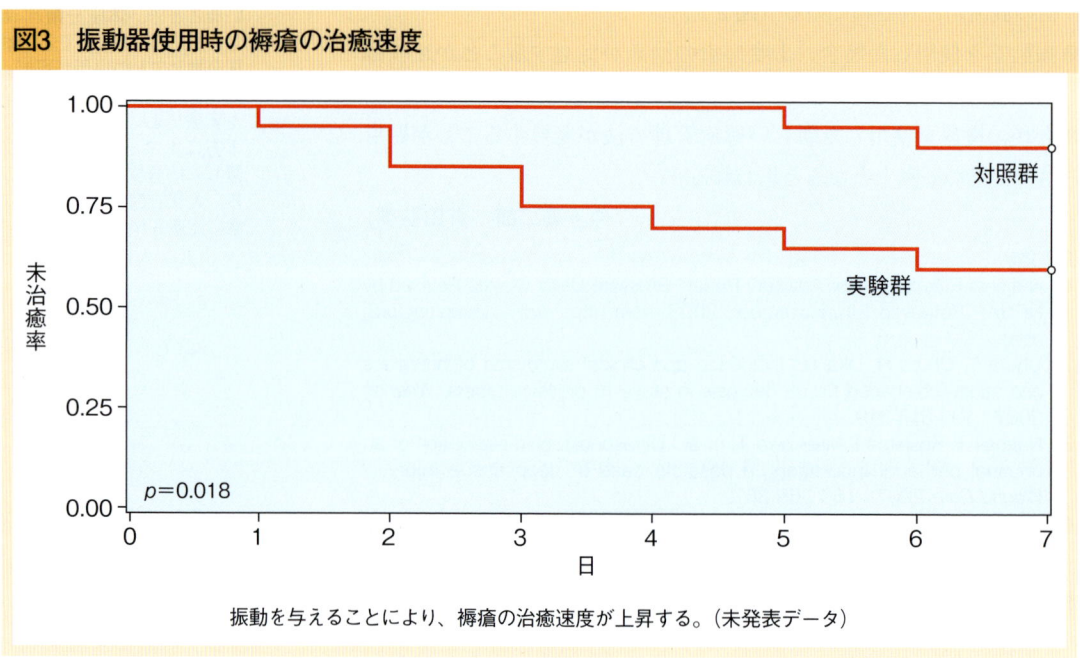

図3　振動器使用時の褥瘡の治癒速度

振動を与えることにより、褥瘡の治癒速度が上昇する。（未発表データ）

褥瘡をめぐる医療・看護・社会状況の推移：疫学をふまえて

> **Points**
> - 褥瘡医療は、1998年の日本褥瘡学会設立を契機に急速に発展した。
> - 日本褥瘡学会では、DESIGNツールの開発やガイドラインの策定など、注目される活動を行っている。
> - 褥瘡対策未実施減算、褥瘡ハイリスク患者ケア加算など褥瘡をめぐる諸制度において、日本褥瘡学会は大きな役割を果たしている。

● わが国の褥瘡をめぐる状況において日本褥瘡学会が果たした役割は大きい。厚生労働省を中心に策定された褥瘡関連の制度、その制定において日本褥瘡学会が果たした役割（**表1**）、そして、褥瘡発生率の推移を見てみよう。

DESIGNツールの開発（2001年）

● 日本褥瘡学会学術教育委員会では、褥瘡創面の評価と分類ができる新しいツール「DESIGN（デザイン）」を2001年に策定した。
● DESIGNは、深さ（Depth）、滲出液（Exudate）、大きさ（Size）、炎症/感染（Inflammation/Infection）、肉芽組織（Granulation tissue）、壊死組織（Necrotic tissue）、ポケット（Pocket）の頭文字を取ったものである。
● DESIGNには、「重症度分類用」と「経過評価用」がある。
● 褥瘡重症度分類用では、大文字を小文字にすることを目標にし、経過評価用では最大が28点であり、0点で完治となる。
● 後述するが、DESIGN経過評価用は、2008年に各項目の重み付けを行って「DESIGN-R（2008年改訂版褥瘡経過評価用）」となった。

褥瘡対策の指針の発行（2002年8月）

● 日本褥瘡学会では、褥瘡対策未実施減算に対処するための指針『褥瘡対策の指針』を発行した。
● 第1部には褥瘡対策未実施減算の概要と褥瘡対策チームについて、

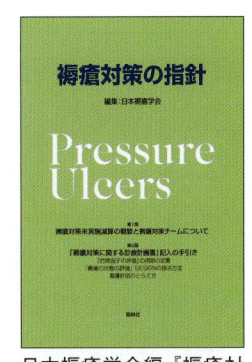

日本褥瘡学会編『褥瘡対策の指針』

第2部には診療計画書作成に当たっての手引き、危険因子の評価法、DESIGNの採点法などが掲載された。

褥瘡対策未実施減算の実施（2002年10月）

- 褥瘡対策につき十分な体制が整備されていない場合は、入院基本料より5点減算するという「褥瘡対策未実施減算」が実施された。
- これにより、専任の医師、看護師から構成される褥瘡対策チームを設置し、褥瘡に関する診療計画書を作成し、体圧分散マットレス等を適切に選択することが義務付けられた。

褥瘡患者管理加算の実施（2004年4月）

- 入院患者に必要があって褥瘡管理が行われた場合は、褥瘡患者管理加算として1回に限り、入院基本料の所定点数に20点加算できることになった。

事故事例報告の義務化（2004年10月）

- 国立医療センターや大学病院などで入院中に発生した重度な褥瘡については、医療評価機構に報告する義務が生じた。

褥瘡局所治療ガイドラインの発行（2005年）

- 日本褥瘡学会では、コンセンサスシンポジウムを通じて、褥瘡ガイドラインを策定し、2005年9月に『科学的根拠に基づく褥瘡局所治療ガイドライン』を発行した。
- これには、外用薬、ドレッシング材、外科的治療、物理的療法について記載された。

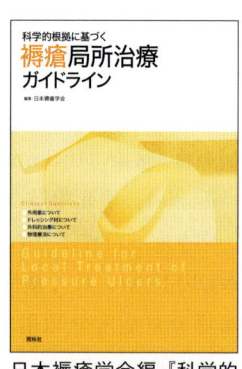

日本褥瘡学会編『科学的根拠に基づく褥瘡局所治療ガイドライン』

褥瘡有病率等の全国調査の実施（2006年）

- 日本褥瘡学会では、褥瘡対策未実施減算導入前後の褥瘡有病率とその実態についてのアンケート調査を行い、回収率は51.6％であった。
- 有病率は4.3％から3.6％に、院内発生率は2.8％から2.3％に改善していたが、病院等に持ち込まれる褥瘡患者は1.34％から1.27％と減少率は少なかった。

表1 褥瘡をめぐる医療・看護・社会状況の推移

2001年	DESIGNツールの開発
2002年	褥瘡対策の指針の発行
	褥瘡対策未実施減算の実施
2004年	褥瘡患者管理加算の新設
	事故事例報告の義務化
2005年	褥瘡局所治療ガイドラインの策定
2006年	褥瘡有病率等の全国調査の実施
	褥瘡ハイリスク患者ケア加算、褥瘡管理者制度の制定
	褥瘡関連項目に関する指針の発行
2007年	褥瘡認定師制度の制定
2008年	在宅褥瘡疫学調査の実施
	在宅褥瘡予防・治療ガイドブックの発行
	在宅褥瘡医療師制度の制定
2009年	褥瘡予防・管理ガイドラインの発行

褥瘡ハイリスク患者ケア加算と褥瘡管理者制度の制定（2006年4月）

- 急性期入院施設において、重点的な褥瘡ケアが適切に行われた場合、500点の加算となった。
- この加算には、専従の褥瘡管理者が配置されていることが条件で、治療計画書が作成され、褥瘡カンファレンスが1週間に1回程度開催される必要がある。
- 褥瘡管理者とは、国等が主催する研修機関で、通算6か月程度の褥瘡予防管理の知識・技術を習得した者で、具体的には皮膚・排泄ケア認定看護師の資格を持つ者を指す。

褥瘡関連項目に関する指針の発行（2006年）

- 日本褥瘡学会では『褥瘡関連項目に関する指針』を発行し、これには減算制度の廃止、加算制度の解説などが掲載された。
- 「褥瘡ハイリスク項目」や褥瘡危険因子の定義、発生部位、褥瘡予防治療計画、褥瘡ケア結果の評価、治療体制などが含まれた。

褥瘡認定師制度の制定（2007年）

- 日本褥瘡学会では、褥瘡に関する予防、医療の進歩を促進し、その水準を向上させるため、褥瘡認定師制度を制定した。

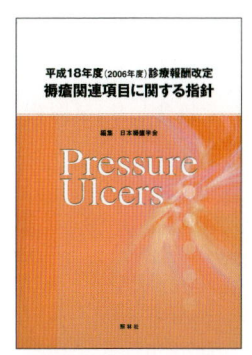

日本褥瘡学会編『褥瘡関連項目に関する指針』

- 褥瘡認定師は4年以上の会員歴があり、各職種の免許証を一定期間有する者が資格者となる。
- 認定師資格は、看護師、医師、薬剤師、管理栄養士、理学療法士、作業療法士の分野に分かれ、2008年現在、合計230名が認定されている。

在宅褥瘡疫学調査の実施（2008年1月）

- 在宅における褥瘡有病率は7.2％であり、推定発生率は4.5％であった。
- 在宅における褥瘡は重症度が高く、治癒遅延状態が多い。
- 栄養状態の低下、ベッド上基本動作能力の欠如、骨突出が多い。

在宅褥瘡管理への取り組み（2008年度）

- 日本ET/WOC協会と協力し、各都道府県で毎年、在宅褥瘡セミナーが開講できるように、「在宅褥瘡医療ネットワーク」が形成された。
- 在宅での褥瘡予防・治療の指針となる『在宅褥瘡予防・治療ガイドブック』が発行された。
- 在宅褥瘡医療師制度が制定された。

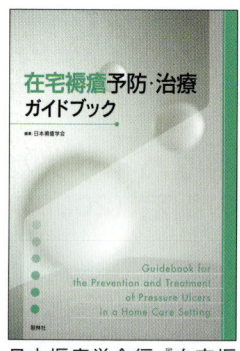

日本褥瘡学会編『在宅褥瘡予防・治療ガイドブック』

日本褥瘡学会のその他の活動

- 褥瘡用語集が作成され、学会機関誌に掲載された。
- DESIGNツールの改訂版「DESIGN-R（2008年改訂版褥瘡経過評価用）」が策定され、疾患間での褥瘡状態の比較ができるような重み付けがなされた。
- 2004年策定の『科学的根拠に基づく褥瘡局所治療ガイドライン』の局所治療に、栄養や体圧分散用具等の「予防」「発生後のケア」を包含した、『褥瘡予防・管理ガイドライン』が2009年2月に発行された。

（森口隆彦）

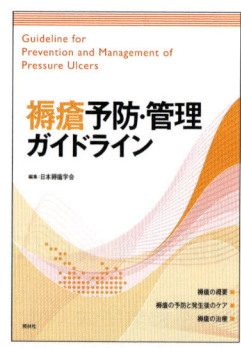

日本褥瘡学会編『褥瘡予防・管理ガイドライン』

第1章　褥瘡管理最前線

褥瘡管理：今後のテーマと方向性

> **Points**
> ■ 今後の褥瘡診療の課題は、「治せない褥瘡」へのさらなる臨床研究である。
> ■ 在宅褥瘡診療の充実とリハビリテーションとの連携なども重要である。
> ■ 日本褥瘡学会から公表された在宅褥瘡予防・治療ガイドブック、2008年版DESIGN-R、2009年版褥瘡予防・管理ガイドラインなどをツールに今後の褥瘡診療の一層の「進化」と「深化」が期待される。

褥瘡管理：最近の動向 (図1)

- 日本褥瘡学会主導によるリスク評価法や創面評価法（DESIGN）の確立、褥瘡局所治療ガイドライン、褥瘡予防・管理ガイドラインの策定等に伴い標準管理法の啓発が進んだ。
- 創傷治癒理論や体圧分散理論に基づく外用薬、ドレッシング材、体圧分散用具・機器などが開発され普及した。
- 日本褥瘡学会のロビー活動により、褥瘡対策未実施減算、褥瘡ハイリスク患者ケア加算などの医療施策が導入され、急性期病院における褥瘡対策が大きく進歩した。

治せない褥瘡の管理をめぐる課題

- 難治性慢性期褥瘡のうち、ポケット・創縁段差、踵骨部・大転子部褥瘡などの管理法には大きな進展が見られる。
- 急性期病院周手術期や精神科患者の過鎮静、未熟児の臥床など、予測できる褥瘡発生には対応策が講じられている。
- 疼痛により体動不能ながん終末期患者、閉塞性動脈硬化症などの血流障害に起因する褥瘡・皮膚潰瘍へのフットケアなどが、今後の難治性褥瘡管理の課題となろう。

第1章 褥瘡管理最前線

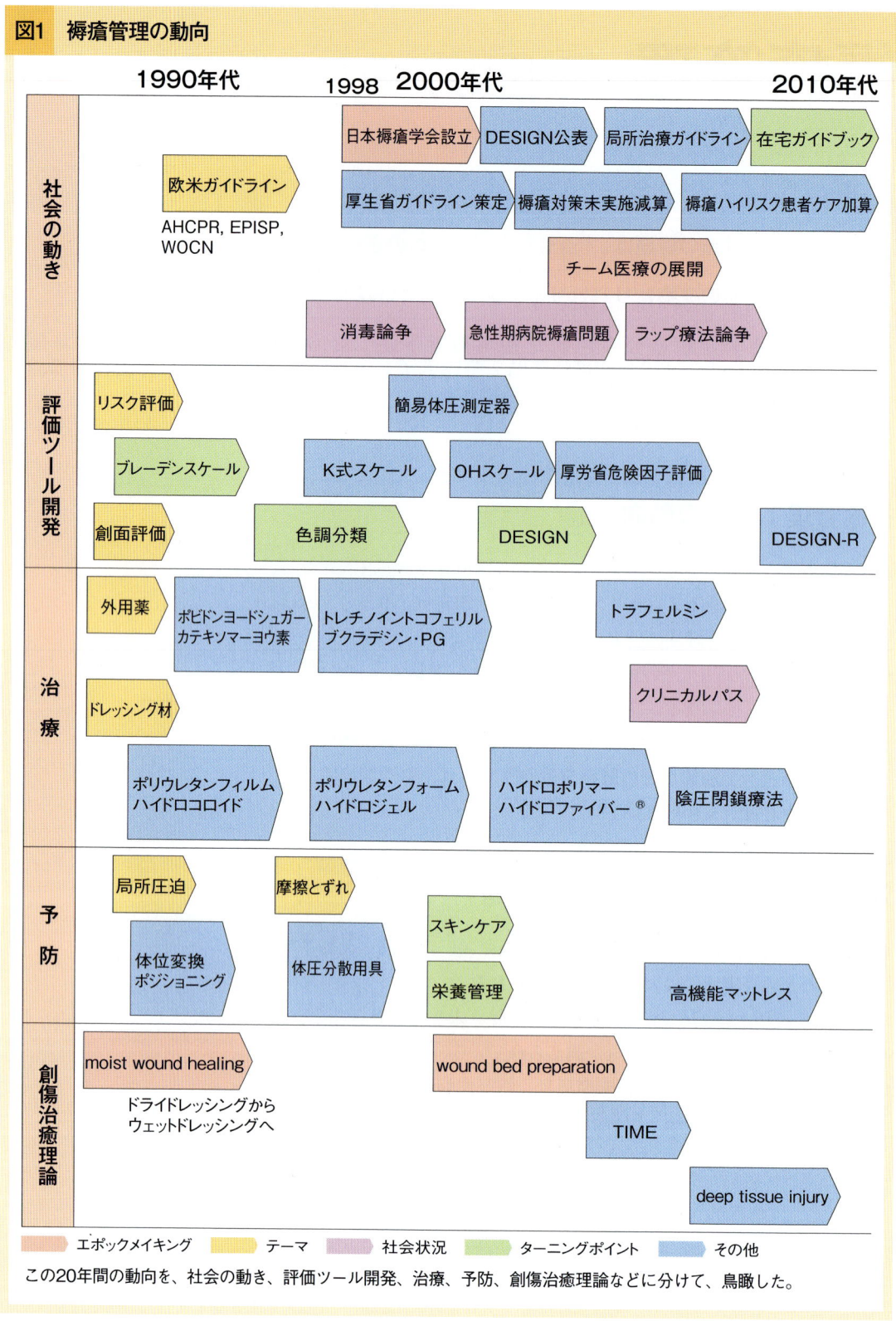

図1 褥瘡管理の動向

この20年間の動向を、社会の動き、評価ツール開発、治療、予防、創傷治癒理論などに分けて、鳥瞰した。

褥瘡管理の社会的課題

- 在宅医療ではマンパワーの問題、保険による治療の制約などのため、標準的治療が行えない状況にある。学会も現場も熱意と関心を示し、在宅医療確立の機運が盛り上がりつつあるため、今後の進展が待たれる。
- 褥瘡と栄養、リハビリテーションなど連携が必須でありながら、まだ実効を上げていない領域が残る。今後、管理栄養士、PT、OTなどとのさらなるチーム医療の展開が求められる。
- いわゆる「ラップ療法」が医療経済や創傷治癒理論からの科学的評価を受けずに民間療法として画一的に「普及」しつつある。その功罪を明らかにして、正当な評価と現況に基づく「普及」が図られるべきであろう。

日本褥瘡学会の今後の方向性

- 褥瘡局所治療ガイドラインに続いて、褥瘡予防・管理ガイドラインが策定された。栄養評価などの全身的要因を加味したものではないが、褥瘡管理の全容を包含したガイドラインとして完成度を高めつつある。
- 創面評価ツールのDESIGNにデータに基づく「重み付け」が行われ、「DESIGN-R（2008年改定版褥瘡経過評価用）」として公表された。
- 2008年版DESIGN-Rにより、症例間の比較が可能となり、治療介入効果の評価が容易となった。創傷治癒予測まではできないが、今度のデータ蓄積により、医療施策へのアプローチに有用なエビデンスを提供することになろう。
- 『在宅褥瘡予防・治療ガイドブック』が刊行され、今後の在宅褥瘡医療の指針が提示された。在宅医療の困難な状況の中で、かつての褥瘡が「看護の恥」からチーム医療のトップランナーに躍り出たのと同様に、大きなブレイクスルーになることが期待される。

（宮地良樹）

> **COMMENTS**
> - ラップ療法は進化してきており、最近では、開放性ウェットドレッシング法（Open Wet-dressing Therapy：OpWT）という名称が提唱されている。食品用ラップを用いない場合は、プラスチックフィルムと紙オムツなどを使う方法などがある。

参考文献
1．日本褥瘡学会編：在宅褥瘡予防・治療ガイドブック．照林社，東京，2008．
2．宮地良樹，真田弘美編：現場の疑問に答える褥瘡診療Q&A．中外医学社，東京，2008．

第1章 褥瘡管理最前線

Column クリティカルコロナイゼーション（critical colonization）とは何か

創傷治癒学・創傷ケア領域では、"感染"とは、必ずしも「細菌が存在していること」を指していない。生体に侵入した微生物が、宿主の栄養や機能を利用しながら安定して増殖を行い、宿主に何らかの症状・病気を起こした場合を感染と言う。

創における細菌の存在は図1に示したような4種類に分かれる。

この中でcritical colonization（クリティカルコロナイゼーション）とは、colonizationの状態から細菌の力が勝り始めてinfectionに移行しそうな状態といえる。

critical colonizationのコンセプトは、Sibbaldらが抗菌剤入り創傷被覆材（nanocrystalline silver dressing）を慢性創傷に適用する研究[1]の中で提唱したものとされている。

critical colonizationという用語は、1996年、米国創傷治癒学会において「深部への侵入がなくても創傷治癒を阻害するような細菌の繁殖状態」として、Davisが初めて使ったという総説[2]もある。

（市岡滋）

参考文献
1. Sibbald RG, Brown AC, Coutts P, et al：Screening evaluation of an ionized nanocrystalline silver dressing in chronic wound care. *Ostomy Wound Manage* 2001；47：38-43.
2. White RJ, Cutting KF：Critical colonization—the concept under scrutiny. *Ostomy Wound Manage* 2006；52：50-56.
3. 市岡滋：感染とはどういう状態？ Crirical colonizationって知ってる？. Expert Nurse 2007；24（2）：36-39.

図1　創における細菌の存在の仕方

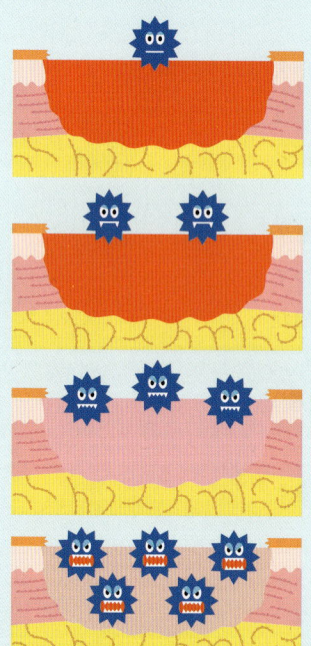

1. **wound contamination**（ウンドコンタミナーション：創汚染）
   - 分裂増殖しない細菌が、創傷にいるだけの状態
   - 細菌が存在はしているが、生体が排除しようとする力のほうが強く、増殖まではできない。

2. **wound colonization**（ウンドコロナイゼーション：コロニー形成）
   - 増殖能を持つ細菌が創に付着しているが、創（宿主）に害を及ぼさない状態
   - 「宿主が細菌を排除する力」と「細菌の強さ」の関係が釣り合っている。

3. **critical colonization**（クリティカルコロナイゼーション：危機的コロニー形成：危機的定着）
   - 細菌数が多くなり、創傷治癒に障害を及ぼし始める状態
   - colonizationの状態から細菌の力が勝り始め、infectionに移行しそうな状態

4. **wound infection**（ウンドインフェクション：創感染）
   - 細菌の勢力が拡大して、創傷の内部・深部に侵入して増殖し、創（宿主）に実害・症状（創傷治癒阻害）を及ぼす状況

第2章

褥瘡発生から治癒へ

- 褥瘡発生のメカニズム — 20
- 褥瘡発生の要因 — 23
- 褥瘡分類の新しい考え方：DTIを含めて — 27
- 創傷治癒のメカニズム：湿潤環境とは何か — 32
- 褥瘡治癒の見通しと治療・ケアのポイント — 36

第2章 褥瘡発生から治癒へ

褥瘡発生のメカニズム

> **Points**
> - 褥瘡とは、皮膚の同じ部位に長時間外力が加わったために血管が圧迫され、組織が壊死に陥ったものである。
> - 自分で身体を動かすことができない場合には、長時間の皮膚圧迫が続き、褥瘡が発生しやすい。
> - 患者の全身状態や基礎疾患が褥瘡の治癒に大きく影響する。

褥瘡は循環障害によって起こる

- 褥瘡は、以下のように定義される。「身体に加わった外力は骨と皮膚表層の間の軟部組織の血流を低下、あるいは停止させる。この状況が一定時間持続されると組織は不可逆的な阻血性障害に陥り褥瘡となる。(日本褥瘡学会、2002)」
- 褥瘡とは身体の同じ部分に長時間の圧迫がかかり、皮膚あるいは皮下脂肪組織(まれに筋肉を含む)の循環障害が起こり皮膚や皮下組織が壊死することである。
- 心臓から大動脈を経て皮膚に至る中小動脈は、筋肉内から皮下脂肪組織内の網目状の血管網、次いで皮膚内の網目状の血管網に流入し、皮膚表面の細小動脈に至る。静脈系は動脈系と同様の道筋を経て心臓に帰還する。
- 皮膚の同じ部位に長時間の外力(圧迫、ねじれ、ずれ、張力など)が加わると、血管が圧迫され、血管から栄養を送られていた組織が壊死に陥る。
- 寝たきり、脊髄損傷や神経麻痺などの障害、長時間手術、睡眠薬中毒による昏睡時など、自分で身体を動かすことができない場合には、長時間の皮膚圧迫が続き、褥瘡が発生しやすい。
- 圧迫される皮膚の下に固い骨あるいは骨突出があれば、皮膚は外力と下床の骨の間で板挟みとなり、循環障害ははなはだしい。頭部、肩周囲、仙骨部、大転子部、肘や膝周囲、足関節周囲で褥瘡が発生しやすいのはそのためである。
- 術後褥瘡は手術時間が長時間になればなるほど発生しやすい。

COMMENTS
- 褥瘡の発生は単に圧迫による虚血壊死だけではない。
- 長時間の外力に対する生体の反応・適応、障害を起こす機序は多岐に渡る。
- 褥瘡発生の複合的な要因を理解して対応する必要がある。

循環障害部位の違いと臨床像

- 血管の障害部位が皮膚の浅いところ（図1-障害部位1）であれば、臨床的には「消退しない発赤」、血疱、びらん、浅い潰瘍となる（図2）。
- 血管の障害部位が皮膚から皮下脂肪組織にまたがると、皮膚壊死、そして深い潰瘍となる（図1-障害部位2、図3）。
- 血管の障害部位が皮下脂肪組織深部より深いと、障害部位を被う皮膚は周囲の血管網からの血流で生存しているので、一見皮膚へのダメージは少ないように見える（図1-障害部位3）。しかし、深部のダメージは大きいため、大きなポケットを伴う皮膚壊死が発生することがある。DTI（deep tissue injury）と呼ばれている（p.27～31参照）。

COMMENTS
- 褥瘡の深さの判別は時に困難である。
- 経過を詳しく観察し、よく考えることが上達への近道である。

褥瘡を増悪させる要因

- 褥瘡発生のきっかけは血流障害であるが、発生した褥瘡の増悪・遷延化にはさまざまな要因が関与する。
- 局所の外的圧迫が持続する間は、褥瘡は治癒しない。
- 患者の全身状態や基礎疾患（脱水や栄養不良、低血圧、虚血性心疾患、糖尿病、脳障害による四肢麻痺など）は褥瘡の治癒に大きく影響する。
- 感染や、いわゆるクリティカルコロナイゼーションは褥瘡の最も重要な増悪因子である。
- 治療として使用する外用薬やドレッシング材に対する接触皮膚炎があると絶対に上皮化しないので、常に留意する必要がある。

（古江増隆）

参考文献
1．日本褥瘡学会編：在宅褥瘡予防・治療ガイドブック．照林社，東京，2008：20-34．

図1　皮膚の血管網

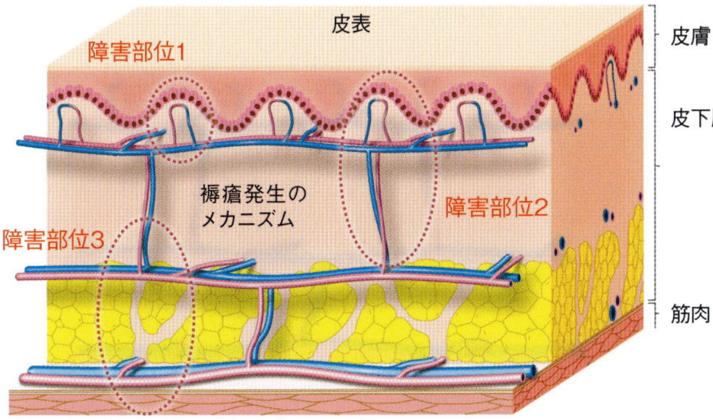

障害される血管の大きさ、深さによって褥瘡の性状は異なる。

図2　循環障害部位が浅い場合

仙骨部に生じた消退しない発赤

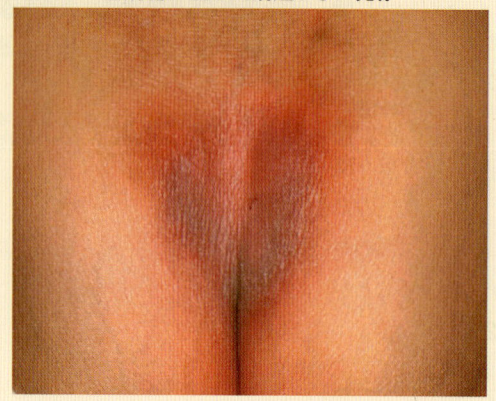

皮内出血により、圧迫しても発赤は消退しない。

浅い潰瘍、表皮壊死の所見

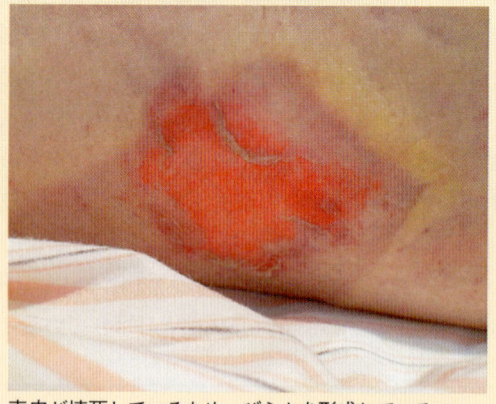

表皮が壊死しているため、びらんを形成している。

図3　循環障害部位が深い場合

皮膚の全層壊死

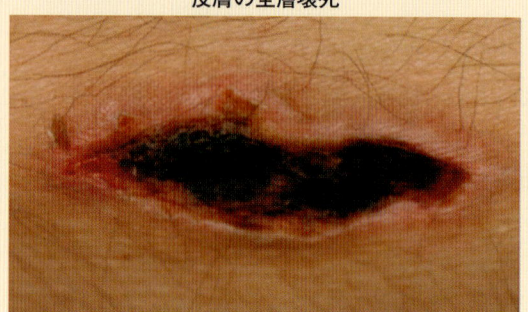

表皮・真皮が壊死し、血液、痂皮が混じる。

皮下脂肪組織までの潰瘍

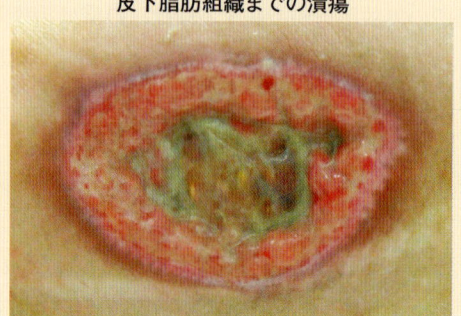

潰瘍底には軟らかい壊死組織が残存している。

第2章　褥瘡発生から治癒へ

褥瘡発生の要因

> Points
> ■ 褥瘡は限局的、持続的圧迫により組織が虚血性壊死に陥ったものである。
> ■ 褥瘡発生の要因は、全身的・局所的個体要因による組織の耐久性低下と、環境・ケア要因に分けられる。
> ■ 褥瘡が発生しやすい状況として、寝たきりの高齢者、疾患急性期、周術期、特殊疾患状態、終末期などが挙げられる。

褥瘡発生の概念

- 褥瘡は組織の耐久性低下があるところへ限局的な組織の圧迫が加わって発生する（図1）。
- 褥瘡発生に関与する要因として、患者の全身的、局所的個体要因による組織の耐久性低下と、患者を取り巻く人的、社会的環境・ケア要因が挙げられ、それらが複合的に関与して褥瘡発生に至る（図2）[1]。
- 介護療養施設を含む在宅医療においては、日常生活の自立度が低

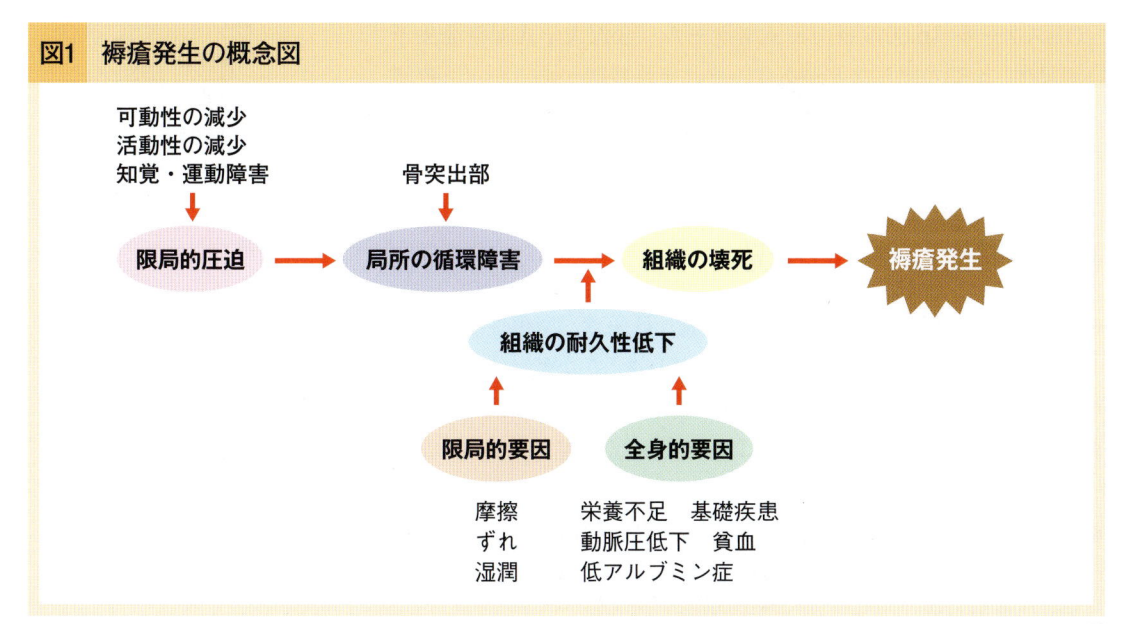

図1　褥瘡発生の概念図

可動性の減少
活動性の減少
知覚・運動障害
　　↓　　　　　骨突出部
　　　　　　　　　↓
限局的圧迫 → 局所の循環障害 → 組織の壊死 → 褥瘡発生
　　　　　　　　　　↑
　　　　　　組織の耐久性低下
　　　　　　　↑　　　↑
　　　　　限局的要因　全身的要因
　　　　　摩擦　　　栄養不足　基礎疾患
　　　　　ずれ　　　動脈圧低下　貧血
　　　　　湿潤　　　低アルブミン症

Braden B, Bergstrom N：A conceptual schema for the study of the etiology of pressure sores. *Rehabil Nurs* 1987；12：8-12.より引用改変

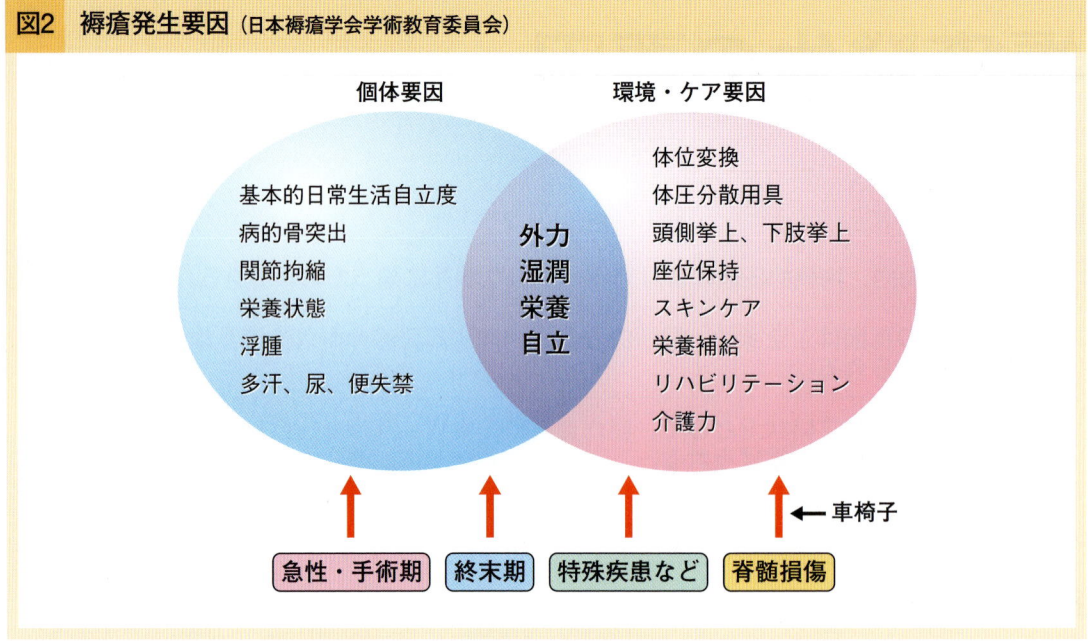

図2 褥瘡発生要因（日本褥瘡学会学術教育委員会）

個体要因
- 基本的日常生活自立度
- 病的骨突出
- 関節拘縮
- 栄養状態
- 浮腫
- 多汗、尿、便失禁

（重複部分）
- 外力
- 湿潤
- 栄養
- 自立

環境・ケア要因
- 体位変換
- 体圧分散用具
- 頭側挙上、下肢挙上
- 座位保持
- スキンケア
- 栄養補給
- リハビリテーション
- 介護力

急性・手術期　終末期　特殊疾患など　脊髄損傷　←車椅子

日本褥瘡学会学術教育委員会：褥瘡発生要因の抽出とその評価. 褥瘡会誌 2003；5：136-149. より引用

く、寝たきりに該当する場合、病院では入院時、疾患による特殊な状況を評価する。また、手術などの治療介入に際してこれらの発生危険因子を早期に予測して、予防対策を立て、実行し、結果を評価することが必要である。
● 褥瘡発生危険因子の評価にはブレーデンスケール（p.58参照）、OH スケール（p.60参照）、K 式スケール（金沢大学式褥瘡発生予測尺度、p.63参照）などがあり、それぞれ特徴があるが、医療機関では厚生労働省から示されている褥瘡危険因子評価表（**表1**）が多く用いられている（p.55参照）。

褥瘡が発生しやすい状況

- **寝たきりの高齢者**：自立体位変換困難、低栄養、廃用性萎縮、スキンケア困難、家庭内暴力（拘束、ネグレクト）など。
- **疾患急性期**：発熱、疼痛、自立度低下、知覚低下、意識障害など。
- **周術期**：手術前安静、手術中体位、手術時低血圧、カテコールアミン使用、ICU、術後除痛など。
- **特殊疾患状態**：脊髄損傷などで車椅子生活、神経変性疾患、精神疾患、鎮静剤使用時、身体抑制、急性薬物中毒、糖尿病、血液透析、未熟児など。
- **終末期**：疼痛、呼吸困難、低栄養など。

表1　褥瘡発生の危険因子

- **基本的動作能力**
  - ベッド上での自立体位変換
  - 椅子上での座位姿勢保持と除圧
- **病的骨突出**
- **関節拘縮**
- **栄養状態低下**
- **皮膚湿潤**（多汗、尿失禁、便失禁）
- **浮腫**

褥瘡発生の個体要因

- **基本的日常生活自立度**：低い。
- **外力**：病的骨突出、関節拘縮、浮腫がある。
- **湿潤**：発熱による多汗、尿・便失禁、オムツ使用。
- **栄養**：経口摂取不良による低栄養で、るい痩、浮腫を生じている。

褥瘡発生の環境・ケア要因

- **基本的日常生活自立度**：介護力、リハビリテーション不足。
- **外力**：体位変換、体圧分散用具使用、座位保持が困難。頭側挙上・下肢挙上時間が長い。
- **湿潤**：スキンケア困難。
- **栄養**：栄養補給不足。

褥瘡発生の危険因子
（褥瘡危険因子評価表）（表1）[3]

①基本的動作能力
- ベッド上の自立体位変換、すなわち自力で体の向きを換えられるかをみる。
- 自力で体位変換ができても患者が好む得手体位や、疼痛のために同一体位を続けざるを得ない場合は、自力体位変換はできないと評価する。
- 車椅子などに座ることがある場合、椅子上で姿勢が崩れずに座ることができるか、座り心地をよくするために自力で姿勢を変えることができるかをみる。

②病的骨突出
- 病的骨突出は仙骨部で顕著に見られ、廃用性萎縮などで殿筋、皮下脂肪が極端に減少し、仙骨部が突出して見えることを指す。

③関節拘縮
- 四肢の関節に可動制限があることを指し、関節の屈曲拘縮、伸展拘縮、変形などが該当する。

④栄養状態低下
- 褥瘡発生を予防するために必要な栄養が適切に供給されていない状態で、血清アルブミン値3.0～3.5 g /dLが基準とされる。

⑤皮膚の湿潤
- 多汗、尿・便失禁等で起こる。皮膚は脆弱となり、滑りが悪く、ずれを生じやすくなる。

COMMENTS

病的骨突出

- 写真は腹臥位を足下より観察。
- 仙骨周囲の筋肉、皮下組織が廃用性萎縮のため減少し、仙骨が突出して見える。

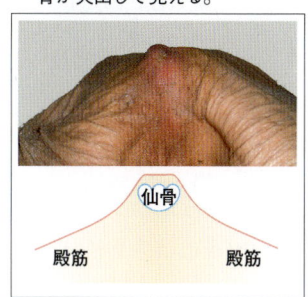

⑥浮　腫

● 下腿脛骨前面、足背、背部などで指圧痕を残すかで評価する。

（上出良一（かみでりょういち））

引用文献
1. Braden B, Bergstrom N：A conceptual schema for the study of the etiology of pressure sores. *Rehabil Nurs* 1987；12：8-12.
2. 日本褥瘡学会学術教育委員会：褥瘡発生要因の抽出とその評価. 褥瘡会誌 2003；5：136-149.

参考文献
1. 日本褥瘡学会編：褥瘡対策の指針. 照林社, 東京, 2002.

Column　褥瘡の発症機序：最新の知見から

　褥瘡は実は単なる阻血にはとどまらず、Berlowitzら[1]の指摘する4種類の機序、すなわち①阻血性障害、②再灌流障害、③リンパ系機能障害、④細胞・組織の機械的変形、が複合的に関与するものと考えられている。

　阻血性障害は嫌気性代謝の亢進により組織内に乳酸が蓄積され、組織pHが低下することが主因である。

　再灌流障害とは、阻血後の血流再開に伴い単なる阻血よりも強い組織障害を生じることを指し、褥瘡の重症化（特に体位交換などに伴う）の要因の一つとして重要視されている。

　また最近では、外力の直接作用としての機械的変形の影響が注目されつつある。

参考文献
1. Berlowitz DR, Brienza DM：Are all pressure ulcers the result of deep tissue injury? A review of the literature. *Ostomy Wound Manage* 2007；53：34-38.

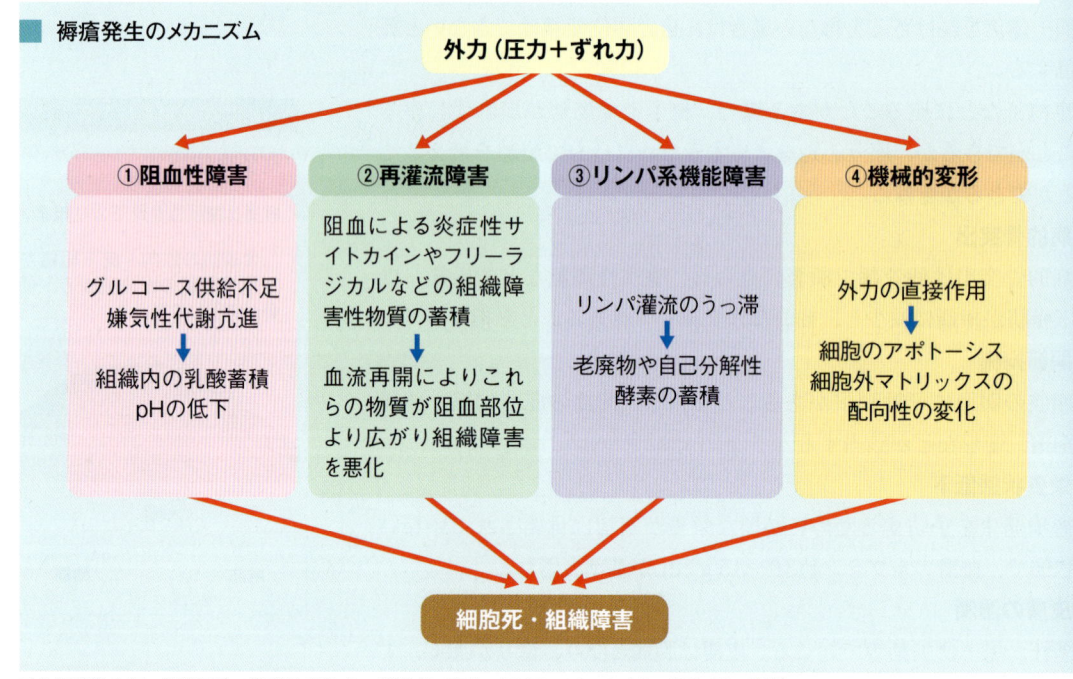

■ 褥瘡発生のメカニズム

外力（圧力＋ずれ力）

①阻血性障害	②再灌流障害	③リンパ系機能障害	④機械的変形
グルコース供給不足 嫌気性代謝亢進 ↓ 組織内の乳酸蓄積 pHの低下	阻血による炎症性サイトカインやフリーラジカルなどの組織障害性物質の蓄積 ↓ 血流再開によりこれらの物質が阻血部位より広がり組織障害を悪化	リンパ灌流のうっ滞 ↓ 老廃物や自己分解性酵素の蓄積	外力の直接作用 ↓ 細胞のアポトーシス 細胞外マトリックスの配向性の変化

→ 細胞死・組織障害

日本褥瘡学会編：褥瘡予防・管理ガイドライン. 照林社, 東京, 2009：18-19. より一部改変して引用

第2章 褥瘡発生から治癒へ

褥瘡分類の新しい考え方
DTIを含めて

> **Points**
> - 褥瘡の分類は、NPUAPの分類が国内外で広く用いられている。
> - 2007年に改訂されたNPUPA分類では、「DTI疑い」と「判定不能」が加えられた。
> - DTIへの対策として大切なのは「まずDTIを疑う」ことである。

褥瘡分類の種類と変遷

- 褥瘡の分類としてはSheaの分類、Danielの分類、Cambellの分類、NPUAP(National Pressure Ulcer Advisory Panel：米国褥瘡諮問委員会)の分類、IAET(International Association of Enterostomal Therapy)分類、などがある。
- その中でもNPUAPの分類は国内外で広く用いられており、2007年2月に改訂が行われた[1]（図1）。
- わが国では1998年の褥瘡の予防・治療ガイドラインにおいて、深達

図1 NPUAP分類（2007年改訂版）

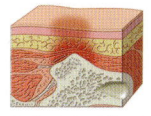

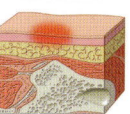

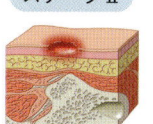

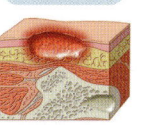

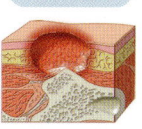

（DTI疑い）	ステージI	ステージII	ステージIII	ステージIV	判定不能
圧力および/または剪断力によって生じる皮下軟部組織の損傷に起因する、限局性の紫または栗色の皮膚変色、または血疱	通常骨突出部位に限局する消退しない発赤を伴う、損傷のない皮膚。暗色部位の明白な消退は起こらず、その色は周囲の皮膚と異なることがある	スラフを伴わない、赤色または薄赤色の創底をもつ、浅い開放潰瘍として現れる真皮の部分欠損。破れていないまたは開放した/破裂した血清で満たされた水疱として現れることがある	全層組織欠損。皮下脂肪は確認できるが、骨、腱、筋肉は露出していないことがある。スラフが存在することがあるが、組織欠損の深度が分からなくなるほどではない。ポケットや瘻孔が存在することがある	骨、腱、筋肉の露出を伴う全層組織欠損。黄色または黒色壊死が創底に存在することがある。ポケットや瘻孔を伴うことが多い	創底で、潰瘍の底面がスラフ（黄色、黄褐色、灰色、または茶色）および/またはエスカー（黄褐色、茶色、または黒色）で覆われている全層組織欠損

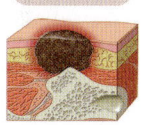

NPUAPホームページ http://www.npuap.org/pr2.htm （2008.12.20 access）を元に作成
イラストレーション：村上寛人

度に応じてⅠ度からⅣ度まで褥瘡が分類された[2]。
- この分類ではⅠ度（圧迫を除いても消退しない発赤、紅斑）、Ⅱ度（真皮までにとどまる皮膚障害、すなわち水疱やびらん、浅い潰瘍）、Ⅲ度（障害が真皮を超え、皮下脂肪層にまで及ぶ褥瘡）、Ⅳ度（傷害が筋肉や腱、関節包、骨にまで及ぶ褥瘡）とされた。
- Ⅲ度・Ⅳ度の褥瘡に関しては創面の色調による分類が成された。これは深い褥瘡が黒色壊死組織を有する段階から、黄色の壊死組織を経て肉芽形成期へと移行し、上皮が新生していく経過を黒色期、黄色期、赤色期、白色期の4期に分けたものである。
- その後、2002年に褥瘡の状態を判定するDESIGN分類が日本褥瘡学会により提唱された[3]。DESIGNでは褥瘡の病態を深さ（D）、滲出液（E）、大きさ（S）、炎症/感染（I）、肉芽組織（G）、壊死組織（N）の6項目に、ポケット（P）を加えた7項目で判断するもので、重症度分類用（p.116参照）と経過評価用の2種類がある。
- 褥瘡経過評価用のDESIGN分類に関して、DESIGNの各項目の合計点数はある一人の患者の褥瘡の経過を追い、その褥瘡が改善したかどうかを判定するのには有用であった。しかし、複数の患者の褥瘡を比較し、どちらの褥瘡がより重症であるかについて判断することはできないという問題があった。
- 例えばAさんの褥瘡におけるDESIGNの合計点数が12点で、Bさんの褥瘡の合計点数が10点であるからといって、Aさんの褥瘡のほうがBさんの褥瘡よりも重症であるということはいえない。
- この点を踏まえて、2008年にDESIGNに関する改訂が行われ、各項目に関する重み付けがなされた「DESIGN-R（2008年改訂版）」が発表された（p.117参照）。
- これにより、異なる患者における複数の褥瘡の重症度がDESIGNの合計点数を用いることにより比較できるようになることが期待されている。
- 具体的には現在のD（深さ）の項目は点数の合計から外し、ポケットを含めた残り6項目を用いて合計点数を算出することになった。

近年の褥瘡分類

- 近年の褥瘡分類に関しては各国、各学会によりその方向性が若干異なる。例えば前述の2007年のNPUAPの分類では、「DTI疑い（suspected deep tissue injury）」と「判定不能（unstageable）」が加わったのが特徴である。
- EPUAP（European Pressure Ulcer Advisory Panel：欧州褥瘡諮

COMMENTS

DESIGNとは

- D：Depth　深さ
- E：Exudate　滲出液
- S：Size　大きさ
- I：Inflammation/Infection　炎症/感染
- G：Granulation tissue　肉芽組織
- N：Necrotic tissue　壊死組織
- P：Pocket　ポケット

COMMENTS

- DESIGN-Rの「R」はratingの頭文字である。
- DESIGN-Rによって、褥瘡の状態評価からの治療方針、つまり「深い慢性期褥瘡治療の基本スキーム」がいっそう明確になったとされる。
- 深さ以外の項目の中で特に大文字のものに注目し、それを小文字に変えていくというアプローチである。

問委員会）では従来のグレードⅠ〜Ⅳ度に分ける深達度分類は評定者間による一致率が低いため、深い褥瘡と浅い褥瘡の2分類にする方向性となっている。
- アメリカのWOCN協会（Wound Ostomy and Continence Nurses Society）では、従来のステージⅡすなわち真皮に達する褥瘡は、浸軟によるスキントラブルが含まれていることが多く、分類から省く方向性になっている。

「DTI疑い」とは

- NPUAP分類に新たに加えられた「DTI疑い」とは、初期の段階では表皮から判断すると一見 d1やd2といった軽度の褥瘡に見えるが、実際は皮下組織がすでに壊死に陥っているものを指す。時間とともに次第に崩れ、潰瘍を形成し、深い褥瘡となる。
- 例えば、図2-1に示した症例は初期の段階ではd2の印象であった。しかしながら、2週間経過した後には潰瘍を形成し（図2-2）、4週間後には崩れて黒線で示した範囲にポケットを形成した（図2-3）。

初期の褥瘡ではDTIを疑う

- DTIが生じるメカニズムとしては、皮膚は比較的圧力やずれ力に強いのに対して、皮下組織や筋肉は比較的もろいため、表層ではなく先に深部に壊死が起こることが考えられている[4]。
- DTIの特徴として、骨突出部位に一致しない大きさの紅斑が存在することや、患者が深部の疼痛を訴え、その部位に硬結を触れることが挙げられる。
- 意外なことに、DTIは栄養状態が良好で、脂肪組織や殿筋が発達している人に多くみられる。深部組織が発達しているために、深部を主体とする血管の閉塞や損傷が生じやすくなっていると考えられる。
- DTIを初期の段階において診断することは難しいが、サーモグラフィや皮膚エコーを用いることは有用である。
- 皮膚エコーに関しては、例えば先述したDTIの症例では、図3に示すとおり仙骨直上に低エコー領域が見られる。この深部に見られる低エコー領域は液体の貯留や浮腫を反映していると考えられ、深部組織の損傷を示している。
- DTIが顕在化してくる過程で、サーモグラフィにて褥瘡中心部の温度が上昇する現象がしばしば見られる（図4）。これは壊死組織の

COMMENTS

DTIを疑ったら行うこと

① 創部を観察する
　経時的に注意深く観察する。

② 触診を行う
　硬結、ぶよぶよした硬さの変化を認めることが多い。

③ 問診を行う
　持続的な圧迫を受けるような状況があったかどうかを考察する。

第2章 褥瘡発生から治癒へ

図2 DTIの症例

73歳、男性
● 敗血症によるショックのため当院入院。

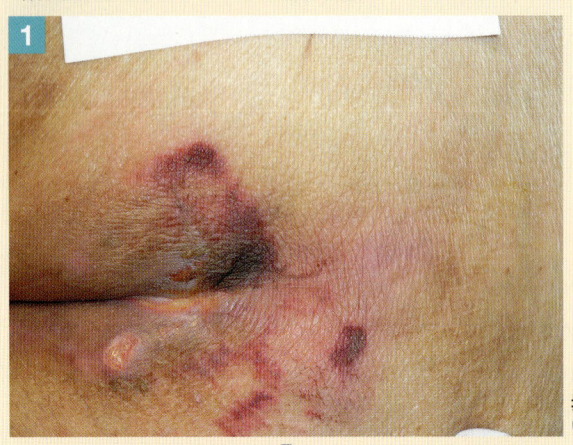

1 紫斑、びらんが混在した紅斑性局面。一見浅いd2の褥瘡にみえる。

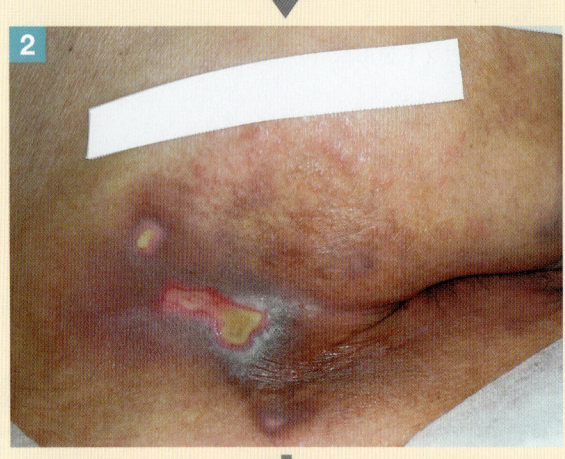

2 2週後には潰瘍を形成した。

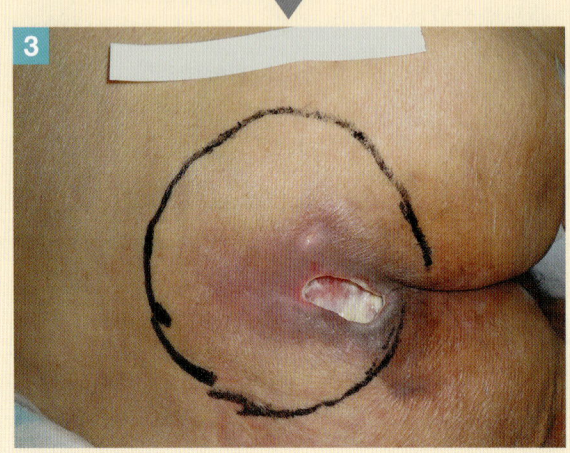

3 4週間後には潰瘍がさらに深くなり、黒線で示した範囲にポケットを形成した。

図3　DTI症例の低エコー領域

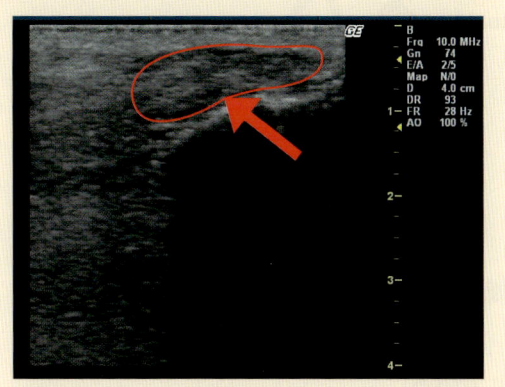

仙骨直上に低エコー領域がみられる。

図4　サーモグラフィにみる温度上昇

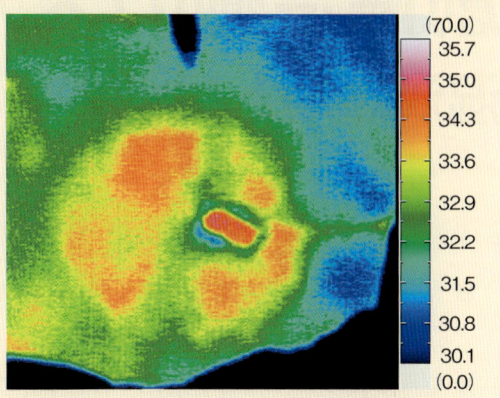

サーモグラフィを用いたところ、褥瘡の中央部の温度が上昇していた。褥瘡の中央部は壊死組織を伴っていた。感染およびそれによる炎症を反映していると考えられる。

出現に伴って見られ、感染等の炎症を反映しているのではないかと考えられる。

- DTIへの対策として大切なのは「まずDTIを疑う」ことである。たとえ一見d1やd2の褥瘡であっても上記の特徴を考慮し、DTIが疑われる場合は体圧分散用具を使用し、定期的な観察を怠らないようにすることが肝要である。

（門野岳史）

引用文献
1. NPUAPホームページ
   http://www.npuap.org/documents/PU_Definition_Stages.pdf（2008.12.20 access）
2. 福井基成：褥瘡の分類. 褥瘡の予防・治療ガイドライン, 厚生省老人保健福祉局老人保健課監修, 照林社, 東京, 1998：59-63.
3. 森口隆彦, 宮地良樹, 真田弘美, 他：「DESIGN」-褥瘡の新しい重症度分類と経過評価のツール. 褥瘡会誌 2002；4：1-7.
4. 大浦紀彦：褥瘡のステージ分類が4つではなくなるの？「DTI」って何？ Expert Nurse 2008；24（2）：40-43.

第2章 褥瘡発生から治癒へ

創傷治癒のメカニズム
湿潤環境とは何か

> **Points**
> - 創傷は湿潤環境のほうが早く治るという湿潤環境下療法（moist wound healing）の概念が提唱されつつある。
> - 創部滲出液には細胞増殖因子が豊富に含まれている。
> - moist wound healingの実践には、創面を整備することが必須である。

創傷治癒から考える褥瘡

- 褥瘡は体圧（外力）によって生じた慢性皮膚潰瘍である。
- 褥瘡の治癒を遅延させる因子として、体圧以外に、年齢、合併症、低栄養状態、貧血、感染の存在、壊死組織の存在、劣悪な介護の状態などが挙げられる（**図1**）。
- 褥瘡は創傷治癒機転が障害された状態であり、その治療に際してはマイナスの因子を軽減させることに加えて、プラスの因子を補強することが必須である。
- 褥瘡のプラス面での補強は、まず創面の改善（壊死組織の除去、

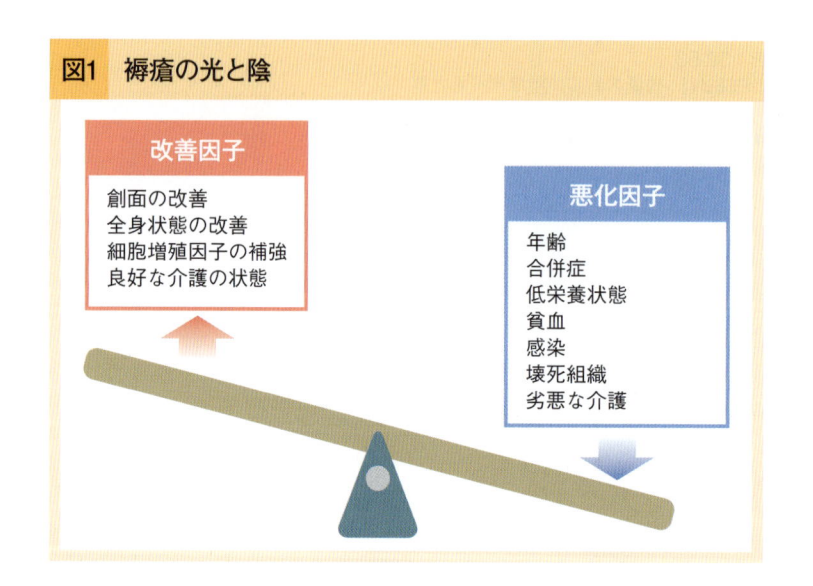

COMMENTS

創傷治癒を理解するための概念

① 一次治癒（primary healing）
創縁間が縫合などによって接着され、創縁間に少し瘢痕組織を残して治癒する過程

② 二次治癒（secondary healing）
開放創における治癒過程。創縁間が接着されず、その間に肉芽組織の増殖が生じて治癒した場合

③ 三次治癒（healing by third intention）
ある期間開放創として処置し、創が清浄化したのちに縫合した際の治癒過程

図1 褥瘡の光と陰

改善因子
- 創面の改善
- 全身状態の改善
- 細胞増殖因子の補強
- 良好な介護の状態

悪化因子
- 年齢
- 合併症
- 低栄養状態
- 貧血
- 感染
- 壊死組織
- 劣悪な介護

除菌など）、全身状態の改善、細胞増殖因子の追加と維持、良好な介護の状態などである。

創傷治療学の歴史

- 難治性皮膚潰瘍および皮膚損傷の治療学の原点は、戦場における戦闘の結果生じた創傷の治癒方法である。
- 戦場における創傷治癒の主眼は、異物の除去や細菌感染の防御であった。
- 抗生物質が存在しなかった時代は、切断や広範囲切除のみが有効な治療手段であった。
- 抗生物質の出現は、創傷に伴う生命予後を著しく改善させた。
- その後に開発された局所治療薬も、感染防止を目的とした抗生物質軟膏や、壊死物質を除去することを目的とした壊死組織融解薬などが主流である。いわば創傷治癒のマイナス面を除去する治療であった。
- 最近の難治性皮膚潰瘍の治療は、創傷治癒のプラス面を強化する、すなわちアクセルとなる治療が主体となっている。

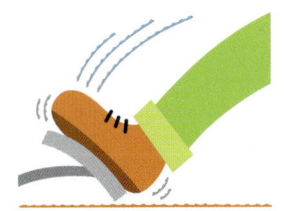

褥瘡の治療に踏み込む。

湿潤環境下療法（moist wound healing）の概念

- 従来、創傷を乾燥させたほうが早く治ると長く信じられてきたため、「消毒→ガーゼ→乾燥」という治療が今なお行われているところもある。
- ガーゼは最も安価な創傷被覆材といえる。
- 1950年代より湿潤環境のほうが早く治るというデータが示され、湿潤環境下療法（moist wound healing）の概念が提唱されてきている。
- moist wound healingの根拠として、創部滲出液には各種細胞増殖因子が豊富に含まれることが挙げられる（表1）。

COMMENTS

湿潤環境下治療（moist wound healing）の定義

- 創面を湿潤した環境に保持する方法。
- 滲出液に含まれる多核白血球、マクロファージ、酵素、細胞増殖因子などを創面に保持する。自己融解を促進して壊死組織除去に有効であり、また細胞遊走を妨げない環境でもある。

（日本褥瘡学会 用語集より）

表1　創面の滲出液中に含まれる細胞増殖因子

- 血小板由来増殖因子（PDGF 1：platelet-derived growth factor）
- 上皮細胞増殖因子（EGF 2：epidermal growth factor）
- 塩基性線維芽細胞増殖因子（bFGF 3：basic fibroblast growth factor）
- トランスフォーミング増殖因子β（TGF-β 4：transforming growth factor-β）
- 結合組織増殖因子（CTGF 5：connective tissue growth factor）
- 血管内皮増殖因子（VEGF 6：vascular endothelial growth factor）

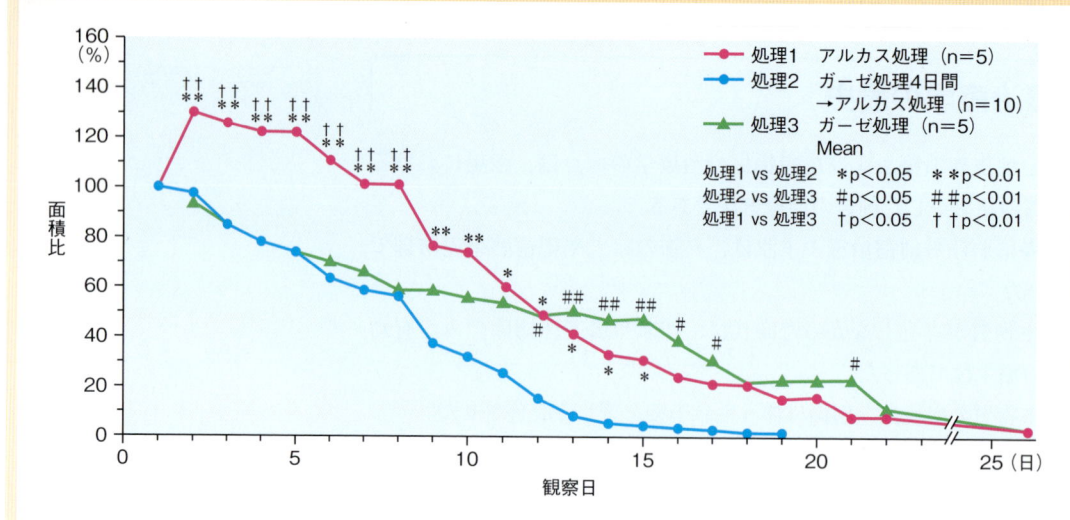

図2　ウサギ皮膚欠損創の治癒過程における創面積変化

アルカス処理による閉鎖療法をガーゼ処理4日間後に施行した処理2群で、最も良好な創傷治癒が得られた。アルカスはハイドロコロイドドレッシング材の一種である。

三野宮文子, 仲由武實, 中島祥吉：創傷治癒増殖期におけるocclusive dressingの有用性について―ウサギ皮膚欠損創モデルにおける研究―. 日皮会誌 1994；104：861-867.より引用

- 乾固な組織は上皮化を阻害する。
- moist wound healingが適応されるのは良好な肉芽組織の準備された創傷であり、感染を伴う場合、不良肉芽を呈する場合などには適さない。

ウサギ創傷治療モデルにおける wet dressing

- ハイドロコロイドドレッシングの一種であるコムフィール®アルカスドレッシングを用いて、ウサギ創傷治癒におけるwet dressingを検討した（図2）。
- ガーゼ処理4日間→アルカス処理群で最も良好な創傷治癒が得られた。
- アルカス処理群においては、前半創の拡大が認められたことより、創初期の滲出液は創傷治癒に対して有害であると考えられた。
- 創初期の滲出液は、感染防御や壊死物質除去を目的とした蛋白分解酵素などが豊富に含まれ、創傷治療には必ずしも有利には働かないことが推察された。
- ガーゼ処理4日間→アルカス処理群で、創9日以降において著しい創面積の縮小がみられた。よって創後半の滲出液は、細胞増殖因子を豊富に含み、創傷治癒において有用な成分、主として豊富な細胞増殖因子を含んでいると考えられる。

COMMENTS

moist wound haelingの有用性を示した初期文献

- Odland（1958年）：水疱を破らずにしておいたほうが創の治癒が早く進むことを報告（Odland GF：The fine structure of the interrelationship of cells in the human epidermis. J Biophys Biochem Cytol 1958；4：529-35.）
- Winter（1962年）：ポリエンチレンフィルムで密封したほうが、開放したままよりも、上皮形成の速度が速いことを報告（動物実験）（Winter GD：Formation of the scab and the rate of epithelization of superficial wounds in the skin of the young domestic pig. Nature 1962；193：293-294.）
- Hinman（1963年）：人の皮膚においても上記同様の結果が得られたことを報告（Hinman CD, Maibach H：Effect of Air Exposure and Occlusion on Experimental Human Skin Wounds. Nature 1963；200：377-378.）

moist wound healingの実践

- moist wound healingの実践に際しては、適した創面を整備することが必須である。
- 痂皮、壊死組織が存在する場合はそれらを除去する。
- 細菌感染についてはコロナイゼーション（colonization：定着）か臨床的な感染かを判断し、菌種と抗生薬感受性を特定した後に、適切な除菌処置を行う。
- 洗浄を繰り返し、創面をきれいにすることが重要である。
- 洗浄については、必ずしも生理食塩水でなくても、水道水でもかまわない。
- 消毒は創部の臨床的な感染が明確な場合のみとする。
- ポケットが存在する場合は、原則として創部を開放する。
- 状況によっては麻酔下でデブリードマンを施行する。

> **COMMENTS**
> **ドレッシング材の種類**
> - ハイドロコロイド
> - ハイドロジェル
> - アルギン酸塩
> - キチン
> - ハイドロファイバー®
> - ポリウレタンフォーム
> - ハイドロポリマー

細胞増殖因子の褥瘡治癒への応用

- 現在、わが国では、塩基性線維芽細胞増殖因子のスプレー製剤（フィブラスト®スプレー）が、褥瘡を含む難治性皮膚潰瘍に対して臨床の場で用いられている。
- 細胞増殖因子は、相加的または相乗的に効果を示すことが多い。
- 将来的には、褥瘡を含む難治性皮膚潰瘍の治療において、湿潤環境下で細胞増殖因子のカクテル療法を実現することが期待される。
- 個々の潰瘍の成因、ステージ、合併症や基礎疾患に応じて、より優れた増殖因子の組み合わせが検討されるであろう。

（竹原和彦）

> **COMMENTS**
> **細胞増殖因子のカクテル療法**
> - カクテル療法とは、複数の細胞増殖因子を同時に作用させる治療をいう。

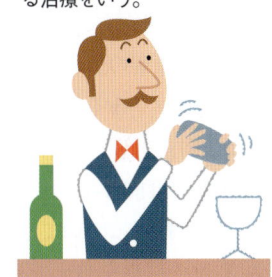

創傷治療でもハーモニーが重要。

引用文献
1. 三野宮文子, 仲由武實, 中島祥吉：創傷治癒増殖期におけるocclusive dressingの有用性について－ウサギ皮膚欠損創モデルにおける研究－. 日皮会誌 1994；104：861-867.

参考文献
1. 竹原和彦, 三野宮文子：創傷治療とocclusive dressing. 医薬ジャーナル 1994；30：1853-1855.

第2章 褥瘡発生から治癒へ

褥瘡治癒の見通しと治療・ケアのポイント

> **Points**
> ■ 急性期褥瘡は予後推測が困難な場合が多いが、緻密な観察により経過をある程度予測できる。慢性期褥瘡は、局所病態の変化が少なくなり、DESIGNでの評価が可能となる時期が目安となる。
> ■ 治療・ケアにあたっては、褥瘡の発生要因を除去することが最重要となる。
> ■ 終末期のように、必ずしも治癒が目標とはなり得ない場合もある。

- 褥瘡治療の目標は早期の治癒であり、再発を起こさないことである。
- この目標を達成するためには、治癒に向けての見通しを立て、状態に応じた治療・ケアを行うことが必要である。

急性期褥瘡と慢性期褥瘡

- 褥瘡が発生した直後から約1～3週間は、褥瘡の局所病態が不安定であることが多い。この時期の褥瘡を急性期褥瘡と呼ぶ[1]。
- 急性期褥瘡は、短期間の間に多様な病態を呈し、その予後を推測することが困難であることが多い。
- 急性期褥瘡の管理において最も重要となるのは、褥瘡の発生要因のアセスメントを行い、その要因を徹底的に除去することである。
- 慢性期褥瘡は、局所病態の変化が少なくなり、DESIGNでの正確な評価が可能となる時期が目安となる。
- 慢性期褥瘡においては、その深達度が真皮にとどまる浅い褥瘡であるか、真皮を越えて深部組織まで及ぶ深い褥瘡であるかを見極めた上で、「褥瘡予防・管理ガイドライン」に基づいた局所管理を行う。
- 慢性期褥瘡で最も重要となるのは、治癒が遷延または悪化している場合に、その要因を早期に見極め、除去することによって正常な創傷治癒過程を促進させることである。

COMMENTS

急性期褥瘡の特徴

- 全身状態が不安定であり、さまざまな褥瘡発生要因が混在している。
- 局所に強い炎症反応。
- 多彩な病態が短時間に出現する可能性がある。
- 創部、創周囲に皮膚が脆弱である。
- 痛みを伴いやすい。

急性期褥瘡の局所所見から予測する治癒の見通し

- 先に述べたとおり、急性期褥瘡は、その予後を推測することは困難であることが多い。しかし、褥瘡が発生した時点での緻密な観察により、その褥瘡がどのような経過をたどるかを、ある程度予測することができる。

1. 発 赤

- 持続する発赤（消退しない発赤）は、DESIGN分類ではd1、NPUAP分類ではステージⅠと表現され、褥瘡の初期段階である。急性期褥瘡の多くはこの状態で発見される。
- 褥瘡の発生原因となった外力を徹底的に除去し、創面を保護することで、皮膚欠損に至らず治癒の転帰をたどるものが多いが、時に、悪化する発赤が存在する。
- この経過を見分ける要素として、「持続発赤の部位が骨から離れている」「二重発赤（発赤の中心にさらに濃い発赤ないしは暗赤紫をが存在する）がある」の2つの所見が明らかとなっている[2]。持続する発赤を発見したときに、この判断基準を用いることで、褥瘡の予後をある程度予測することができる（**図1**）。

> **Evidence**
>
> 「持続発赤の部位が骨から離れている」
>
> 「二重発赤がある（発赤の中心に、さらに濃い発赤ないしは暗赤紫色が存在する）」
>
> 上記2つが存在する褥瘡は悪化しやすいという報告がある（参考文献1）。診断精度は反応陽性的中度80.0％、陽性尤度比*7.28となっている。
>
> *尤度比（ゆうどひ）：疾病などを検査によって診断する際、「疾病あり」が異常とされる確率と、「疾病なし」が異常とされる確率の差のこと。

図1　発赤からの予測

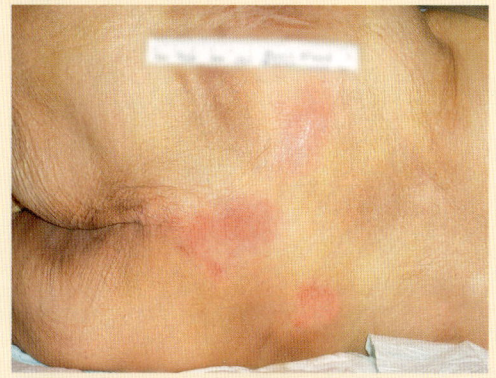

症例1　83歳、女性
- 自宅で倒れているところを発見された。
- 発赤は単色であり、骨突出部にほぼ一致している。この場合は適切なケアにより浅い褥瘡のままで、治癒に至ることが多い。

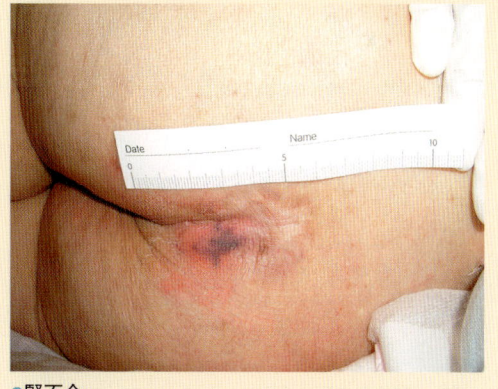

症例2　70歳、女性
- 腎不全
- 発赤の中に暗赤紫色（二重発赤）を認める。この部位が骨突出部から離れている場合、悪化する可能性が高い。

2. DTI

- DTI（deep tissue injury、p.27〜31参照）が疑われる褥瘡は、発見した時点で深部組織に損傷を受けている。
- 発生後の管理いかんにかかわらず、深い褥瘡となることがある。

3. 褥瘡の形状

- 発生直後の褥瘡の形状は、褥瘡が発生した原因のアセスメントに有用な情報であるとともに、褥瘡経過の予測のための情報ともなる（図2）。
- **円形や楕円形などの整形を呈している場合**：局所への均一な圧迫により発生したとアセスメントができるので、適切な体圧分散用具を使用するなど、圧迫を回避するケアの実施が最重要となる。全身的要因が少なく、かつ適切なケアが実施されれば、比較的早く治癒に向かうと予測できる。
- **地図状の不整形を呈している場合**：失禁や発汗により湿潤した局所の皮膚に摩擦やずれの力が働いて発生したとのアセスメントができる。これらの要因を排除することが最重要となるが、要因が複雑である分、その除去が困難となり治癒が遷延することがある。

図2 褥瘡の形状からの予測

症例1　65歳、男性

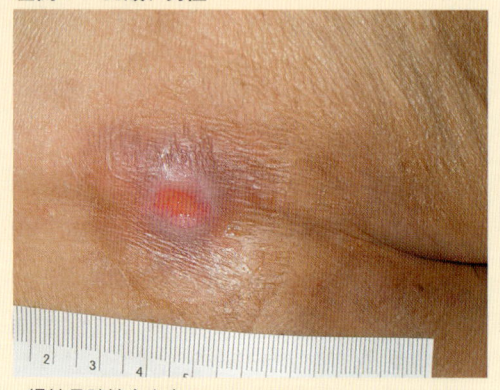

- 慢性骨髄性白血病
- 褥瘡の形状は整形（楕円形）であり、局所への均一な圧迫が発生要因である。圧迫を取り除くことで早期の治癒が見込める。

症例2　58歳、男性

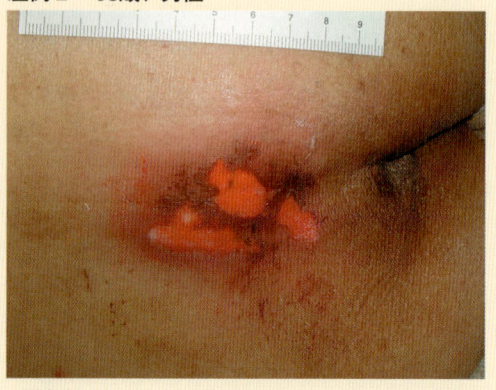

- 脳出血
- 褥瘡の形状は不整形（地図状）であり、局所の湿潤にずれや摩擦が加わったことが発生要因である。要因が複雑な分、治癒が遷延することがある。

4. 足の褥瘡

- 足部・下腿部に発生した褥瘡は、下肢の血流の影響を受けるため、下肢の血流評価は褥瘡の経過を予測する上で重要である。
- 閉塞性動脈硬化症や糖尿病性の血管病変による虚血肢は、褥瘡の重症化に影響を及ぼし、治癒を遅延させる。
- 虚血肢は容易に感染を併発し、褥瘡を重症化させる。
- 比較的簡便に実施できる下肢の血流の評価法として、ABI（ankle brachial pressure index：足関節・上腕血圧比）の測定が有用である。
- ABIが0.8未満である場合は虚血肢である可能性が高く、治癒が遅延すると予測できる[4]（p.227参照）。

急性期褥瘡の治療・ケアのポイント

- 急性期褥瘡の管理において最も重要となるのは、褥瘡の発生要因のアセスメントをし、その要因を徹底的に除去することである。
- 要因が残っている状態でいくら適切な局所管理を行っても、褥瘡の改善は望めず、むしろ悪化の経過をたどることとなる。
- 「褥瘡予防・管理ガイドライン」によると、急性期褥瘡の局所治療における基本方針は、適度の湿潤環境を保ちながら褥瘡部を保護することとされている[1]。
- ケアのポイントは、前述した発生要因の除去に尽きる。加えて、仙骨や尾骨部の褥瘡で便・尿失禁を伴う場合は、創部を排泄物で汚染させないための失禁管理が重要である。

慢性期褥瘡の治癒の見通しと治癒を妨げる要因

- 慢性期褥瘡の治癒の見通しは、正常な創傷治癒過程（p.134参照）を妨げる要因がどのくらい存在するかに左右される。
- 治癒過程を妨げる要因は局所的要因と全身的要因とに大別される。
- 局所的要因のアセスメントは、DESIGNによる評価によって行う。
- DESIGNの点数が減少傾向にあれば、治癒への方向をたどっている。
- DESIGNの点数が横ばい、もしくは増加傾向を示す場合は、治癒に向けて何らかの障害が存在していると考えることができる。
- 全身的要因がある場合は、ない場合に比べると治癒が遷延することを念頭におくことが必要である。
- 終末期は苦痛の緩和が優先され、必ずしも治癒が目標とはなり得ない場合がある。治療の目標（ゴール）をどこに置くのかについて、医療チームの中で意志を統一しておくことが必要となる。

COMMENTS

ABIの測定と計算法

- 簡易ドップラー血流計と上腕用血圧計を用いて、足関節と上腕収縮期血圧を測定して計算する。

- 左右下肢のABI計算法
 右下肢ABI
 $= \dfrac{C\text{または}D\ （高いほう）}{A\text{または}B\ （高いほう）}$
 左下肢ABI
 $= \dfrac{E\text{または}F\ （高いほう）}{A\text{または}B\ （高いほう）}$

 A：右上腕収縮期血圧
 B：左上腕収縮期血圧
 C：右足背動脈で足関節収縮期血圧
 D：右後脛骨動脈で足関節収縮期血圧
 E：左足背動脈で足関節収縮期血圧
 F：左後脛骨動脈で足関節収縮期血圧

COMMENTS

褥瘡の治癒を遷延させる主な要因

- **局所的要因**
 感染またはクリティカルコロナイゼーション（図3）
 ポケットの存在
 過剰な滲出液
 壊死組織の存在
 局所への圧迫
 褥瘡周囲皮膚の浸軟や肥厚

- **全身的要因**
 栄養状態低下
 高齢者
 がん終末期
 化学療法
 ステロイド、免疫抑制剤による治療
 糖尿病
 虚血肢
 脊髄損傷

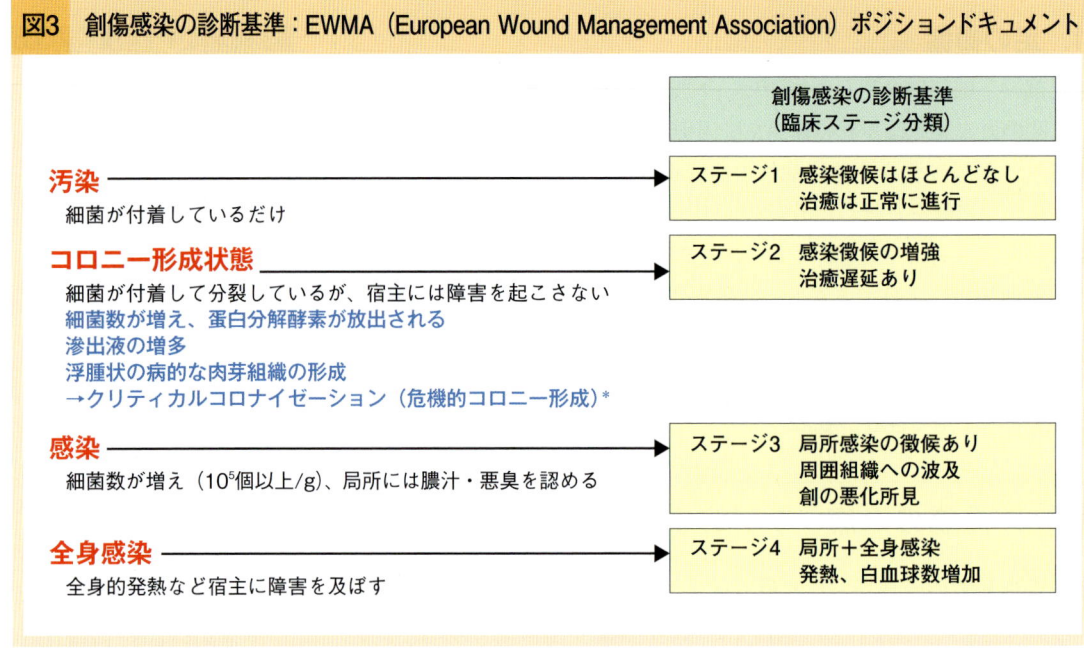

図3　創傷感染の診断基準：EWMA（European Wound Management Association）ポジションドキュメント

創傷感染の診断基準
（臨床ステージ分類）

汚染 ── 細菌が付着しているだけ → ステージ1　感染徴候はほとんどなし　治癒は正常に進行

コロニー形成状態 ── 細菌が付着して分裂しているが、宿主には障害を起こさない
細菌数が増え、蛋白分解酵素が放出される
滲出液の増多
浮腫状の病的な肉芽組織の形成
→クリティカルコロナイゼーション（危機的コロニー形成）＊
→ ステージ2　感染徴候の増強　治癒遅延あり

感染 ── 細菌数が増え（10^5個以上/g）、局所には膿汁・悪臭を認める → ステージ3　局所感染の徴候あり　周囲組織への波及　創の悪化所見

全身感染 ── 全身的発熱など宿主に障害を及ぼす → ステージ4　局所＋全身感染　発熱、白血球数増加

＊クリティカルコロナイゼーションとは、創感染の前段階の状態であるとされる。創傷治癒遅延以外に明らかな臨床徴候が認められないため、アセスメントの際に注意が必要である。通常、最適な管理を行っているにもかかわらず、2週間以上創の改善が見られない場合、クリティカルコロナイゼーションを疑う。

森口隆彦：日本褥瘡学会のガイドラインに基づく局所治療．褥瘡ポケットマニュアル，森口隆彦，真田弘美編著，医歯薬出版，東京，2008：104.より引用改変

慢性期褥瘡の治療・ケアのポイント

- 急性期褥瘡と同様、褥瘡の発生要因を徹底的に除去することが重要である。
- 治療については、「褥瘡予防・管理ガイドライン」に基づいて行う。
- 深い褥瘡の場合には、DESIGN重症度分類の深さ以外の項目の中で特に大文字のものに注目して、それを小文字に変えていくような治療方針を立てる[1]（p.134参照）。

（宇野光子）

引用文献
1．日本褥瘡学会編：褥瘡予防・管理ガイドライン．照林社，東京，2009：92-96.

参考文献
1．Sato M, Sanada H, Konya C, et al：Prognosis of stage I pressure ulcers and related factors. Int Wound J 2006；3：355-362.
2．真田弘美編著：褥瘡アセスメント・ケアガイド．中山書店，東京，2005．
3．真田弘美，須釜淳子編：実践に基づく最新褥瘡看護技術．照林社，東京，2007：142-154.
4．宮地良樹，真田弘美編著：現場の疑問に答える褥瘡診療Q&A．中外医学社，東京，2008：122-123.
5．宮地良樹，真田弘美編：よくわかって役に立つ　新・褥瘡のすべて．永井書店，大阪，2007：164-176.
6．森口隆彦：日本褥瘡学会のガイドラインに基づく局所治療．褥瘡ポケットマニュアル，森口隆彦，真田弘美編著，医歯薬出版，東京，2008：104.より引用

第3章

褥瘡のリスクアセスメント

- 褥瘡の早期発見と経過の見極め —— 42
- 褥瘡観察のポイント —— 45
- リスクアセスメントの進め方 —— 48
- リスクアセスメント・スケールの概要 —— 51
- リスクアセスメント・スケール
  ①褥瘡危険因子評価表 —— 54
  ②ブレーデンスケール —— 57
  ③OHスケール —— 60
  ④K式スケール（金沢大学式褥瘡発生予測尺度）—— 62
  ⑤在宅褥瘡発生リスクアセスメント・スケール —— 64
  ⑥ブレーデンQスケール —— 66

第3章 褥瘡のリスクアセスメント

褥瘡の早期発見と経過の見極め

> Points
> - 褥瘡を早期発見するには、全身の皮膚の状態を毎日観察することが重要である。
> - 発赤という皮膚変化はすべて褥瘡とは限らないため、一時的な発赤なのか、持続する発赤なのかを見極める。
> - 褥瘡かどうかを鑑別する方法として、「指押し法」と「ガラス板圧診法」[1]がある。

発赤の状態を見極める

- 褥瘡を早期発見するためには、皮膚の観察が重要である。
- 褥瘡であるかどうかを見極めるためには、毎日皮膚の保清を行うときなどに骨突出部だけでなく、全身の皮膚の状態がどうなのかを観察する必要がある。最も早期に発見することができるのは看護師である。
- 褥瘡の発生初期は、発赤という皮膚変化として、観察されることが多い。
- 骨突出部に発赤が観察されても、すべてが褥瘡とは限らない。そのため、発赤が「一時的な発赤」なのか、「持続する発赤」なのかを見極める必要がある[2]。
- 一時的な発赤は、「反応性充血」といい、真皮深層の微小血管の拡張である。
- 持続する発赤は、すでに組織の破壊が起こっていることを示す。このときの発赤は、真皮の赤血球が血管外濾出したことによるものであり、鮮紅色から紫紅色を呈し、紫斑と分類する。この状態は、ステージⅠ（NPUAP分類[3]）の障害と判定する[4]。

褥瘡かどうかの鑑別方法

- 褥瘡か褥瘡でないかを鑑別する方法として、「指押し法」と「ガラス板圧診法」がある（図1）。

1）指押し法

- 発赤部分を指で3秒圧迫し、指を離したときに発赤部分の皮膚色

COMMENTS

発赤の定義

- 紅斑（erythema）あるいは初期の紫斑（purpura）によって生じる皮表の赤みを発赤と総称している。

- 紅斑とは、真皮の毛細血管拡張もしくは充血によってもたらされる皮表の赤みを指す発疹名である。一方、紫斑は真皮内の出血（赤血球の血管外漏出）により生じる皮表の色調変化である。

- このように、紅斑と紫斑は明瞭に区別できるものと思われがちだが、その間にはグレイゾーンが存在する。すなわち、紫斑はその名のごとく時間が経つにつれて紫色となるが、出血直後には赤く見えるものの硝子圧では消退しない。このような場合は暫定的に「持続する発赤」と称し、経過を慎重に観察する必要がある。

（日本褥瘡学会 用語集より）

図1　発赤の判定方法

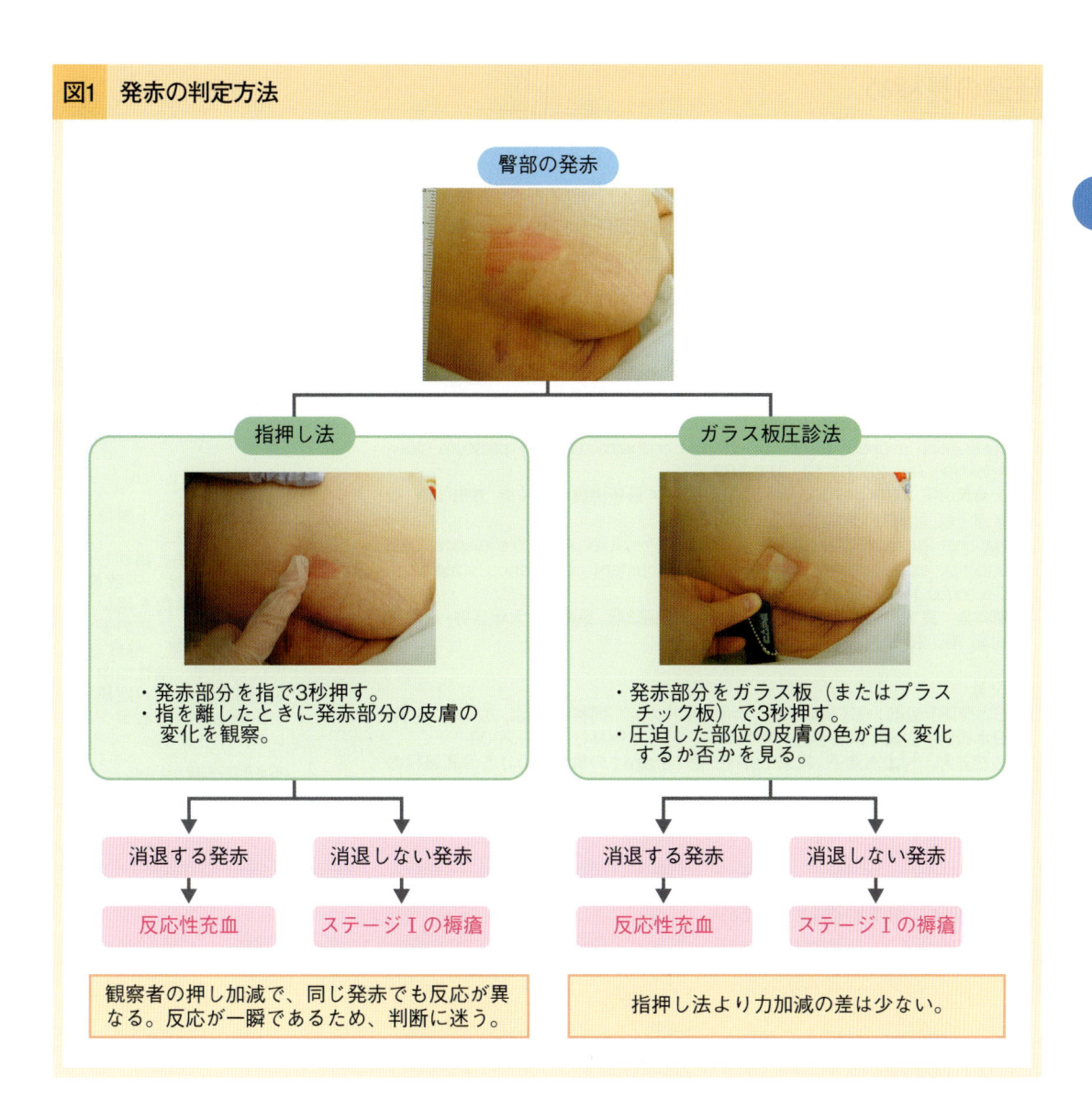

臀部の発赤

指押し法
- 発赤部分を指で3秒押す。
- 指を離したときに発赤部分の皮膚の変化を観察。

　↓消退する発赤 → 反応性充血
　↓消退しない発赤 → ステージⅠの褥瘡

観察者の押し加減で、同じ発赤でも反応が異なる。反応が一瞬であるため、判断に迷う。

ガラス板圧診法
- 発赤部分をガラス板（またはプラスチック板）で3秒押す。
- 圧迫した部位の皮膚の色が白く変化するか否かを見る。

　↓消退する発赤 → 反応性充血
　↓消退しない発赤 → ステージⅠの褥瘡

指押し法より力加減の差は少ない。

の変化を観察する。白く変化する場合は、反応性充血であり、正常な皮膚の状態である。また発赤が消退しない場合は褥瘡の初期となる。

2）ガラス板圧診法[1]

- 透明なガラス板（またはプラスチック板）で発赤部位を3秒圧迫し、その部位の皮膚色が白色に変化するか否かを見る。消退しない発赤は褥瘡の初期となる。指押し法より力加減による差は少なく、圧迫した状態での観察ができるため判断が容易である。
- 反応性充血の段階で発見し、体圧分散マットの使用など除圧を行うことで褥瘡発生の予防ができる。

第3章 褥瘡のリスクアセスメント

経過の見極め

- 持続する発赤には、悪化するものと発赤のまま皮膚欠損なしに治癒に至るものがある。
- 経過の見極めとして、「持続発赤の部位が骨から離れている」「二重発赤がある（発赤の中心に、さらに濃い発赤ないしは暗赤紫色が存在）」という2つの要素が存在すると褥瘡は悪化しやすい[2]（図2、p.37参照）。

（芦田幸代）

引用文献
1. Vanderwee K, Grypdonck MH, De Bacquer D, et.al：The reliability of two observation methods of non blanchable erythema, Grade 1 pressure ulcer. *Appl Nurs Res* 2006；19：156-162.
2. 大桑真由美：皮膚から何を見る．実践に基づく最新褥瘡看護技術，真田弘美，須釜淳子編，照林社，東京，2007：56-57.
3. National Pressure Ulcer Advisory Panel：Pressure ulcers prevalence, cost and risk assessment：consensus development conference statement. *Decubitus* 1989；2：24-28.
4. 橋本隆：皮膚科診断学．NEW皮膚科学 改定第2版，飯塚一，大塚藤男，宮地良樹編，南江堂，東京，2004：33-38.

参考文献
1. 日本褥瘡学会編：在宅褥瘡予防・治療ガイドブック．照林社，東京，2008：36-37.
2. 日本褥瘡学会編：褥瘡予防・管理ガイドライン．照林社，東京，2009．
3. 佐藤美和，村山志津子，紺家千津子，他：StageⅠの褥瘡における治癒過程の実態－14症例の分析から－褥瘡会誌 2004；6：63-67.

Evidence

Clinical Question

発赤・d1褥瘡を判別するにはどのような方法を用いるとよいか

[推奨]
ガラス板圧診法、または指押し法を用いてもよい。

推奨度 C1

● エビデンスレベル

発赤・ステージⅠ褥瘡を判別する方法として、ガラス板圧診法と指押し法の二法を挙げ、一致率、Cohen's k 係数を用いて比較し、また、二法の妥当性として感度、特異度、陽性的中率、陰性的中率を比較した症例対照研究が1編あり、エビデンスレベルⅣとなる。

（褥瘡予防・管理ガイドライン、p.40）

図2 悪化しやすい褥瘡（背部）

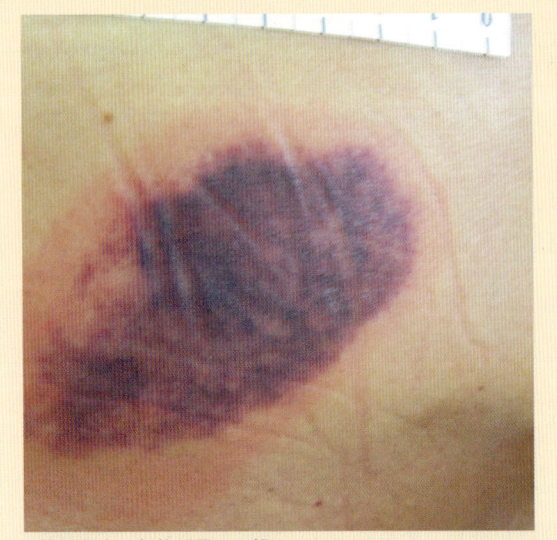

- 持続発赤の部位が骨から離れている。
- 二重発赤がある（発赤の中心に、さらに暗赤紫色が存在）。

第3章 褥瘡のリスクアセスメント

褥瘡観察のポイント

> **Points**
> ■ 褥瘡の部位、形状、深さなどをよく観察し、発生時の状況を確認する。
> ■ なぜ褥瘡が発生したのか、リスクアセスメントをする。
> ■ 予防介入のためのプランを再検討する。

- 褥瘡を発見したときは、局所治療のみを考えるのではなく、なぜ発生したのかリスクアセスメントをする必要がある。そして、予防介入のためのプランを再検討する。
- 発生した褥瘡の部位、形状、深さなどを観察することで、発生時の状況がある程度見えてくる（p.38参照）。

仙骨部に発生した創の観察

- 図1は、長時間の同一体位により仙骨部に発生した褥瘡である。
- 50歳代女性。腫瘍の骨盤内転移。疼痛が強く介助での体位変換が困難、エアマットレスを使用していたが、得手体位は仰臥位であった。
- 褥瘡は正円に近い形で、骨突起部に持続的に体圧が集中し、仙骨部皮膚の血流が途絶えたことがわかる。

図1 仙骨部に発生した褥瘡

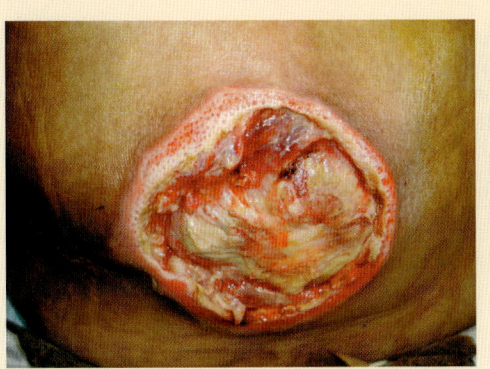

50歳代、女性
- 腫瘍の骨盤内転移
- 疼痛が強く介助での体位変換が困難なため、エアマットレスを使用
- 得手体位は仰臥位

DESIGN-R
D4-E6s15i0G5N3：29（点）
創の形状が正円であり、圧迫が生じていたことが推測される。

- 骨突出を認めており、るい瘦も著明であったことから栄養状態に問題があることが推測される。
- 体動が効果的に行われない理由を明らかにすることが重要である。
- 疼痛コントロールの評価を行い、自力もしくは介助での体位変換が可能かどうかのアセスメントをする。
- この創でアセスメントが必要なのは、体位変換の頻度、角度は適切であるか、それによる患者の苦痛は増大していないか、現状でのADLはどのような状況か、体圧分散用具の選択は妥当か、ということである。
- 創の状態から、リスクアセスメントのどの項目が不足しているかを判断し、予防介入を再検討する。

アセスメントのポイント
- 体位変換の頻度、角度は適切か。
- 患者の苦痛は増大していないか。
- 現状のADLはどのような状況か。
- 体圧分散用具の選択は妥当か。

尾骨部に発生した創の観察

- 図2は、ギャッチアップによりずれが生じていたために尾骨に発生した褥瘡である。
- 70歳代男性。閉塞性動脈硬化症。下肢バイパス手術を施行される。糖尿病、腎不全を合併し透析施行。歩行困難であり移動は車椅子、ベッドにいるときは、ほぼギャッチアップで経過していた。
- 図1と異なり、創は正円ではなく頭側−尾側方向に長く伸びた形状をしている。褥瘡の発生した部位および形により発生時の状況を推測することが可能となる。
- この創では、ギャッチアップの角度、時間、また上半身を保持できているかを確認する。
- 術後の行動拡大時期に患者が自らギャッチアップを行ったり、苦痛緩和のための得手体位としてのギャッチアップを行うケースがある。

アセスメントのポイント
- ギャッチアップの角度、時間。
- 上半身を保持できているか。
- ギャッチアップ時の体勢保持のための注意点を理解しているか。

図2 尾骨部に発生した褥瘡

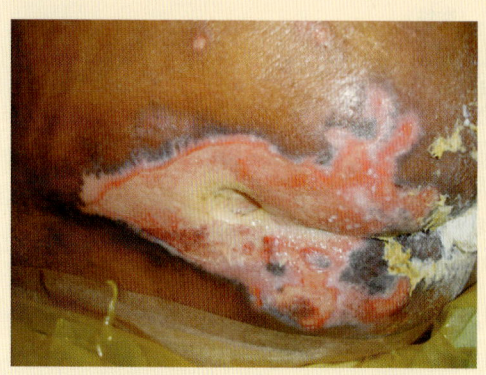

70歳代、男性
- 閉塞性動脈硬化症、下肢バイパス手術施行
- 糖尿病、腎不全の合併により、透析施行
- 歩行困難であり車椅子移乗
- ベッド上では、ほぼギャッチアップ

DESIGN-R
DU-e3s12i0G5N6：26（点）
創の形状と部位から、ずれ力が生じていたことがわかる。

- 状態に応じて可能であれば端座位を促す、ギャッチアップ対応機能の体圧分散用具の検討が必要となる。
- 看護師の間でギャッチアップ時の対応を統一する。「可能な限り30度以下とする」「下肢から頭側の順序で挙上する」「背抜きを行い、ずれを解消する」「ずれないようにクッション等を使用して体位を保持する」などである。

臀部に発生した創の観察

- 図3は、座位で生じた褥瘡である。両側に生じているが、右側の臀部に褥瘡内褥瘡（D in D）が発生していることから、右側に偏位して荷重がかかっていたことがわかる。
- 80歳代男性。脳梗塞後片麻痺、閉塞性動脈硬化症。バイパス手術後、行動拡大のため車椅子移乗を開始した。
- 座位バランスがとれていない状態で長時間車椅子に移乗すると、背部の支持が得られず臀部が前方にずれ、左右骨盤の傾斜が起きる。
- この創では、車椅子連続移乗時間、プッシュアップ（体幹の持ち上げ動作）の頻度と自立度をアセスメントする必要がある。

*

提示した3症例のように、褥瘡の部位、形状、深さにより発生要因や状況が予測される。悪化防止や治癒促進のためにはリスクアセスメントをする必要がある。

（日野岡蘭子）

アセスメントのポイント

- 車椅子の連続移乗時間。
- 車椅子の移乗方法と介助の状態。
- 座位姿勢保持の状態。
- 座位バランスを保持するための補助物品（枕、クッション等）の必要性の有無と使用状況。

参考文献
1．宮地良樹, 真田弘美編：褥瘡のすべて. 永井書店, 大阪, 2001.
2．田中秀子監修：最新 創傷ケア用品の上手な選び方・使い方. 日本看護協会出版会, 東京, 2007.
3．日本褥瘡学会編：在宅褥瘡予防・治療ガイドブック, 照林社, 東京, 2008.

図3　臀部に発生した褥瘡

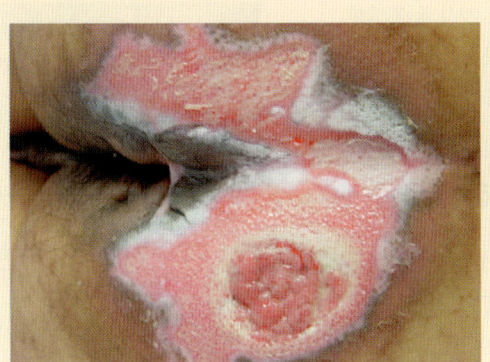

80歳代、男性
- 脳梗塞後片麻痺、閉塞性動脈硬化症
- バイパス手術後、車椅子移乗を開始

DESIGN-R
D3-e3s12i0G4N3：22（点）
創は右側のほうが深く、片側に偏位して荷重がかかっていた。

第3章 褥瘡のリスクアセスメント

リスクアセスメントの進め方

> Points
> ■ リスクアセスメントの前に、褥瘡の発生機序・要因を理解する。
> ■ リスクアセスメントを実施した結果から発生要因を排除するまでが、褥瘡ケアの基本である。
> ■ どのタイミングで、だれがリスクアセスメントをするのか、状況にあわせて判断する。

- 褥瘡予防・治療・ケアを行う際には、表1のような基本事項が必要となる。
- 褥瘡の発生機序および発生要因を理解することにより、リスクアセスメント（危険性の予測）が可能となる。
- リスクアセスメントをした結果から発生要因を排除するまでが、褥瘡ケアを行う上での基本であり、不可欠な要素である。

リスクアセスメントの定義

1. アセスメントとは[1]

- アセスメントとは、物事を査定あるいは評価することをいう。看護においては、看護活動の第1段階における看護対象者の全体を理解するためになされる、あらゆる情報収集と収集した情報の整理・分析をし、看護上の問題を判断することをいう。

2. 褥瘡のリスクアセスメントとは

- 褥瘡のリスクアセスメントとは、「対象者の褥瘡発生のリスク（危険性）を予測するためになされる、あらゆる情報収集と、収集した情報を整理・分析し、褥瘡発生のリスクを判断すること」をいう。

どのタイミングでリスクアセスメントを行うか

- 医療施設の特徴により、入院してくる患者の状況はさまざまである。
- 急性期病院では、これから手術を受ける予定で歩いて入院してくる患者もいれば、救急車で重篤な状態で搬送されてくる患者もいる。

COMMENTS

■ 褥瘡予防の基本は、褥瘡発生の危険性を評価し、リスクに応じた褥瘡予防ケアを実施することである。

■ 米国WOCNのクリニカルプラクティス・ガイドラインでは、予防の最初の勧告はリスクアセスメントとされている。

■ 定期的アセスメントと、状況に応じた定期的再評価も勧告されている。
（在宅褥瘡予防・治療ガイドブック、p.41）

COMMENTS

■ 褥瘡に関する研究が進んでくることで、リスクアセスメント時に収集する情報の具体的数値なども明示可能になってくることが予測できる。しかし、さまざまな病態や状況が関わっていることは変わらないので、p.53図1に示すような褥瘡発生要因を理解することは不可欠である。

表1 褥瘡ケアに必要な基本事項

・褥瘡の発生要因を知り、理解する
・褥瘡発生の危険性を予測する（リスクアセスメント）
・褥瘡発生の要因を排除する

表2 褥瘡ハイリスク患者別・リスクアセスメントのタイミングとポイント

ハイリスク項目	リスクアセスメントのタイミングとポイント
ア．ショック状態のもの	・病状が重篤なため、呼吸・循環状態などを落ち着けるための治療などを行う。それと並行して、必要な褥瘡予防対策を講じるために褥瘡のリスクアセスメントを行う。 ・こういった患者の場合、集中治療室などで治療が展開されることが多い。必要最低限の褥瘡予防対策（体圧分散用具の使用など）が講じられているのであれば、さらに個別的な対策を講じるためにリスクアセスメントは重要である。
イ．重度の末梢循環不全のもの	
ウ．麻薬等の鎮痛・鎮静剤の持続的な使用が必要であるもの	・手術により、持続的な鎮痛剤の投与が必要な場合 →術前に、術中や術後の状況（体位や呼吸・循環動態、痛みの部位など）を予測しながら、褥瘡のリスクアセスメントを行う。 ・がん性疼痛などで持続的な鎮痛剤の投与が必要な場合 →痛みのコントロールを図ると同時に褥瘡のリスクアセスメントも行う。
エ．6時間以上の全身麻酔下による手術を受けたもの	・手術を受ける前に、術中に圧迫を受ける部位の観察や栄養状態などを中心に褥瘡のリスクアセスメントを行う。
オ．特殊体位による手術を受けたもの	
カ．強度の下痢が続く状態であるもの	・下痢の状況（頻度、排泄物の性状や量など）や全身状態の悪化が見られはじめたら、早々に褥瘡のリスクアセスメントを行う。
キ．極度の皮膚の脆弱（低出生体重児、GVHD*、黄疸等）であるもの	・これらの状況を把握できた時点で褥瘡のリスクアセスメントを行う。
ク．褥瘡に関する危険因子（病的骨突出、皮膚湿潤、浮腫等）があって、既に褥瘡を有するもの	

*GVHD（graft-versus-host disease）：移植片対宿主病
「ハイリスク項目」は、厚生労働省保険局医療課長通知．平成18年3月6日保医発　第0306001号「診療報酬の算定方法の制定等に伴う実施上の留意事項について」別添1「医科診療報酬点数表に関する事項」より抜粋

1．医療施設の場合

- 2006年から新設された褥瘡ハイリスク患者ケア加算のハイリスク項目があてはまる患者が入院している場合には、まず褥瘡のリスクアセスメントを実施する。
- 褥瘡ハイリスク患者ケア加算が申請できる患者の共通要件は、「ベッド上安静であること」とされている。ベッド上安静を強いられる状況で、すでに褥瘡のリスクアセスメントは展開されるべきである。
- ハイリスクの要件にあてはまる状況に応じたリスクアセスメントのタイミングとポイントについて、表2に記す。

COMMENTS

リスクアセスメント徹底のために

- 施設や部署の特性に合わせて、曜日や日付でリスクアセスメントを実施するよう設定し、リスクアセスメントを習慣化させるという方法もある。

- その他の状況から考慮できる褥瘡のリスクアセスメントのタイミングとして、「全身状態が悪い方向に変化したとき」が挙げられる。
- 例えば、「集中治療室に移った時点」「寝たきりの状態が3日以上続いた時点」「意識レベルが下がり、自力での体動ができなくなった時点」など、何らかの形で具体的な内容を提示しておくと、タイムリーにリスクアセスメントが施行でき褥瘡予防対策につなげられる。

2．在宅の場合
- 日常生活自立度が低い患者には、入院から在宅での生活に移行した時点や看護職が介入しはじめた時点で褥瘡のリスクアセスメントを開始する。
- その後も定期的（原則週に1回程度）に実施する。
- 状態が悪くなったときにも必ず、リスクアセスメントを展開する。

だれがリスクアセスメントを行うか

1．医療施設の場合
- 診療の補助と日常生活の援助（保健師助産師看護師法より）を役割とし、かつ対象の最も身近にいると思われる看護職が行うことが一般的かつ有意義である。
- 専従の褥瘡管理者が行う施設もあるが、できれば患者ケアに携わる看護職が教育・指導を受け、「褥瘡のリスクアセスメントを行い、危険性を予測しつつ、予防策を講じていく」という一連のプロセスを展開できることが望ましい。

2．在宅の場合
- 看護師もしくは往診医が行うことを原則とするが、状況に応じて教育・指導を受けた介護従事者や家族が行う。

（南由起子）

> **COMMENTS**
> - 在宅においては、複数の事業所や多職種が褥瘡ケアにかかわることが多い。
> - 誰が、いつリスクアセスメントをするのかをケアマネジャーがケアプランに入れておく必要がある。
> （在宅褥瘡予防・治療ガイドブック、p.41）

引用文献
1．看護学大辞典 第4版. メヂカルフレンド社, 東京, 1994：22.

参考文献
1．日本褥瘡学会編：在宅褥瘡予防・治療ガイドブック. 照林社, 東京, 2008.
2．日本褥瘡学会編：平成18年度（2006年度）診療報酬改定 褥瘡関連項目に関する指針. 日本褥瘡学会, 東京, 2006.
3．真田弘美, 須釜淳子編：実践に基づく最新褥瘡看護技術. 照林社, 東京, 2007.
4．溝上祐子編著：早わかり褥瘡ケアノート. 照林社, 東京, 2007.

第3章 褥瘡のリスクアセスメント

リスクアセスメント・スケールの概要

> **Points**
> ■ リスクアセスメント・スケールを活用することで、観察視点を統一し、経時的に観察・評価することができる。
> ■ リスクアセスメント・スケールのメリット・デメリット、各スケールの特徴を理解した上で使用する。
> ■ 施設内、部署内では同一のスケールを共有するとよい。

どのリスクアセスメント・スケールを使用するか

- 褥瘡ケアに精通した看護職であれば、どのような患者に褥瘡が発生しやすいか直観的に認識することも可能であるが、褥瘡の発生要因は多様である。よって、リスクアセスメント・スケールを用いるとよい。
- リスクアセスメント・スケール（ツール）を活用することで、比較的容易に褥瘡のリスクアセスメントが展開できるようになっている。
- さまざまな褥瘡の発生要因からまとめられたリスクアセスメント・スケールが作成されている（**表1**）。各々のリスクアセスメント・スケールの特徴を理解した上で使用する。
- 代表的なものとしてブレーデン博士が提唱した褥瘡発生要因の概念図（**図1**）から構成された「ブレーデンスケール」があり、多くの医療施設で活用されている。
- ブレーデンスケールは評点する項目により、すぐに予防対策としての看護介入が行いやすくなっている点で、アセスメントがすぐに実践に活用できるスケールである。
- 日本人高齢者の褥瘡発生リスクの特性である「病的骨突出」を組み入れた「褥瘡危険因子評価表」や「OHスケール」は日本人の高齢者を対象としたスケールである。
- 在宅に特化し、「介護知識がない」などの要因も検討している「在宅版褥瘡発生リスクアセスメント・スケール」などもある。
- 各スケールの詳細は、p.54～68に示す。

> **Evidence**
> **Clinical Question**
> 褥瘡発生予測にリスクアセスメント・スケールを用いることは有効か
>
> [推奨]
> リスクアセスメント・スケールを用いることが勧められる。
>
> 推奨度 **B**
>
> ● エビデンスレベル
> システマティック・レビューによって7つのスケールの予測妥当性に関する文献評価が行われており、エビデンスレベルⅠとなるが、日本人に対しての検討は行われていない。
>
> （褥瘡予防・管理ガイドライン、p.41）

表1　主なリスクアセスメント・スケール

リスクアセスメント・スケール	特徴
褥瘡危険因子評価表	・日本人高齢者の褥瘡発生リスクの特性である「病的骨突出」を項目に組み入れている。
ブレーデンスケール	・褥瘡発生要因の概念図より構成 ・予防対策としての看護介入が行いやすい。
ブレーデンQスケール	・小児用
OHスケール	・日本人高齢者用 ・他のツールと比べて項目が少なく、評価のばらつきが少ない。
K式スケール （金沢大学式褥瘡発生予測尺度）	・前段階要因と引き金要因に分かれている。 ・Yes、Noの二択方式
在宅版褥瘡発生リスクアセスメント・スケール	・「介護知識がない」など、在宅に特化した要因も検討

使用開始時の留意点

- いくつかのスケールが存在するが、関連する部署などで共有できるように同じ施設では同じスケールを用いたほうがよい。
- 褥瘡発生の危険点やアセスメント頻度に関しては、スケールにより異なる。施設として使用するスケールの特徴を正しく認識する必要がある。
- すでに導入されているリスクアセスメント・スケールを新人スタッフなど慣れないスタッフが使用開始する際には、入院患者などの状態を実際にアセスメントし、評点する演習を実施するとよい。必要時、慣れているスタッフが指導していくことで適切なリスクアセスメントが実施できるようになる。
- リスクアセスメント・スケールのメリット・デメリット（**表2**）を理解した上で使用することが重要である。

（南由起子）

引用文献
1. Braden B, Bergstrom N：A conceptual schema for the study of the etiology of pressure sores. *Rehabil Nurs* 1987；12：8-12.

参考文献
1. 日本褥瘡学会編：在宅褥瘡予防・治療ガイドブック. 照林社, 東京, 2008.
2. 真田弘美, 須釜淳子編：実践に基づく最新褥瘡看護技術. 照林社, 東京, 2007.
3. 溝上祐子編著：早わかり褥瘡ケア・ノート. 照林社, 東京, 2007.

図1　褥瘡発生要因の概念図（ブレーデン博士）

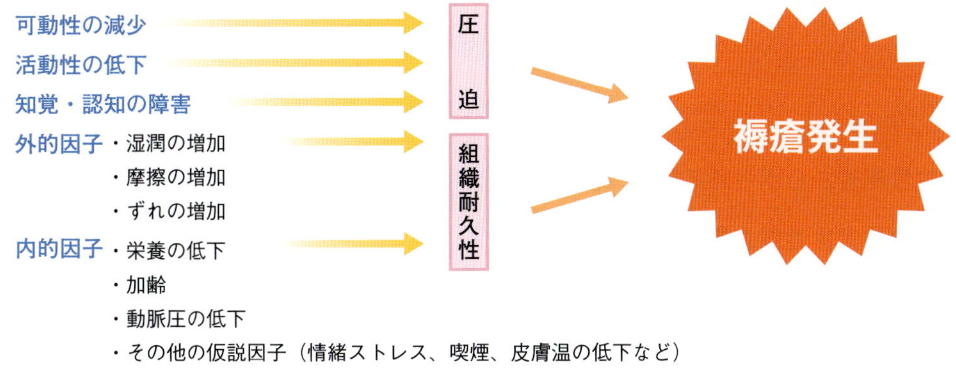

- 可動性の減少 ─→ 圧迫
- 活動性の低下 ─→
- 知覚・認知の障害 ─→
- 外的因子
  - ・湿潤の増加
  - ・摩擦の増加
  - ・ずれの増加
- 内的因子
  - ・栄養の低下 ─→ 組織耐久性
  - ・加齢
  - ・動脈圧の低下
  - ・その他の仮説因子（情緒ストレス、喫煙、皮膚温の低下など）

→ 褥瘡発生

Braden B, Bergstrom N：A conceptual schema for the study of the etiology of pressure sores. *Rehabil Nurs* 1987；12：8-12.

表2　リスクアセスメント・スケールのメリット・デメリット

メリット	デメリット
・スケールを使用することで観察ポイントなどが統一できる。 ・経時的に観察・評価をすることで介入を必要とする対象者を同定できる。 ・褥瘡発生リスクが共有化でき、予防対策の介入のポイントが明確になる。 ・数量化できるものに関しては変化が追える。 ・評点の方法を理解した評価者が使用することで共通の認識が持てる。 ・スケールによっては評点から看護介入などにすぐに結び付けられる。	・適切な評価を行うためにある程度の教育・指導が必要である。 ・適したスケール（ツール）を使用しないと同じ危険因子を持つ対象でも褥瘡発生率が異なる場合がある。例えば、在宅で重要となる介護力や在宅療養サービスなど、家族的背景や社気的背景に関する項目が入っていないツールの場合など。 ・褥瘡発生要因などを理解せず、ただ単にスケールのみを使用することに慣れてしまうと、本来の危険因子を見逃してしまう可能性がある。

第3章 褥瘡のリスクアセスメント

リスクアセスメント・スケール①
褥瘡危険因子評価表

> **Points**
> - 厚生労働省から示されている「褥瘡対策に関する診療計画書」を使用し、評価する。
> - 患者の日常生活自立度を判定する。
> - 自立度の低い患者については診療計画を作成し、褥瘡対策を行う。

特徴

- 厚生労働省が提示する「褥瘡対策に関する診療計画書」(平成18年3月6日 保医発第0306002号 厚生労働省保険局医療課長通知・別紙様式4)において、褥瘡発生の危険性を判断する指標として示されている評価表である[1](図1)。
- 日常生活自立度によって、褥瘡予防・ケア介入の必要性をスクリーニングする。

使用方法

- 「障害老人の日常生活自立度(寝たきり度)判定基準」(平成3年11月18日 厚生省大臣官房老人保健福祉部長通知 老健第102-2号)[2](図2)を用いて、自立度を判定する。
- 日常生活自立度がB1〜C2の場合のみ、次の危険因子の評価に進む。
- 危険因子の評価のうち、1つでも「あり」または「できない」の項目があった場合は、褥瘡予防・ケアに対する看護計画を立案し実施する。

1. 評価時期

- 原則として入院時に評価する。

Evidence

Clinical **Q**uestion

高齢者では、ブレーデンスケール以外にどのような評価方法、あるいは有用なスケールを用いるとよいか

[推奨]
褥瘡発生危険因子による評価を行ってもよい。

推奨度 **C1**

● エビデンスレベル

厚生労働省から示されている「褥瘡対策に関する診療計画書」別紙様式4に定められている褥瘡発生危険因子の6因子に関して、褥瘡のあり群・なし群のオッズ比検討(後ろ向きコホート研究)が行われており、エビデンスレベルⅣとなる。

(褥瘡予防・管理ガイドライン、p.42)

図1　褥瘡危険因子評価表（厚生労働省別紙様式3）

褥瘡に関する危険因子評価表

氏名　　　　　　　殿　男・女　　病棟　　　　　　　　　　評価実施日　　．．

明・大・昭・平　年　月　日生（　歳）　記入担当者　　　　　　　

褥瘡の有無
1. 現在　なし　あり（仙骨部、坐骨部、尾骨部、腸骨部、大転子部、踵部）
2. 過去　なし　あり（仙骨部、坐骨部、尾骨部、腸骨部、大転子部、踵部）

褥瘡発生日　　．．

危険因子の評価	日常生活自立度	J (1、2)	A (1、2)	B (1、2)	C (1、2)
	基本的動作能力（ベッド上　自力体位変換）			できる	できない
	（イス上　座位姿勢の保持、除圧）			できる	できない
	病的骨突出			なし	あり
	関節拘縮			なし	あり
	栄養状態低下			なし	あり
	皮膚湿潤（多汗、尿失禁、便失禁）			なし	あり
	浮腫（局所以外の部位）			なし	あり

［記載上の注意］
1　日常生活自立度の判定にあたっては、「『障害老人の日常生活自立度（寝たきり度）判定基準』の活用について」（平成3年11月18日　厚生省大臣官房老人保健福祉部長通知（老健第102-2号）を参照のこと。
2　日常生活自立度がJ1～A2である患者については、当該評価票の作成を要しないものであること。

「基本診療料の施設基準等及びその届出に関する手続きの取り扱いについて」
（平成18年3月6日保医発第0306002号）厚生労働省保健局医療課長通知

図2　障害老人の日常生活自立度（寝たきり度）判定基準

生活自立	ランクJ	何らかの障害等を有するが、日常生活はほぼ自立しており独立で外出する 1. 交通機関等を利用して外出する 2. 隣近所へなら外出する
準寝たきり	ランクA	屋外での生活は概ね自立しているが、介助なしには外出しない 1. 介助により外出し、日中はほとんどベッドから離れて生活している 2. 外出の頻度が少なく、日中も寝たり起きたりの生活をしている
寝たきり	ランクB	屋内での生活は何らかの介助を要し、日中もベッド上での生活が主体であるが座位を保つ 1. 車椅子に移乗し、食事、排泄はベッドから離れて行う 2. 介助により車椅子に移乗する
	ランクC	一日中ベッド上で過ごし、排泄、食事、着替えにおいて介助を要する 1. 自力で寝返りをうつ 2. 自力で寝返りをうたない

判定にあたっては補装具や自助具等の器具を使用した状態であっても差し支えない。
「障害老人の日常生活自立度（寝たきり度）判定基準」の活用について
（平成3年11月8日　老健第102-2号厚生省大臣官房老人保健福祉部長通知）

2. 評価上の留意点

- **自立体位変換**：自力体位変換が可能であっても、痛みや苦痛の軽減のために長時間同一体位をとる場合は、自力体位変換ができないと判定する。
- **イス上　除圧**：自分で、座り直したり姿勢を傾けたりして苦痛を取ることができるかを示す。
- **栄養状態低下**：血清アルブミン値3.5g/dlを目安とする。
- **皮膚湿潤**：多汗、尿失禁、便失禁のうち、いずれか1つでも該当すれば「あり」と判定する。

（清藤友里絵）

引用文献
1. 日本褥瘡学会編：平成18年度（2006年度）診療報酬改定 褥瘡関連項目に関する指針. 日本褥瘡学会, 東京, 2006：8.
2. 日本褥瘡学会編：平成18年度（2006年度）診療報酬改定 褥瘡関連項目に関する指針. 日本褥瘡学会, 東京, 2006：9.

参考文献
1. 日本褥瘡学会編：在宅褥瘡予防・治療ガイドブック. 照林社, 東京, 2008：42-43.
2. 真田弘美：実践に基づくエキスパートの技術に共通する基礎知識. 実践に基づく最新褥瘡看護技術, 真田弘美, 須釜淳子編, 照林社, 東京, 2007：4-20.

第3章 褥瘡のリスクアセスメント

リスクアセスメント・スケール②
ブレーデンスケール

> Points
> ■ 褥瘡発生要因の概念から抽出した6項目を評価する。
> ■ 合計点から褥瘡予防介入の有無を判定する。
> ■ 病院、施設の規模など、環境によって判定基準（褥瘡発生危険点）が異なる。

特 徴

- 米国のBraden博士とBergstrom博士が開発し、日本語に翻訳、導入されたものである[1]（図1）。
- 褥瘡発生要因の中で、看護師が観察・介入可能な6項目を抽出し、点数化したものである。6〜23点で採点され、点数が低いほど褥瘡発生の危険性が高い。
- 定期的に採点することで、その時に点数が低い項目を重点とした褥瘡予防計画を導くことができる。

使用方法

- 採点時期や頻度について、以下のように使用することが推奨されている。

1. 採点時期

- 初回の採点は、入院後24〜48時間以内もしくは、可動性、活動性が2点以下（寝たきりの状態）になったときに行う。
- 急性期は48時間毎、慢性期では1週間毎に採点する。
- 症状が安定し長期入院となる場合（長期療養型施設を含む）は、入院後1か月間は1週間毎、その後は3か月毎に採点する。

2. 採点上の留意点

- 知覚の認知：「意識レベル」と「皮膚の知覚」で判断し、両者の得点が異なる場合は低いほうの得点を採用する。

Evidence

Clinical **Q**uestion

一般的にはどのようなリスクアセスメント・スケールを用いるとよいか

[推奨]
ブレーデンスケールを使用することが勧められる。

推奨度 **B**

●エビデンスレベル

ブレーデンスケール（Braden Scale）のキーワード検索からシステマティック・レビューにより抽出された文献検討が行われており、エビデンスレベルⅠとなるが、カットオフポイントに一定の見解がない。

（褥瘡予防・管理ガイドライン、p.41）

第3章 褥瘡のリスクアセスメント

図1 ブレーデンスケール

患者氏名：＿＿＿＿＿＿＿＿　評価者氏名：＿＿＿＿＿＿＿＿　評価年月日：＿＿＿＿＿＿＿＿

項目	1	2	3	4	点数
知覚の認知 圧迫による不快感に対して適切に反応できる能力	**1. 全く知覚なし** 痛みに対する反応（うめく、避ける、つかむ等）なし。この反応は、意識レベルの低下や鎮静による。あるいは、体のおおよそ全体にわたり痛覚の障害がある。	**2. 重度の障害あり** 痛みにのみ反応する。不快感を伝えるときには、うめくことや身の置き場なく動くことしかできない。あるいは、知覚障害があり、体の1／2以上にわたり痛みや不快感の感じ方が完全ではない。	**3. 軽度の障害あり** 呼びかけに反応する。しかし、不快感や体位変換のニードを伝えることが、いつもできるとは限らない。あるいは、いくぶん知覚障害があり、四肢の1、2本において痛みや不快感の感じ方が完全ではない部位がある。	**4. 障害なし** 呼びかけに反応する。知覚欠損はなく、痛みや不快感を訴えることができる。	
湿潤 皮膚が湿潤にさらされる程度	**1. 常に湿っている** 皮膚は汗や尿などのために、ほとんどいつも湿っている。患者を移動したり、体位変換するごとに湿気が認められる。	**2. たいてい湿っている** 皮膚はいつもではないが、しばしば湿っている。各勤務時間中に少なくとも1回は寝衣寝具を交換しなければならない。	**3. 時々湿っている** 皮膚は時々湿っている。定期的な交換以外に、1日1回程度、寝衣寝具を追加して交換する必要がある。	**4. めったに湿っていない** 皮膚は通常乾燥している。定期的に寝衣寝具を交換すればよい。	
活動性 行動の範囲	**1. 臥床** 寝たきりの状態である。	**2. 座位可能** ほとんど、または全く歩けない。自力で体重を支えられなかったり、椅子や車椅子に座るときは、介助が必要であったりする。	**3. 時々歩行可能** 介助の有無にかかわらず、日中時々歩くが、非常に短い距離に限られる。各勤務時間中にほとんどの時間を床上で過ごす。	**4. 歩行可能** 起きている間は少なくとも1日2回は部屋の外を歩く。そして少なくとも2時間に1回は室内を歩く。	
可動性 体位を変えたり整えたりできる能力	**1. 全く体動なし** 介助なしでは、体幹または四肢を少しも動かさない。	**2. 非常に限られる** 時々体幹または四肢を少し動かす。しかし、しばしば自力で動かしたり、または有効な（圧迫を除去するような）体動はしない。	**3. やや限られる** 少しの動きではあるが、しばしば自力で体幹または四肢を動かす。	**4. 自由に体動する** 介助なしで頻回にかつ適切な（体位を変えるような）体動をする。	
栄養状態 普段の食事摂取状況	**1. 不良** 決して全量摂取しない。めったに出された食事の1／3以上を食べない。蛋白質・乳製品は1日2皿（カップ）分以下の摂取である。水分摂取が不足している。消化態栄養剤（半消化態、経腸栄養剤）の補充はない。 あるいは、絶食であったり、透明な流動食（お茶、ジュース等）なら摂取したりする。または、末梢点滴を5日間以上続けている。	**2. やや不良** めったに全量摂取しない。普段は出された食事の約1／2しか食べない。蛋白質・乳製品は1日3皿（カップ）分の摂取である。時々消化態栄養剤（半消化態、経腸栄養剤）を摂取することもある。 あるいは、流動食や経管栄養を受けているが、その量は1日必要摂取量以下である。	**3. 良好** たいていは1日3回以上食事をし、1食につき半分以上は食べる。蛋白質・乳製品を1日4皿（カップ）分摂取する。時々食事を拒否することもあるが、勧めれば通常補食する。 あるいは、栄養的におおよそ整った経管栄養や高カロリー輸液を受けている。	**4. 非常に良好** 毎食おおよそ食べる。通常は蛋白質・乳製品を1日4皿（カップ）分以上摂取する。時々間食（おやつ）を食べる。補食する必要はない。	
摩擦とずれ	**1. 問題あり** 移動のためには、中等度から最大限の介助を要する。シーツでこすれず体を動かすことは不可能である。しばしば床上や椅子の上でずり落ち、全面介助で何度も元の位置に戻すことが必要となる。痙攣、拘縮、振戦は持続的に摩擦を引き起こす。	**2. 潜在的に問題あり** 弱々しく動く。または最小限の介助が必要である。移動時皮膚は、ある程度シーツや椅子、抑制帯、補助具等にこすれている可能性がある。たいがいの時間は、椅子や床上で比較的よい体位を保つことができる。	**3. 問題なし** 自力で椅子や床上を動き、移動中十分に体を支える筋力を備えている。いつでも、椅子や床上でよい体位を保つことができる。		
				Total	

ⒸBraden and Bergstrom.1988
訳：真田弘美（東京大学大学院医学系研究科）／大岡みち子（North West Community Hospital. IL.U.S.A.）

- **湿潤**：失禁のみでなく、発汗やドレーンからの排出液なども含まれる。寝衣・寝具にはオムツも含む。膀胱留置カテーテル挿入中は尿漏れがない限り、3点となる。
- **活動性**：圧迫が取り除かれる時間をみるだけでなく、動くことにより血流の回復を図ることをみる。そのため、介助の種類や量よりも、動いている時間と回数で採点する。歩行はできず車椅子を使用した場合は3点となる。
- **可動性**：患者自身の体幹または四肢の動きの有無と、それが意識に基づく動きかを評価する。看護師や介護者による体位変換は評価しない。
- **栄養状態**：1週間の継続した状態で評価する。「経口摂取」と「経管（腸）栄養や静脈栄養」の2つの要素で評価するが、両者の得点が異なる場合は主となる栄養摂取経路の得点を採用する。
- **摩擦とずれ**：ベッドからのずり落ちやシーツなどにこすれる頻度、身体の動きに対して必要な介助の量で評価する。患者の姿勢を直す際に、看護師や介護者が1人で行い身体を引きずってしまう場合は1点、2人以上で身体を十分に持ち上げて行う場合は2点となる。

[カットオフポイント]
- 採点数が比較的看護力の大きい病院では14点、施設や在宅では16点以下の場合に、褥瘡発生の危険性が高いと判断し、褥瘡予防・ケアに対する看護計画を立案し実施する。

（清藤友里絵）

COMMENTS
- ブレーデンスケールを用いることで褥瘡発生率を50〜60％低減できることが明らかにされている。
- ブレーデンスケールは、発生予測スケールとして有用であり、臨床看護師の判断と関連させ、褥瘡予防プログラムの一部として使用されることが推奨される。
- カットオフポイントについて、14〜20点までの幅があり、一定の見解は示されていない。
（褥瘡予防・管理ガイドライン、p.42）

引用文献
1．真田弘美：褥瘡の予防．褥瘡の予防・治療ガイドライン，厚生省老人保健福祉局老人保健課監修，照林社，東京，1998：11．

参考文献
1．大桑麻由美：褥瘡のリスクアセスメント．褥瘡ケア完全ガイド，真田弘美編，学習研究社，東京，2004：15-36．
2．真田弘美：実践に基づくエキスパートの技術に共通する基礎知識．実践に基づく最新褥瘡看護技術，真田弘美，須釜淳子編，照林社，東京，2007：4-20．
3．バーバラ・ブレーデン：ブレーデンスケールを使った褥瘡発生危険度の予測．褥瘡ケアアップデイト，真田弘美監修，照林社，東京，1999：2-34．
4．真田弘美：褥瘡ケアの実際．褥瘡ケアアップデイト．真田弘美監修，照林社，東京，1999：84-108．

第3章 褥瘡のリスクアセスメント

リスクアセスメント・スケール③
OHスケール

> **Points**
> - 日本人のデータに基づいて作られたスケールである。
> - 総合点数により、褥瘡発生確率や治癒期間が判定できる。
> - 他ツールと比べて項目が少なく、評価方法が簡易である。

特徴

- 平成10年から3年間にわたる厚生労働省長寿科学総合研究班による調査をもとに作成されたスケールである（表1）。
- 日本人の褥瘡危険要因に関して、患者の個体要因を危険要因4項目と警戒要因2項目（栄養・皮膚湿潤）から評価する。
- 危険要因評価では、総合得点によるレベル判定から褥瘡発生確率や治癒期間を検出する（表2）。

表1 OHスケール

危険要因		点数
自力体位変換能力	できる	0点
	どちらでもない	1.5点
	できない	3点
病的骨突出（仙骨部）	なし	0点
	軽度・中等度	1.5点
	高度	3点
浮腫	なし	0点
	あり	3点
関節拘縮	なし	0点
	あり	1点

Evidence

Clinical **Q**uestion

高齢者では、ブレーデンスケール以外にどのような評価方法、あるいは有用なスケールを用いるとよいか

[推奨]
高齢寝たきり患者においては、OHスケールを使用してもよい。

推奨度 C1

● エビデンスレベル

OHスケールの原型である大浦式褥瘡発生危険因子判定を用い、重症度別判定並びに警戒要因の一部に対して、褥瘡あり群・なし群間での症例対照研究が行われており、エビデンスレベルⅣとなる。

（褥瘡予防・管理ガイドライン、p.42）

表2 OHスコア（危険要因保有）レベル別褥瘡発症確率と治癒期間

分　類	危険因子	OHスコア	褥瘡発症確率	平均治癒期間
偶発性褥瘡	危険要因なし	0点	—	—
起因性褥瘡	軽度レベル	1〜3点	約25％以下	40日
	中等度レベル	4〜6点	約26〜65％	57日
	高度レベル	7〜10点	約66％以上	173日

大浦武彦, 堀田由浩, 石田義輝, 他：全患者版褥瘡危険要因スケール（大浦・堀田スケール）のエビデンスとその臨床応用. 褥瘡会誌 2005；7：766. より引用

使用方法

1．採点時期
- 何らかの理由により、床上生活を余儀なくされている時期から評価する。

2．採点上の留意点
- **自力体位変換能力**：「できる」「できない」これ以上の「どちらでもない」に分類する。それぞれは、0点、1.5点、3点に配分されている。「できない」原因を問うものではなく、自力で体の向きを変えることが可能かどうかを指す。
- **病的骨突出**：「なし」「軽度・中等度」「高度」の3つに分類する。それぞれは、0点、1.5点、3点に配分されている。骨突出は仙骨部の場合、両臀部の高さと同じか、または突出している状態を指す。その程度は骨突出判定器（**図1**）で判断することも可能である。
- **浮腫**：「なし」「あり」の2つに分類する。0点、3点に配分されている。褥瘡部以外の部位で皮下組織内に組織間液が異常にたまった状態を指す。
- **関節拘縮**：「なし」「あり」の2つに分類する。0点、1点に配分されている。拘縮の程度は関節の屈曲可動制限（関節の屈曲拘縮、伸展拘縮、変形など）があることを指す。

[採点基準]
- 合計点で、軽度は0〜3点、中等度は4〜6点、高度は7〜10点とリスクを識別する。

（室岡陽子）

引用文献
1．大浦武彦, 堀田由浩, 石井義輝, 他：全患者版褥瘡危険要因スケール（大浦・堀田スケール）のエビデンスとその臨床応用. 褥瘡会誌 2005；7：761-772.

参考文献
1．真田弘美：褥瘡ケア完全ガイド 予測・予防・管理のすべて. 学習研究社, 東京, 2004：31-32.
2．宮地良樹, 真田弘美編著：新・褥瘡のすべて. 永井書店, 大阪, 2006：41-46.

COMMENTS
- 病的骨突出の軽度・中程度や高度の判定は、測定器の使用の有無によって違ってくる。
- 関節拘縮の変化については、「動きが悪くなる」という主観的な判断から評価する。そのため、徐々に関節の動きが悪くなる場合には、その状態に慣れ、見落としがちになることもあるので注意が必要である。
（在宅褥瘡予防・治療ガイドブック, p.47）

COMMENTS
骨突出判定器の使用方法
- 最も骨突出しているところに判定器（写真）の中央を合わせる。

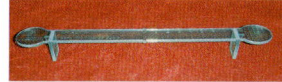

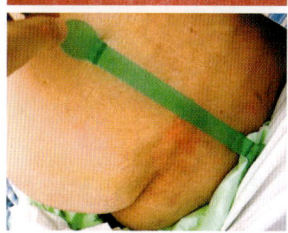

・判定器の両脚がつく＝中等度の危険
・判定器の両脚がつかない＝高度の危険

第3章 褥瘡のリスクアセスメント

リスクアセスメント・スケール④
K式スケール
（金沢大学式褥瘡発生予測尺度）

> **Points**
> - 簡便なYES、NOの二者択一である。
> - 前段階評価と引き金要因のツーステップ評価である。
> - 状態に応じて1か月ごと、48時間ごとに採点する。

特　徴

- 簡便性を第一に考案され、YES、NOの二者択一、ツーステップ評価（前段階要因、引き金要因）、骨突出の測定をもとにしている（図1）。

使用方法

1. 採点時期

- 何らかの理由により、床上生活を余儀なくされている時期からが評価の対象となる。
- 前段階要因は、スケール採点開始時から以後2週間ごと、状態が大きく変化しない高齢者では1か月ごとの間隔で採点する。
- 急性期などで状態の変化が著しい場合は、その状態に応じて48時間ごとに採点する。

2. 採点上の留意点

- **前段階要因**：普段からもっている要因のことを指す。
- **自力体位変換不可**：ベッド上で寝返りをうてるか、スケール中に内容で判断する。
- **骨突出**：簡易体圧計にて仙骨部体圧を測定する。40mmHg以上（仰臥位）で危険とみなす。体圧が測定できない状況であれば、さらにその下に書かれている内容で判断する。
- **栄養状態悪い**：血清アルブミン値で判断するが、ない場合は総蛋

Evidence

Clinical **Q**uestion

寝たきり入院高齢者では、どのようなリスクアセスメント・スケールを用いるとよいか

[推奨]
K式スケールを使用してもよい。

推奨度 **C1**

● エビデンスレベル

寝たきり入院高齢者に用いるK式スケールの信頼性と妥当性の検討が、前向きコホート研究により行われており、エビデンスレベルIVとなる。

（褥瘡予防・管理ガイドライン、p.43）

図1 K式スケール（Version8-3）

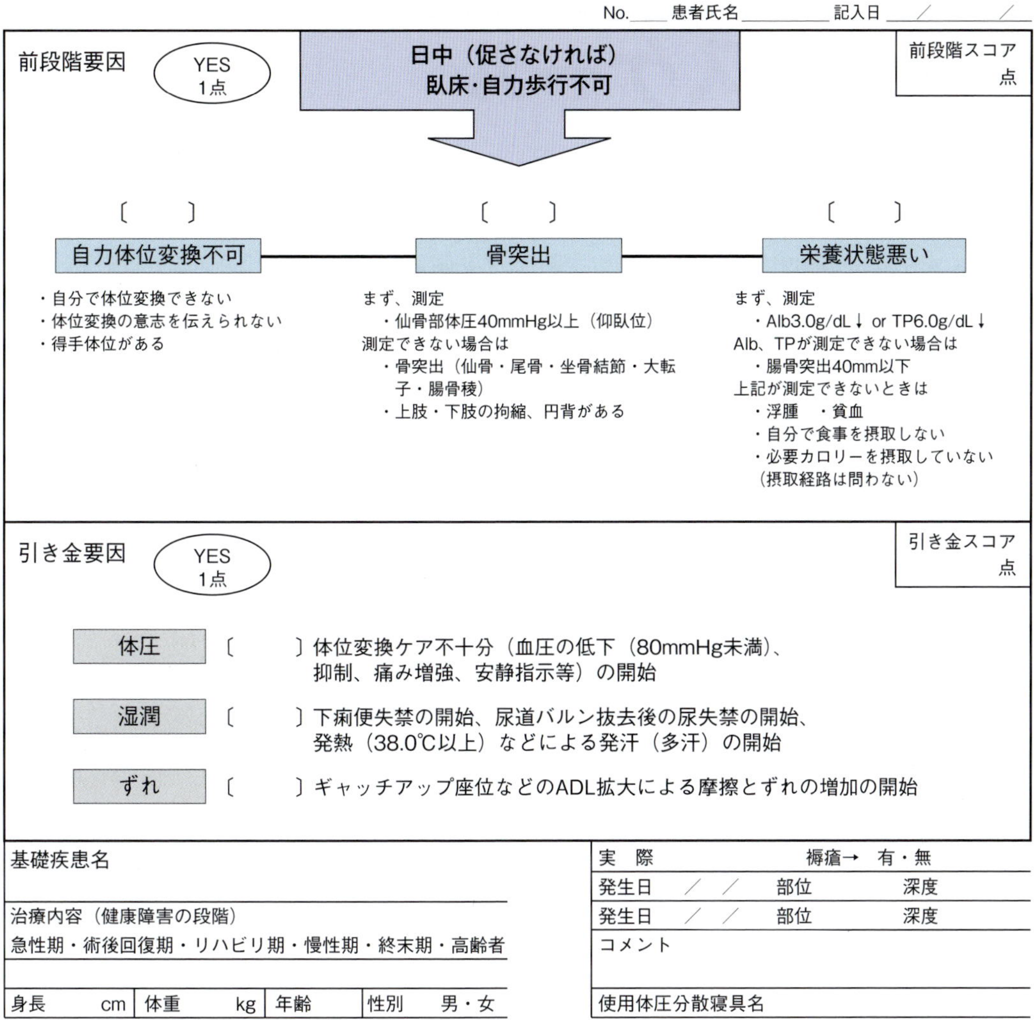

```
No._____ 患者氏名_____ 記入日___/___/___
```

| 前段階要因 | YES 1点 | 日中（促さなければ）臥床・自力歩行不可 | | 前段階スコア 点 |

[　] 自力体位変換不可　　　　[　] 骨突出　　　　[　] 栄養状態悪い

- 自分で体位変換できない
- 体位変換の意思を伝えられない
- 得手体位がある

まず、測定
- 仙骨部体圧40mmHg以上（仰臥位）

測定できない場合は
- 骨突出（仙骨・尾骨・坐骨結節・大転子・腸骨稜）
- 上肢・下肢の拘縮、円背がある

まず、測定
- Alb3.0g/dL↓ or TP6.0g/dL↓

Alb、TPが測定できない場合は
- 腸骨突出40mm以下

上記が測定できないときは
- 浮腫　・貧血
- 自分で食事を摂取しない
- 必要カロリーを摂取していない（摂取経路は問わない）

| 引き金要因 | YES 1点 | | 引き金スコア 点 |

体圧　[　] 体位変換ケア不十分（血圧の低下（80mmHg未満）、抑制、痛み増強、安静指示等）の開始

湿潤　[　] 下痢便失禁の開始、尿道バルン抜去後の尿失禁の開始、発熱（38.0℃以上）などによる発汗（多汗）の開始

ずれ　[　] ギャッチアップ座位などのADL拡大による摩擦とずれの増加の開始

基礎疾患名

治療内容（健康障害の段階）
急性期・術後回復期・リハビリ期・慢性期・終末期・高齢者

身長　　cm　体重　　kg　年齢　　性別　男・女

実　際　　　　　褥瘡→　有・無
発生日　/　/　部位　　深度
発生日　/　/　部位　　深度
コメント
使用体圧分散寝具名

白値でもよい。血液データがない場合は、腸骨の突出を測定する。側臥位で腸骨突出が40mm以上であれば、BMIが20以下と判断する。これらのいずれも測定できない状況であれば、さらにその下に書かれている内容で判断する。

● 引き金要因：前回採点した時から（1週間以内に）変化が生じていた（加わった）項目を指す。体圧、湿潤、ずれ、の項目がある。

（室岡陽子）

COMMENTS

- 前段階要因とは、対象が普段からもっている要因のこと。
- 引き金要因とは、前回採点したときから（1週間以内に）変化が生じていた（加わった）項目のこと。

参考文献
1．真田弘美：褥瘡ケア完全ガイド 予測・予防・管理のすべて．学習研究社，東京，2004：25-30.
2．宮地良樹，真田弘美編著：新・褥瘡のすべて．永井書店，大阪，2006：35-40.

第3章 褥瘡のリスクアセスメント

リスクアセスメント・スケール⑤
在宅版褥瘡発生リスクアセスメント・スケール

> **Points**
> ■ 褥瘡の予防に特化したアセスメント・スケールである。
> ■ K式スケールに介護力評価スケールの2項目を加えている。
> ■ 原則として、週に1回評価を行う。

特　徴

- 褥瘡予防に特化した在宅版褥瘡発生リスクアセスメント・スケールとして、訪問看護ステーションでの活用のために作成された（図1）。
- 褥瘡発生リスクが療養者の個体要因に起因するものか、その介護者かなど、介入方法や介入対象者を明確にできる。
- 予測妥当性に優れたK式スケールに、介護力評価スケールの栄養補給・介護知識の2項目を加え開発されたスケールである。

使用方法

1. 採点時期

- 初回訪問時に、在宅療養者が「寝たきり、あるいは1日ほとんどを自宅の床上で過ごす」か否かにより評価の開始を見極める。
- 基本的には、週1回の評価を行う。

2. 採点上の留意点

- 前段階評価の「介護知識がない」については、①除圧・減圧、②栄養改善、③皮膚の清潔保持の3点について、すべて述べられなくてはならない。一つでも述べられない場合は「知識がない」と判定する。
- 前段階要因・引き金要因の各項目の内容に該当する場合は「YES 1点」とする。

Evidence

Clinical Question
在宅高齢者では、どのようなリスクアセスメント・スケールを用いるとよいか

[推奨]
在宅版褥瘡発生リスクアセスメント・スケールを使用してもよい。

推奨度 **C1**

● エビデンスレベル

在宅版褥瘡発生リスクアセスメント・スケールについては、褥瘡発生に関連する介護力評価スケールを用いた前向きコホート研究が行われており、エビデンスレベルⅣとなる。

（褥瘡予防・管理ガイドライン、p.43）

図1　在宅版褥瘡発生リスクアセスメント・スケール

前段階要因　YES 1点　　　　日中促さなければ臥床・自力歩行不可　　　　前段階スコア　点

〔　〕	〔　〕	〔　〕	〔　〕
自力体位変換不可	**骨突出**	**栄養状態悪い**	**介護知識がない**
・自力で体位変換できない ・体位変換の意思を伝えられない ・得手体位がある	・仙骨部体圧40mmHg以上 測定できない場合は ・骨突出（仙骨・尾骨・坐骨結節・大転子・腸骨稜）がある ・上肢・下肢の拘縮、円背がある」	・まず測定Ab3.0g/dL or TP6.0g/dL Alb,TPが測定できない場合は ・腸骨突出40mm以下 上記が測定できないときは ・浮腫・貧血 ・自分で食事を摂取しない ・必要カロリーを摂取していない （摂取経路は問わない）	・褥瘡予防のポイント①除圧・減圧②栄養改善③皮膚の清潔保持の3点について述べることができない

引き金要因　YES 1点　　　　　　　　　　　　　　　　　　　　　　　　引き金スコア　点

体圧	〔　〕体位変換ケア不十分（血圧の低下80mmHg未満、抑制、痛みの増強、安静指示などの開始
湿潤	〔　〕下痢便失禁の開始、尿道バルン抜去後の尿失禁の開始、発熱38.0度以上などによる発汗（多汗）の開始
ずれ	〔　〕ギャッチアップ座位などのADL拡大による摩擦とずれの増加の開始
栄養	〔　〕1日3食を提供できない。食事のバランスに偏りがあるが、おやつや栄養補助食品などを提供できない

基礎疾患名

治療内容（健康障害の段階）
急性期・術後回復期・リハビリ期・終末期・高齢者
身長　　cm、体重　　kg、年齢　　性別　男　女

実際　　褥瘡　有　無
発生日　　　　部位　　　　深度
発生日　　　　部位　　　　深度
コメント
使用体圧分散寝具名

太枠〇は、K式スケールに加えた介護力を評価する項目

● 前段階要因が1点以上であれば褥瘡発生リスクは「あり」と評価され、具体的な看護介入を始める。

（室岡陽子）

参考文献
1. 村山志津子, 大江真琴, 真田弘美, 他：褥瘡発生に関連する介護力評価スケールの作成と信頼性の検討. 褥瘡会誌 2008；6：647-650.

COMMENTS

- 介護者を同居の家族と設定して開発されたスケールであるため、評価対象者に留意しなくてはならない。
（在宅褥瘡予防・治療ガイドブック、p.49）

第3章 褥瘡のリスクアセスメント

リスクアセスメント・スケール⑥
ブレーデンQスケール

Points
- 小児期のリスクアセスメント・スケールである。
- ブレーデンスケールの6項目に、「組織灌流と酸素化」が追加されている。
- 入室後24時間以内に実施する。

特　徴

- 小児期（生後21日～8歳未満）のリスクアセスメント・スケールとして、米国のQuigleyとCurleyが既存のブレーデンスケールを改変したものである[1]（図1）。
- ブレーデンスケール[2]の概念図（p.53図1参照）より、圧迫（①可動性、②活動性、③知覚の認知）、組織耐久性（④湿潤、⑤摩擦とずれ、⑥栄養、⑦組織灌流と酸素化）の7項目から構成される。
- 急性期に用いられる「組織灌流と酸素化」の項目が追加され、アセスメント基準に血液データが含まれる。

使用方法

1. 採点時期
- 入室後24時間以内に実施する。以降、週1回採点を行う[3]。

2. 採点上の留意点[4,5]
- **可動性**：ブレーデンスケール同様。
- **活動性**：ブレーデンスケール同様。4点には、「（発達段階上）幼すぎて歩けないすべての患者」と「歩行可能」を含む。
- **知覚の認知**：ブレーデンスケール同様。
- **湿潤**：ブレーデンスケール同様であるが、以下の点を考慮し採点する。1点の「常に湿っている」の原因は、尿だけでなくドレナージ等を含む。2～4点はオムツ交換頻度を考慮する。2点は8時間毎、3点は12時間毎、4点は通常頻度、24時間交換を基準とする。

> **Evidence**
>
> **Clinical Question**
> 小児の患者にはどのようなリスクアセスメント・スケールを用いるとよいか
>
> [推奨]
> ブレーデンQスケールを使用してもよい。
>
> ・・・・・推奨度 **C1**
>
> ●エビデンスレベル
> ブレーデンQスケールによる予測妥当性の検討が前向きコホート研究により行われており、エビデンスレベルⅣとなる。
>
> （褥瘡予防・管理ガイドライン、p.44）

図1　ブレーデンQスケール

	圧の強さと持続時間				得点
可動性	1. まったく体動なし 介助なしでは、体または四肢を少しも動かさない。	2. 非常に限られる 時々体幹または四肢を少し動かす。しかし、しばしば自力で動かしたり、または有効な（圧迫を除去するような）体動はしない。	3. やや限られる 少しの動きではあるが、しばしば自力で体幹または四肢を動かす。	4. 自由に体動する 介助なしで頻回にかつ適切な（体位を変えるような）体動をする。	
活動性	1. 臥床 寝たきりの状態である。	2. 座位可能 ほとんど、またはまったく歩けない。自力で体重を支えられなかったり、椅子や車椅子に座るときは、介助が必要であったりする。	3. ときどき歩行可能 介助の有無にかかわらず、日中時々歩くが、非常に短い距離に限られる。各勤務時間内に、ほとんどの時間を床上で過ごす。	4. 幼すぎて歩けないすべての患者；もしくは歩行可能 起きている間は少なくとも1日2回は部屋の外を歩く。そして少なくとも2時間に1度は室内を歩く。	
知覚の認知	1. まったく知覚なし 痛みに対する反応（うめく、避ける、つかむなど）なし。この反応は意識レベルの低下や鎮静による。あるいは、体のおおよそ全体にわたり痛覚の障害がある。	2. 重度の障害あり 痛みにのみ反応する。不快感を伝えるときはうめくことや身の置き場なく動くことしかできない。あるいは、知覚障害があり、体の1/2以上にわたり痛みや不快感の感じ方が完全ではない。	3. 軽度の障害あり 呼びかけに反応する。しかし、不快感や体位変換のニードを伝えることがいつもできるとは限らない。あるいは、いくぶん知覚障害があり、四肢の1、2本において痛みや不快感の感じ方が完全ではない部分がある。	4. 障害なし 呼びかけに反応する。知覚欠損がなく、痛みや不快感を訴えることができる。	

	組織耐久性と支持組織				得点
湿潤	1. 常に湿っている	2. たいてい湿っている	3. ときどき湿っている	4. めったに湿っていない	
摩擦とずれ 摩擦：皮膚が支持面に反して動くときに起こる。ずれ：皮膚と隣接する骨がそれぞれ反対側に滑るときに起こる。	1. 著しく問題あり 痙攣、拘縮、振戦は持続的に摩擦を引き起こす。	2. 問題あり 移動のためには中等度から最大限の介助を要する。シーツでこすれずに身体を移動することは不可能である。しばしば床上や椅子の上でもずり落ち、全面介助で何度も元の位置に戻すことが必要となる。	3. 潜在的に問題あり 弱々しく動く、または最小限の介助が必要である。移動時の皮膚は、ある程度シーツや椅子、抑制帯、補助具などにこすれている可能性がある。たいがいの時間は、椅子や床上で比較的良い体位を保つことができる。	4. 問題なし 体位変換時に完全に持ち上げることができる。自力で椅子や床上を動き、移動中十分に体を支える筋力を備えている。いつでも椅子や床上でよい体位を保つことができる。	
栄養状態 普通の食事摂取状況	1. 非常に不良 絶食であったり、透明な流動食なら摂取する。または末梢点滴を5日間以上続けている。または、アルブミン値が2.5g/dL未満、あるいは、決して全量摂取しない。出された食事の1/2以上を食べることはめったにない。蛋白質・乳製品は1日2皿のみの摂取である。水分摂取が不足している。消化態栄養剤の補充はない。	2. 不良 流動食や経管栄養を受けているが、年齢相応の十分なカロリーやミネラルが供給されていない。または、アルブミン値が3.0g/dL未満、あるいはめったに全量摂取しない。普段は出された食事の約1/2しか食べない。蛋白質・乳製品は1日3皿分の摂取である。時々消化態栄養剤を摂取することがある。	3. 良好 経管栄養や高カロリー輸液を受けており、年齢相応の十分なカロリーやミネラルが供給されている。またはたいていは1食につき半分以上は食べる。蛋白質・乳製品を1日4皿分摂取する。時々食事を拒否することもあるが、勧めれば通常摂食する。	4. 非常に良好 年齢相応の十分なカロリーが正常な栄養法で供給されている。例えば、毎食あるいはおおよそ食べる、あるいは飲む。食事は決して拒否しない。蛋白質・乳製品は1日4皿以上摂取する。時々間食（おやつ）を食べる。捕食する必要はない。	
組織灌流と酸素化	1. 極度に低下している 低血圧（平均動脈血圧が50mmHg未満；新生児では40mmHg未満）または生理学的に体位変換に耐えられない。	2. 低下している 正常血圧、酸素飽和度95%未満、またはHb値が10g/dL未満、または毛細血管再充満が2秒以上；血清pHが7.40未満	3. 良好 正常血圧、酸素飽和度95%未満、またはHb値が10g/dL未満、または毛細血管再充満が2秒以上；血清pH正常	4. 非常に良好 正常血圧、酸素飽和度95%以上、Hb値正常；毛細血管再充満が2秒以下	
				計：	

From Quigley SM, Curley MA：Skin integrity in the pediatric population: preventing and managing pressure ulcers. *J Soc Pediatr Nurs* 1996；1：7-18.
（翻訳は、宮坂らによるものを掲載し、一部文献より引用・加筆したものである）

- **摩擦とずれ**：ブレーデンスケールでの1点を2分している。1点は「著しく問題あり」とし、痙攣、拘縮、振戦は持続的に摩擦を引き起こすと判断する。
- **栄養状態**：授乳が加えられる。また、血清アルブミン値を評価基準のひとつとして挙げている。
- **組織灌流と酸素化**：組織灌流と酸素供給のサブスケールはオリジナルのブレーデンスケールの組織耐久性の内的因子である。

[カットオフポイント]
- 米国Wound Ostomy and Continence Nurses Society ガイドラインでは、危険点：mild risk 25点、moderate Risk 21点、high Risk 16点としている[6]。

（小柳礼恵）

> COMMENTS
>
> - ブレーデンQスケールは、WOCNクリニカルプラクティス・ガイドラインにおいて、小児用として採用されている。
> （褥瘡予防・管理ガイドライン、p.44）

引用文献
1. Quigley SM, Curley MA：Skin integrity in the pediatric population：preventing and managing pressure ulcer. *J Soc Pediatr Nurs* 1996；1：7-18.
2. Braden B, Bergstrom N：A Conceptual shema for the study of the etiology of pressure sore. *Rehabil Nurs* 1987；12：8-16.
3. 真田弘美：褥瘡ケア完全ガイド 予測・予防・管理のすべて. 学習研究社, 東京, 2004：21-24.
4. 宮下弘子, 草野圭子, 江口 忍：未熟児・乳幼児・小児の褥瘡 予防と治療：褥瘡もう一度知りたいキホン. Expert Nurse 2003；19（11）：2-55.
5. Curley MA, Razmus IS, Roberts KE, et al：Predicting pressure ulcer risk in pediatric patients：the Braden Q Scale. *Nurs Res* 2003；52：22-33.
6. Wound Ostomy and Continence Nurse Society：Guideline for Prevention and Management of Pressure Ulcers Ⅱ. Etiology of Pressure Ulcer, 2003：2-9.
7. From Quigley SM, Curley MA：Skin integrity in the pediatric population: preventing and managing pressure ulcers. *J Soc Pediatr Nurs* 1996；1：7-18.

第4章 褥瘡の予防

■ **圧力・ずれ力のコントロール**
体圧分散の新しいコンセプト —— 70
臥位での体圧分散の方法 —— 73
臥位での体圧分散用具の選び方 —— 78
座位での体圧分散の方法 —— 82
座位での体圧分散用具の選び方 —— 85

■ **予防のためのスキンケアの方法**
浮　腫 —— 88
浸　軟 —— 92
尿・便失禁 —— 95

■ **予防のためのリハビリテーション**
関節拘縮の予防手技 —— 101
関節拘縮予防のためのポジショニング —— 105

第4章 褥瘡の予防

圧力・ずれ力のコントロール
体圧分散の新しいコンセプト

> **Points**
> ■ 体圧分散は、いかに接触面積を広く得るかが課題である。
> ■ 減圧・除圧ではなく、「圧の再分配」という新しい考え方が提唱されている。
> ■ 体圧分散用具は、圧を再分配するための装置である。

体圧分散とは

- 皮膚表面と接触面との間に生じる垂直に作用する力を接触圧とよび、そのなかで重力によって生じるものを体圧という[1]。
- 分散とは、「ばらばらに散らばること」を意味する。体圧分散とは、体圧が散らばる様を示すことである。
- 体圧と分散の関係において、体重が同じ場合、狭い接触面積であると体圧は上昇し、広い接触面積が得られると体圧は低下する（図1）。
- 体圧分散では、いかに広く接触面積を得るかが重要な課題となる。

図1 接触圧と接触面積との関係

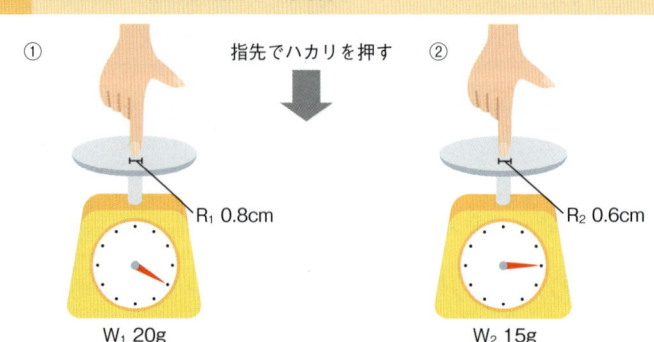

① 指先でハカリを押す　②
R_1 0.8cm　R_2 0.6cm
W_1 20g　W_2 15g

- ハカリに指を押し当て、このときの指先の接触面の直径R（cm）とハカリの目盛りW（g）を記録し、接触圧を算出する。
- 指先の接触面の直径をR_1（0.8cm）とR_2（0.6cm）とし、それぞれ荷重をW_1（20g）とW_2（15g）とすると、以下のような結果になる。

〈計算式〉
接触圧は水銀柱圧（mmHg）で示すために、変換係数をかける
接触圧＝W÷（R×R÷4）×0.234

〈接触圧の違い〉
①幅0.8cm（接触面積広い）　接触圧29mmHg
②幅0.6cm（接触面積狭い）　接触圧39mmHg
→ 接触面の直径が大きい①のほうが接触圧は小さい

田中マキ子：褥瘡予防のためのポジショニング．中山書店，東京，2006：14．より引用改変

新しいコンセプト「圧の再分配」

- 従来、体圧分散とは、体圧分散用具を使用することで身体各部の圧を「減少させる」「除く」と考え、減圧（圧力を減らす）・除圧（圧力をなくす）として捉えられてきた。
- 地球上において人間は、無重力な状態に置かれることや圧から自由になることはできない。また、痩せて骨ばった状態の人を体圧分散用具に寝かせた場合、ある部分の圧は減っても、ある部分の圧は増大する。
- 身体の突出部への圧力低減に、接触面積を増やすことから、「減圧：pressure reduction」や「除圧：pressure relief」という表現を「圧の再分配：pressure redistribution」に言い換えるよう、NPUAP（米国褥瘡諮問委員会）から提唱された[2]。
- 体圧分散用具は、圧を再分配するための特別な装置として、①沈み込み（immersion）や順応性（envelopment）を高めることで突出部の圧力低減をはかる（身体の接触面を増やす方法）と、②接触部位を変えること（change in areas of contact）により、接触圧を低減する方法を位置づけた（図2）。

> **COMMENTS**
>
> **NPUAPによる新しい定義**
>
> ■ 「サポート・サーフェイス（Support surface）」
> サポート・サーフェイスとは、組織への外力を管理するための圧再分配、寝床内環境調整、その他の機能を特別に設計された用具である。具体的には、ベッドと一体となっているマットレス、交換マットレス、上敷きマットレスである。あるいは、座位クッション、または上敷座位クッションである。

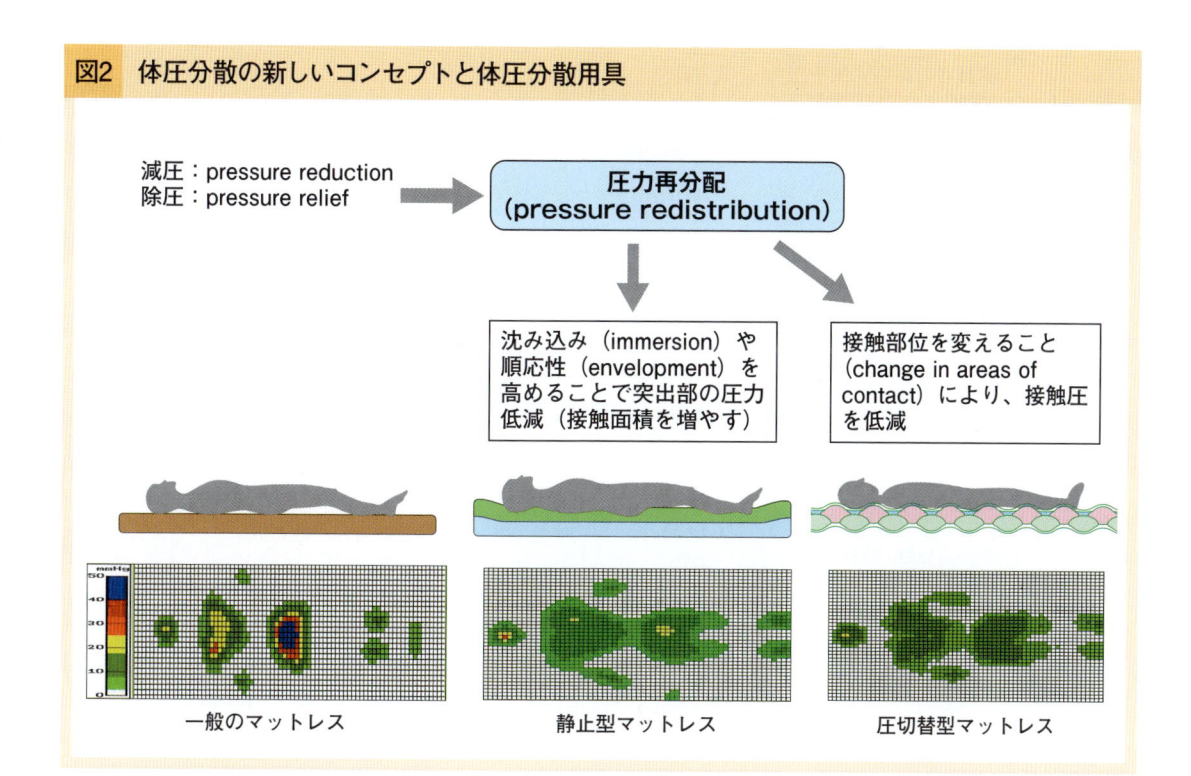

図2　体圧分散の新しいコンセプトと体圧分散用具

減圧：pressure reduction
除圧：pressure relief
→ 圧力再分配（pressure redistribution）
→ 沈み込み（immersion）や順応性（envelopment）を高めることで突出部の圧力低減（接触面積を増やす）
→ 接触部位を変えること（change in areas of contact）により、接触圧を低減

一般のマットレス　　静止型マットレス　　圧切替型マットレス

体圧分散の実際

- 浮腫や骨突出・拘縮等、身体における特徴的形態をアセスメントする。
- 褥瘡の形状や深さをアセスメントする。
- 患者の状態や状況に応じた体圧分散用具を選択する。
- 圧切替型の場合、底づきがないか、定期的に評価する。

(田中マキ子)

引用文献
1. 日本褥瘡学会用語集検討委員会：日本褥瘡学会で使用する用語の定義・解説-用語集検討委員会報告1-. 褥瘡会誌 2007；9：228-231.
2. National Pressure Ulcer Advisory Panel：Support Surface Standards Initiative：Terms and Definitions Related to Sup. ort Surfaces, 2007. http.//www.npuap.org/NPUAP_S3I_TD.pdf（2008.12.20アクセス）
3. 田中マキ子：褥瘡予防のためのポジショニング. 中山書店, 東京, 2006：14.

体圧分散マットレスの使用に関する推奨

Evidence

Clinical Question		[推奨]	推奨度
Clinical Question	褥瘡発生率を低下させるために体圧分散マットレスを使用することは有効か	体圧分散マットレスを使用することが強く勧められる。	A
Clinical Question	高齢者の褥瘡発生予防にはどのような体圧分散マットレスを用いたらよいか	2層式エアマットレスの使用が勧められる。	B
		上敷静止型エアマットレスを使用してもよい。	C1
		圧切替型エアマットレスを使用してもよい。	C1
		フォームマットレスを使用してもよい。	C1
Clinical Question	急性期患者の褥瘡発生予防にはどのような体圧分散用具を用いたらよいか	低圧保持エアマットレスの使用が勧められる。	B
		ローエアロスベッドを使用してもよい。	C1
		上敷圧切替型マットレスを使用してもよい。	C1
		交換静止型エアマットレスを使用してもよい。	C1
Clinical Question	周術期患者の褥瘡発生予防にはどのような体圧分散用具を用いたらよいか	術後には、圧切替型エアマットレスの使用が勧められる。	B
		術中には、マットレス以外に踵骨部、肘部等の突出部にゲルまたは粘弾性パッドの使用が勧められる。	B
		大腿骨頸部骨折術後には、フォームマットレス、ビーズベッドシステムを使用してもよい。	C1

(褥瘡予防・管理ガイドライン、p.50-52)

第4章 褥瘡の予防

圧力・ずれ力のコントロール
臥位での体圧分散の方法

> **Points**
> - 臥位の場合、仙骨部、踵骨部、頭部に褥瘡が発生しやすい。
> - 下肢の挙上、30度側臥位への体位変換を行う。
> - 頭側挙上の時間や頻度が高い場合は体圧分散用具を使用し、ずれを予防する。

- 褥瘡を予防するためには、褥瘡発生要因である応力（圧縮応力・剪断応力・引張応力）に対するケアが必要である。
- 圧力の管理、ずれ力をコントロールするためには、適切な体位変換と姿勢の保持が必要である。

なぜ体位変換が必要なのか

- 健康な身体は自分で痛みや痺れを感じ自力で体動している。
- 何らかの原因で自力体動が困難になった場合は、皮膚の血行が途絶え褥瘡が発生する。そのため介護者が定期的に適切な体位変換をする必要がある。
- 70〜100mmHg以上の圧力が2時間皮膚に加わると、組織に損傷が起こるとの報告がある[1]。

臥位でのアセスメント

- 体圧分散を考える場合のアセスメントの視点を**表1**に示す。
- 長時間仰臥位となる場合は特に注意が必要である（**表2**）。
- 禁忌な体位がある場合、その体位を除いた体位変換が必要である。
- 体位変換時には、圧迫されていた骨突出部位の皮膚の観察が必要である。

Evidence

Clinical Question
ベッド上では、何時間毎の体位変換が有効か

[推奨]
マットレスを使用する場合は、基本的には2時間毎に（2時間を超えない）体位変換を行ってもよい。

推奨度 **C1**

● エビデンスレベル

減圧マットレスを使用する際には、最低2〜4時間毎、減圧効果のないマットレスを使用する際には最低2時間毎に体位変換させ褥瘡発生予防の効果を検討したランダム化比較試験が1編あり、エビデンスレベルIIとなるが、日本人に対する検討は行われていない。

（褥瘡予防・管理ガイドライン、p.46）

表1　体圧分散を考える場合のアセスメントの視点

① 自力体位変換の有無	④ 拘縮や麻痺の有無
② 禁忌な体位があるかどうか	⑤ 円背の有無
③ 病的骨突出の有無	⑥ 浮腫の有無を確認

表2　長時間仰臥位になり得る状況

① 術後仰臥位での安静が必要な場合
② ショック状態で体位変換ができない場合
③ 長時間の手術　など

第4章 褥瘡の予防

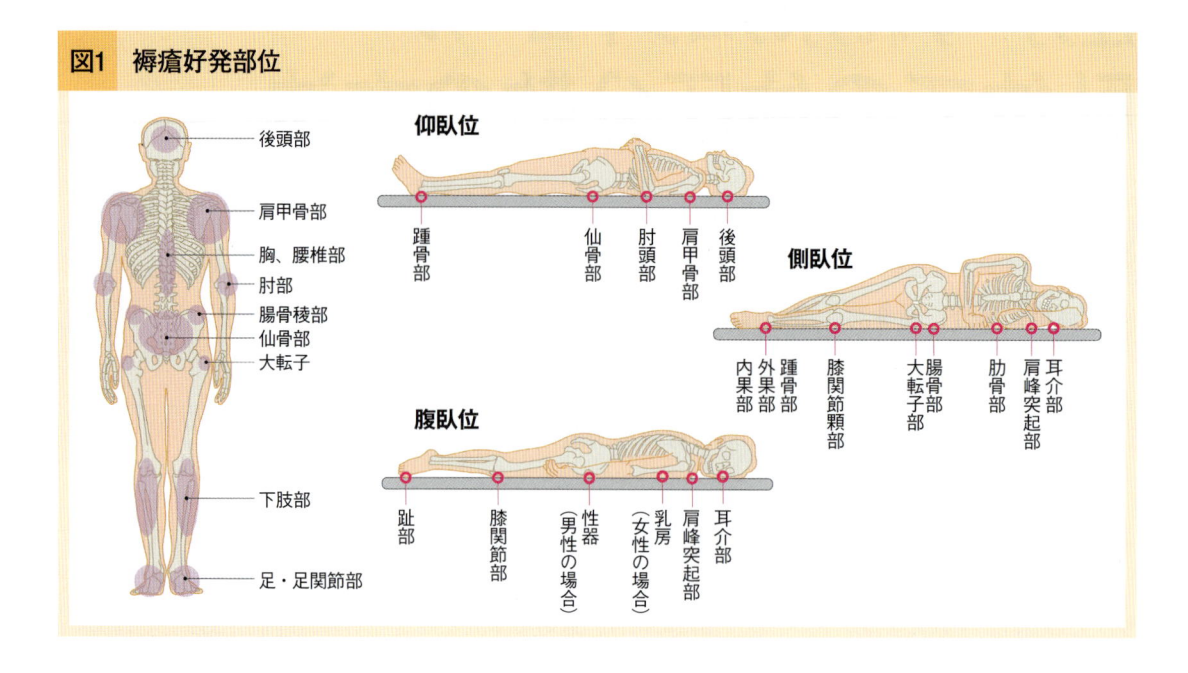

図1 褥瘡好発部位

仰臥位：踵骨部、仙骨部、肘部、肩甲骨部、後頭部

側臥位：内果部、外果部、膝関節顆部、大転子部、腸骨部、肋骨部、肩峰突起部、耳介部

腹臥位：趾部、膝関節部、性器（男性の場合）、乳房（女性の場合）、肩峰突起部、耳介部

全身図：後頭部、肩甲骨部、胸・腰椎部、肘部、腸骨稜部、仙骨部、大転子、下肢部、足・足関節部

- 発赤がないかどうかを確認し、発赤がある場合はその体位の時間を短くする必要がある。
- 仙骨部、踵骨部、頭部は褥瘡が発生しやすい部位である。円背がある場合は背部にも発生する可能性がある（図1）。

臥位での体圧分散の実際

1. 下肢の挙上（図2、3）

- 下腿全体に枕を挿入する（できるだけ大腿の奥に挿入）。
- 膝は軽度屈曲位にし、膝の過伸展を予防する。
- 踵骨部の除圧を行う（下肢全体を上げる）。

2. 30度側臥位への体位変換

- 仰臥位では仙骨部に高い圧がかかり、完全側臥位では大転子部に圧が集中する。
- 30度側臥位にすることで殿筋での接触面積を増やし体重を分散させることができる（図4）。
- 30度側臥位は、痩せている患者では殿筋が萎縮しているため、大転子と仙骨部の2か所に圧が集中してしまうことがある。
- 30度側臥位は必ずしも安楽な体位とはいえず、枕から頻回にずれる患者の場合など、体圧分散用具と一緒に行うことが必要である。
- 体位変換時に、摩擦・ずれを起こすため、できるだけ2人で行う。

Evidence

Clinical **Q**uestion

ベッド上での体位変換では、仰臥位、側臥位以外にどのような体位が有効か

[推奨]
30度側臥位、90度側臥位ともに行ってもよい。

推奨度 **C1**

● エビデンスレベル

入院中の患者に対し、30度側臥位と、90度側臥位および仰臥位との比較をしたランダム化比較試験が1編あり、エビデンスレベルⅡとなるが、対象が日本人の体格と異なる。

（褥瘡予防・管理ガイドライン、p.46）

圧力・ずれ力のコントロール

図2　下肢全体の挙上

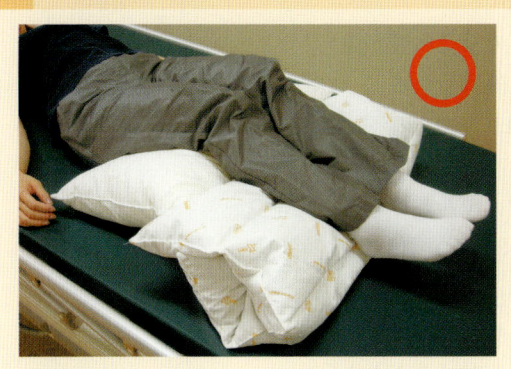

〈良い例〉
- 枕を大腿の奥に挿入することで、仙骨部にかかる圧を大腿部全体で受けることができる。
- 膝を軽度屈曲位にすることで膝や腰への負担が軽減し、踵骨部の除圧にもなる。

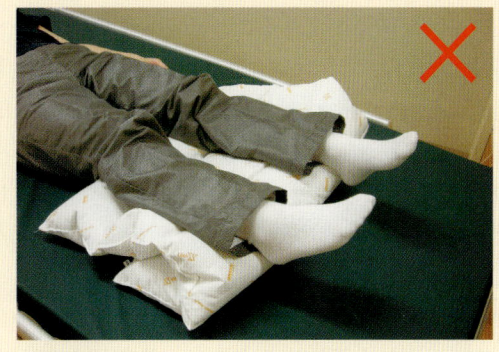

〈悪い例〉
- 下肢全体に枕を挿入し踵骨部を除圧しているが、過伸展となり膝の痛みを訴える場合がある。
- 仙骨部に圧が集中する。

図3　踵骨部の除圧

ヒーリフト スムースブーツ（村中医療器）　踵にかかる体圧をなくし、褥瘡を防止するようにデザインされている。

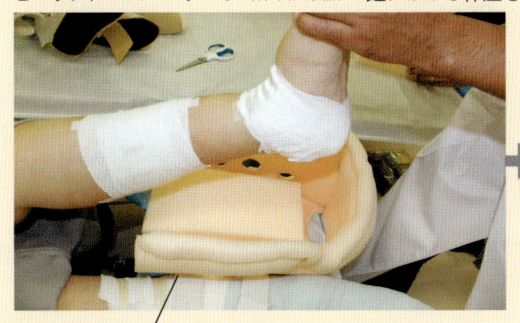

頑強なポリウレタンフォーム仕様

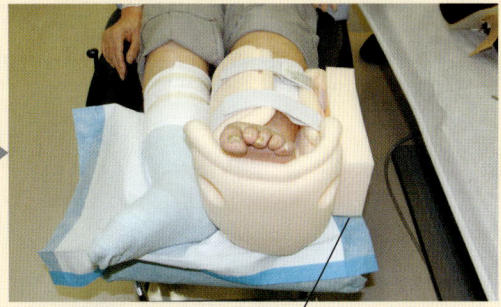

付属の追加パッドは、尖足・外転防止などの補助具として使用できる。

図4　30度側臥位

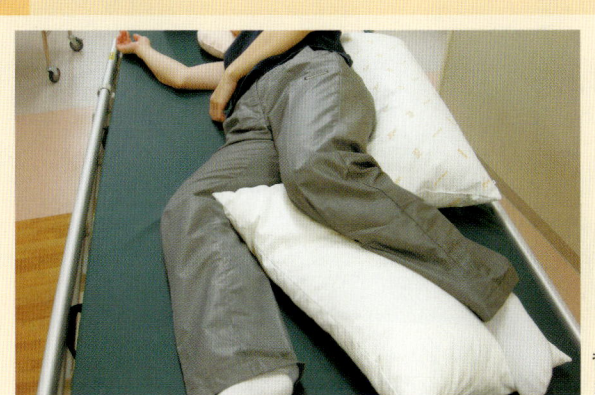

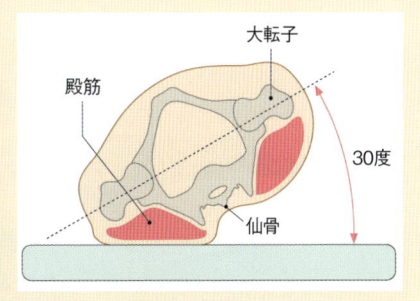

背部全体に大きな枕やクッションを背柱より奥に挿入する。

大転子／殿筋／仙骨／30度

4　褥瘡の予防

3. 頭側挙上

- 頭側挙上時は、仙骨から尾骨にかけて圧が集中する。
- 圧迫された部位がずれることで皮膚や皮下組織への栄養血管が強く引っ張られ、容易に虚血状態となり褥瘡が発生しやすくなる。
- 頭側挙上の時間や頻度が高い場合は、体圧分散用具を使用し、ずれを予防することが必要である。
- 頭側挙上時は、①ずれを予防するために、ベッドの屈曲部位と大転子部を合わせ、②ベッドの下肢側を挙上し、③ベッドの頭側を挙上する（図5）。
- 背抜き（図6）・足抜き（図7）を行う。背中から臀部にかけて生じる圧やずれを解放する方法は、違和感や痛みを軽減するとともに、皮膚表面に起こるずれを調整する。

（丹波光子）

引用文献
1. Kosiak M：Etiology of decubitus ulcers. Arch Phys Med Rehabil 1961；42：19-29.

参考文献
1. 日本褥瘡学会編：褥瘡予防方法「圧力とずれ」の排除. 在宅褥瘡予防・治療ガイドブック, 照林社, 東京, 2008：50-54.
2. 田中マキ子編著：ポジショニングの援助技術. 動画でわかる褥瘡予防のためのポジショニング, 中山書店, 東京, 2006：49-69.
3. 須釜淳子：褥瘡を予防する. 褥瘡のすべて, 宮地良樹, 真田弘美編著, 永井書店, 大阪, 2001：13-16.

図5 頭側挙上

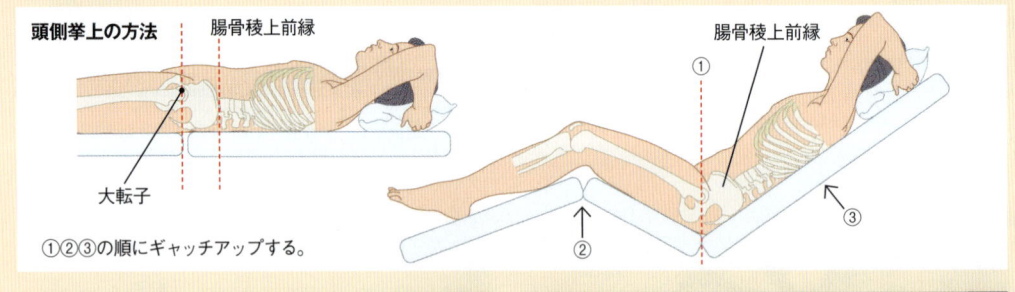

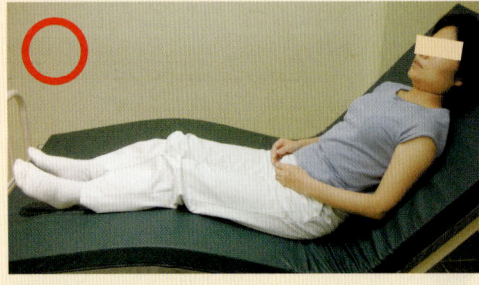

〈良い例〉ベッドの屈曲部位と大転子をあわせ、下肢挙上後、頭側を挙上させる。

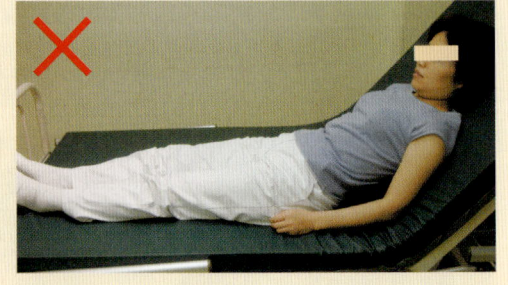

〈悪い例〉ベッドの下肢を挙上しないために、ずれが発生している。

圧力・ずれ力のコントロール

図6 背抜き

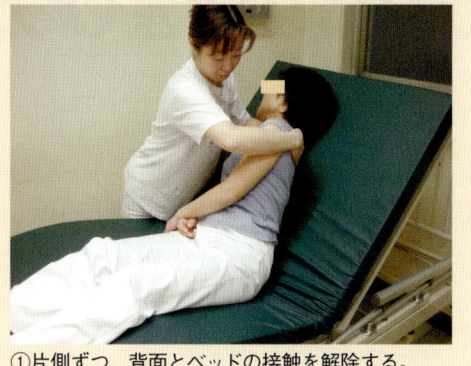

①片側ずつ、背面とベッドの接触を解除する。
②着衣のしわを伸ばす。

図7 足抜き

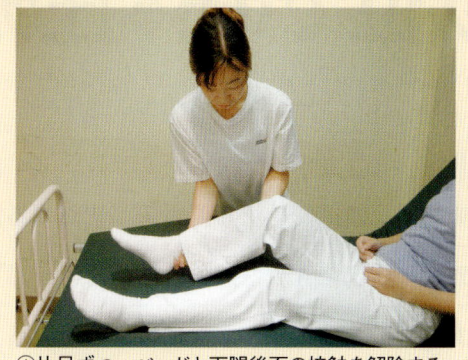

①片足ずつ、ベッドと下腿後面の接触を解除する。
②着衣のしわを伸ばす。

4 褥瘡の予防

Column 体圧測定の実際

体圧とは、身体と床面（あるいは座面）との間に生じる圧のことをいう。
褥瘡を予防するためには、簡易式体圧測定器などを用いて定期的に体圧を測定し、圧のコントロールを行うことが重要である。

（溝上祐子）

■ 簡易式体圧測定器

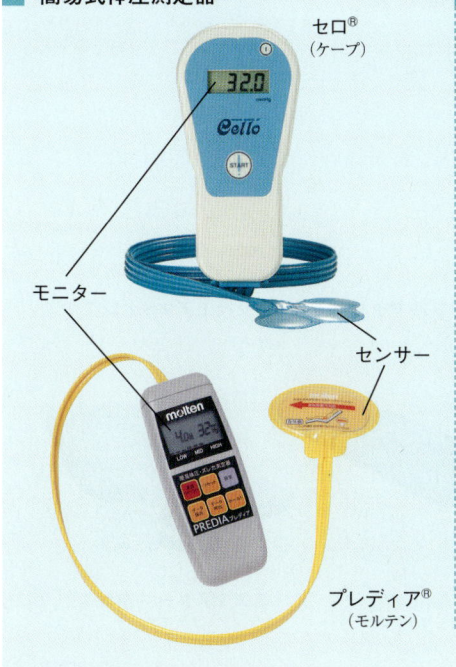

セロ®
（ケープ）

モニター

センサー

プレディア®
（モルテン）

■ セロ®による体圧測定の手順

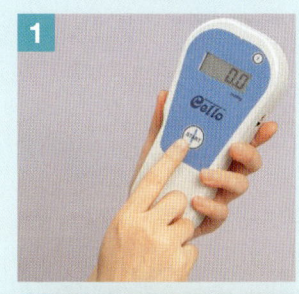

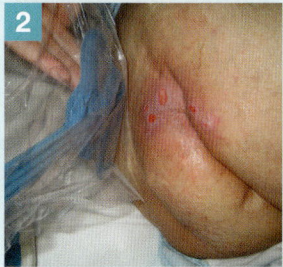

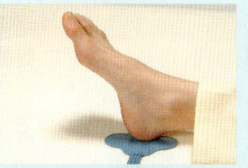

踵部を測定する場合は、中央センサー部に骨突出部をのせる。

1 電源を入れる。

2 中央部センサーを測定したい部位にあてる。その際、感染防止のため、センサー部はディスポーザブルのビニール袋で覆う。

3 体位を整え、スタートボタンを押す。約10秒後に、測定値（3つのセンサーの最大値）が表示される。

4 測定値を記録する。

http://www.cape.co.jp/medical/product12.html
（2009.1.20.アクセス）より

第4章 褥瘡の予防

圧力・ずれ力のコントロール
臥位での体圧分散用具の選び方

> **Points**
> - 体圧分散用具を正しく選択、使用するためには、分類、特徴の理解が必要である。
> - 身体状況に合った選択と圧の管理が重要である。
> - 選択・管理方法が不適切であると、褥瘡を発生、悪化させる場合がある。

- 術後体動制限がある場合、痩せて骨突出がある場合、長時間頭側挙上を行う場合などは、体位変換や体位を整えても褥瘡が発生しやすい状態である。そのため適切な体圧分散用具の選択が必要となる。

体圧分散用具の分類と特徴

- 体圧分散用具には静止型と圧切替型がある（p.71参照）。
- **静止型**：身体がマットレスに沈み込みや順応性を高め、マットレスと身体との接触面積を増やす。
- **圧切替型**：エアマットレスに見られるような接触部位を自動的に変えることで、同一部位にかかる圧を減少させる。
- 体圧分散用具は素材や機能、使用方法によって分類される（図1、表1）。

COMMENTS

体圧分散用具とは

①骨突出部位をマットレスに沈める。

②骨突出部位などにマットレスが変形し、フィットすることにより、体の接触面積を拡大させることができる。

③接触部位を周期的に変えることで、圧を低減させる機能をもつもの（圧切替エアマットレス）がある。

図1 臥位用体圧分散用具 (写真は商品の一例)

上敷ウレタンマットレス	交換ウレタンマットレス	リバーシブルマットレス	交換エアマットレス
ソフトナース・マイクロ （ラックヘルスケア）	マキシーフロートマットレス （パラマウントベッド）	ソフィア® （モルテン）	エアマスター ネクサス® （ケープ）

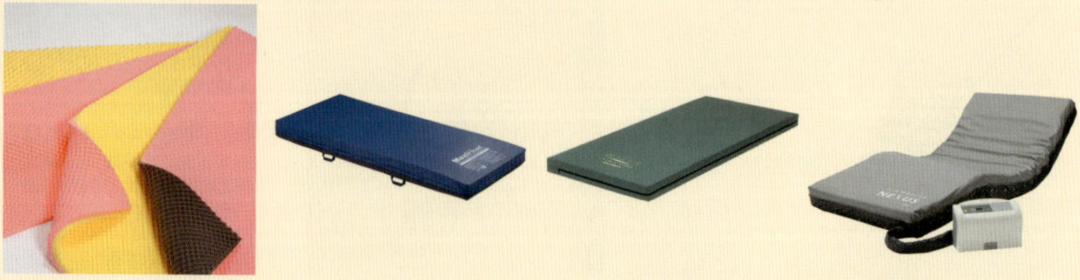

表1　臥位用体圧分散用具の素材・特徴・適応の比較

素材	特徴（写真は商品の一例）	適応
エア	〈メリット〉 ・空気の量により個々に応じた体圧調整ができる。 ・セル構造が多層になっているものは低圧保持できる。 〈デメリット〉 ・自力体位変換に必要な支持力、つまり安定感が得にくい。 ・鋭利なものでパンクしやすい。 ・付属ポンプのモーター音が騒音になる場合がある。 ・圧切替型の場合、不快感を与える場合がある。 ビッグセル-Ex®　交換・上敷併用（ケープ）	・上敷型：自立体位変換ができず、ギャッチアップ45度以下の場合 ・圧切替型：自立体位変換ができず、食事や経管栄養など、ギャッチアップ45度以上とする時間・頻度が多い場合
ウォーター	〈メリット〉 ・水の量により個々に応じた体圧調整ができる。 ・頭側挙上時の摩擦とずれが少ない。 〈デメリット〉 ・患者の体温維持のため水温の管理が必要となる。 ・水が時間とともに蒸発し、水量が減少する。 ・マットレスが重く、移動に労力を要する。 ・水の浮遊感のため不快感を与える場合がある。 BODYTONE-EX1575（ドリームベッド）	自力体位変換ができず、ギャッチアップ45度以上とする時間・頻度が多い場合
ウレタンフォーム	〈メリット〉 ・ウレタンフォームの反発力が少ない方が、圧分散効果がある。 ・反発力の異なるウレタンフォームを組み合わせることで、圧分散と自力体位変換に必要な支持力、つまり安定感を得ることができる。 ・カバーなど使用で表面を拭くことができ、清潔が保持できる。 〈デメリット〉 ・個々に応じた体圧調整はできない。 ・ウレタンフォーム上に体が沈み込み、可動性が低い患者では移動に支障をきたす場合がある。 ・水に弱い。 ・年月がたつとへたりが起こり、圧分散能力が低下する。 ・水分の蒸散効果が低いため、発汗しやすい。 コンフォケアマットレス（パラマウントベッド）	・厚さ10cm以下：自力体位変換や座位バランスがとりやすいため、リハビリテーション期の患者 ・厚さ10cm以上：自力体位変換が可能で、ギャッチアップ45度以上とする場合
ゲル	〈メリット〉 ・耐久性・耐熱性・耐薬品性に優れ、管理が簡便である。 ・ずれ力の吸収に優れ、厚みに対して底づきを起こしにくい。 〈デメリット〉 ・十分な体圧分散効果を得るためには厚みが必要であるが、厚みを増すと重力が増す。 ・マットレス体表温度が低いため、冬季には対策が必要。 アクションパッド®（アクションジャパン）	自力体位変換や座位バランスがとりやすいため、リハビリテーション期の患者
ハイブリット	〈メリット〉 ・2種類以上の素材の長所を組み合わせることで体圧分散効果がある。現在はエアとウレタンフォームの組み合わせがある。 〈デメリット〉 ・体圧分散効果を評価するための十分なデータが不足している。 アキュマックス®（パラマウントベッド）	自力体位変換が可能で、ギャッチアップ45度以上とする場合

日本褥瘡学会編：在宅褥瘡予防・治療ガイドブック. 照林社, 東京, 2008：55. より引用改変

体圧分散用具の選択基準 (図2)

- 自力体位変換が可能かどうかにより、マットの素材（ウレタンマットレスかエアマットレス）を選択する。
- 頭側挙上の角度や頻度でマットの厚み（上敷マットレスか交換マットレス）を選択する。
- ADLの状況によるマットの安定性を考慮し、患者・家族に相談の上、マットを選択することも重要である。

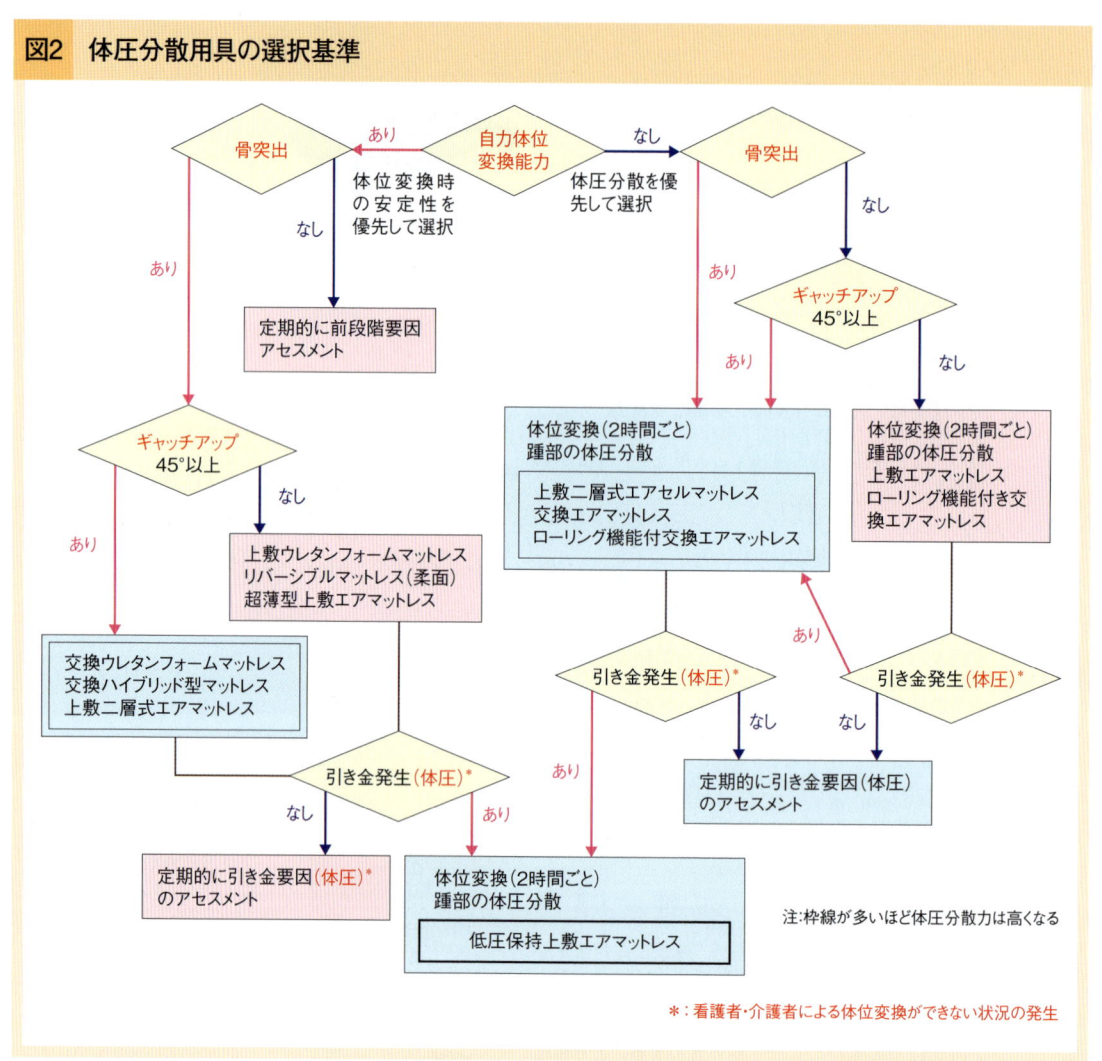

図2 体圧分散用具の選択基準

[フローチャート]

自力体位変換能力
- あり → 体位変換時の安定性を優先して選択
  - 骨突出
    - あり → ギャッチアップ45°以上
      - あり → 交換ウレタンフォームマットレス／交換ハイブリッド型マットレス／上敷二層式エアマットレス
      - なし → 上敷ウレタンフォームマットレス／リバーシブルマットレス（柔面）／超薄型上敷エアマットレス
      - → 引き金発生（体圧）*
        - なし → 定期的に引き金要因（体圧）*のアセスメント
        - あり → 体位変換（2時間ごと）／踵部の体圧分散／低圧保持上敷エアマットレス
    - なし → 定期的に前段階要因アセスメント
- なし → 体圧分散を優先して選択
  - 骨突出
    - あり → 体位変換（2時間ごと）／踵部の体圧分散／上敷二層式エアセルマットレス／交換エアマットレス／ローリング機能付交換エアマットレス
      - → 引き金発生（体圧）*
        - なし → 定期的に引き金要因（体圧）のアセスメント
        - あり → 体位変換（2時間ごと）／踵部の体圧分散／低圧保持上敷エアマットレス
    - なし → ギャッチアップ45°以上
      - あり → 体位変換（2時間ごと）／踵部の体圧分散／上敷二層式エアセルマットレス／交換エアマットレス／ローリング機能付交換エアマットレス
      - なし → 体位変換（2時間ごと）／踵部の体圧分散／上敷エアマットレス／ローリング機能付き交換エアマットレス
      - → 引き金発生（体圧）*
        - なし → 定期的に引き金要因（体圧）のアセスメント
        - あり → （上記の体位変換処置へ）

注：枠線が多いほど体圧分散力は高くなる

＊：看護者・介護者による体位変換ができない状況の発生

西沢知恵, 酒井梢, 須釜淳子：ベッドサイドで何を観る. 実践に基づく最新褥瘡看護技術, 照林社, 東京, 2007：46. より引用

体圧分散用具の管理方法

- 勤務ごとに1回、マットが正常に作動しているか確認する（図3）。
- マットレスカバーとリネン、シーツの張りを防ぐ。
- マットレスカバーに伸縮性がない場合や、ベッドメーキングの際にシーツを張りすぎた場合は、シーツの張力によってハンモック効果が生じ、骨突出部にかかる圧力が上昇する[4]。
- マットレスの高さと体位変換能力、ベッドの柵の高さを考慮し転落を予防する。
- 体圧計を用いて体圧を測定する。

（丹波光子）

COMMENTS

- エアマットレスを使用していても、正常に作動していなければ褥瘡は悪化する。マットレスが正しく作動しているか、チェックリストを用いて定期的に点検する必要がある。

引用文献

1. 日本褥瘡学会編：褥瘡予防方法「圧力とずれ」の排除. 在宅褥瘡予防・治療ガイドブック, 照林社, 東京, 2008：55-57.
2. 須釜淳子：褥瘡ケア変わったこと、新しいこと 変わり始めたマットレスの概念「圧再分配」とは？ Expert Nurse 2008；24（2）：51-53.
3. 西沢知恵, 酒井梢, 須釜淳子：ベッドサイドで何を観る. 実践に基づく最新褥瘡看護技術, 真田弘美, 須釜淳子編, 照林社, 東京, 2007：35-49.
4. 須釜淳子：体圧分散寝具を選択する. 褥瘡のすべて, 宮地良樹, 真田弘美編著, 永井書店, 大阪, 2001：17-23.

図3 体圧分散用具（エアマットレス）のチェック

チェックリスト

月日	点検ポイント	日勤	夜勤
	①電源ランプが点滅していないか		
	②底づき減少が起こっていないか		
	③マットレスに触れて形状・硬さに異常はないか		
	④送風チューブが折れ曲がっていないか		
	⑤CPA対応のエア抜き栓が外れていないか		
	⑥エアセルが送風チューブとつながっているか		
	⑦マット内圧が決められた設定になっているか		

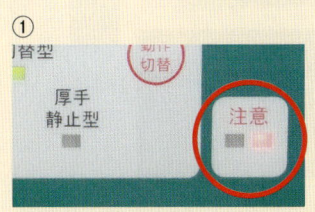

① 注意ランプの点滅は、エア漏れやエアの切替が正常に行われていない状態を示している。

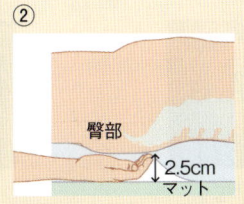

② 底づきは、中指か人差し指をマットレスの下に差し込むことにより確認できる。2.5cm曲げると骨突出部位に触れるのが、適切な内圧である。

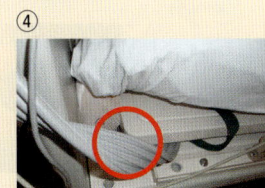

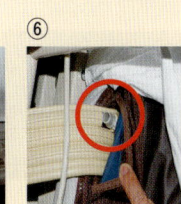

第4章 褥瘡の予防

圧力・ずれ力のコントロール
座位での体圧分散の方法

> **Points**
> - 座位では、臀部にかかる圧が高くなる。
> - 臀部の圧を低下させるために接触面積を広げる方法は、大腿後面をより広く座面に接触させることが重要である。
> - 大腿後面をより広く接触させるために、股関節・膝関節・足関節を90度で座らせること（90度ルール）が提唱される。

座位での体圧分散不良要因

- 座位での体圧分散が不良になる原因に、坐骨座り（前座り）や横倒れなど、座位姿勢の崩れがある（図1、2）。
- 痩せや関節拘縮、麻痺等により、部分突出が起こり、座面圧が均等に保たれない。

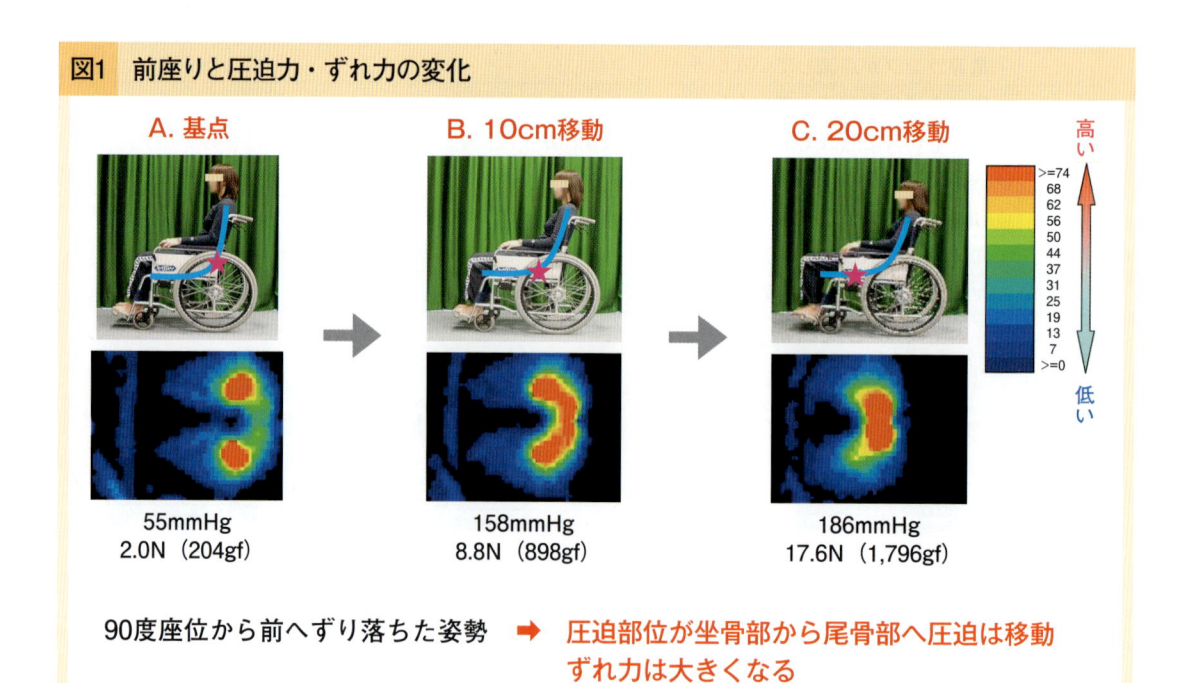

図1 前座りと圧迫力・ずれ力の変化

A. 基点	B. 10cm移動	C. 20cm移動
55mmHg 2.0N（204gf）	158mmHg 8.8N（898gf）	186mmHg 17.6N（1,796gf）

90度座位から前へずり落ちた姿勢 ➡ 圧迫部位が坐骨部から尾骨部へ圧迫は移動
ずれ力は大きくなる

資料協力：モルテン

座位での体圧分散の実際

- 関節の拘縮・麻痺、円背、痩せ状態等、座位姿勢と患者の身体的特徴をアセスメントする。
- 何に座るかを評価する。車椅子の場合、座面を可能な限りフラットに維持する。座面のたわみは、ハンモック現象を起こし、尾骨部を突出させ、尾骨部圧を高め、背部のたわみは、脊柱への圧迫の原因になる。
- 座位姿勢において90度ルール（**図3**）が維持できるよう、座面、背部面への介入を行う。
- 座位姿勢を保つために、骨盤が開かないように骨盤面を支持する（**図4**）。

図2　横倒れと体圧の関係

体圧分散が良好な状態　　　　　　横倒れの状態

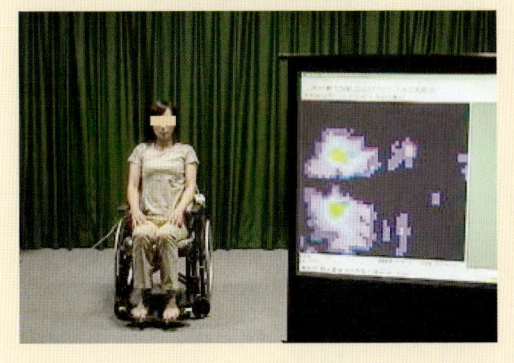

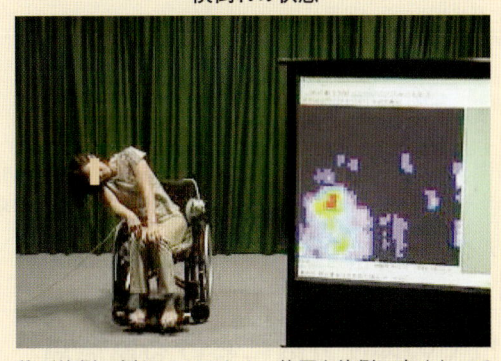

体が片側へ倒れているため、体圧も片側に高くなっている。

共同研究：モルテン

図3　座位姿勢の基本

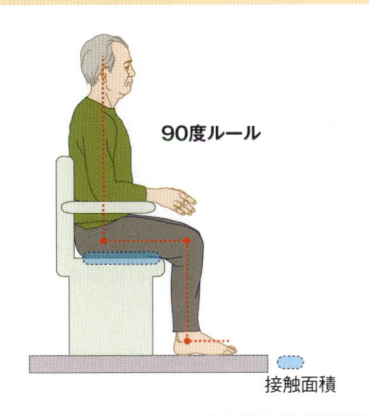

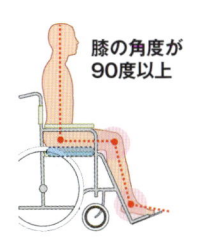

90度ルール

膝の角度が90度以上：膝側の大腿後面に圧迫がかかりやすくなる

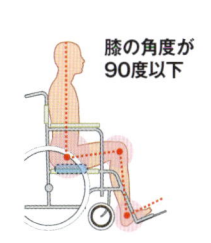

膝の角度が90度以下：大腿後面の接触面積が小さくなる

接触面積

第4章 褥瘡の予防

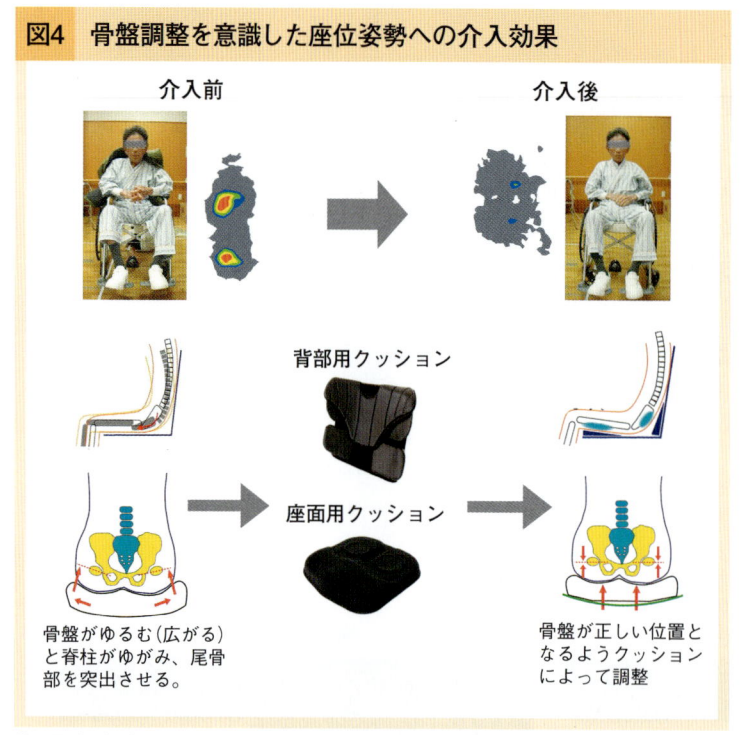

図4 骨盤調整を意識した座位姿勢への介入効果

介入前 → 介入後

背部用クッション
座面用クッション

骨盤がゆるむ（広がる）と脊柱がゆがみ、尾骨部を突出させる。

骨盤が正しい位置となるようクッションによって調整

共同研究：加地

- 除圧方法は、①臀部を垂直にあげる方法、②左右へ上体を倒す方法、③上体を前方に倒す方法、④後方に座位姿勢のまま倒す方法（ティルト）に効果があるとされる[1]。

座位での体圧分散における留意点

- クッション使用の効果は高いが、座らせきりは臀部への接触圧が長く続き、褥瘡発生の原因となる。
- クッション使用時も除圧（臀部を浮かす）を行う必要がある。自力で動作可能な場合には、除圧間隔は15分おき、できない場合は1時間で他の姿勢にすることが推奨される[2]。
- 除圧時間は10〜15秒では意味がないとされており、少し長く除圧をする[3]。

（田中マキ子）

引用文献
1. 廣瀬秀行：車いすでの褥瘡予防は？．現場の疑問に答える褥瘡診療Q＆A, 宮地良樹, 真田弘美編, 中外医学社, 東京, 2007：79-80.
2. Wound Ostomy and Continence Nurses Society：Guideline for Prevention and Management of Pressure Ulcers, 2003：11.
3. Department of Health & Human Services, Center for Medicare & Medical services.CMS Manual System. Pub.100-07 State Operations,Provider Certification. Transmittal 4 November 12,2004

Evidence

Clinical Question
座位姿勢を考慮することは有効か

[推奨]
座位姿勢のアライメント、バランスなどの考慮を行ってもよい。

推奨度 **C1**

● エビデンスレベル
座位姿勢を考慮することに関する推奨事項の記載はエキスパートオピニオン以外になく、エビデンスレベルⅥである。

（褥瘡予防・管理ガイドライン、p.65）

Evidence

Clinical Question
姿勢変換はどれくらいの間隔で行えばよいか

[推奨]
自分で姿勢変換ができる場合には、15分おきに姿勢変換を行ってもよい。

推奨度 **C1**

● エビデンスレベル
姿勢変換の間隔についての推奨事項の記載はエキスパートオピニオン以外になく、エビデンスレベルⅥである。

（褥瘡予防・管理ガイドライン、p.65）

第4章 褥瘡の予防

圧力・ずれ力のコントロール
座位での体圧分散用具の選び方

> **Points**
> ■ クッションの素材・形状によって、体圧分散効果に違いが生じる。
> ■ クッション選択の基準は、座面の接触面積が広く得られる素材を考慮する。
> ■ 座位姿勢が維持されやすい形状・機能を有することを考慮する。

- 座位において、座面に体圧分散用具（クッション）を使用する効果は高い（図1）。
- 図2に座位時での体圧分散用具の選択アルゴリズムを示す。

座位用体圧分散用具の特徴と適応

- クッションとして、座布団、円座、ビーズクッションが安価であり、車椅子利用者では利用されやすいが、褥瘡リスクのある場合は使用すべきではない[1]。
- 座面クッションは、体圧分散用具同様に除圧・分散性能を高めるために、臀部が着座したときに安定するよう、ある程度の厚みと柔らかさが必要である。
- クッションの素材による特徴と適応について表1に、クッションの分類と使用上の留意点を表2に示す。

（田中マキ子）

参考文献
1. 光野有次：シーティング入門 座位姿勢評価から車いす適合調整まで．中央法規出版，東京，2007．

Evidence

Clinical Question
どのような圧再分配クッションを用いるとよいか

［推奨］
圧再分配を意図するクッション間の差はなく、どのようなクッションを使用してもよい。

推奨度 **C1**

（褥瘡予防・管理ガイドライン、p.63）

Evidence

Clinical Question
円座を用いることは有効か

［推奨］
円座は用いないように勧められる。

推奨度 **D**

（褥瘡予防・管理ガイドライン、p.66）

第4章 褥瘡の予防

図1　2被験者による各種座面クッションの体圧比較

座面クッションの素材の違いにより、かかる体圧が異なる。

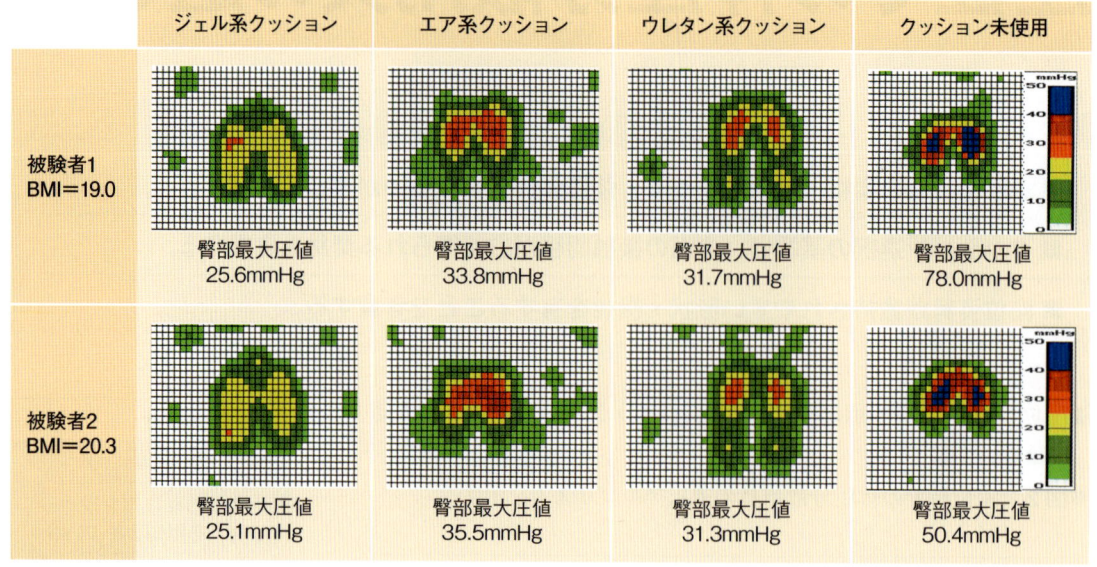

	ジェル系クッション	エア系クッション	ウレタン系クッション	クッション未使用
被験者1 BMI=19.0	臀部最大圧値 25.6mmHg	臀部最大圧値 33.8mmHg	臀部最大圧値 31.7mmHg	臀部最大圧値 78.0mmHg
被験者2 BMI=20.3	臀部最大圧値 25.1mmHg	臀部最大圧値 35.5mmHg	臀部最大圧値 31.3mmHg	臀部最大圧値 50.4mmHg

共同研究：モルテン

図2　座位時での体圧分散用具選択アルゴリズム

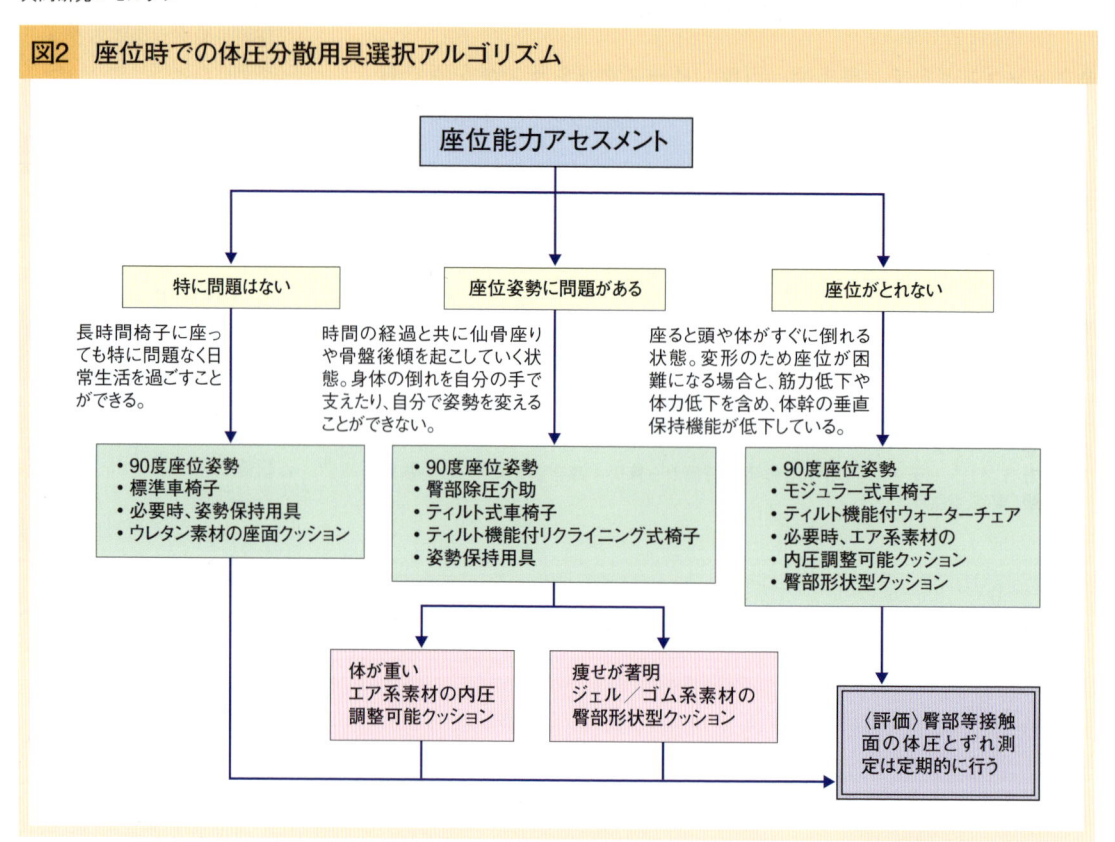

座位能力アセスメント

特に問題はない
長時間椅子に座っても特に問題なく日常生活を過ごすことができる。
- 90度座位姿勢
- 標準車椅子
- 必要時、姿勢保持用具
- ウレタン素材の座面クッション

座位姿勢に問題がある
時間の経過と共に仙骨座りや骨盤後傾を起こしていく状態。身体の倒れを自分の手で支えたり、自分で姿勢を変えることができない。
- 90度座位姿勢
- 臀部除圧介助
- ティルト式車椅子
- ティルト機能付リクライニング式椅子
- 姿勢保持用具

　・体が重い　エア系素材の内圧調整可能クッション
　・痩せが著明　ジェル／ゴム系素材の臀部形状型クッション

座位がとれない
座ると頭や体がすぐに倒れる状態。変形のため座位が困難になる場合と、筋力低下や体力低下を含め、体幹の垂直保持機能が低下している。
- 90度座位姿勢
- モジュラー式車椅子
- ティルト機能付ウォーターチェア
- 必要時、エア系素材の
- 内圧調整可能クッション
- 臀部形状型クッション

〈評価〉臀部等接触面の体圧とずれ測定は定期的に行う

真田弘美：褥瘡対策マニュアル．褥瘡対策のすべてがわかる本．真田弘美編．照林社，東京，2002：37．より引用改変

表1　座位用体圧分散用具の素材・特徴・適応の比較

素材	特徴（写真は商品の一例）	適応
ウレタン	〈メリット〉 ・座面全体になじむ。 ・高反発・低反発の組み合わせや形状によって多彩なデザインが可能。 〈デメリット〉 ・厚みの違いに応じて、体圧差が生じる。 ・長く使用することで"へたり"が生じる。 wellクッション（ハートウェル） ソフトクッション（パラマウントベッド）	・全般の患者
エア	〈メリット〉 ・エアの出し入れによって、座面圧の調整ができる。 ・圧分散性として優れている。 〈デメリット〉 ・底づき確認や圧調整に対する教育が必要。 ・エアセルの上に乗るため、高さによって不安定となりやすい。 ・エアの抜けが起こることがある。 ロホ・エンハンサー®（アビリティーズ・ケアネット） ソロ・エボリューション®（ユーキ・トレーディング）	・体重が重い患者 ・自力プッシュアップができ、座り直しを適宜行える患者 ・底づき確認が行え、圧調節が行える患者（介護者がある場合）
ジェル／ゲル	〈メリット〉 ・形態が流動し、座面全体に馴染む。 ・ずれを包み込む機能がある。 〈デメリット〉 ・高価 ・全面ジェルの場合、身体の動きに追従しジェル／ゲルが移動し、適宜体位を整える必要がある。 Gel-Tクッション®（ケープ） J2クッション（アクセスインターナショナル）	・痩せが著明な患者 ・拘縮等において、骨突出がある患者 ・振戦など、微妙な動きがある患者

日本褥瘡学会編：在宅褥瘡予防・治療ガイドブック. 照林社, 東京, 2008：55. より引用改変

表2　座位での体圧分散用具の分類と使用上の留意点

分類項目	使用上の留意点
寸法	・厚さ：5cm以上か以下が目安。褥瘡リスクのある人は5cm以上 ・縦横長さ：人間の臀部幅（左右大転子間幅）や背または臀部から膝までの長さなど人間側に適合すると同時に車椅子の座面にも適合する必要がある。
形状	・真四角なブロック状 ・臀部に凹んだ臀部形状：安定性に優れるが、クッション設置への誤認（前後の置き方）予防に留意する。
材質	・ウレタン素材 ・空気袋状 ・ゲル状（表1参照）
調節	・そのまま設置できるものと、臀部の底づき状態を確認しながらバルブ調節が必要なものがある。 ・本人または介護者が調節できない場合、圧が低いと底づきし、圧が高いと部分圧迫となり褥瘡を起こす場合がある。 ・削ったり、素材の一部を少なくするなど、股関節の制限、大腿骨の短縮などに合わせ調節できるものもある。

廣瀬秀行：車いすでの褥瘡予防は？ 現場の疑問に答える褥瘡診療Q＆A, 宮地良樹, 真田弘美編, 中外医学社, 東京, 2008：78-79.を参考に作成

第4章 褥瘡の予防

予防のためのスキンケアの方法
浮　腫

> **Points**
> - 浮腫には全身性浮腫と局所性浮腫がある。
> - 浮腫の部位と皮膚の状態、浮腫の原因と基礎疾患の状況のアセスメントを行う。
> - 浮腫があった場合、組織液のコントロール、徹底的な体圧分散、摩擦・ずれの除去、スキンケアを行う。

浮腫とは

- 浮腫とは、細胞外液量のうち組織間質液量の増加した状態をいう（図1）。
- 浮腫は、全身性浮腫と局所性浮腫に大別できる（表1）。
- **全身性浮腫**：心性、肝性、腎性、内分泌性、薬剤性、原因不明のものがある。
- **局所性浮腫**：リンパ管閉塞、静脈血栓、アレルギー性、血管神経性、遺伝性血管神経性浮腫、炎症性のものがある。
- 浮腫のある皮膚は、菲薄となり外力による損傷を受けやすい。また、皮脂分泌の低下、皮膚水分保持能力の低下によりドライスキンになりやすい。

COMMENTS

浮腫の定義

- 皮膚、粘膜、皮下組織、内臓などの間質に組織間液が過剰に貯留した状態。皮膚では圧迫すると指圧痕が残る。炎症、低蛋白血症により血漿が血管外へ移行して組織間液が増加することや、リンパ管の閉塞や心不全などによる循環不全などにより組織間液の還流が抑制されて生じる。褥瘡発生危険因子の一つである。

（日本褥瘡学会 用語集より）

図1　浮腫のある皮膚の状態

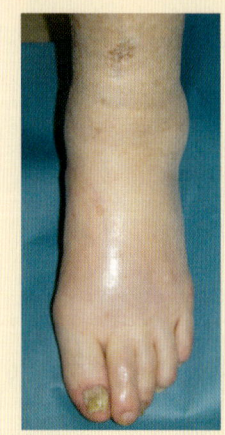

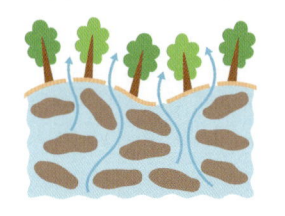

浮腫の皮膚のイメージ
地盤が水分過剰で、表面の土砂崩れが起こりやすい。
- 皮膚組織の酸素不足、栄養不足
- 皮膚の免疫力低下
- 外力に対し脆弱
- ドライスキン
- 皮膚温低下

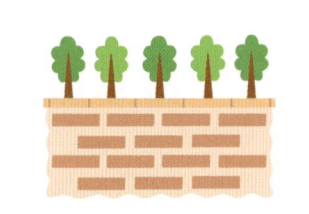

健康な皮膚のイメージ
水分バランスがよく、しっかりした土壌のイメージ。

表1　浮腫の分類

分類		疾患
全身性浮腫	心性浮腫	うっ血性心不全
	肝性浮腫	肝硬変非代償期などの肝機能障害
	腎性浮腫	慢性腎不全、ネフローゼなどの腎機能障害
	内分泌性浮腫	甲状腺機能低下症などの内分泌疾患
	特発性浮腫	原因不明の浮腫
	栄養障害性浮腫	低蛋白血症など
	医原性浮腫	薬剤性（NSAIDs、Ca拮抗剤など）
局所性浮腫	静脈性浮腫	静脈血栓症、静脈瘤などによる静脈不全
	リンパ性浮腫	原発性、続発性
	遺伝性血管神経性浮腫	常染色体優性遺伝によると考えられる稀な疾患で、四肢・顔面・消化管粘膜に一過性、限局性、反復性の浮腫を特徴とする。

図2　皮膚の圧痕

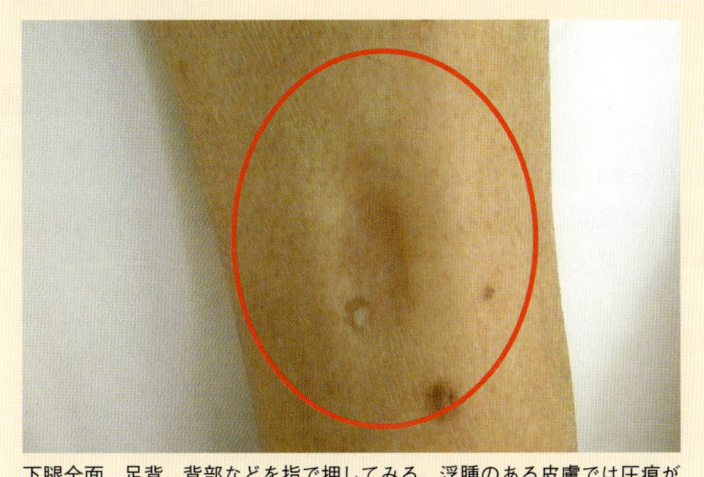

下腿全面、足背、背部などを指で押してみる。浮腫のある皮膚では圧痕が残る。

アセスメント

1. 浮腫の部位と皮膚の状態

- 圧痕の有無（図2）、弾力性の有無、皮膚温、緊満、全身性か局所性かを観察する。

2. 浮腫の原因と基礎疾患のコントロール

- 浮腫の原因となる基礎疾患や全身状態を把握する。
- 褥瘡のリスクを医師へ報告し、基礎疾患および浮腫のコントロールが可能かどうか相談する。
- 浮腫に対する治療中の場合は、尿量、体重、腹囲、下腿周径の推移を観察する。

ケアの実際

1. 組織間液のコントロール

- 褥瘡のリスクを医師へ報告し、基礎疾患および浮腫のコントロールが可能かどうか相談する。
- 低栄養が原因の場合は、栄養サポートチーム（NST：Nutrition Support Team）にコンサルトして栄養状態を改善する。
- 組織間液の還流を促すため、下肢挙上や体位変換を行う。
- リンパ性浮腫の場合は、適応と禁忌に注意した上で、リンパドレナージマッサージの導入を検討する。
- 静脈性浮腫、リンパ性浮腫の場合は、圧迫圧に注意しながら弾力性ストッキング、弾力性包帯を使用する。

2. 徹底的な体圧分散

- 日常生活自立度により、体圧分散用具を選択する。
- 日中のほとんどを臥床して過ごし自力で体位変換が不可能な場合や、治療上安静の必要性がある場合は、低圧保持エアセルマットレスを使用する。
- 下肢浮腫があり踵骨部の褥瘡予防を行う場合、局所的にクッションをあてて踵を挙上すると枕による圧迫が加わるため、下肢全体をやわらかく支持できるクッションを用いる（図3）。

3. 摩擦・ずれの除去

- 背上げを行う場合は、2層式エアマットレスを用いる。
- 背上げ後は、一度背中や踵を浮かせて残留ずれ力を除去する。
- 臥床状態での寝衣交換時は、摩擦に注意しながら行う。

COMMENTS

浮腫の原因となる基礎疾患

- **うっ血性心不全**
  左心不全は肺にうっ血を生じ、呼吸困難、起座呼吸、肺水腫を生じる。全身の静脈にうっ血をきたし浮腫を生じるのは、右心不全である。治療には、利尿薬を用い、うっ血を取る治療を行う。

- **慢性腎不全**
  腎臓からの塩分・水分の排泄機能の低下に由来する病態である。一般的には治療には塩分制限、利尿薬を用いる。

- **ネフローゼ**
  腎臓から尿中に多量の血清蛋白成分が喪失し、低蛋白血症から全身に浮腫をきたす病態である。慢性腎不全の治療に加え、ネフローゼの原因疾患によってはステロイド剤を使用する。

COMMENTS

圧迫圧からみた弾力性ストッキングの選択

圧迫圧	病態
20mmHg未満	血栓予防 静脈瘤の予防 ストリッピング術後 他疾患による浮腫
20mmHg台	軽度静脈瘤 高齢者静脈瘤 小静脈瘤への硬化療法後
30mmHg台	静脈瘤 静脈血栓後遺症 硬化療法後 軽度リンパ浮腫
40mmHg台	高度浮腫 皮膚栄養障害のある静脈瘤 静脈血栓後遺症 リンパ浮腫
50mmHg台	高度リンパ浮腫

図3 踵骨部の挙上方法

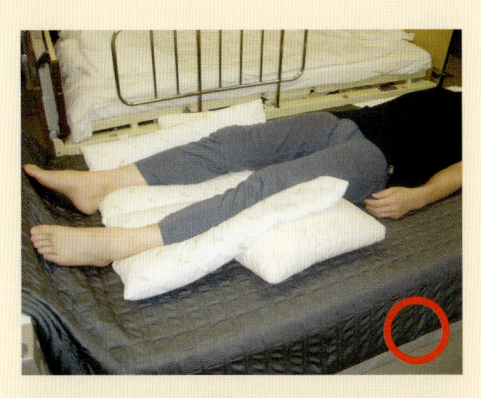

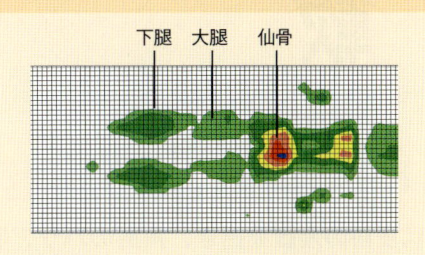

〈良い例〉
ひざ下に空間ができないように下肢全体を挙上して踵骨部を挙上した場合、下腿部の圧が分散され、局所的な圧迫を避けられる。また、大腿後面でも圧分散が可能となるため、悪い例に比べると仙骨部の圧も分散される。

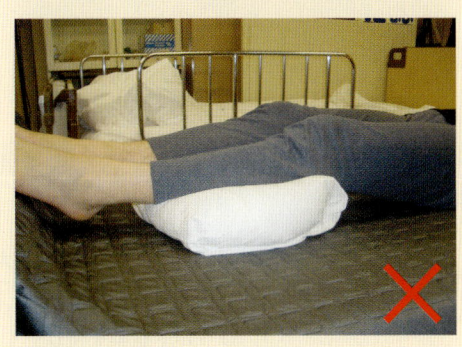

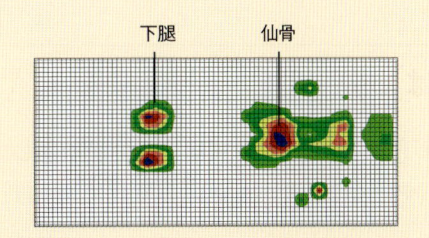

〈悪い例〉
下腿だけにクッションを入れた場合、踵骨部は挙上できるものの、脛骨、腓骨部に局所的な圧迫が加わる。

4. スキンケア

- **清潔保持**：低刺激性石鹸をよく泡立て、てのひらの泡で包み込むようにして汚れを浮き上がらせる。強い摩擦やナイロンたわしなどの使用は避ける。石鹸分は圧拭きするように除去する。シャワー浴や入浴を行う場合は熱めのお湯は避け、ぬるめのお湯を用いる。
- **ドライスキンの予防**：保清後はできれば5分以内にすみやかに保湿剤を塗布する（p.169参照）。保湿剤の使用量は、ティッシュペーパーが皮膚につく、皮膚がてかる程度を目安にする。
- **外傷予防**：医療用粘着テープ固定による皮膚の緊張や靴下などのゴムのくい込みによる外傷に注意する。また、ベッド上の環境整備を行う。

（内藤亜由美）

COMMENTS

スキンケアの定義

- 皮膚の生理機能を良好に維持する、あるいは向上させるために行うケアの総称である。具体的には、皮膚から刺激物、異物、感染源などを取り除く洗浄、皮膚と刺激物、異物、感染源などを遮断したり、皮膚への光熱刺激や物理的刺激を小さくしたりする被覆、角質層の水分を保持する保湿、皮膚の浸軟を防ぐ水分の除去などをいう。（日本褥瘡学会 用語集より）

参考文献
1. 真田弘美, 大桑麻由美：症候別スキンケア. 創傷ケア基準シリーズ3 スキンケアガイダンス, 日本看護協会認定看護師制度委員会創傷ケア基準検討会編著, 日本看護協会出版会, 東京, 2002.
2. 江幡智栄：病態処置別スキントラブルケアガイド各科に共通するスキントラブルの対応・予防 浮腫のある患者. NURSING MOOK46 病態処置別スキントラブルケアガイド, 内藤亜由美, 安部正敏編, 学習研究社, 東京, 2008：4.
3. 日本褥瘡学会編：在宅褥瘡予防・治療ガイドブック. 照林社, 東京, 2008.

第4章 褥瘡の予防

予防のためのスキンケアの方法
浸　軟

> **Points**
> - 湿潤は皮膚の浸軟を招き、角層のバリア機能や組織耐久性を低下させる。
> - 鼠径部・臀裂部など皮膚と皮膚が接触する部位は湿潤しやすい。
> - 頻回な拭取り（機械的刺激）は、角層の損傷および皮脂成分の喪失を招き、ドライスキンの原因になる。

浸軟とは

- 浸軟とは「水に浸漬して角質層の水分が増加し、一過性に体積が増えてふやけることで、可逆性の変化である[1]」と定義されている（図1）。
- 正常な皮膚は適度に潤いがあり乾燥した状態であるが、浸軟した皮膚とは、さまざまな要因で皮膚が湿っている状態をいう。

COMMENTS

浸軟の定義
- 組織、特に角質が水分を大量に吸収して白色に膨潤した状態。皮膚バリア機能が低下し、びらんや感染を生じやすい。褥瘡潰瘍の辺縁でしばしばみられる。
（日本褥瘡学会 用語集より）

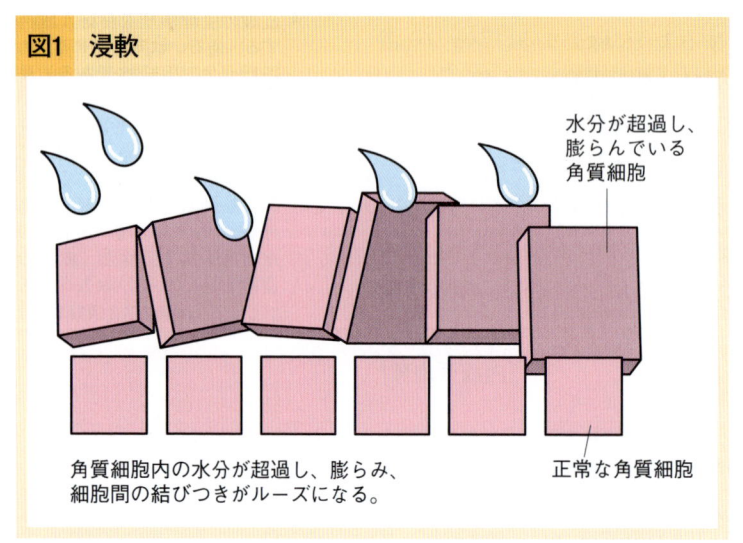

図1　浸軟

角質細胞内の水分が超過し、膨らみ、細胞間の結びつきがルーズになる。

水分が超過し、膨らんでいる角質細胞

正常な角質細胞

溝上祐子：オストメイトの天敵！スキントラブル. 入門尿路ストーマケア, 溝上祐子監修, メディカ出版, 大阪, 2004：94. より引用

原因と影響

- 皮膚湿潤の原因は、便および尿失禁や多量の発汗によるオムツ内の高温多湿の環境が影響する（図2）。
- オムツを重ねて使用すると皮膚の湿潤を招く。
- 鼠径部・臀裂部など皮膚と皮膚が密着する部位は湿潤しやすい。
- 湿潤した皮膚は、接触しているものに密着しやすいため、摩擦・ずれが生じやすくなる。
- 尿は排泄後時間の経過とともにアルカリ化するため、皮膚刺激性が高いだけでなく、細菌繁殖しやすい状態をつくる。
- 頻回な拭取り（機械的刺激）は、角層の損傷および皮膚成分の喪失を招き、ドライスキンの原因になる。
- 浸潤で角層のバリア機能が破綻した状態に、排泄物などの化学的刺激が加わることで皮膚障害が発生する。
- 浸軟した皮膚は、組織耐久性が低下しているため、軽微な外力で皮膚が損傷しやすい。
- 褥瘡周囲皮膚の浸軟は上皮化を遷延させる（図3）。

観察のポイント

- 皮膚の浸潤がないか観察する。
- 皮膚障害（浸軟、発赤、びらん、感染など）の有無を観察する（表1）。

図2 尿失禁による浸軟

80歳代、女性
- 膀胱腟瘻。腟からの持続的な尿失禁のため、肛門周囲から尾骨にかけて浸軟を認めた。

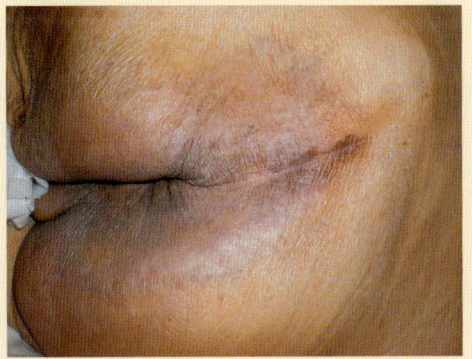

予防的スキンケアを実施し、尿量や体に合ったオムツを選択した。

図3 褥瘡周囲皮膚の浸軟

80歳代、女性
- 褥瘡周囲皮膚の浸軟。ドレッシング材が創面にフィットしていなかったため、臀部の皮膚同士が密着し、滲出液が皮膚に常時接触していた。

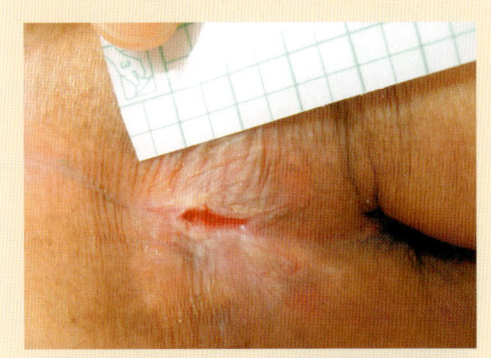

創周囲皮膚に密着するタイプの創傷被覆材を使用した。

表1 湿潤の観察ポイント

- オムツ使用の有無
- 発熱・発汗の有無
- オムツの使用方法
  不要なオムツの重ね付けをしていないか。
  不適切な吸収量のパッドを使用していないか。
- 失禁のタイプ
- 皮膚が湿っていないか
  渇いた手で皮膚に触れて確認する。
- 皮膚がふやけていないか
- 皮膚同士が接触している場所（鼠径部・臀裂部など）は、接触面を開いて観察する。

ケアの実際

- 寝具・ポジショニングピローのカバーの素材は、通気性のよい素材を選択する。
- エアマットレスは除湿機能があるものを選択する。
- 吸水性・速乾性にすぐれた下着を着用する。
- 不要なオムツの重ね付けはしない。
- 完全に皮膚が乾いたことを確認してから撥水対策を行う。
- 電気毛布の使用は熱がこもり発汗を助長するため、使用温度および場所を検討する（足元に限定するなど）。

（濱元佳江）

COMMENTS

湿潤への対応法

- 下着はできるだけ縫い目のない、あるいは軟らかい素材のものを使用する。
- 排泄後には臀部を十分に洗浄し、可能な限り、入浴・シャワー浴を勧める。
- 尿失禁用パッドを使用している場合は、濡れたまま放置しないように適切に交換する。

引用文献
1. 田中秀子：浸軟. 創傷ケア基準シリーズ3 スキンケアガイダンス, 日本看護協会認定看護師制度委員会創傷ケア基準検討会編, 日本看護協会出版会, 東京, 2002：117.
2. 溝上祐子：オストメイトの天敵！スキントラブル. 入門尿路ストーマケア, 溝上祐子監修, メディカ出版, 大阪, 2004：94.

第4章 褥瘡の予防

予防のためのスキンケアの方法
尿・便失禁

> **Points**
> ■ 持続した尿・便失禁による湿潤は皮膚に浸軟をきたし、皮膚損傷を起こしやすい。
> ■ 尿・便失禁による皮膚障害を防ぐために、予防的ケアを実践する。
> ■ 予防的ケアは、皮膚に尿・便が付着しないようにすることが重要である。

尿・便失禁の影響

- 尿は通常、pH5.5～7.5であるが、感染尿はpH7.5～8.0とアルカリに傾いていることが多く、皮膚には刺激の強いものとなる。
- 便はアルカリ性で、腸管で水分吸収が十分に行われない水様であるほど、消化酵素を含んだ刺激の強い排泄物となる。水様であると皮膚に付着する面積も広くなるため、皮膚障害をきたしやすい。
- 持続する尿・便失禁による湿潤は皮膚のバリア機能を低下させ、浸軟をきたすため、皮膚損傷を起こしやすい。

ケアの実際

- 尿・便失禁による皮膚障害を予防するには、湿潤予防ケアのアルゴリズム（図1）に準じた予防的ケアを実践することが重要である。
- 予防的ケアとしては、皮膚に排泄物が付着しないようにすること、尿失禁の場合は、失禁のタイプ（腹圧性、切迫性、溢流性、機能性）をアセスメントし、失禁を予防することが必要である。

1．適切な排泄ケア用品の選択

- 失禁量をアセスメントし、適切な吸水性をもつ高分子吸水ポリマー入りの紙オムツ、尿取りパッドを選択する（図2、3）。
- 男性の場合、陰茎固定型収尿器（図4）で尿を回収する方法があり、蓄尿袋に接続して使用する[1]。陰茎の萎縮がある場合には男性用皮膚保護材付採尿袋（図5）を貼付する方法がある[1]。必要に応じて陰毛の処理をした後、清潔で乾いた皮膚に装着する。

COMMENTS

予防的スキンケアの目標

1. 皮膚の浸軟を予防する。
2. 皮膚のバリア機能を保持する。
3. 便の化学的刺激を回避（緩衝）する。
4. 二次感染を予防する。
5. 愛護的なスキンケアを行う。

第4章　褥瘡の予防

図1　湿潤予防ケアのアルゴリズム

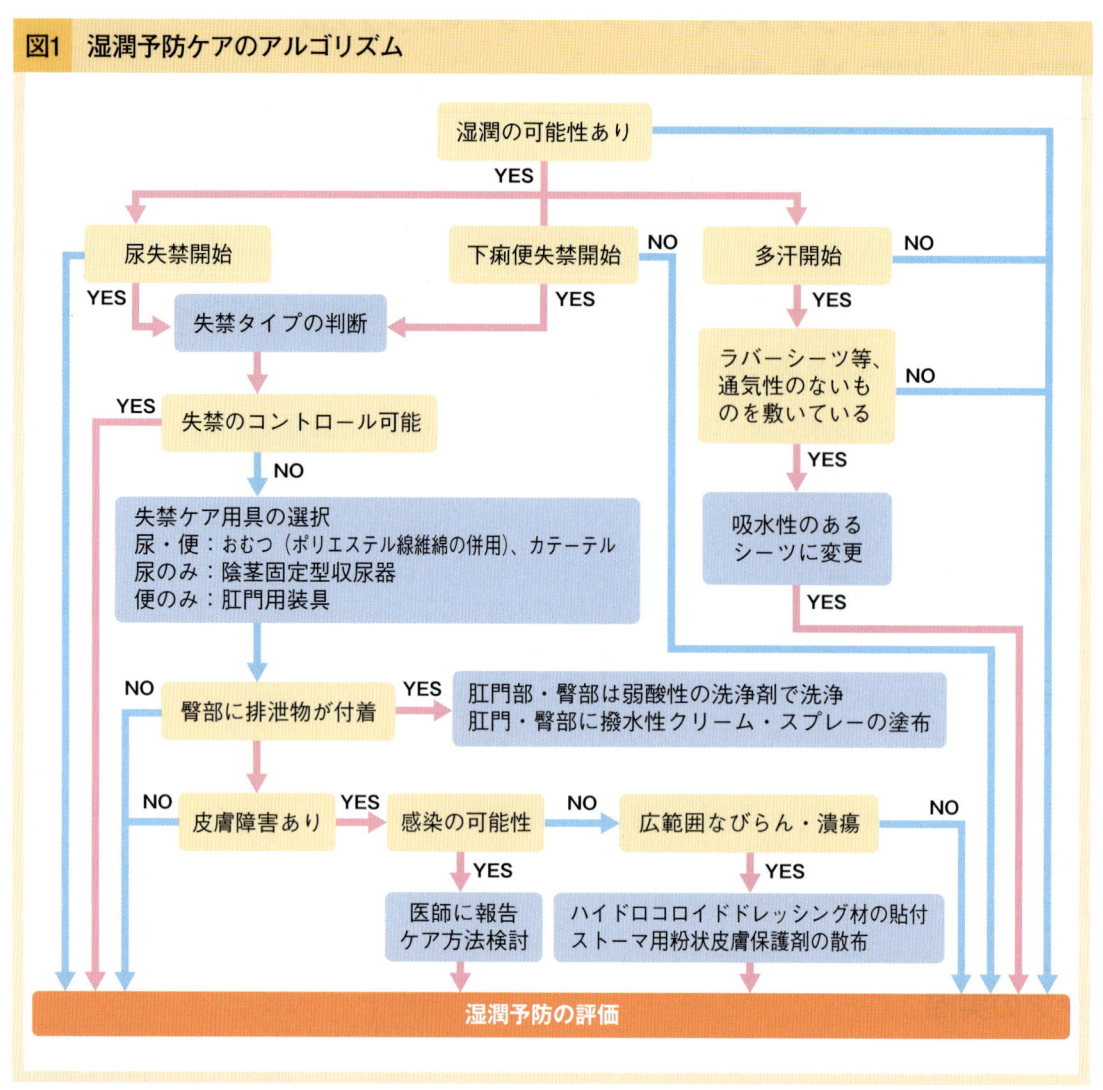

```
                        湿潤の可能性あり
                              │YES
        ┌─────────────┬────────┴────────┬─────────────┐
        ▼             ▼                 ▼             NO
   尿失禁開始      下痢便失禁開始        多汗開始
     │YES          │YES                │YES
     ▼             ▼                    ▼
  失禁タイプの判断◀──┘              ラバーシーツ等、
     │                              通気性のないもの
     ▼                              を敷いている    ──NO──┐
  失禁のコントロール可能                │YES              │
     │NO                              ▼                  │
     ▼                           吸水性のある            │
  失禁ケア用具の選択              シーツに変更           │
  尿・便：おむつ（ポリエステル線維綿の併用）、カテーテル  │YES
  尿のみ：陰茎固定型収尿器
  便のみ：肛門用装具
     │
     ▼                         ┌───YES──→ 肛門部・臀部は弱酸性の洗浄剤で洗浄
  臀部に排泄物が付着 ──YES──→│            肛門・臀部に撥水性クリーム・スプレーの塗布
     │NO                       
     ▼
  皮膚障害あり ──YES──→ 感染の可能性 ──NO──→ 広範囲なびらん・潰瘍 ──NO──┐
     │NO                  │YES                    │YES
     │                    ▼                       ▼
     │               医師に報告              ハイドロコロイドドレッシング材の貼付
     │               ケア方法検討            ストーマ用粉状皮膚保護剤の散布
     ▼                    ▼                       ▼
                    湿潤予防の評価
```

真田弘美：褥瘡対策マニュアル．Expert Nurse 2002；18：61．より引用

図2　尿失禁用パッド

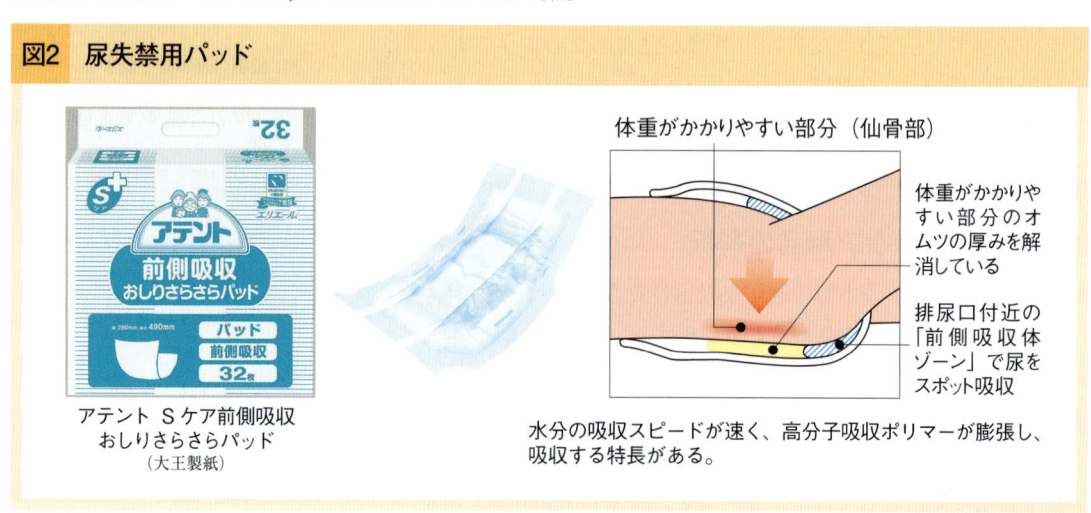

アテント Sケア前側吸収
おしりさらさらパッド
（大王製紙）

体重がかかりやすい部分（仙骨部）

体重がかかりやすい部分のオムツの厚みを解消している

排尿口付近の「前側吸収体ゾーン」で尿をスポット吸収

水分の吸収スピードが速く、高分子吸収ポリマーが膨張し、吸収する特長がある。

予防のためのスキンケアの方法

図3 軟便・下痢便失禁用パッド

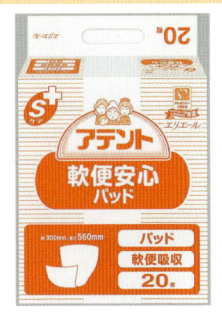

アテント Sケア軟便安心パッド
（大王製紙）

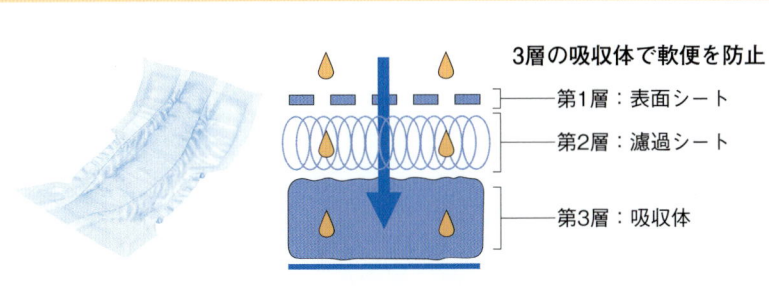

3層の吸収体で軟便を防止
- 第1層：表面シート
- 第2層：濾過シート
- 第3層：吸収体

便中の残渣による目詰まりを起こしにくい構造で、濾過シートを用い、濾過力を向上させている。アンモニア臭を抑制する防臭効果もある。

図4 陰茎固定型収尿器（男性用）

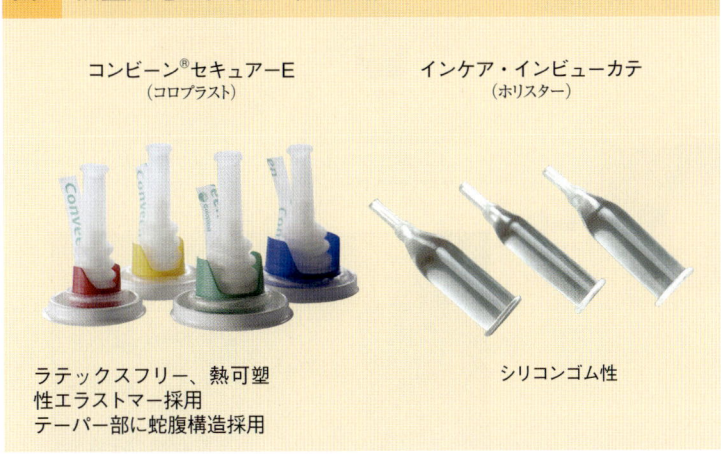

コンビーン®セキュアーE
（コロプラスト）

インケア・インビューカテ
（ホリスター）

ラテックスフリー、熱可塑性エラストマー採用
テーパー部に蛇腹構造採用

シリコンゴム性

図5 皮膚保護材付採尿袋

フレックステンドピーパウチ（男性用）
（ホリスター）

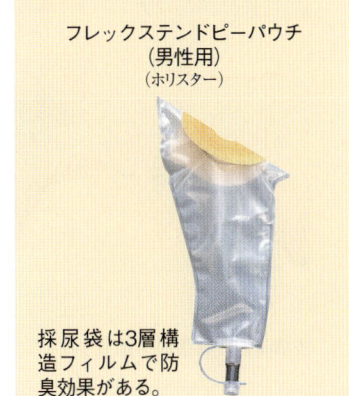

採尿袋は3層構造フィルムで防臭効果がある。

- オムツ内の浸軟を悪化させる要因として、頻回な水様便の付着がある。その場合はドレッシング材やストーマ用品として市販されている板状皮膚保護材や、単品系の消化器ストーマ装具を肛門周囲に貼付する方法が推奨される（図6）。
- 短期間の排便コントロール不良の便失禁に対しては、前述した肛門パウチの装着が推奨されるが、装着感を不快とする患者や離床している患者には適していない。
- 排便コントロールが困難で、水様または泥状便が持続する場合には、肛門にシリコンチューブを挿入する便失禁管理システム（図7）を用いる方法がある。ただし、直腸内や肛門部に病変、損傷がある場合や直腸術後には禁忌である。
- 肛門括約筋の弛緩などで、少量ずつ便が漏れる場合などに選択する用品として肛門プラグ（図8）がある。下痢や高アンモニア血症には禁忌であり、便量が多い場合には適さない。

Evidence

Clinical Question

尿・便失禁がある場合、褥瘡発生予防にどのようなスキンケアを行うとよいか

[推奨]
洗浄剤による洗浄に加えて皮膚保護のためのクリーム等を肛門から臀部範囲の皮膚に用いてもよい。

推奨度 C1

（褥瘡予防・管理ガイドライン、p.54）

第4章　褥瘡の予防

図6　頻回な水様便の付着がある場合のケア

①排便コントロールが困難で、水様または泥状便が持続する場合

選択　板状皮膚保護材

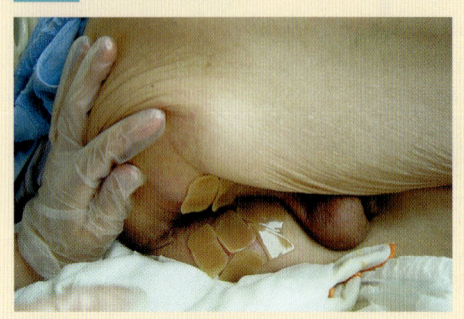

皮膚保護材をチップ状にカットして貼付 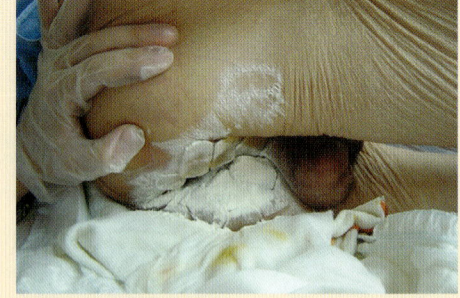 → 隙間に皮膚保護材を散布

②肛門括約筋の弛緩などで、少量ずつ便が漏れる場合

選択　肛門パウチ

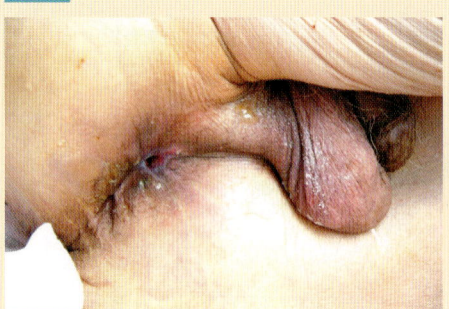

皮膚障害改善後の小腸ろう孔

単品系ストーマ装具の例

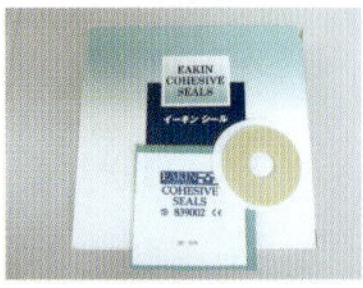

イーキンシール（コンバテック ジャパン） 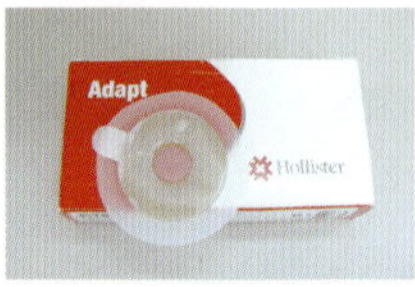
アダプト皮膚保護シール（ホリスター）

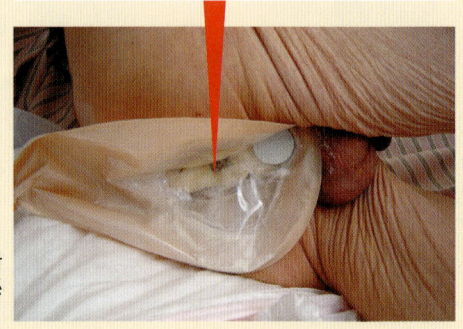

用手整形皮膚保護材にて補正後、単品系ストーマ装具を貼付

図7　便失禁管理システム

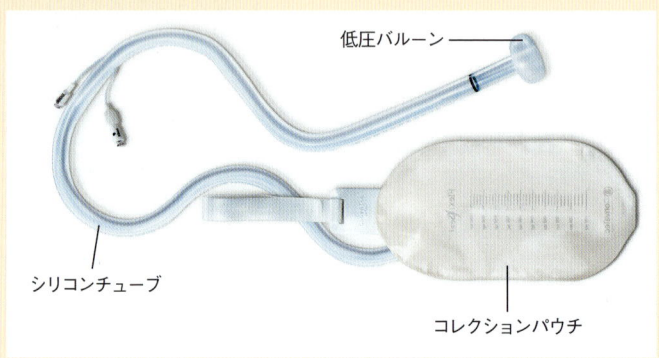

低圧バルーン
シリコンチューブ
コレクションパウチ

フレキシ シール®（コンバテック ジャパン）

使用例

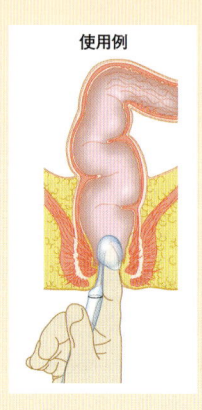

排便をほとんど、または全くコントロールできず、便が水様または泥状である患者に使用する。

図8　肛門プラグ

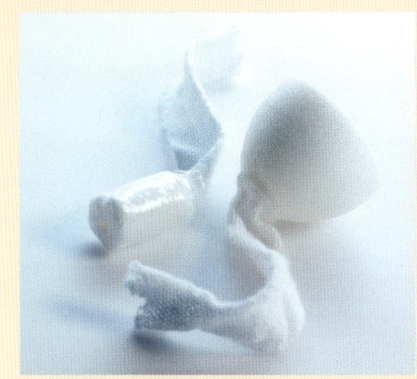

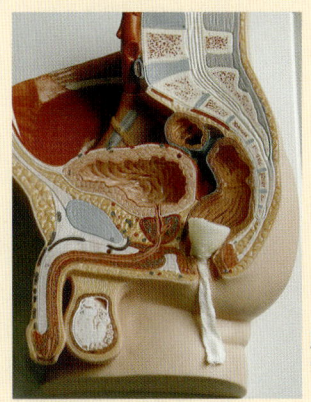

ペリスティーン®アナルプラグ（コロプラスト）

肛門内で水溶性フィルムが溶け、やわらかいポリウレタンが椀形となって便の漏れを防ぐ。

2. 撥水効果のあるスキンケア用品の選択

- 浸軟している皮膚にワセリンを使用すると、透過性が少なく水分の蒸散を損ない角質水分量が増加するため、さらに浸軟を助長する。
- 皮膚の浸軟は長時間の水分の付着でひき起こされるため、使用するスキンケア用品には長時間の撥水効果が要求される。
- 撥水効果のあるスキンケア用品の例を図9に示す。このほか、皮膚を保護するものには、皮膚の上に皮膜を作り、皮膚呼吸は妨げない皮膚被膜剤（図10）が活用できる。

3. ポリエステル繊維綿の選択

- 泥状便、水様便、尿失禁時の皮膚保護に使用できる失禁用品として非吸水性のポリエステル繊維綿がある（図11）。
- ポリエステル繊維綿は尿や便中水分を濾過するため、皮膚が湿潤することを避け、速やかにオムツ内に吸収されるのを助ける。
- 1回分、約1/3枚をちぎって臀部のしわの間に挟むようにし、皮膚とオムツの間に広げて使用する。

（山本亜矢）

引用文献
1．菅原光子：失禁患者のスキンケア．ナースのためのスキンケア実践ガイド，田中秀子編著，照林社，東京，2008：10．
2．真田弘美：褥瘡対策マニュアル．Expert Nurse 2002；18（7）：61．

参考文献
1．宮地良樹，真田弘美編著：現場の疑問に答える褥瘡診療Q&A．中外医学社，東京，2008．
2．溝上祐子，河合修三編著：知識とスキルが見てわかる専門的皮膚ケア．メディカ出版，吹田，2008．

第4章 褥瘡の予防

図9 撥水効果のある主なスキンケア用品

セキュラ®PO
(スミス・アンド・ネフュー ウンド マネジメント)

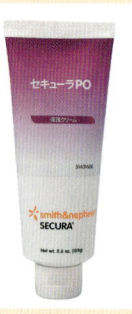

- ワセリン主体であるが、各種の皮膚コンディショニング剤が配合されている。
- 消炎効果や角層の代謝促進、ビタミンE・A誘導体、血行促進効果が得られるため、ワセリン単独の軟膏より優れている。

ソフティ®保護オイル
(ジョンソン・エンド・ジョンソン)

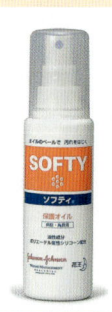

- ポリエーテル変性シリコンが配合され、皮膚への吸着が優れている。
- 水は弾くが水蒸気は透過させるため、オイルの下の皮膚は浸軟しない。
- 長時間の撥水効果が期待できる。

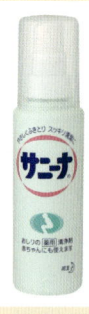

サニーナ®
(花王)

- ふきとり後も肛門周辺部の皮膚を保護し、清潔に保つ（スクワラン（基剤）配合）。
- 炎剤（グアイアズレン）配合で皮膚をやさしくケアする。

図10 皮膚被膜剤

撥水効果があり、排泄物が皮膚へ付着するのを予防する。

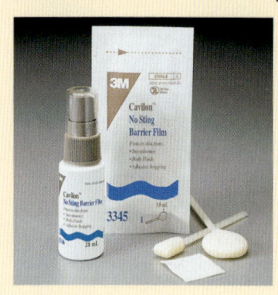

キャビロン™非アルコール性皮膜
(スリーエム ヘルスケア)

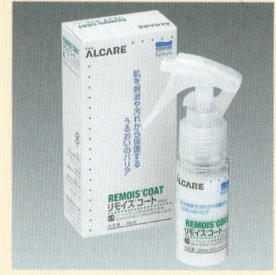

リモイス®コート
(アルケア)

図11 ポリエステル線維綿

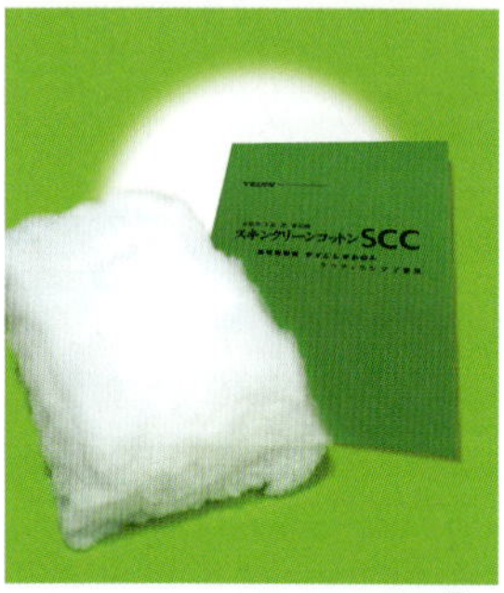

スキンクリーンコットンSCC®
(帝人ファイバー)

● 使用例

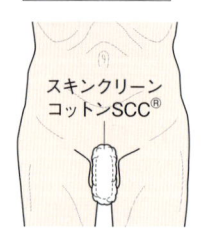

尿失禁の場合：スキンクリーンコットンSCC®　1回の使用量は1/3を目安に

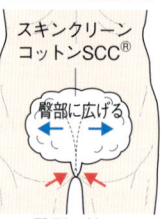

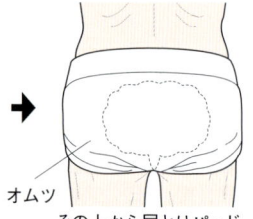

便失禁（下痢）の場合：スキンクリーンコットンSCC®　臀部に広げる　臀裂に挟む　→　オムツ　その上から尿とりパッドまたはオムツをあてる。

第4章 褥瘡の予防

予防のためのリハビリテーション
関節拘縮の予防手技

> Points
> - 関節拘縮の予防のためには、活動性を維持し、日頃から関節運動を行うようにする。
> - 他動運動を行う際には、関節に無理な力が加わらないように、関節の近くを持って実施する。
> - 対象者の反応（表情や筋緊張の変化など）を確認しながら行うとともに、骨の動きにも注意を払いながら実施する。

関節拘縮とは

- 関節拘縮は、不動等によって、皮膚・筋・軟部組織等の伸張性が低下し、関節の可動域が縮小することをいう。
- 関節拘縮の原因となっている組織を特定して、介入することが有益である。
- 肩関節の屈曲・外転制限、肘関節・手関節・手指の屈曲拘縮、股関節の屈曲拘縮と外転制限、膝関節の屈曲拘縮、足関節の尖足拘縮が発生しやすく問題となる（図1）。

他動運動の実施

- 関節拘縮は、自力で動けない人で発生することが多い。そのような人に対しては、他動的に関節運動を行う他動運動を実施することが必要である。
- 1日に1回は動かすことを原則とし、1回に何度も動かすより複数回に分けて動かすほうが効果的である。

他動運動時の留意点

- 関節拘縮を予防するはずの他動運動が、やり方次第では悪影響を及ぼす可能性があることを理解して行うことが大切である。
- 骨突出部周囲の筋を伸張するような関節運動時には、体内の骨表面で筋が擦れ、傷害されることもあるため、伸張する部位の確認を怠らない。

COMMENTS

関節拘縮の定義

- 関節構成体軟部組織の損傷後の瘢痕癒着や不動による廃用性変化の1つで、関節包、靱帯などを含む軟部組織が短縮し、関節可動域に制限がある状態である。長期間の固定などにより、筋や皮膚などに原因がある場合は短縮（tightness）とよび、伸張運動により改善する。関節包内の骨・軟骨に原因があり、関節機能がない場合は強直（ankylosis）とよび区別され、伸張運動の効果は認められない。

（日本褥瘡学会 用語集より）

Evidence

Clinical Question

リハビリテーション介入は、早期から行ってもよいか

[推奨]
関節拘縮ならびに筋萎縮を含む廃用症候群を予防するために、十分なリスク管理のもと、早期からリハビリテーション介入を行うことが勧められる。

推奨度 B

（褥瘡予防・管理ガイドライン、p.59）

第4章 褥瘡の予防

図1 関節拘縮

a. 膝関節屈曲拘縮　　　　b. 足関節尖足拘縮

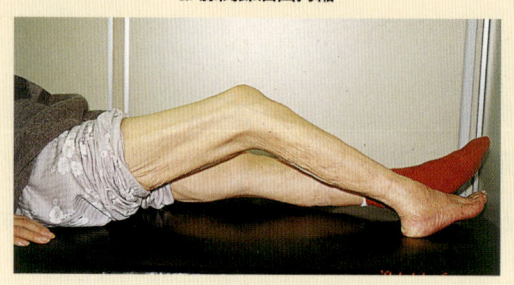

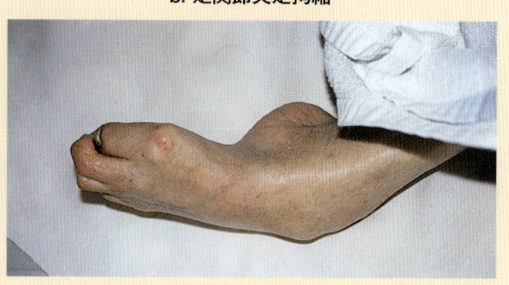

- 他動運動時の速度が速ければ、筋を痛めることがあるため、ゆっくりとした速さで行うようにする。
- 疼痛の発生は危険信号でもあるので、疼痛を生じさせない程度に留める。そのためにも、常に、伸張しようとする筋や腱の緊張状態を確認しながら行う。
- 特に、肩関節の構造は複雑であり、麻痺している肩を動かす場合、肩甲骨を保持しながら、丁寧に動かさなければ、肩関節を痛める結果となり、肩関節での疼痛発生や関節拘縮の悪化に結びつく。

他動運動の実際

1. 肩関節の屈曲・外転時の保持方法

- 上腕骨骨頭が肩甲骨関節窩に納まっていることを確認する（図2-1）。
- 上腕骨骨頭部の動きを片方の手で確認しながら、反対の手で上腕を保持し、肘で軽く円弧を描くようにして、屈曲ならびに外転運動を行う（図2-2）。
- 肘関節が肩関節のラインにくる程度までを目標とする（図2-3）。
- 肩関節の外転時には、内旋位（図2-4）ではなく、外旋位（図2-5）にすることが必要である。

2. 膝関節の屈曲拘縮（下肢の拘縮で、最も多い）を伸展させる場合

- 下腿をできるだけ膝関節の近くで保持し、下腿を前方へ引き出すようなイメージで膝関節を伸展させる（図3-1）。
- 膝窩部を保持している指先で膝後面の腱の伸張具合を感じながら

Evidence

Clinical Question

関節拘縮を予防するために他動運動を行ってもよいか

[推奨]
自動運動が困難な場合には、徒手的・愛護的な他動運動を行ってもよい。

推奨度　C1

● エビデンスレベル

関節の不動が余儀なくされる対象者に対して、他動的な伸張を加えて関節可動域の変化を比較したランダム化比較試験があり、エビデンスレベルⅡであるが、いずれも関節拘縮を防止するところまでは至っておらず、また、褥瘡に対する効果について検証したものではない。

（褥瘡予防・管理ガイドライン、p.59）

予防のためのリハビリテーション

図2 肩関節の屈曲・外転運動

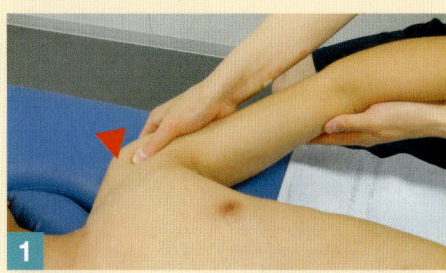

1 上腕骨頭が関節窩へ納まっていることを確認しながら行う（▼）。

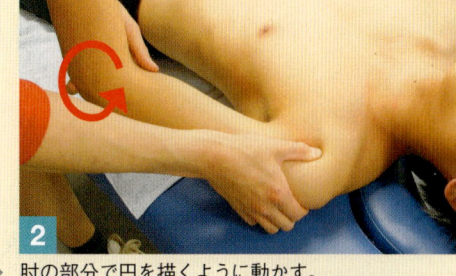

2 肘の部分で円を描くように動かす。

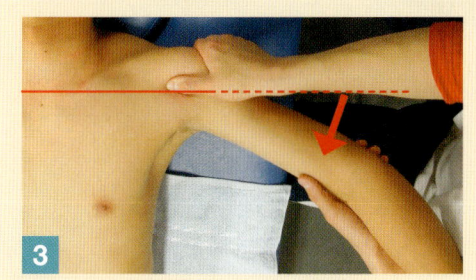

3 外転・屈曲で90度を目安とし、点線のラインを超えない程度でとどめる。

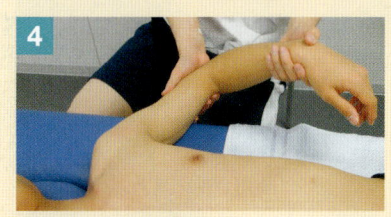

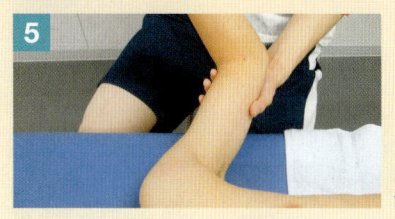

4 内旋位

5 外旋位

行う（図3-2）。
- 完全伸展に近づくと、下腿を遠位方向に牽引するような感じでストレッチを加える（図3-3）。

3．尖足拘縮に対する足関節の背屈他動運動

- 踵骨を包み込むように保持し、反対側の手で下腿遠位の前面を保持する（図4-1）。
- 腕全体で足底を押すようにして、下腿三頭筋の伸張を行うとともに、踵骨を遠方へ引くようにして、背屈運動を行う（図4-2）。

（日髙正巳）

引用文献
1．日本褥瘡学会編：褥瘡予防・管理ガイドライン．照林社，東京，2009：160．

参考文献
1．嶋田智明, 金子翼編：関節可動障害 その評価と理学療法・作業療法．メディカルプレス，東京，1994．
2．奈良勲, 浜村明徳編：拘縮の予防と治療．医学書院，東京，2003．

Evidence

Clinical Question

他動運動の開始時期はいつがよいか

［推奨］
関節拘縮が発生する前より行ってもよい。

推奨度 **C1**

●エビデンスレベル

脳卒中患者を対象として、発症早期より拘縮予防の治療を開始すべきとするランダム化比較試験があり、エビデンスレベルⅡである。しかし、関節拘縮の予防効果についての言及はない。

（褥瘡予防・管理ガイドライン、p.60）

第4章　褥瘡の予防

図3　膝関節の伸展運動

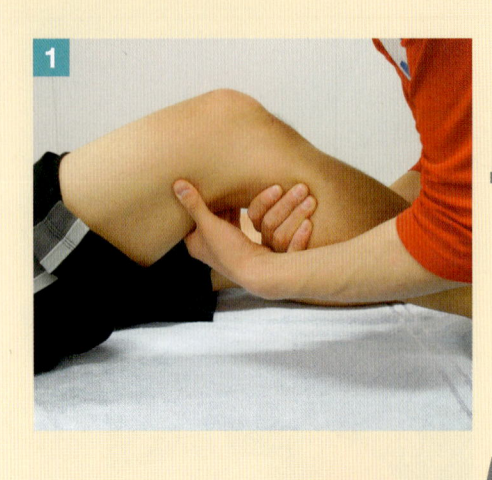

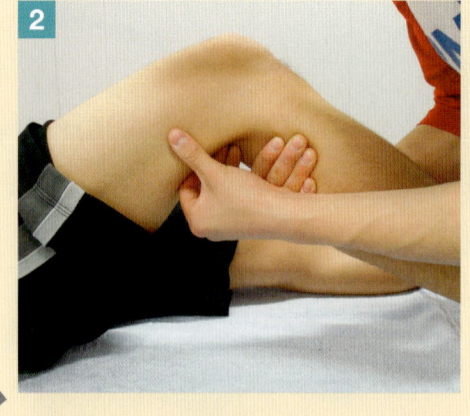

大腿後面の筋群の緊張状態を確認しながら伸張する。

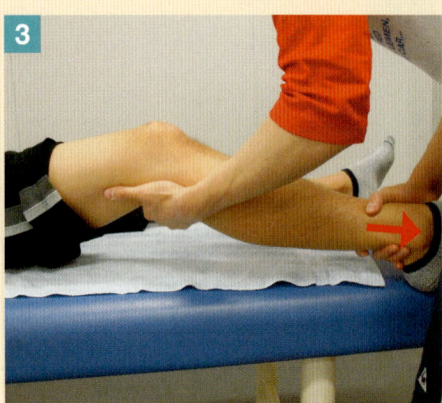

矢印の方向へ牽引力を軽くかけながら最終伸展を行う。

図4　足関節の背屈他動運動

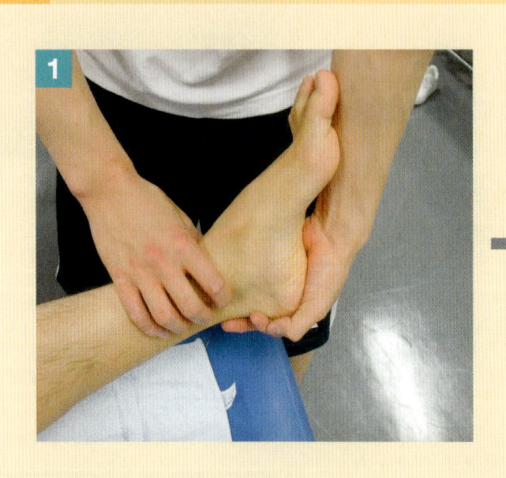

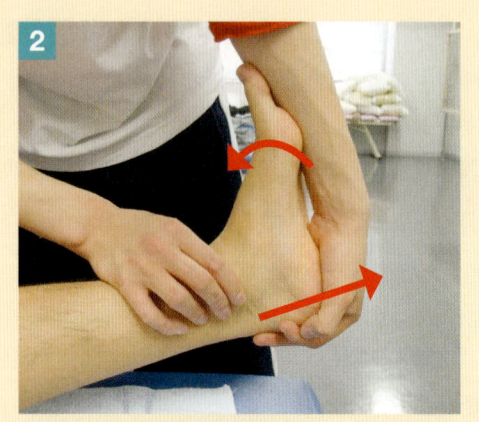

踵骨は遠位へ軽く牽引しながら前腕の内側面で足関節の背屈方向へ力を加える。

第4章 褥瘡の予防

予防のためのリハビリテーション
関節拘縮予防のためのポジショニング

Points
- 安定・安楽な臥位姿勢を提供することが目的である。
- 身体とベッドの間に隙間ができないよう、適切にクッションを用いる。
- 特定の体位が長時間続かないよう、適切に体位変換を行う。

ポジショニングとは
- 褥瘡を発生・悪化させることなく、関節拘縮を最小限にすることを目的とし、安定した姿勢をとるための方法である。

ポジショニングの目的
- 体圧を分散させるとともに、安定した姿勢をとることで安楽な臥位姿勢を提供するものである。
- 関節拘縮がある人の場合には、関節拘縮があることを踏まえて、その悪化防止についての対応が重要であるが、持続的な伸張力を加え、矯正することを目的とはしない。

ポジショニングの実際
- 体圧分散用具とともに、接触面積を増やして体圧の分散を図るため、適切にクッションを用い、身体とベッドの間に隙間ができないようにする。
- 筋の痩せ具合を考慮して、身体全体の安定性を確認するとともに、肢体相互の位置関係を考えてクッションを用いる。
- クッションは差し込むのではなく、クッションの上に身体を戻すようにすることで、残留ずれ力の発生を予防する。
- クッションの選択においては、低反発であるとともに、通気性ならびに表面の摩擦の程度を考慮する。
- マイクロシフトを含めた体位の変換を行い、特定の体位が長時間

COMMENTS

看護介入分類（NIC：Nursing Interventions Classification）のラベルと定義

- ポジショニング（体位づけ）
  生理的安寧／心理的安寧を促進するために、患者または身体部分を熟考のうえ位置づけること
- ポジショニング：車椅子
  快適さを求め、皮膚統合性を促進し、自立を促すために、正しく選択された車椅子に患者を乗せること
- ポジショニング：神経系
  脊髄損傷または脊椎過敏性を経験している患者、あるいはそのリスク状態にある患者のために最善で最適のアラインメント（体軸の並び）を確保すること

中木高夫、黒田裕子訳：看護介入分類（NIC）原著第4版. 南江堂, 東京, 2006：771, 773, 775.より引用

COMMENTS

マイクロシフト

- 仰臥位から側伏位、右側臥位から左側臥位へというように大きく体位を動かすのではなく、クッションのあて方や上下肢の屈曲の程度、体幹の傾きなどをわずかに変化させて、マットレスと接している面を変化させることをいう。

続かないようにすることが大切である。
- ポジショニングの申し送りにおいては、最終肢位だけではなく、手順を含めたケアの統一を図ることが大切である。

1．仰臥位時のポイント

- 極度の円背では仰臥位がとれないこともあるため、円背の有無を確認する。
- 殿筋の萎縮の程度によっては、病的骨突出がみられ、骨盤帯が不安定になるため、殿筋の代わりになる厚みのクッションを臀部に用いる。
- 肘が体幹の後方に落ち込むと、上肢の筋緊張が高まりやすく、また、肩を痛める要因になるため、肘が体幹よりも前方で保持できるようにする。
- 上肢に屈曲拘縮がある場合、胸郭に手が強く当たらないようにする。
- 股関節・膝関節の屈曲拘縮があり、下肢が倒れる場合には、倒れる側からの支持を必要とする。
- 膝関節の屈曲拘縮を予防するため、下肢後面の全面にクッションが当たるようにする。また、このクッションの厚みを増すことで、臀部での荷重を軽減することができる（図1）。

COMMENTS

筋萎縮と骨突出

- 筋萎縮が進行すると骨突出が出現してくる。筋萎縮部分にソフトな材質のものをあて、圧の分散を図ろうとする対応があり、「仮の軟部組織による対応」という。

COMMENTS

姿勢の安定と動作能力

- ベッドと身体の空間を埋めることで圧の分散を図るが、全方向で埋めすぎると、寝返り等の体動を抑制することにもつながる。動作能力との調整もポイントの一つとなる。

図1　仰臥位時のポイント

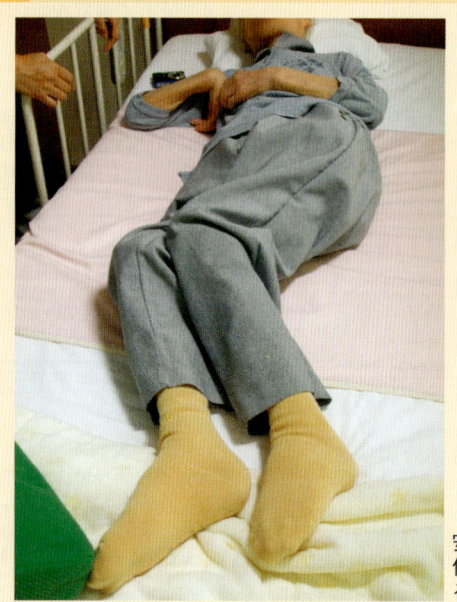

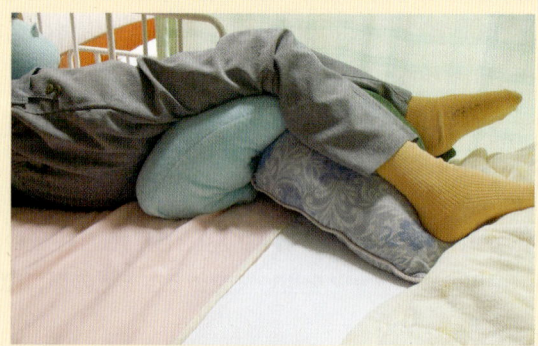

膝関節の屈曲拘縮の進行を予防するためには、下肢後面の全面にクッションが接触し、支持できるようにすることが重要。

安定した仰臥位をとるためには、下肢の屈曲による身体のねじれや殿筋の萎縮による骨盤帯の崩れに対応することが必要。

2. 尖足防止への対応

- 尖足になると、移乗・立位時の足底接地が困難となり、離床を阻害するようになるので予防が大切である。
- 足関節の構造、下腿三頭筋の緊張、足背への負荷によって、容易に尖足は起きる。
- 下肢を自力で動かせる人では、尖足防止のための足底板は、膝を曲げて逃げることができるため、有効でないことが多い。
- 足背部に乗る布団等の重みを軽減するとともに、踵骨部が臀部に近づかないようにアキレス腱部を支持することが必要である（図2）。

3. 側臥位時のポイント

- 側臥位の角度は、体幹のねじれの程度や殿筋の萎縮の程度によって異なる。
- 減圧を図りたい部分が浮いていることを確認するとともに、姿勢が安定している角度を保持するようにする。
- 両下肢が交差し、下肢の内側部が密着し褥瘡を形成することがあるので、両下肢の接触を避けるようにする（図3）。

（日髙正巳）

COMMENTS

側臥位の角度表現

- 側臥位の角度表現は、体軸のねじれを考慮し、どの部分の角度を表現しているのかを明確にしておくことが望ましい。

- 例として、
  1. 骨盤帯の傾斜角度
  2. 挿入するクッションの角度
  3. 肩甲帯部の傾斜角度

  などがある。

参考文献
1. 田中マキ子：動画でわかる褥瘡予防のためのポジショニング. 中山書店, 東京, 2006.

図2 尖足の予防

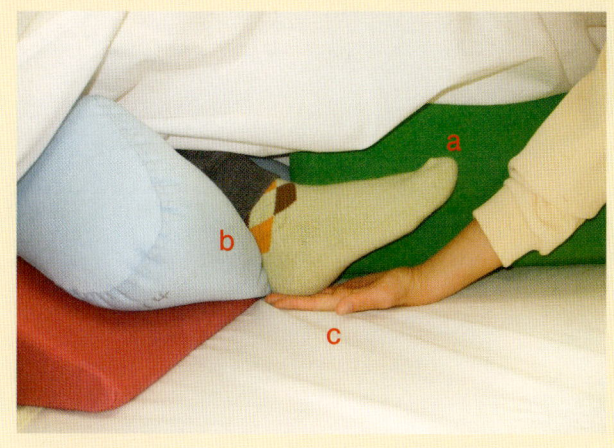

a. 布団の重量が足背に乗り、尖足を助長することを避けるために支持物を配置する。
b. 膝関節が屈曲していくのを防ぐために、アキレス腱部を支えるようにする。
c. 踵が浮いているかどうかを確認する。

第4章 褥瘡の予防

図3 側臥位時のポイント

■下肢が一側へ倒れている人で、倒れている側への側臥位
① 下側の下肢の外側面が接地するときの角度を基本とする。
② 股関節の可動性に応じて、骨盤の傾きを決定し、体幹の傾きを決定していく。
③ 上側の下肢が下側の下肢と接触し、交差しないように支えるが、その支持によって、下側の下肢が浮き上がらないようにする。

■股関節の外転位拘縮を伴う場合の側臥位

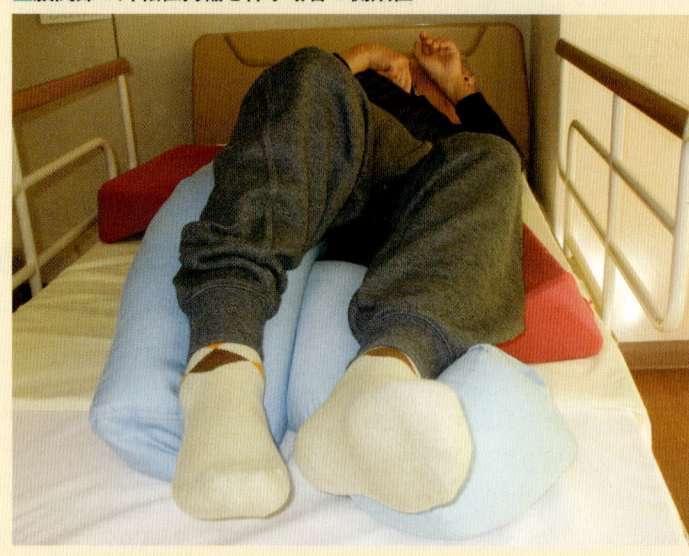

軽度股関節を屈曲位にしてやや外旋位で保持するようにする。そのまま外転しようとすると下肢に身体が乗り上げ、股関節に過度の負担をかけることになる。

■下肢が倒れている側の反対側への側臥位

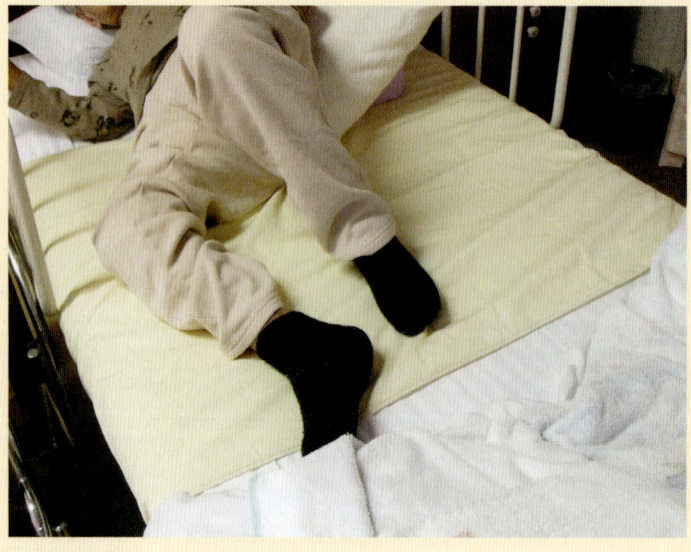

① 下側の下肢が浮き上がることを想定し、安定する体幹・骨盤の傾きを決定する。
② 浮いている下側の下肢の外側を支持し、その後、上側の下肢を支持する。

第5章 褥瘡の局所治療

- 褥瘡の治療と創面環境調整 (wound bed preparation) —— 110
- 褥瘡経過のアセスメント
  DESIGN褥瘡経過評価用とDESIGN-R（2008年改訂版）の概要 —— 113
  DESIGN-Rの点数とつけ方・使い方 —— 118
- 局所治療における薬剤選択の考え方 —— 124
- 急性期褥瘡の治療 —— 130
- 慢性期褥瘡の治療
  慢性期褥瘡の基本スキーム —— 133
  浅い褥瘡（d）のとき —— 135
  深い褥瘡（D）のとき —— 138
  炎症期の褥瘡① Nのとき —— 141
  炎症期の褥瘡② Iのとき —— 144
  炎症期の褥瘡③ Eのとき —— 147
  肉芽・上皮形成期の褥瘡① Gのとき —— 150
  肉芽・上皮形成期の褥瘡② Sのとき —— 153
  ポケットのある褥瘡の処置 —— 157

第5章 褥瘡の局所治療

褥瘡の治療と創面環境調整
(wound bed preparation)

> **Points**
> - 局所治療の初期目標は、「肉芽組織が形成されるための環境づくり」である。
> - 肉芽組織の形成には、壊死組織が存在しない、感染・炎症のない環境が必要となる。
> - 壊死組織と感染・炎症のいずれかがあると、肉芽組織形成が開始されない。

- 新規患者の褥瘡治療を始める際、まず「個々の患者における褥瘡の発生あるいは治癒を遅滞させている原因や誘因を明らかにする」ことが最も重要である。
- 自律的体位変換を不能にした基礎疾患は治癒させられないかもしれないが、それ以外の褥瘡発生誘因や治癒阻害因子を徹底的に検証し、それらに対する個別の対応策を立てて実行する。

褥瘡治療における看護師の役割

- 看護師は、体位変換、体圧分散用具等の使用、車椅子上のポジショニングなどが適切に行われているかチェックする役割を担っている。栄養状態の改善は栄養士や医師を含む栄養サポートチーム(NST：Nutrition Support Team)と一緒に取り組む。
- 担当看護師は患者の経過を継続的に把握できる立場にある。褥瘡発生のリスク評価、予防対策の立案実施はもちろんのこと、褥瘡の状態を評価できる能力を有していることが望ましい。
- 褥瘡の状態評価と標準的局所治療法を習得している医師は現在も少数であり、臨床の現場では看護師が医師と共同してこれらを実践しなければならない機会が多い。患者中心の医療において、不適切な治療をチェックすることも看護師の責務の1つである。
- 看護師は医師、栄養士、理学療法士、MSWなどとの連携・調整役を担うことが多い。特に、訪問看護師はそうであろう。関係者には「プライドだけは高い」「独りよがり」「素直でない」などのさまざまな人格が存在するであろう。看護師にはこのような人々をチームとしてまとめ上げる、包容力に満ちた品格が求められる。

COMMENTS

チーム医療

- 今や、チーム医療の実践は褥瘡に限ったことではなく、あらゆる疾患、あらゆる施設で行われている。各自が「患者さんは何を求めているのか」を念頭に置き、それぞれの専門性を生かせる環境づくりがリーダーの重要な役割である。

創面環境調整（wound bed preparation）

- 褥瘡の局所治療の目標は、初期の「肉芽組織が形成されるための環境づくり」とその後の「形成された肉芽組織が順調に育つための環境づくり」に大別できる。創面環境調整（wound bed preparation：WBP、ウンド・ベッド・プリパレーション）は、初期の「肉芽組織が形成される環境づくり」の基本概念である。
- 肉芽組織の形成に必要な局所環境は、①壊死組織が存在しないこと、②感染・炎症のないことの2つである。壊死組織と感染のいずれかがあると、肉芽組織形成の開始スイッチがONとならない。ただし、感染とは深部まで細菌が侵入・増殖し、発熱（または、局所熱感）、発赤（紅斑）、疼痛を起こした状態をいい、創表面に細菌が存在している状態を感染とは呼ばない。創面環境調整（wound bed preparation）とは壊死組織を除去し、細菌感染を制御することにより肉芽形成のための創部環境を整えることである。
- 慢性期褥瘡治療において、途中から肉芽形成が進まない、あるいは上皮形成が始まらない褥瘡にしばしば遭遇する。このような創の局所評価のポイントを列挙したTIMEの概念がある（表1）。
- TIMEは以下の4項目の頭文字を配したもので、①Tissue non-viable or deficient 壊死組織の残存、②Infection or inflammation 感染および炎症（critical colonizationを含む）の存在、③Moisture imbalance 創の乾燥あるいは創周囲の浸軟、④Edge of wound-non advancing or undermined 創辺縁の上皮化の遅延または下掘れ、が着目点として挙げられている。
- DESIGN（-P）分類では、Depth（深さ）・Size（大きさ）・Granulation tissue（肉芽組織）の3項目は、Necrotic tissue（壊死組織）・Infection/Inflammation（炎症/感染）・Exudate（滲出液）・Pocket（ポケット）の4項目が制御されれば改善する。すなわち、前者は後者に従属する項目である。慢性期褥瘡治療では後者を制御することが出発点である。

（石川治）

COMMENTS

創面環境調整（wound bed preparation）の定義

- 創傷の治癒を促進するため、創面の環境を整えること。具体的には壊死組織の除去、細菌負荷の軽減、創部の乾燥防止、過剰な滲出液の制御、ポケットや創縁の処理を行う。

（日本褥瘡学会 用語集より）

COMMENTS

TIMEの定義

- wound bed preparationの実践的指針として、創傷治癒阻害要因をT（組織）、I（感染または炎症）、M（湿潤）、E（創縁）の側面から検証し、治療・ケア介入に活用しようとするコンセプトをいう。

（日本褥瘡学会 用語集より）

引用文献

1. Schultz GS, Sibbald RG, Falanga V, et al：Wound bed preparation: a systematic approach to wound management. *Wound Repair Regen* 2003；11 Suppl 1：S10.

参考文献

1. Schultz G, Mozingo D, Romanelli M, et al：Wound healing and TIME；new concepts and scientific applications. *Wound Repair Regen* 2005；13：S1-S11.

表1 TIME－wound bed preparationの理念－

臨床所見	病理生理学	対応処置	処置の効果	臨床的な効果
不活性組織の存在（T）	細胞外マトリックスと細胞の壊死組織による治癒の遷延	デブリードマン（一過性あるいは継続的） ・自己の酵素による融解、物理的な刺激による除去（ガーゼ法）、生物学的除去（無菌うじ虫）・生科学的試薬を用いた除去（酸、アルカリ）	創の基底部と基本的な細胞外マトリックス蛋白の回復	創基底部の活性化
感染および炎症（I）	高い細菌数または炎症の遅延 ↑炎症系サイトカインの上昇 ↑プロテアーゼの活性化 ↓成長因子の活性の低下	・感染菌（特異的/常在）の除去 ・抗生剤の投与 ・抗炎症剤の投与 ・プロテアーゼの不活性化	・細菌数の減少、または炎症の管理 ↓炎症系のサイトカインの減少 ↓プロテアーゼの活性低下 ↑成長因子の活性上昇	細菌叢の正常化と炎症の軽減
滲出液バランス不均衡（M）	乾燥は上皮細胞の遊走を阻害する 過剰な滲出液は創辺縁部の浸軟を引き起こす	適度な湿潤環境を与える被覆材を用いる圧迫または減圧、あるいは他の方法で滲出液を取り除く	上皮細胞の遊走が回復し、乾燥を避ける浮腫や過剰な滲出液を管理し、浸軟を避ける	滲出液のバランスの正常化
上皮化の遷延（E）	ケラチノサイトが遊走しない 生体反応性が低い細胞やプロテアーゼ活性が低い	原因を再度評価し、あるいは正確な治療を考慮する ・デブリードマン ・皮膚移植 ・生化学的な試薬 ・付加的な治療	ケラチノサイトの遊走と反応性の高い創部細胞の出現。適当なプロテアーゼ活性の回復	上皮化の促進

Schultz GS, Sibbald RG, Falanga V, et al：Wound bed preparation: a systematic approach to wound management. *Wound Repair Regen* 2003；11 Suppl 1：S10.

第5章 褥瘡の局所治療

褥瘡経過のアセスメント
DESIGN褥瘡経過評価用とDESIGN-R（2008年改訂版）の概要

> **Points**
> - 日本褥瘡学会は2008年、2002年版DESIGN褥瘡経過評価用の改訂版、「DESIGN-R」を発表した。
> - 褥瘡経過を評価するだけでなく、その重症度も予測できるようになった。
> - 深さ以外の6項目から重み得点を導き出している。

DESIGNとは

- DESIGNとは、褥瘡の状態を深さ（D）、滲出液（E）、大きさ（S）、炎症/感染（I）、肉芽組織（G）、壊死組織（N）、ポケット（P）の7項目で評価する、日本褥瘡学会が作成した創部アセスメントツールである。それぞれの項目の頭文字を取ってDESIGNと表記した。
- DESIGNには褥瘡重症度分類用と褥瘡経過評価用の2種類がある。
- 褥瘡状態判定スケールが学問的に評価されるためにはその信頼性と妥当性を検証する必要があるが、2002年版DESIGN褥瘡経過評価用（以後は単に2002年版DESIGNと略する）には予測妥当性はないものの、それ以外の信頼性と妥当性はすでに検証されている[1-4]（表1）。

COMMENTS

DESIGN
- D：Depth
- E：Exudate
- S：Size
- I：Inflammation/Infection
- G：Granulation tissue
- N：Necrotic tissue
- P：Pocket

2002年版DESIGNの課題

- 予測妥当性をもたない2002年版DESIGNでは、その点数により個々の褥瘡がよくなったか悪くなったかの評価はできるが、患者間の重症度比較はできない。
- 例えば点数が20点から15点になったことはその褥瘡が軽快したことを表すが、点数自体に重み付けがされてないため、20点の褥瘡と15点の褥瘡を比べて15点の褥瘡のほうが軽症である、あるいは治癒期間が短いということにはならない。

表1　2002年版DESIGNの検証状況

信頼性		
評定者間信頼性	評定者間信頼性　r=0.91 真田弘美, 徳永恵子, 宮地良樹, 他：「DESIGN」-褥瘡アセスメントツールとしての信頼性の検証. 褥瘡会誌 2002；4：8-12.	
妥当性		
内容妥当性	エキスパートによるコンセンサスメソッドにより作成 森口隆彦, 宮地良樹, 真田弘美, 他：「DESIGN」-褥瘡の新しい重症度分類と経過評価のツール. 褥瘡会誌 2002；4：1-7.	
併存妥当性	PSSTとの相関　r=0.91 Sanada H, Moriguchi T, Miyachi Y, et al：Reliability and Validity of DESIGN, a tool of that classifies pressure ulcer severity and monitors healing. J Wound Care 2004；13：13-18.	
構成概念妥当性	褥瘡の治癒過程に従い総点が減少する 松井優子：褥瘡状態判定スケールDESIGNの臨床における妥当性の検討. 修士論文（金沢大学大学院医学系研究科保健学専攻, 2004年1月）	
予測妥当性	未検証	

立花隆夫, 松井優子, 須釜淳子, 他：学術教育委員会報告-DESIGN改訂について. 褥瘡会誌 2008；10：587.より引用

DESIGN褥瘡経過評価用の改訂に向けての取り組み

- 日本褥瘡学会では、DESIGN褥瘡経過評価用によりその褥瘡経過を評価するだけではなくその重症度も予測できる、すなわち予測妥当性のあるDESIGN褥瘡経過評価用の改訂に2005年から着手した。
- 2002年版DESIGNが臨床現場に浸透していることから、混乱を避けるために改訂版でもDESIGN-Pを入れた7項目で検討すること、それらのカテゴリーを変更しないことを前提とした。
- 第1段階として、大規模な後ろ向き症例集積研究を実施した。その全症例数は3,132例、除外症例数は534例であり、残りの有効症例2,598例（治癒群1,476例、非治癒群1,122例）を対象としたコックスハザード分析を行った[5]。
- 次に、前向き症例集積研究を実施した。その全対象数は1,067例、除外症例数は64例であり、残りの有効症例1,003例（治癒群655例、非治癒群348例）を対象としたコックスハザード分析を行った[5]。
- 両調査結果を比較してみると、後ろ向き調査の重みの順位はポケット、大きさ、炎症/感染の順であるのに対し、前向き調査ではサイズ、炎症/感染、ポケットの順であった。大きさとポケットの重みが逆転するなど重みの順位が異なっていたため、どちらを採用すべきかという問題が生じた。
- そこで、後ろ向き調査症例と前向き調査症例を併せた計3,601例を対象としたコックスハザード分析を行った[5]。

COMMENTS

- 後ろ向き症例集積研究の特徴
  調査症例数が多い反面、個々症例の測定ポイントが少ない（期間中に最大DESIGNを記録した日と治癒した日あるいは最終観察日の2ポイント）。

- 前向き症例集積研究の特徴
  調査症例数が少なく深い褥瘡やポケット症例も少ないが、期間中は1週間毎に創評価を行っており測定ポイントは多い。

COMMENTS

- どちらの症例集積研究にも利点、欠点があるので、後ろ向き調査症例と前向き調査症例を併せて分析した。

DESIGN-R(2008年改訂版褥瘡経過評価用)について

- 両調査症例を併せたコックスハザード分析により、項目ごとの重みの順位は、ポケット、大きさ、炎症/感染、肉芽組織、滲出液、壊死組織となった。また、滲出液、大きさ、肉芽組織、壊死組織、ポケットの5項目では、重症になるに従い、その重みが上昇する正の相関がみられた[5](表2)。
- 本解析結果の深さ以外の6項目から重み得点を導き出したのが2002年版DESIGNの改訂版である。また、日本褥瘡学会では評点（Rating）の頭文字RをつけたDESIGN-Rと命名し2008年に公表した[5]。
- ここでは、今後臨床で使われることになるDESIGN褥瘡重症度分類用（図1）、DESIGN-R褥瘡経過評価用（図2）を示す。

（立花隆夫）

COMMENTS

- DESIGN-Rの公表により2002年版DESIGN褥瘡経過評価用がなくなるわけではなく、2002年版とDESIGN-R（2008年改訂版）とは併存する（詳細は次項を参照）。

引用文献
1. 立花隆夫, 松井優子, 須釜淳子, 他：学術教育委員会報告—DESIGN改訂について. 褥瘡会誌 2008；10：587, 592.

参考文献
1. 真田弘美, 徳永惠子, 宮地良樹, 他：「DESIGN」-褥瘡アセスメントツールとしての信頼性の検証-. 褥瘡会誌 2002；4：8-12.
2. 森口隆彦, 宮地良樹, 真田弘美, 他：「DESIGN」-褥瘡の新しい重症度分類と経過評価のツール-. 褥瘡会誌 2002；4：1-7.
3. Sanada H, Moriguchi T, Miyachi Y, et al：Reliability and Validity of DESIGN, a tool of that classifies pressure ulcer severity and monitors healing. *J Wound Care* 2004；13：13-18.
4. 松井優子：褥瘡状態判定スケールDESIGNの臨床における妥当性の検討. 修士論文（金沢大学大学院医学系研究科保健学専攻, 平成16年1月）.
5. 立花隆夫, 松井優子, 須釜淳子, 他：学術教育委員会報告–DESIGN改訂について. 褥瘡会誌 2008；10：586-596.

第5章 褥瘡の局所治療

表2 前向き調査と後ろ向き症例集積研究を統合したコックスハザード分析（n=3,601）

現行DESIGNの重み		6	5	4	3	2	1	0
滲出液	重み				0.543	0.386	0.052	
	有意確率				0.001	0.000	0.482	0.000
	n				212	981	1358	1050
大きさ	重み	1.573	1.243	0.985	0.925	0.560	0.190	
	有意確率	0.002	0.007	0.000	0.000	0.000	0.020	0.000
	n	36	31	134	287	903	1537	673
炎症/感染	重み				0.778	-0.106	0.141	
	有意確率				0.061	0.517	0.013	0.015
	n				51	144	960	2446
肉芽組織	重み		0.682	0.579	0.433	0.521	0.098	
	有意確率		0.000	0.000	0.000	0.000	0.166	0.000
	n		555	239	245	213	432	1917
壊死組織	重み					0.529	0.223	
	有意確率					0.000	0.002	0.000
	n					298	864	2439
ポケット	重み			2.289	1.177	0.873	0.668	
	有意確率			0.000	0.000	0.001	0.002	0.000
	n			67	58	84	66	3326

立花隆夫, 松井優子, 須釜淳子, 他：学術教育委員会報告-DESIGN改訂について. 褥瘡会誌 2008；10：592. より引用

図1 DESIGN 褥瘡重症度分類用

カルテ番号（　　　　） 患者氏名（　　　　　　）			日時	/	/	/	/	/	/
Depth 深さ（創内の一番深いところで評価する）									
d	真皮までの損傷	D	皮下組織から深部						
Exudate 滲出液（ドレッシング交換の回数）									
e	1日1回以下	E	1日2回以上						
Size 大きさ［長径（cm）×長径と直交する最大径（cm）］									
s	100未満	S	100以上						
Inflammation/Infection 炎症/感染									
i	局所の感染徴候なし	I	局所の感染徴候あり						
Granulation tissue 肉芽組織（良性肉芽の割合）									
g	50％以上（真皮までの損傷時も含む）	G	50％未満						
Necrotic tissue 壊死組織（壊死組織の有無）									
n	なし	N	あり						
Pocket ポケット（ポケットの有無）		-P	あり						
部位［仙骨部、坐骨部、大転子部、踵骨部、その他（　　　　　）］									

©日本褥瘡学会／2002

図2 DESIGN-R 褥瘡経過評価用

カルテ番号（　　　）
患者氏名（　　　）

月日	/	/	/	/	/

Depth 深さ 創内の一番深い部分で評価し、改善に伴い創底が浅くなった場合、これと相応の深さとして評価する

d	0	皮膚損傷・発赤なし	D	3	皮下組織までの損傷
	1	持続する発赤		4	皮下組織を越える損傷
				5	関節腔、体腔に至る損傷
	2	真皮までの損傷		U	深さ判定が不能の場合

Exudate 滲出液

e	0	なし	E	6	多量：1日2回以上のドレッシング交換を要する
	1	少量：毎日のドレッシング交換を要しない			
	3	中等量：1日1回のドレッシング交換を要する			

Size 大きさ 皮膚損傷範囲を測定：[長径（cm）×長径と直交する最大径（cm）]

s	0	皮膚損傷なし	S	15	100以上
	3	4未満			
	6	4以上　16未満			
	8	16以上　36未満			
	9	36以上　64未満			
	12	64以上　100未満			

Inflammation/Infection 炎症/感染

i	0	局所の炎症徴候なし	I	3	局所の明らかな感染徴候あり（炎症徴候、膿、悪臭など）
	1	局所の炎症徴候あり（創周囲の発赤、腫脹、熱感、疼痛）		9	全身的影響あり（発熱など）

Granulation tissue 肉芽組織

g	0	治癒あるいは創が浅いため肉芽形成の評価ができない	G	4	良性肉芽が、創面の10%以上50%未満を占める
	1	良性肉芽が創面の90%以上を占める		5	良性肉芽が、創面の10%未満を占める
	3	良性肉芽が創面の50%以上90%未満を占める		6	良性肉芽が全く形成されていない

Necrotic tissue 壊死組織 混在している場合は全体的に多い病態をもって評価する

n	0	壊死組織なし	N	3	柔らかい壊死組織あり
				6	硬く厚い密着した壊死組織あり

Pocket ポケット 毎回同じ体位で、ポケット全周（潰瘍面も含め）[長径（cm）×短径（cm）]から潰瘍の大きさを差し引いたもの

p	0	ポケットなし	P	6	4未満
				9	4以上16未満
				12	16以上36未満
				24	36以上

部位［仙骨部、坐骨部、大転子部、踵骨部、その他（　　　　）］　合計

※深さ（Depth：d、D）の得点は合計点には加えない。

©日本褥瘡学会／2008

第5章 褥瘡の局所治療

褥瘡経過のアセスメント
DESIGN-Rの点数とつけ方・使い方

> **Points**
> - 深さの数値は重み値に関係しない。
> - 深さ以外の項目は、滲出液0～6点、大きさ0～15点、炎症/感染0～9点、肉芽組織と壊死組織0～6点、ポケット0～24点で表記する。
> - 合計点0～66点までがその創の重症度を表している。

DESIGN-R（2008年改訂版褥瘡経過評価用）の点数の評価

- DESIGN-Rは、前項で述べたように、後ろ向き調査と前向き調査を併せた全症例を対象にコックスハザード分析を行い、深さ以外の6項目から重み得点を導き出したものである（p.117参照）[1]。
- 前項の表2（p.116、前向き調査と後ろ向き症例集積研究を統合したコックスハザード分析）の症例背景の解析では、高齢者が多く、また、施設では大学病院が多い反面在宅が少ないという特徴があったが、これらを調整変数としてコックスハザード分析を行ってみても重み値は変化しなかった（図1、表1）。すなわち、年齢、施設の種類などの偏りは、算出された重みに影響を及ぼさない[1]。
- 統計的に算出された重みを臨床において使いやすい数値にすることを目的に、重み得点の簡略化を行った。具体的には、算出された重み値を10倍し、かつ整数表記とし、それぞれの重みが3の倍数になるように調整した。
- 2002年版DESIGN褥瘡経過評価用（以後は単に2002年度版DESIGNと略する）のカテゴリーが統合されてなくならないよう、すなわち、大きさのs3、s4と肉芽組織のG3、G4、G5の重みが同じ値にならないよう、それぞれ8点、9点および4点、5点、6点とした。
- 炎症/感染のI2の3点はエキスパートオピニオンにより決定した[1]。
- 簡略化前後の重み点数の相関係数は0.991と高く、重み得点の簡略化を行なっても重症度判定には影響を及ぼさなかったため、簡略化した重み得点をDESIGN-Rに採用した[1]（図2、表2）。

COMMENTS
- 大きさのs3、s4の値を8点、9点、また、肉芽組織のG3、G4、G5の値を4点、5点、6点としたのも、エキスパートオピニオンである。

COMMENTS
- 第10回褥瘡学会のコンセンサスシンポジウム（2008年8月）では、大きさのs3、s4の値を9点、肉芽組織のG3、G4、G5の値を6点として発表しており、その時の重み点数の相関係数は0.990であった。

図1 前向きと後ろ向き症例集積研究を合わせた症例の年齢分布と施設分布

対象の年齢分布

対象の施設分布

症例背景の解析では、75歳から85歳までの高齢者が多かった。また、施設では大学病院や一般病院が多く在宅は少なかった。

表1 調整変数投入前後の重み順位の比較

年齢と施設を調整変数としてコックスハザード分析を行ったが重み値は変化しない。

a：投入前

項目	ポケット	大きさ	炎症/感染	肉芽組織	滲出液	壊死組織
重み	2.289	1.573	0.778	0.682	0.543	0.529

b：投入後

項目	ポケット	大きさ	炎症/感染	肉芽組織	滲出液	壊死組織
重み	2.290	1.587	0.804	0.749	0.626	0.552

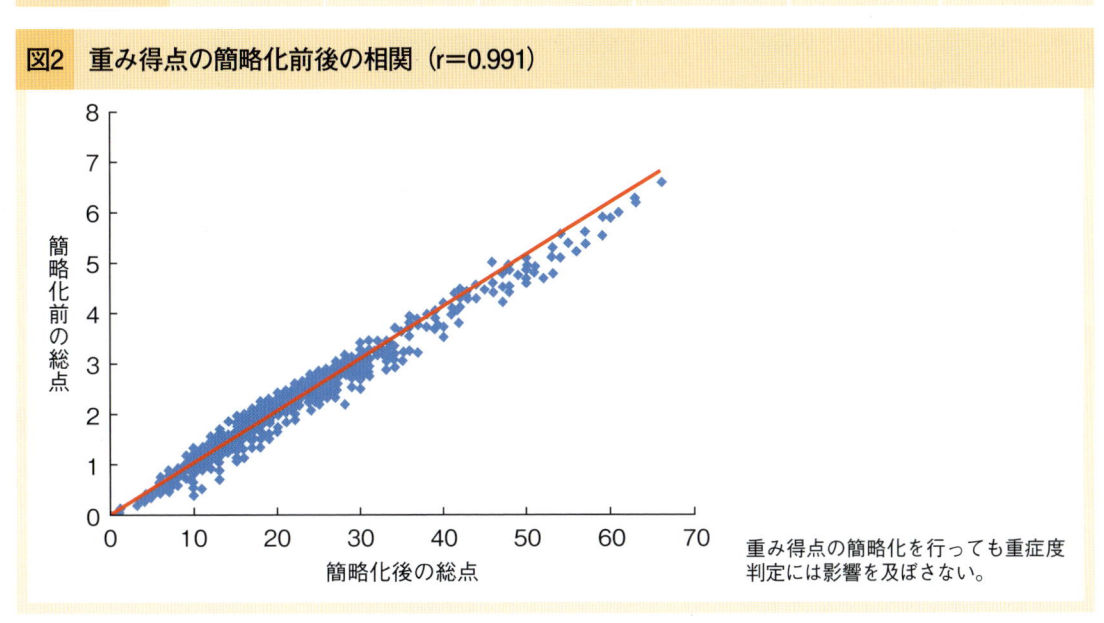

図2 重み得点の簡略化前後の相関（r=0.991）

重み得点の簡略化を行っても重症度判定には影響を及ぼさない。

表2　簡略化前後の重み得点の比較

a：簡略前

	6	5	4	3	2	1
滲出液				0.626	0.439	0.061
大きさ	1.587	1.187	1.011	0.919	0.593	0.217
炎症/感染				0.804	−0.098	0.143
肉芽組織			0.749	0.585	0.456	0.543	0.102
壊死組織					0.552	0.228
ポケット			2.290	1.151	0.830	0.683

b：簡略後

	6	5	4	3	2	1
滲出液				6	3	1
大きさ	15	12	9	8	6	3
炎症/感染				9	3	1
肉芽組織			6	5	4	3	1
壊死組織					6	3
ポケット			24	12	9	6

> **COMMENTS**
> ■ 「簡略前」の重み値を10倍し、かつ整数表記とし、それぞれの重みが3の倍数になるように調整、また、現行DESIGNのカテゴリーが統合されてなくならないよう、大きさのs3、s4、肉芽組織のG3、G4、G5、炎症/感染のI2をエキスパートオピニオンにより決定したのが「簡略後」の重み値である。

DESIGN-Rのつけ方、使い方

- 2002年度版DESIGNとDESIGN-R（2008年改訂版）との違いは、①深さの数値を合計点に加えない、②各項目の点数の違いである。
- 上記のようにDESIGN-Rでは深さの数値は重み値には関係しないが、2002年版DESIGNと同様に、たとえば真皮までの損傷をd2、皮下組織までの損傷をD3と表記する[1]。
- それ以外の項目の記載方法は、滲出液を0点から6点、大きさを0点から15点、炎症/感染を0点から9点、肉芽組織と壊死組織を0点から6点、ポケットを0点から24点までの重み得点で表記する。これら6項目の合計点の0点から66点までの総点が、その創の重症度を表している。
- DESIGN-Rでは「d（もしくはD）○-e（もしくはE）○ s（もしくはS）○ g（もしくはG）○ n（もしくはN）○ p（もしくはP）○：○（点）」と表記する。これにより、褥瘡の状態評価からの治療方針、すなわち、「深い慢性期褥瘡における局所治療の基本スキーム（深さ以外の項目の中で特に大文字のものに注目し、それを小文字に変えていく）」がよりいっそう明確となった。なお、Dの数値とESIGNPの点数の下付き表記が煩雑であれば通常表記にしてもよい。

> **COMMENTS**
> ■ 「点」は入れても入れなくてもよい。

- 褥瘡経過評価用がDESIGN-Rに移行しても2002年版DESIGNがなくなるわけではなく、2002年版とDESIGN-Rとは併存しうる。すなわち、褥瘡以外の難治性潰瘍、例えば糖尿病性潰瘍などの創評価を行うには、DESIGN-Rよりこれまで通り2002年版の方が簡便かつ有用である。そのため、DESIGN-Rでは「D」と「ESIGNP」の間に「-（ハイフン）」を入れることで、「DESIGN」あるいは「DESIGN-P」と表記する2002年版DESIGNとの区別化を図っている。
- DESIGN-Rにおける実際の点数の記載例を3つの症例で示す（図3、4、5）。治癒日数はそれぞれ92日、280日、21日であることから、DESIGN-Rの点数は比尺度となりその総得点を用いて褥瘡間の重症度を比較することが可能となった。

DESIGN-Rの特徴と限界

- 褥瘡経過評価用がDESIGN-Rに移行しても2002年版DESIGN褥瘡重症度分類用はそのまま継続するので、DESIGN-R右段のアルファベットはこれまで通り大文字表示、左段は小文字表記としている[1]。
- 2002年版DESIGNではポケットがない場合は何も記載しないとしていたが、コンピューター処理上都合が悪いため、DESIGN-Rでは「なし」の場合「p0」と記載することにした。なお、名称は「DESIGN-P」ではなく、これまで通り「DESIGN」のままである。
- DESIGN-Rの総点が20点から10点に要した期間から10点から治癒までの期間は推測できない。10点同士の褥瘡は治癒期間が同じではない。また、総点20点の褥瘡は総点10点の褥瘡に比べ2倍重症あるいは2倍の治療期間を有することにはならない。
- 今回のコックスハザード分析は全身状態や治療法などを統一していないすべての褥瘡を対象としたものである。さらには、経過中にDESIGNの最高点を記録した日と治癒した日（あるいは最終観察日）の2ポイントのみから予測妥当性を検討したものであるため、比尺度ではあっても相対的な重症度しか表していないことに注意する。

> **COMMENTS**
> - 前向き症例集積研究では1週間毎に創評価を行っているが、後ろ向き症例集積研究に合わせ、期間中に最大DESIGNを記録した日と治癒した日（あるいは最終観察日）の2ポイントで解析した。

深さの記載方法

- D5に「判定不能例」が入っていると、D4やD3より軽症例が含まれたり、あるいは、いつからDTI（deep tissue injury）の表面皮膚の障害が生じたか分からないなどの問題点が指摘された。そこで、DESIGN-Rでは深さ判定が不能の場合に判定不能（unstageable）頭文字をつけたDUのカテゴリーを新たに追加した。

> **COMMENTS**
> - DUの有無も2002年版DESIGNとDESIGN-R（2008年改訂版）の違いではあるが、褥瘡以外の慢性皮膚潰瘍の創評価にはあまり用いないカテゴリーである。

第5章 褥瘡の局所治療

図3 仙骨部褥瘡（治癒日数92日）

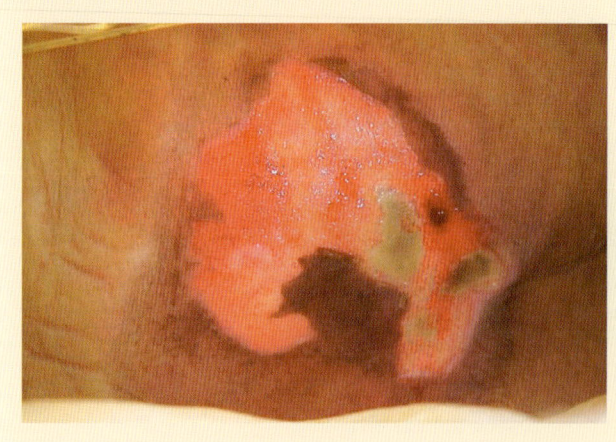

2002年版DESIGNではD3e2s4i1G3N1となるが、DESIGN-Rではeの重み得点は3点、sは9点、iは1点、Gは4点、Nは3点、pは0点。合計点の20点がその褥瘡の重症度を表す重み得点である。

DESIGN-R
D3-e3s9i1G4N3p0：20（点）

図4 仙骨部褥瘡（治癒日数280日）

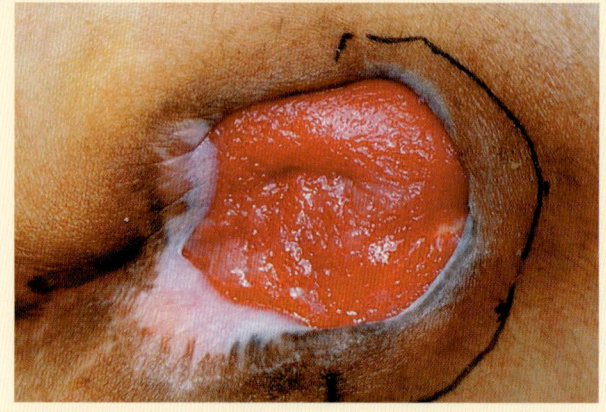

2002年版DESIGNではD3e2s3i0g1n0-P3となるが、DESIGN-Rではeの重み得点は3点、sは8点、iは0点、gは1点、nは0点、Pは12点となる。

DESIGN-R
D3-e3s8i0g1n0P12：24（点）

図5 尾骨部褥瘡（治癒日数21日）

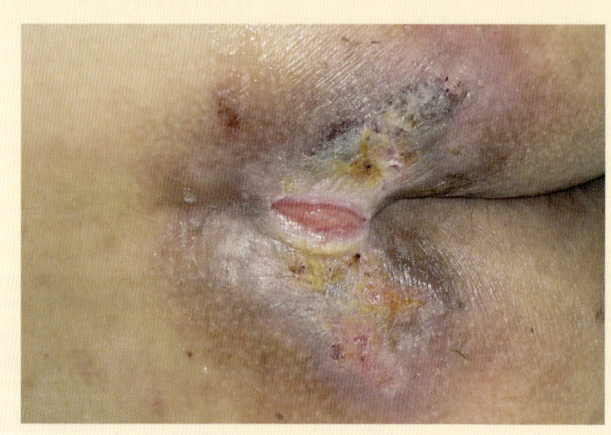

2002年版DESIGNではD3e1s2i0G1N1となるが、DESIGN-Rではeの重み得点は3点、sは6点、iは0点、gは1点、Nは3点、pは0点となる。

DESIGN-R
D3-e3s6i0g1N3p0：13（点）

- 重み値に関係ないのであればDESIGN-Rに加える必然性はなく、治癒過程の深さ評価が客観性に欠けるのも否めない事実であるため、経過とともに変化しない「治療経過中に最も深くなったときの深達度」にすることも考慮した。
- 治療経過中の深達度、たとえばd1（表皮欠損なし）やd2（真皮までの損傷）などの記録を残していないと、表皮欠損がないものには使用できない創傷被覆材の適応の有無あるいはその使用期限など、診療報酬上の規制がある現況においては後になって不都合を生じる可能性がある。
- d0を残しておかないと「上皮化（もしくは瘢痕）治癒」の概念がなくなることも危惧される。あるいは、入院基本料の評価項目の中には「褥瘡の場合DESIGNのd2以上の場合を創傷処置とする」という記載がある。
- 入院前の状況がわからない場合は、「最も深いとき」が決められないという問題や、施設が変わるごとに深さの表記が変わるという奇妙な現象も生じうる。
- 以上のように、DESIGN-Rで深さの記載方法を変更することはさまざまな影響を及ぼしかねない。そのため、深さの記載方法も他の項目同様に変更せず、2002年版DESIGNの表記を追従している[1]。

（立花隆夫）

> **COMMENTS**
>
> **NPUAPの unstageableの定義**
>
> - ［判定不能］
>   創底で、潰瘍の底面がスラフ（黄色、黄褐色、灰色、または茶色）および／またはエスカー（黄褐色、茶色、または黒色）で覆われている全層組織欠損

参考文献
1. 立花隆夫, 松井優子, 須釜淳子, 他：学術教育委員会報告-DESIGN改訂について. 褥瘡会誌 2008；10：586-596.

第5章 褥瘡の局所治療

褥瘡局所治療における薬剤選択の考え方

> **Points**
> - 外用薬の選択は薬効成分と基剤特性の両面で選択する。
> - 局所の湿潤環境は滲出液の量のほか、外用薬に含まれる水分量などの影響を受ける。
> - 外用薬の剤形は褥瘡の形状に影響する。

褥瘡局所治療に用いる外用薬

- 褥瘡治療における外用薬の考え方については、薬剤の特性に基づいた選択や使用方法が適切に行われていない状況が見られる。
- 適切ではない使い方により外用薬本来の効果が十分に発揮されず、その結果、褥瘡局所治療における外用薬の役割も軽視されがちである。
- 外用薬はそれらの特性を理解しなければ、効果のある使用はできない。現在、褥瘡局所治療に用いられる外用薬は18成分42品目あるが、それらの特性は品目ごとに異なる。
- 日本褥瘡学会編集『褥瘡予防・管理ガイドライン』(以下、ガイドラインという)には、それらの外用薬がDESIGNツールに即して分類されている。
- ガイドラインに記載されている外用薬の特性と留意点について、浅い褥瘡の場合を**表1**に、深い褥瘡の場合を巻末資料(**p.307〜312参照**)に示す。
- 病院や診療所など施設ごとに外用薬の採用に対する考え方や品目数の取り扱いなどに差があり、一様に薬効成分のみで薬剤を選択した場合には期待した効果が得られない場合もある。つまり、病態と外用薬の特性が合致しなければ、期待ハズレとなる。旧来の薬剤選択の指標だけではかえって悪化することもある。
- このような病態に対してどのような対策が必要なのか、薬剤の選択には適正な使用を前提とした考え方が必要である。適切な選択や適正な使用のためには医師や薬剤師との多職種協働が不可欠となる。

COMMENTS

外用薬の18成分

- カデキソマー・ヨウ素
- スルファジアジン銀
- デキストラノマー(高度管理医療機器)
- フィブリノリジン・デオキシリボヌクレアーゼ配合剤
- ブロメライン
- ポビドンヨード・シュガー
- フラジオマイシン硫酸塩・結晶トリプシン
- アルミニウムクロロヒドロキシアラントイネート
- 塩化リゾチーム
- トラフェルミン
- トレチノイントコフェリル
- ブクラデシンナトリウム
- プロスタグランジンE$_1$
- 幼牛血液抽出物
- ジメチルイソプロピルアズレン
- 酸化亜鉛
- ポビドンヨード
- ヨードホルム

表1　外用薬の特性と留意点：浅い褥瘡の場合

	対　応	外用薬
発赤	創面保護の目的のためフィルムドレッシング材による被覆、あるいは油脂性基剤の白色ワセリンやプラスチベースを用いた軟膏を塗布することで創面保護や保湿を行う。	【油脂性基剤】 ・白色ワセリン：ジメチルイソプロピルアズレン（アズノール®軟膏、ハスレン®軟膏）、酸化亜鉛（亜鉛華軟膏、亜鉛華単軟膏、ウイルソン軟膏、サトウザルベ軟膏、酸化亜鉛） ・プラスチベース：プロスタグランジンE_1（プロスタンディン®軟膏）
水疱	水疱は破らずにそのままで保護する。	・保護は油脂性基剤を選択する。 ・水疱が破れた場合は、びらん・浅い潰瘍に準ずる。
びらん・浅い潰瘍	創面の湿潤状態を考慮して観察可能なドレッシング材、あるいは軟膏を塗布する。軟膏は創面保護や保湿作用をもつ油脂性基剤や乳剤性基剤、または少量の滲出液を吸収する水溶性基剤を用いる。	【油脂性基剤】 ・白色ワセリン：ジメチルイソプロピルアズレン（アズノール®軟膏、ハスレン®軟膏）、酸化亜鉛（亜鉛華軟膏、亜鉛華単軟膏、ウイルソン軟膏、サトウザルベ軟膏、酸化亜鉛） ・プラスチベース：プロスタグランジンE_1（プロスタンディン®軟膏） 【乳剤性基剤】（水分量が少ない） ・塩化リゾチーム（リフラップ®軟膏、リフラップ®シート）、幼牛血液抽出液（ソルコセリル®軟膏） 【水溶性基剤】 ・マクロゴール基剤：ブクラデシンナトリウム（アクトシン®軟膏）

どのような外用薬があるか

- 外用薬にはさまざまな剤形が存在する。最も種類の多い軟膏剤をはじめ、貼付剤、スプレー剤、粉末剤、顆粒剤、包帯材料、ビーズにいたるまで形態が異なる。
- 外用薬は薬効成分を効果的に作用させるために適した剤形とされている。しかし、剤形は主に薬効成分の安定性や放出性、用途から選択され、必ずしも使用する病態に適したものとなっていない場合があり、結果的に病態と合致しない状況もある。そのために病態に合った剤形を選択するとともにその使用方法についても配慮しなければならない。
- 特に軟膏剤では、製剤に使用されている軟膏基剤の特性が効果に大きく影響するため、十分な注意が必要となる。

軟膏基剤[1]（以下、基剤という）とは

- 軟膏は主薬としての薬効成分だけで作られているわけではない。薬効成分は約1％前後の含有率しかない。
- 軟膏を成形しているのは基剤といわれる添加剤であり、それが構成成分の大部分を占めている。薬剤として認可されている理由は、そのわずかな薬効成分に薬理作用が認められ、治療効果があるからである。よって薬事法で医薬品としての製造承認が与えられている。

COMMENTS

軟膏基剤

- 創の状態を把握したうえで、どのような基剤が適当かを判断して軟膏剤を選択する。
- 油脂性基剤、乳剤性基剤（W/O）：創を保護、保湿する目的で使用する。
- 水溶性基剤：創の滲出液を吸収させたい場合に使用する。
- ゲル基剤：水分を供給させたり、吸収したりする場合に使用する。

- それらの軟膏の大部分を占める基剤は油脂性、乳剤性、水溶性に分けられる（**表2**）。代表的な基剤に、油脂性としては白色ワセリン、乳剤性としては親水軟膏や吸水軟膏、水溶性としてはマクロゴール軟膏がある。吸水軟膏は名称と異なり吸水性はほとんどなく、マクロゴール軟膏は吸水性がある。
- 各基剤はそれぞれ特性があり、油脂性は創面保護や保湿、乳剤性は創面保護や保湿のほか保水性、水溶性は吸湿性を有する。
- 基剤の重要性については前述したガイドラインにも記載されている。軟膏剤の選択は薬効成分だけではなく、基剤の特性にも考慮しなければならず、車の両輪といえる。
- 軟膏剤の外用では、軟膏が創面に接触していなければ薬効成分が薬理作用を発揮できないだけでなく、適切な湿潤環境を保持することも難しい。

> **COMMENTS**
> - 乳剤性基剤（O/W）：水分を多く含むために創の保水に用いる。
> - 湿潤状態によって基剤の適・不適が決まる。

基剤と湿潤環境

- 先述した基剤の特性は、治癒環境として重要な役割を担う湿潤環境に影響する。
- 基本は、滲出液が多い創には水溶性基剤、保湿したい創には油脂性または油分の多い乳剤性、乾いた創には水分の多い乳剤性基剤を選択することである。
- 滲出液が過剰な場合は余分な水分を吸収し、湿潤が不足する場合には水分を補う必要があるが、いずれも過度な状態を回避し、適正な湿潤環境を保持することが重要な点である。適正水分量は創

> **COMMENTS**
> - 湿潤環境は細胞の増殖に適した状態と考えられる。
> - 湿潤の度合いは多すぎても少なすぎても適切ではない。
> - 肉芽形成過程ではそれに適した湿潤の程度が必要であり、上皮化では湿潤の保持は肉芽形成と異なる。
> - 創面水分量は、モイスチャー・チェッカーにより測定することができる。

表2 外用薬の軟膏基剤による分類

滲出液	分類		基剤の種類		外用薬（代表的な製品）	水分含有率	水分吸収率
多 ↑ ↓ 少	親水性基剤	水溶性基剤	マクロゴール軟膏（＋ビーズ）		カデックス®軟膏	―	370%
			マクロゴール400（＋ビーズ）		デブリサン®（ペースト）	―	300%
			マクロゴール軟膏（＋白糖）		ユーパスタコーワ軟膏	―	76%
			マクロゴール軟膏		アクトシン®軟膏 アラントロックス®軟膏 テラジア®パスタ ブロメライン軟膏	― ― ― ―	― ― ― ―
	疎水性基剤	油脂性基剤	鉱物性 動植物性	白色ワセリン、プラスチベース 単軟膏、亜鉛華軟膏	亜鉛華軟膏 アズノール®軟膏 プロスタンディン®軟膏	― ― ―	― ― ―
	親水性基剤	乳剤性基剤	油中水型 (W/O)	吸水軟膏、コールドクリーム 親水ワセリン、ラノリン	リフラップ®軟膏 ソルコセリル®軟膏	21% 25%	― ―
			水中油型 (O/W)	親水軟膏、バニシングクリーム	オルセノン®軟膏 ゲーベン®クリーム	73% 67%	― ―

面水分量として約60〜70%を目安とする。（図1）[2]。
- ちなみに、湿潤環境は創傷治癒に関係する局所環境因子[3]の一つで、これ以外に壊死組織や感染、細胞増殖因子、pH、温度、酸素濃度が存在し、薬効成分や基剤との関連性が強い。

> **COMMENTS**
> - 局所環境因子の各項目のうち、湿潤、壊死組織、感染、細胞増殖因子が薬剤の効果に影響する。

滲出液量と基剤の薬理作用との関係

- 褥瘡の病態における大まかな指標として、大きさ、深さ、滲出液、感染/炎症、肉芽組織、壊死組織、ポケット形成があるが、基剤は滲出液に影響される。
- 基剤は滲出液量の影響を受けて薬効成分の薬理作用が発揮されるかどうかを左右する。
- 例を挙げると、滲出液量が多い場合の肉芽形成促進では、オルセノン®軟膏は浮腫や感染等を起こす可能性があり、好ましくない。滲出液が少なく、乾き気味の創では適応となる。上皮化を進めたい場合、肉芽の水分量が多いときはアクトシン®軟膏が適するが、乾いているときは上皮化が停止してしまう可能性がある。外用薬を使用するにあたっては滲出液量や創の湿潤環境レベルがどの程度かを把握したうえで使用薬剤を選択することが必要である。
- 薬効成分の効果と基剤の特性が合致しない場合には、選択した軟膏の基剤特性と異なる基剤をブレンドして調製する必要がある。
- 基剤の調製により湿潤状態をコントロールするが、薬効成分や基剤の安定性に影響することがあるため、やみくもに混合してはならない。
- 混合することにより薬効成分が分解したり、安定性が破壊され、

> **COMMENTS**
> - 基剤の特性は滲出液量に関係する。
> - 乾いた創面では、薬効成分は効果を発揮できない。
> - 単なる軟膏の混合は成分の分解や化学変化を起こす。
> - ブレンド軟膏は配合比が一定の割合に定められている。

図1 水分コントロールによる湿潤環境

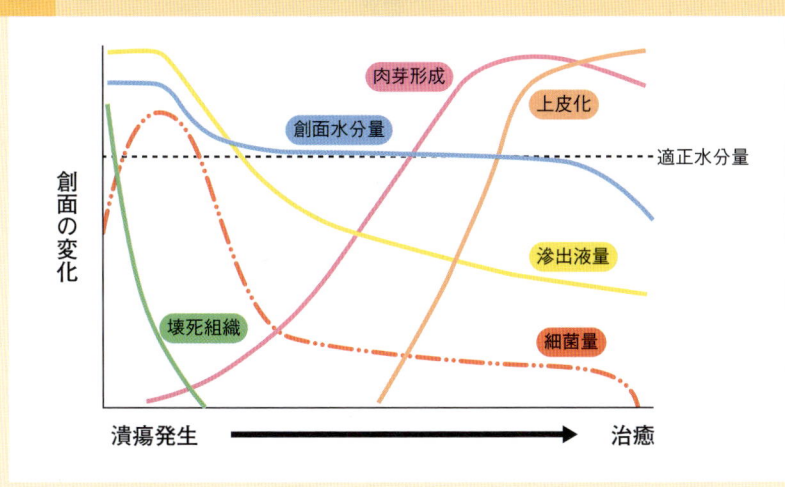

治療開始当初、滲出液が多い場合を想定した図であり、滲出液の減少に伴い、創面の水分量も減少するが、肉芽形成に必要な湿潤環境を保持するためにある一定の創面水分量を維持することが必要である。十分な肉芽形成ののちに上皮化へ移行するが、それに伴い創面の水分量は減少する。これが創面の水分コントロールに注目した治癒過程である。

古田勝経：外用薬の特性に基づいた選択と使い方. 調剤と情報 2007；13：928-934.より引用

第5章　褥瘡の局所治療

期待した効果が得られないこともある。そのため薬剤師の関与が必須である。効率的な外用療法をすすめるうえで多職種協働が必要な理由の一つとして挙げられる。
● 表3 [4]は配合変化のないことを安定性試験等で確認されたブレンド軟膏の一例である。

剤形と創の形状

● シンプルな剤形に散剤がある。例えば、フランセチン・T・パウダーは酵素と抗生物質が配合された製剤である。
● 散剤は創部に散布して用いる。その際、創部が湿っている必要がある。なぜなら、酵素は水分の存在がなければ効果を発揮せず、粉末は湿った創面でなければ付着しないからである。また、粉末を散布するには創面が平らな状態が適しているが、複雑に入りくんだ形状の創には散布しづらいこともある。このことは顆粒剤にも共通している。
● スプレー剤も同様のことがいえる。フィブラスト®スプレーを使用する際、ポケット形成や瘻孔状の創形状は薬剤が最奥部へ到達しにくく、効果が得られないことがある。この場合には、創傷被覆材ベスキチン®W-Aと併用し、フィブラスト®スプレーの薬効成分をポケットの最奥部へ送り込むことでポケットの修復を可能にする[5]。
● 貼付剤のリフラップ®シートは、リフラップ®軟膏が平面上の支持体に塗布されている。シート状のため、創が浅く、平面な創に適している。
● ヨードホルムガーゼは、消毒剤のヨードホルムが含浸されたガーゼである。ガーゼの形態から使用する形状を選ばず、深い創も浅い創も支障はない。一度に大量を使用する必要はなく、最小限に留める。

外用薬の例

フランセチン・T・パウダー
（持田製薬）

フィブラスト®スプレー
（科研製薬）

リフラップ®シート5％
（日本化薬）

リフラップ®軟膏5％
（日本化薬）

リフラップ®軟膏5％
（エーザイ）

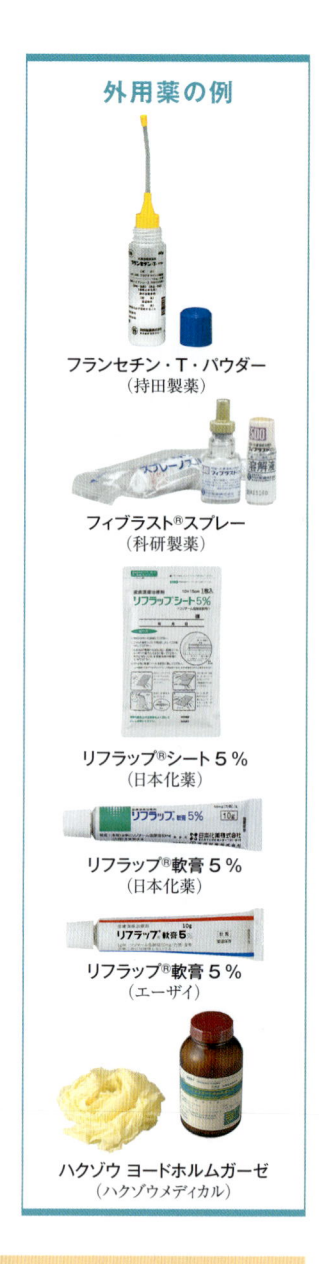

ハクゾウ ヨードホルムガーゼ
（ハクゾウメディカル）

表3　ブレンド軟膏

外用薬	保水率	吸水率
リフラップ®軟膏＋オルセノン®軟膏（1：1）	45%	0%
デブリサン®＋オルセノン®軟膏（1：1）	0%	24%
ユーパスタコーワ軟膏＋オルセノン®軟膏（3：1）	40%	0%
テラジア®パスタ＋リフラップ®軟膏（7：3）	7%	0%
テラジア®パスタ＋オルセノン®軟膏（8：2）	0%	21%

野田康弘, 野原葉子, 水野正子, 古田勝経：褥瘡保存的治療のためのブレンド軟膏の製剤学的妥当性. 褥瘡会誌 2004；6：595.より引用

- このように剤形は創の形状を選ぶことがある。外用薬の効果を引き出すうえで剤形も影響する場合があることに注意する必要がある。

外用薬の効果を維持するための創環境

- 高齢者の皮膚の特徴は、老化による影響から水分量や皮表脂質量の低下、コラーゲンの低下などからしわやたるみが多く見られることである。これは皮膚自体がルーズになり、動きやすい状況を作り上げている。言い換えれば、褥瘡の創が動きやすいことを示している。
- 高齢者の場合、皮膚は任意の位置から5cm程度動くことはよくみられる。そこに創が存在すれば、当然創も移動するが、創の存在によりその部分における皮膚の連続性が途絶えるために単なる移動ではなく、変形をともなう。
- 外用薬を創内へ外用した際、外力によって移動や変形することにより投入された軟膏が創内に滞留しにくい状況が生まれ、効果が持続しにくくなる。その結果、十分な効果が得られないことがある。
- そのような状況を回避し、安定した効果を得るためにドラッグ・デリバリー・システム（DDS：drug delivery system）という考え方を利用し、効果的に薬剤を使用することが重要である。DDSは外力による摩擦やずれを抑制し、治癒を促すのに有効である。薬剤の効果を十分発揮させるための創環境づくりの原点である。

*

- 以上のように、外用薬を適切に選択・適正に使用することが褥瘡における薬物療法を円滑、かつ効果的にすすめる重要なポイントであり、治療期間の短縮にもつながる。
- その土台には看護の予防対策が不可欠である。そのうえで薬剤の効果が発揮される。

（古田勝経）

引用文献
1. 古田勝経：褥瘡 外用療法のヒミツ. 薬局 2006；57（8月臨時増刊号）：25-33.
2. 古田勝経：外用薬の特性に基づいた選択と使い方. 調剤と情報 2007；13：928-934.
3. 穴沢貞夫監修：改訂ドレッシング・新しい創傷管理. へるす出版, 東京, 2005：41-52.
4. 野田康弘, 野原葉子, 水野正子, 古田勝経：褥瘡保存的治療のためのブレンド軟膏の製剤学的妥当性. 褥瘡会誌 2004；6：593-598.
5. 古田勝経, 野田康弘, 遠藤英俊：ドレッシング材を用いた褥瘡ポケットへのbFGF投与法の検討. 褥瘡会誌 2006；8：177-182.

COMMENTS

DDSを利用した創の固定

- 創直下、創口、創周囲に骨突出など外力により移動や変形を起こしやすい場合は創内の外用薬、特に軟膏剤の漏出等を防止する。
- 安定したDDSを確保するために、レストン™やテーピングなどを利用して創の固定や保護することで薬剤を創内に滞留させ、効果を引き出すことが重要である。

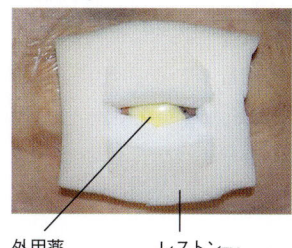

外用薬　　レストン™

第5章 褥瘡の局所治療

急性期褥瘡の治療

> **Points**
> - 褥瘡治療の大前提は、褥瘡発生原因の追求とその除去である。
> - 急性期褥瘡は創部およびその周辺の皮膚が脆弱であり、多彩な臨床症状を呈することがある。
> - 急性期褥瘡治療の基本は、創状態の頻回な観察、創面・周囲皮膚の保護、創面の適度な湿潤環境保持である。

急性期褥瘡とは

- 「褥瘡予防・管理ガイドライン」では、褥瘡発生後約1～3週間の局所病態の不安定な時期を「急性期」、それ以降の局所病態の比較的安定する時期を「慢性期」と定義している。
- この時期は、褥瘡局所病態が不安定であるだけでなく、基礎疾患の悪化など全身状態が不安定なことも多い。そのため臨床現場では、この時期の褥瘡局所評価や治療、提供すべきケアに迷いが生じやすい。

局所経過と特徴

- 急性期褥瘡の局所経過は、①発赤が1～2週間以内に消退し治癒、②浅い褥瘡に移行、③深い褥瘡に移行、という3つの様式をとる（図1）[1]。
- 紅斑（発赤）、紫斑、水疱、びらん、浅い潰瘍といった多彩な臨床症状を短時間に次々に呈することがある。
- 局所に炎症反応を認めることが多く、それにより疼痛を伴いやすい。
- 壊死組織の範囲や深さの早期判定は困難であり、「浅い褥瘡」と「深い褥瘡」を早期に見分けることは難しい。
- 発赤が暗赤紫色や黒褐色に変化する場合は、深い褥瘡に移行する可能性が高い。
- 褥瘡部およびその周辺の皮膚は脆弱になっており、外力が加わると皮膚剥離や出血などが生じやすい。

COMMENTS

急性期褥瘡の定義

- 褥瘡が発生した直後は局所病態が不安定な時期があり、これを急性期と呼ぶ。時期は発症後おおむね1～3週間である。この間は褥瘡の状態は発赤、紫斑、浮腫、水疱、びらん、浅い潰瘍などの多彩な病態が短時間に現れることがある。

（日本褥瘡学会 用語集より）

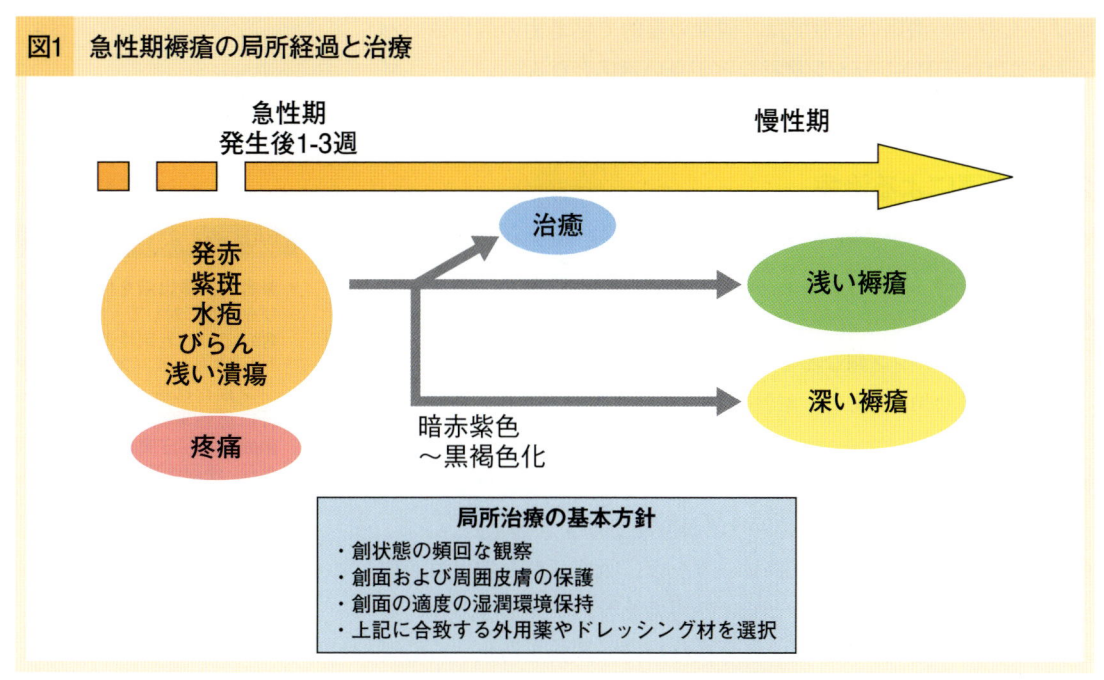

図1　急性期褥瘡の局所経過と治療

急性期
発生後1-3週　　　　　　慢性期

発赤
紫斑
水疱
びらん
浅い潰瘍
→ 治癒
→ 浅い褥瘡

疼痛

暗赤紫色
〜黒褐色化
→ 深い褥瘡

局所治療の基本方針
・創状態の頻回な観察
・創面および周囲皮膚の保護
・創面の適度の湿潤環境保持
・上記に合致する外用薬やドレッシング材を選択

福井基成：急性期褥瘡とその治療. よくわかって役立つ 新・褥瘡のすべて, 宮地良樹, 真田弘美編著, 永井書店, 大阪, 2006：166. より引用改変

治療の実際

- 褥瘡治療の大前提は、急性期、慢性期に限らず褥瘡発生原因の追求とその除去である。
- 除圧不足だったのか、ずれが加わっていたのか、あるいは全身状態や栄養状態の悪化が引き金になったのかなどを考え、まずこれらの褥瘡発生原因を徹底して除去することが重要である。
- 特に全身状態の安定化は、急性期の褥瘡治療にとって不可欠であり、チーム医療による対応が強く求められる。
- 急性期褥瘡の特徴を踏まえた局所治療の基本方針は、創状態の頻回な観察、創面および周囲皮膚の保護、創面の適度の湿潤環境保持である。

1. ドレッシング材による治療

- ドレッシング材は創面保護や適度な湿潤環境保持に優れており、急性期褥瘡治療においても、その特性を活かすことで有効な治療手段となりうる。
- 滲出液のない紅斑や紫斑の状態では、創面の観察と保護目的に透明なフィルムドレッシング材が用いられる。

- びらんや浅い潰瘍の状態では、同様の目的で粘着力の弱い薄いハイドロコロイドドレッシング材などが良い適応となる。

2. 外用薬による治療

- 外用薬は局所治療の基本方針に基づき、無色で創面保護効果の高い油脂性基剤（白色ワセリンなど）のものが多く選択される。
- 潰瘍面などに感染を合併した場合には、非特異的抗菌活性を有するスルファジアジン銀などを用いることもあるが、抗生物質含有軟膏は一般に効果に乏しく、耐性菌を生じる危険性もあるので避けるべきである。
- 外用薬使用時の注意すべき点は、滲出液を伴う創におけるガーゼの創面固着とガーゼ交換時に伴う創面損傷である。
- ガーゼの創面固着と創面損傷は、ガーゼに吸収された滲出液が乾燥する場合に起きる。ガーゼ側に外用薬を厚めに塗布するか、非固着性ガーゼを使用し、ガーゼ交換時の創面損傷を防止する必要がある。

> **COMMENTS**
> - 筆者は、滲出液を伴う潰瘍やびらん面に対して、水分を多く含んでいる乳剤性基剤のゲーベン®クリーム（スルファジアジン銀）は使用していない。特に急性期褥瘡においては、創面・周囲皮膚の保護の原則から、使用は避けるべきと考えている。

3. 外科的処置

- 褥瘡局所における壊死組織の存在は、感染の温床や良性肉芽増生の妨げとなるので、早期に除去する必要がある。
- 急性期褥瘡においてはその特徴から、外科的デブリードマンなどの外科的処置は、壊死組織が周囲の組織から分離（分画）されるまで待ってから行うほうがよい。
- 皮下に膿貯留や膿瘍形成を疑う場合は、早期の切開ドレナージ処置を検討すべきである。

（岡本泰岳）

> **COMMENTS**
> - 褥瘡部の皮下膿瘍は不明熱のフォーカスであることがしばしば経験される。
> - 褥瘡局所の熱感や疼痛の増大ほか、触診による皮膚の「ブヨブヨ感」を認める場合は、診断と治療を兼ねて、切開ドレナージ処置を検討すべきである。

引用文献
1. 福井基成：急性期褥瘡とその治療．よくわかって役に立つ 新・褥瘡のすべて，宮地良樹，真田弘美編著，永井書店，大阪，2006：166．

第5章 褥瘡の局所治療

慢性期褥瘡の治療
慢性期褥瘡治療の基本スキーム

> **Points**
> - 褥瘡の進展様式を念頭にオリエンテーションを行う。
> - 「急性期」か「慢性期」か、慢性期であれば「浅い褥瘡」か「深い褥瘡」か、をキーワードに判別する。
> - 慢性期褥瘡治療の基本スキームを理解する。順調な創傷治癒はN、G、Sの順番に流れるが、I、E、Pに対しては、臨機応変に対処する。

褥瘡の進展様式を頭に入れる

- 褥瘡は一般にp.131の図1に示すような進展様式を取る。この流れを念頭に置いて、まず目の前の褥瘡が急性期褥瘡なのか慢性期褥瘡なのか、慢性期褥瘡であれば「浅い褥瘡」なのか「深い褥瘡」なのかを見極める。
- 慢性期病院や在宅で実際に遭遇する褥瘡の多くは「慢性期の深い褥瘡」である。

慢性期褥瘡とは

- 急性期を過ぎると、局所病態が比較的安定した慢性期褥瘡に移行し、浅い褥瘡と深い褥瘡に分岐してくる。
- 浅い褥瘡は付属器(毛包など)からの組織再生があるため、創面の保護のみでも創傷治癒が起こる。
- 深い褥瘡は肉芽形成と辺縁からの表皮化あるいは創の収縮によってのみ創傷治癒が起こるので、創面評価に基づく治療方針の決定が必要となる。
- ガイドライン[1]、DESIGN評価[2]とも、この「慢性期の深い褥瘡」をターゲットに策定されている。

COMMENTS

慢性期褥瘡の定義

- 慢性期褥瘡は急性期褥瘡に引き続き、感染、炎症、循環障害などの急性期反応が消退し、組織障害の程度が定まった状態を指す。慢性に経過する褥瘡に急性期褥瘡が混在あるいは新生することもある。

(日本褥瘡学会 用語集より)

慢性期褥瘡治療の基本スキームを理解する

- ガイドラインで提唱されている基本スキームでは、まず褥瘡が浅い（DESIGN分類でd）か、深い（DESIGN分類でD）かを峻別することを求めている。深達度により創傷治癒過程が異なるので、自ずと治療方針も異なるからである。
- 浅い褥瘡においては創面の保護と適度な湿潤環境の保持が重要で、ガイドラインでは発赤、水疱、びらん・浅い潰瘍に分けて治療方針が示されている。
- 深い褥瘡では経過とともに局所病態が大きく変化するので、DESIGN評価項目のうち、大文字のN、G、Sに着目する。それぞれ壊死組織の除去（N）、肉芽形成の促進（G）、創サイズの縮小（S）を小文字にすることを目的とした治療を行う（図1）。
- 感染（I）、滲出液過多（E）、ポケット形成（P）は経過中のあらゆる局面で起こりうるので、創面評価に基づき感染の制御、滲出液の制御、ポケットの解消を図るべく優先的に対応する。

（宮地良樹）

引用文献
日本褥瘡学会編：褥瘡予防・管理ガイドライン. 照林社, 東京, 2009：96.

参考文献
1. 日本褥瘡学会編：褥瘡予防・管理ガイドライン. 照林社, 東京, 2009.
2. 宮地良樹, 真田弘美, 森口隆彦, 他編：褥瘡状態評価法DESIGNのつけ方、使い方. 照林社, 東京, 2003.

図1　慢性期の深い褥瘡における局所治療の基本スキーム

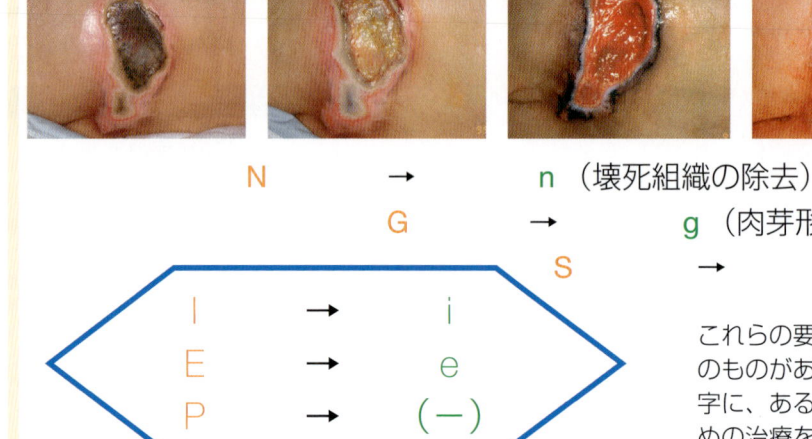

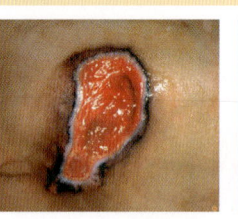

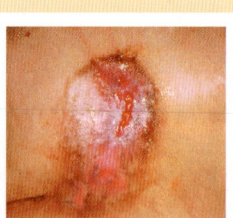

N → n（壊死組織の除去）
G → g（肉芽形成の促進）
S → s（創の縮小）

I → i
E → e
P → （−）

これらの要素については、大文字のものがあれば、適宜それを小文字に、あるいは、それをなくすための治療を最優先に考える

慢性期褥瘡治療の基本スキームを理解する。順調な創傷治癒はN、G、Sの順番に流れるが、I、E、Pに対しては、臨機応変に対処する。

日本褥瘡学会編：褥瘡予防・管理ガイドライン. 照林社, 東京, 2009：96.より引用

第5章 褥瘡の局所治療

慢性期褥瘡の治療
浅い褥瘡（d）のとき

> **Points**
> - 浅い褥瘡（d）は深さが真皮までに留まり、創傷治癒が比較的速やかに進行する。
> - 治療の基本は、創面の保護と適切な湿潤環境を保持することである。
> - ドレッシング材や油脂性基剤の外用薬が最も適している。

浅い褥瘡（d）とは

- DESIGN重症度分類における「浅い褥瘡（d）」とは、褥瘡の深さが真皮までに留まる褥瘡を指す。
- この時期は、創傷治癒理論における「増殖期」にあたり、創傷治癒機転が比較的速やかに働く状態である。

創傷治癒理論を踏まえた治療戦略

- 浅い褥瘡（d）では創傷周囲に線維芽細胞が豊富に存在する。
- 増殖因子によって線維芽細胞が活性化されると、線維芽細胞は組織欠損部へ遊走し、真皮細胞外基質の主要構成成分であるⅠおよびⅢ型コラーゲン、プロテオグリカン、フィブロネクチンなどを産生する。
- ある程度創傷欠損部が充填されると創収縮が起こり、創面積は縮小しさらに治癒が促進される。
- 浅い褥瘡（d）の治療の基本は、創面の保護と適切な湿潤環境を保持することで、線維芽細胞や血管内皮細胞の活性化を促すことである。
- 浅い褥瘡（d）の治療には、ドレッシング材や創面保護効果を有する油脂性基剤の外用薬が最も適している（図1）。
- 難治な浅い褥瘡（d）においては、患者の基礎疾患や栄養状態など何らかの創傷治癒阻害因子が存在する可能性を考える（慢性創傷）。問題点を抽出しそれを取り除き、速やかに創傷治癒機転が働く状態（急性創傷）へと導くことが重要である[1]。

COMMENTS

浅い褥瘡の治療の基本

- 浅い褥瘡は、新たな皮膚が再生することで治癒が可能である。
- 浅い褥瘡の治療では、基本的に創の保護と適度な湿潤環境の保持が重要である。
- そのためには、ドレッシング材が有用であるが、代わりに外用薬を使用することもある。
（褥瘡予防・管理ガイドライン、p.94）

第5章 褥瘡の局所治療

図1 浅い褥瘡（d）

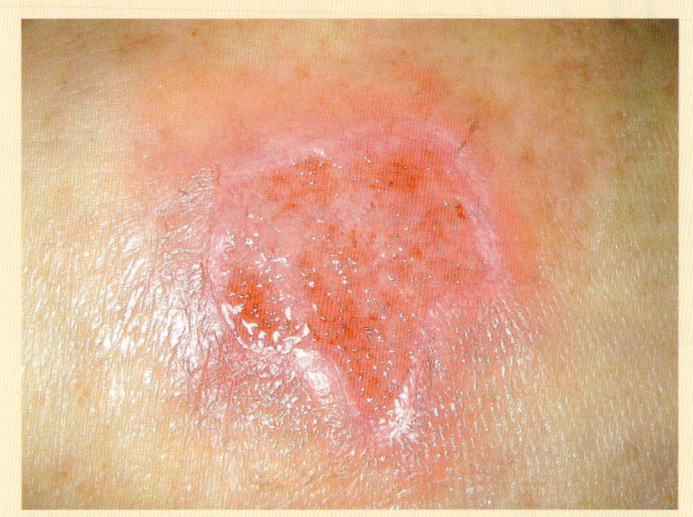

深さが真皮までに留まる。このような場合、ドレッシング材を治療の第一選択とする。

治療の実際（表1）

- 浅い褥瘡（d）の時期に限らず、褥瘡の局所治療は日本褥瘡学会による「褥瘡予防・管理ガイドライン」に従って治療するとよい[2]。
- この時期の褥瘡は、創面が鮮紅色で、適度な湿潤環境をもつ良好な肉芽が主体であることが多い。この場合、消毒薬は用いず、生理食塩水や水道水を用いて十分な洗浄を行う。

Evidence

Clinical **Q**uestion

発赤にはどのような外用薬を用いたらよいか

[推奨]

創面保護が大切であり、創面が観察できるドレッシング材での被覆を第一選択とするが、外用薬ではアズレン、酸化亜鉛を使用してもよい。

推奨度 **C1**

（褥瘡予防・管理ガイドライン、p.98）

Evidence

Clinical **Q**uestion

発赤にはどのようなドレッシング材を用いたらよいか

[推奨]

創面保護を目的として、ポリウレタンフィルムを用いてもよい。

推奨度 **C1**

仮に真皮に至る創傷へ移行する恐れのある発赤や周囲皮膚の損傷が危惧される場合には、機能別分類Aの透明で薄いハイドロコロイドも選択肢として考慮してもよい。

推奨度 **C1**

（褥瘡予防・管理ガイドライン、p.99）

表1 浅い褥瘡の治療

浅い褥瘡	対応	使用するドレッシング材・外用薬
発赤	・皮疹の性状の十分な観察 ・除圧	【ドレッシング材】ポリウレタンフィルム（オプサイト®ウンドなど）、ハイドロコロイド（デュオアクティブ®ETなど） 【外用薬】ジメチルイソプロピルアズレン（アズノール®軟膏など）、酸化亜鉛（亜鉛華軟膏など）
水疱	・原則として水疱蓋を破らない ・穿刺により内容液を除去することもある ・除圧	【ドレッシング材】ポリウレタンフィルム（オプサイト®ウンドなど）、ハイドロコロイド（デュオアクティブ®ETなど） 【外用薬】ジメチルイソプロピルアズレン（アズノール®軟膏など）、酸化亜鉛（亜鉛華軟膏など）
浅いびらん・潰瘍	・生理食塩水や水道水を用いた十分な洗浄 ・除圧	【ドレッシング材】ハイドロコロイド（デュオアクティブ®ETなど）、キチン（ベスキチン®W(SP)など）、ハイドロジェル（ビューゲル®など）、ポリウレタンフィルム（オプサイト®ウンドなど） 【外用薬】ジメチルイソプロピルアズレン（アズノール®軟膏など）、酸化亜鉛（亜鉛華軟膏など）、ブクラデシンナトリウム（アクトシン®軟膏）、塩化リゾチーム（リフラップ®軟膏）／プロスタグランジンE_1（プロスタンディン®軟膏）

1. 発赤、水疱

- 発赤が見られる場合、皮疹の性状を十分に観察する。紅斑（硝子圧で褪色する）とともに比較的大きな紫斑（ガラス圧で褪色しない）が見られる場合には、病変が深層まで及んでいる可能性を考える（p.42～43参照）。
- 水疱は原則として水疱蓋を破らない。巨大な水疱の場合には水疱蓋を穿刺し内容液を除去する場合もある。
- 発赤や水疱の場合には、原則創面の観察が可能なドレッシング材を用いる。ポリウレタンフィルム（例：オプサイト®ウンド）やハイドロコロイド（例：デュオアクティブ®ET）が良い適応となる。なお、前者のコストは技術料に包括されることに注意する。
- 発赤や水疱に外用薬を用いる場合には、ジメチルイソプロピルアズレン（例：アズノール®軟膏）や酸化亜鉛（例：亜鉛華軟膏）を用いる。特に後者には、あらかじめリント布に塗布された製剤（ボチシート®）もあり便利である。
- 時に水疱の場合、硫酸ゲンタマイシン（例：ゲンタシン®軟膏）が用いられる場合があるが、耐性菌の問題などもあり推奨できない。

2. びらん・浅い潰瘍

- びらん・浅い潰瘍の場合には、原則として保険適用を有するドレッシング材を用いる。ハイドロコロイド（例：デュオアクティブ®ET）、キチン（例：ベスキチン®W (SP)）やハイドロジェル（例：ビューゲル®）が良い適応となる。
- より深層までの潰瘍に用いるハイドロコロイド（例：デュオアクティブ®CGF）、キチン（例：ベスキチン®W-A）、ポリウレタンフォーム（例：ハイドロサイト®）やハイドロジェル（例：クリアサイト®）を用いてもよいが、保険適用外であることに注意する。
- びらん・浅い潰瘍に外用薬を用いる場合は、アズレンや酸化亜鉛を用いる。
- 上皮形成促進効果をもつブクラデシンナトリウム（アクトシン®軟膏）、塩化リゾチーム（リフラップ®軟膏）やプロスタグランジンE_1（プロスタンディン®軟膏）を用いてもよい。

（安部正敏）

Evidence

Clinical Question

びらん・浅い潰瘍にはどのような外用薬を用いたらよいか

[推奨]

創面が観察できるドレッシング材での被覆を第一選択とするが、外用薬では創面保護を目的にアズレン、酸化亜鉛を用いてもよい。

推奨度 C1

上皮形成促進を期待して塩化リゾチーム、ブクラデシンナトリウム、プロスタグランジンE1を用いてもよい。

推奨度 C1

（褥瘡予防・管理ガイドライン、p.101）

Evidence

Clinical Question

びらん・浅い潰瘍にはどのようなドレッシング材を用いたらよいか

[推奨]

保険適用のある機能別分類Aのハイドロコロインド、キチン、ハイドロジェルのシートタイプで潰瘍周囲の健康な皮膚面を含めて被覆してもよい。

推奨度 C1

機能別分類B1のハイドロコロイド、ハイドロポリマー、ポリウレタンフォーム、キチン、ハイドロジェルを使用してもよいが保険適用外である。

推奨度 C1

（褥瘡予防・管理ガイドライン、p.104）

参考文献
1. 安部正敏：褥瘡の発生機序－全身的要因. 病棟・在宅での褥瘡対策ハンドブック, 石川治編著, 中外医学社, 東京, 2005：3-10.
2. 日本褥瘡学会編：褥瘡予防・管理ガイドライン. 照林社, 東京, 2009：98-106.

第5章 褥瘡の局所治療

慢性期褥瘡の治療
深い褥瘡（D）のとき

> **Points**
> - 深い褥瘡は、治療経過とともに局所病態が大きく変化する。
> - 深い褥瘡（D）の治癒過程は、黒色痂皮や黄色壊死組織を伴う時期から肉芽形成期を経て、上皮化・創の収縮へと至る。
> - 壊死組織の除去、肉芽組織の促進、創の縮小の順に重点をおいて治療計画をたてる。

深い褥瘡（D）とは

- DESIGN-R（2008年改訂版）分類では、Depth（深さ）評価をd0（正常あるいは治癒した状態）、d1（持続する発赤）、d2（真皮までの損傷）、D3（皮下組織までの損傷）、D4（皮下組織を越える損傷）、D5（関節腔、体腔に至る損傷）、DU（深さ判定が不能の場合）に分けている。
- 創の改善に伴い皮膚欠損部が肉芽組織によって再構築されて創の深さが浅くなり、真皮までの損傷に相当する深さと判断されればDがdに至ったと評価することができる。
- 浅い褥瘡（d）と深い褥瘡（D）に分類することには意味がある。表皮角化細胞の幹細胞は毛包に存在する。毛包が残っている浅い褥瘡では、毛包に一致して角化細胞の供給源があり、創傷治癒環境さえ良ければ比較的短期間で上皮化が期待できる。
- 深い褥瘡では、まず皮膚欠損部を線維芽細胞、新生血管、細胞外基質からなる肉芽組織によって充填する必要があり、相当の期間を要する（図1）。
- 浅い褥瘡は表皮細胞の再生によって治癒に至るが、深い褥瘡は欠損している皮下組織はもはや脂肪細胞などによって再生されることはなく、肉芽組織にて再構築されて治癒に至る。もとから存在した皮下脂肪組織の有するクッション性は失われてしまい、硬い肉芽組織によって置換され、瘢痕組織となる。
- 瘢痕組織は外的刺激には脆弱であるので、治癒後もわずかな外力でびらんとなることがある。そこで、少しでも質の良い肉芽組織を形成させ、極力不良肉芽となり得る要因を取り除くことが必要となってくる。

COMMENTS

深い褥瘡の治療の基本

- 深い褥瘡は、壊死に陥った深部組織が再生することはない。
- 壊死組織が取り除かれた創面に肉芽組織が盛り上がり、それが瘢痕化することで治癒に至る。
（褥瘡予防・管理ガイドライン、p.94）

図1 浅い褥瘡（d）と深い褥瘡（D）の上皮化の違い（概念図）

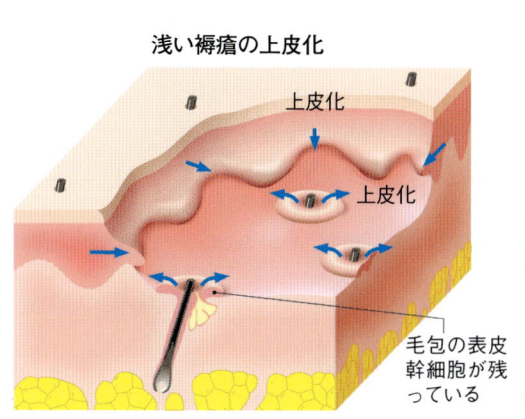

浅い褥瘡の上皮化
- 上皮化
- 毛包の表皮幹細胞が残っている
- 上皮化は創面からも辺縁からも進む

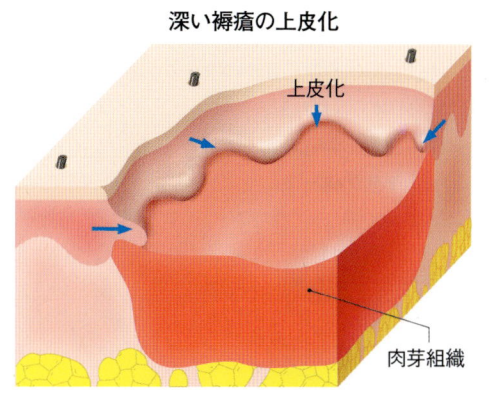

深い褥瘡の上皮化
- 上皮化
- 肉芽組織
- 上皮化は創の辺縁のみから進む

深い褥瘡（D）の基本治療方針

- 慢性期の深い褥瘡（D）の治癒過程は、黒色痂皮や黄色壊死組織を伴う時期から肉芽形成期を経て上皮化・創の収縮へと至る。
- DESIGN分類に基づくと、①壊死組織の除去（N→n）、②肉芽組織の促進（G→g）、③創の縮小（S→s）の順に重点をおいて治療計画をたてるとよい（図2）。
- 滲出液（E）、炎症/感染（I）は創傷治癒に影響を及ぼす項目であるので、これらを制御することを常に念頭に置く。
- ポケット（P）の存在は創傷治癒を著しく遅延させるため、状態が許せば大きく切開していったんPをなくしてしまう。
- 「褥瘡予防・管理ガイドライン」では、N、I、E、G、S、Pの各項目について、具体的な治療手段をClinical Questionsとして設定して、質問に対する回答をエビデンスに基づき推奨度を明瞭にして呈示している（図2）。

（松村由美）

COMMENTS

深い褥瘡のClinical Questions（CQ）の項目

1. Nをnにする
   壊死組織の除去
2. Gをgにする
   肉芽形成の促進
3. Sをsにする
   創の縮小
4. Iをiにする
   感染・炎症の制御
5. Eをeにする
   滲出液の制御
6. Pをなくす
   ポケットの解消

引用文献
1. 立花隆夫：褥瘡. ガイドライン外来診療2008, 泉孝英編, 日経メディカル開発, 東京, 2008：287-297.

参考文献
1. 日本褥瘡学会編：褥瘡予防・管理ガイドライン. 照林社, 東京, 2009.

第5章 褥瘡の局所治療

図2 慢性期の深い褥瘡（D）に対するDESIGNに準拠した局所治療および消毒、洗浄の選択

	Necrotic tissue（壊死組織）N→n	Inflammation / Infection（炎症／感染）I→i	Exudate（滲出液）E→e	Granulation tissue（肉芽形成）G→g	Size（大きさ）S→s	Pocket（ポケット）P→(−)
外用薬				ジメチルイソプロピルアズレン		
		カデキソマー・ヨウ素		アルミニウムクロロヒドロキシアラントイネート		
				塩化リゾチーム		
		スルファジアジン銀		酸化亜鉛		
	デキストラノマー		デキストラノマー			
				トラフェルミン		
	フィブリノリジン・デオキシリボヌクレアーゼ配合剤			トレチノイントコフェリル		トレチノイントコフェリル
				ブクラデシンナトリウム		
	ブロメライン			プロスタグランジンE₁		
		ポビドンヨード				
		ポビドンヨード・シュガー				ポビドンヨード・シュガー
		ヨードホルム		幼牛血液抽出物		
	フラジオマイシン硫酸塩・結晶トリプシン					
ドレッシング材			アルギン酸塩			
			キチン			
			ハイドロコロイド			
	ハイドロジェル			ハイドロジェル		
		「銀含有製材」	ハイドロファイバー®			
			ハイドロポリマー			
			ポリウレタンフォーム			
外科的治療		外科的デブリードマン			観血的創閉鎖	ポケット切開
物理療法					陰圧閉鎖療法	
					高圧酸素療法	
					光線療法	
	水治療法				水治療法	
		電気刺激療法			電気刺激療法	
消毒・洗浄		消毒				
	生理食塩水、蒸留水などによる洗浄					
	圧洗浄、十分な量を用いた洗浄					
	ポケット内の洗浄	温めた洗浄液				

推奨度
- B：行うよう強く勧められる。
- C₁：行うよう勧められる。
- C₂：行うことを考慮してもよいが、十分な根拠*がない。
- C₂：根拠*がないので、勧められない。
- D：行わないよう勧められる。

*根拠とは臨床試験や疫学研究による知見を指す。

立花隆夫：褥瘡. ガイドライン外来診療2008, 泉孝英編, 日経メディカル開発, 東京, 2008：287-297.を一部改変して引用

第5章 褥瘡の局所治療

慢性期褥瘡の治療
炎症期の褥瘡① Nのとき

> **Points**
> - 壊死組織は細菌増殖の温床であり、肉芽組織の増生や創の収縮を妨げる。
> - 深い褥瘡の治癒を早めるためには壊死組織を除去する必要がある。
> - 壊死組織の除去にはデブリードマンが効果的である。

Nの褥瘡症例

- 硬く厚い密着した壊死組織（Necrotic tissue）がある場合、DESIGN-RスコアはN6で、具体的には黒色壊死組織（eschar）がついている場合である。図1はN6の仙骨部褥瘡をメスにてデブリードマンを行っているところである。
- 柔らかい壊死組織がある場合はN3であり、黄色壊死組織（slough）がついている状態である。図2はN3の仙骨部褥瘡をハサミにてデブリードマンを行っているところである。

Nをnとする治療の実際

- 壊死組織は細菌増殖の温床となるだけでなく、物理的に肉芽組織の増生や創の収縮を妨げる。
- 褥瘡の治癒を早めるためには壊死組織を除去し、DESIGN評価のNを速やかにnに転じさせることが必要である。そのためには壊死組織を除去する各種デブリードマンが必要となる。
- デブリードマンの方法としては外科的デブリードマン、化学的デブリードマン、自己融解を促す方法、物理的デブリードマン、その他の方法がある。

1. 外科的デブリードマン（図1、2）

- 急性期の褥瘡は壊死部と健常部の境界が不明瞭であるため、壊死部と健常部の境界が明瞭になるまで待ってからデブリードマンを行うのがよい。
- 境界が明瞭になれば、メスやハサミを用い、壊死組織を健常部と

Evidence

Clinical Question

外科的デブリードマンはどのように行えばよいか

[推奨]
壊死組織と周囲の健常組織との境界が明瞭となった時期に外科的デブリードマンを行ってもよいが、事前の全身状態をよく評価してから行うようにする。

推奨度 **C1**

（褥瘡予防・管理ガイドライン、p.107

第5章　褥瘡の局所治療

図1　N6の仙骨部褥瘡症例

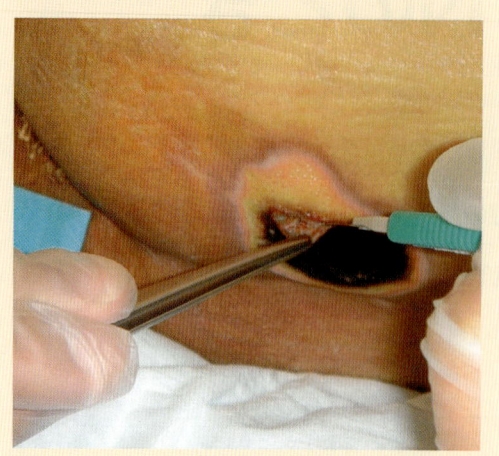

硬く厚い密着した壊死組織をメスにてデブリードマンしている。

図2　N3の仙骨部褥瘡症例

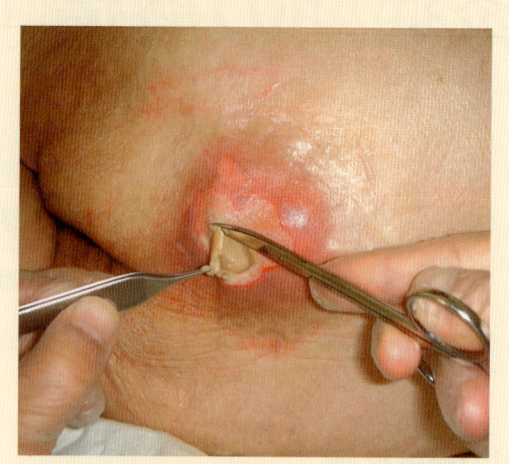

黄色壊死組織をハサミにてデブリードマンしている。

の境界部付近で無麻酔で切除できる。
- デブリードマンを行うときに不用意に大きく壊死組織を切除しようとすると、下床の健常組織を傷つけ思わぬ出血をまねくことがある。メスにせよハサミにせよ、刃先で少量ずつ頻回に壊死組織を剪断して、出血のリスクを避けることが大切である。高周波メスや電灼などの止血のための器具を用意しておくことが望ましい。

2．化学的デブリードマン
- 酵素製剤により壊死組織を分解して除去を促進する方法である。外科的デブリードマン施行後に残存した壊死組織を日々の処置の中で除去するのに適した方法である。
- ブロメライン（ブロメライン軟膏）、フィブリノジン・デオキシリボヌクレアーゼ（エレース®*）、フラジオマイシン硫酸塩・結晶トリプシン（フランセチン・T・パウダー）などが用いられる。

3．自己融解を用いる方法
- スルファジアジン銀クリーム（ゲーベン®クリーム）は抗菌作用を持っている上に、壊死組織に水分を供給して浸軟させ自己融解を促すので、臨床の場では頻繁に使用される。

* エレース®は2009年3月で製造中止、2010年3月まで経過措置。

> **Evidence**
> **Clinical Question**
> どのような外用薬を用いたらよいか
>
> [推奨]
> 壊死組織除去作用を有するカデキソマー・ヨウ素、デキストラノマー、フィブリノリジン・デオキシリボヌクレアーゼ配合剤、ブロメライン、スルファジアジン銀、硫酸フラジオマイシン・トリプシンを用いてもよい。
>
> 推奨度 C1
>
> （褥瘡予防・管理ガイドライン、p.108）

慢性期褥瘡の治療

- ドレッシング材のハイドロジェル（イントラサイト ジェルシステム、グラニュゲル®）も水分を豊富に含有し壊死組織を自己融解させる（p.187参照）。

4．物理的デブリードマン

- メスやハサミを用いずにそれ以外の物理的手段を用いる方法で、歯ブラシなどで創面を摩擦する方法や、Wet to dry dressing法などがある。

5．その他の方法

- カデキソマー・ヨウ素（カデックス®）、デキストラノマー（デブリサン®）などの吸水性ポリマービーズは、膿、滲出液、細菌などを吸収・吸着し、同時にデブリードマン効果を発揮する。滲出液が多い褥瘡には非常に効果的で、推奨度も高い。
- その他、ウジ虫を利用してデブリードマンを行う、マゴット法などがある。これは特別な施設でしか施行されていない。

（是枝哲）

Evidence

Clinical Question

どのようなドレッシング材を用いたらよいか

［推奨］
適切な時期を選んだ外科的切除、壊死組織除去作用を有する外用薬の使用を第一選択とするが、これらの選択が難しい場合には、自己融解作用により壊死組織除去環境を創に形成する機能分類B2のハイドロジェルを使用してもよい。

推奨度 C1

（褥瘡予防・管理ガイドライン、p.111）

COMMENTS

Wet to dry dressing法

- 生理食塩水で湿らせたガーゼを創に当て、乾燥したガーゼに固着する異物や壊死組織をガーゼ交換とともに非選択的に除去する、デブリードマンを目的にしたドレッシング法をいう。
（日本褥瘡学会 用語集より）

5　褥瘡の局所治療

第5章 褥瘡の局所治療

慢性期褥瘡の治療
炎症期の褥瘡② Iのとき

> **Points**
> - 褥瘡が感染症を伴っているか否かを見極める必要がある。
> - 感染徴候（発赤・腫脹・疼痛・膿汁排泄）を確認する。
> - クリティカルコロナイゼーションにも注意する。

- 創傷治療の原則は、創面環境調整（wound bed preparation）と湿潤環境下療法（moist wound healing）であるが、慢性期褥瘡においては、壊死組織の除去とともにクリティカルコロナイゼーションも含めた感染症合併の有無の判断が不可欠である。
- 慢性期褥瘡感染では外用薬の選択が重要となる（p.140 図2参照）。

褥瘡感染の診断

- 褥瘡の好発部位のなかでも仙骨部・尾骨部・大転子部などは、尿・便による汚染を受けやすく、感染の危険性が比較的高い。
- 感染を起こすと創周囲の発赤・腫脹・疼痛などが認められる（図1）。
- 時には蜂窩織炎、皮下膿瘍、骨髄炎、ひいては敗血症などを併発することがある。
- 壊死組織の存在は、創傷治癒過程での炎症期の遷延化、肉芽形成期への移行の妨げとなり、さらには細菌感染の温床となる。壊死組織が除去されない限り褥瘡の治癒は望めない。
- 褥瘡感染病巣からは、黄色ブドウ球菌、大腸菌、クレブシエラなどが主に検出される。そのほか緑膿菌、バクテロイデスなどの嫌気性菌も加わり、混合感染となることも少なくない。

Iをiとする治療の実際

1. 外科的デブリードマン

- 壊死組織が存在する場合には、外科的デブリードマンを行い、早急に壊死組織を除去する必要がある。
- 壊死組織が固着した状態で、局所の発赤・腫脹・疼痛・悪臭など、さらに発熱がある場合には壊死組織下に膿瘍が形成されている可能性が高く、直ちに切開排膿して壊死組織を除去しなければならない。

Evidence

Clinical Question

どのような場合に外科的治療を行えばよいか

[推奨]
膿汁や悪臭、あるいは骨髄炎を伴う感染創には、外科的デブリードマンを行うことを考慮してもよい。

推奨度 **C1**

（褥瘡予防・管理ガイドライン、p.146）

図1 感染褥瘡

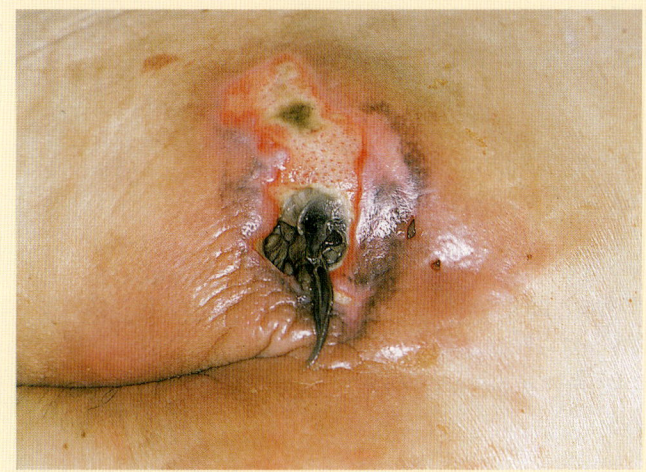

73歳、男性
● 臀部
● 深い潰瘍とともに壊死組織が残り、周囲に発赤が強い。

2. 外用薬

- 外科的デブリードマンが何らかの理由で難しい場合は、排膿・洗浄するとともに、化学的デブリードマンを行う（フィブリノリジン・デオキシリボヌクレアーゼ配合剤（エレース®*）、スルファジアジン銀（ゲーベン®クリーム）など）。
- 壊死組織が除去されれば、感染抑制作用を持つポビドンヨード・シュガー（ユーパスタコーワ軟膏）、ポビドンヨード（イソジン®ゲル）、ヨードホルム（タマガワヨードホルムガーゼ）、フラジオマイシン硫酸塩・結晶トリプシン（フランセチン・T・パウダー）など、あるいは感染抑制作用と壊死組織除去ないし滲出液抑制作用を併せ持つカデキソマー・ヨウ素（カデックス®軟膏、ヨードコート®）などを使用する。
- 褥瘡感染に対する消毒の是非はなお議論があるが、現時点では消毒しなければならないというエビデンスがない一方、消毒してはならないという根拠もない[1]。
- 感染創では洗浄前に消毒を行ってもよいが、原則として十分な洗浄だけでよいと考えられる。より重要なことは壊死組織の十分な除去である。

> **Evidence**
>
> **Clinical Question**
>
> どのような外用薬を用いたらよいか
>
> ［推奨］
> 感染抑制作用を有するカデキソマー・ヨウ素、スルファジアジン銀、ポビドンヨード・シュガーを推奨する。
>
> 推奨度 **B**
>
> ポビドンヨード、ヨードホルム、硫酸フラジオマイシン・トリプシンを用いてもよい。
>
> 推奨度 **C1**
>
> （褥瘡予防・管理ガイドライン、p.134）

クリティカルコロナイゼーションの診断

- 創傷に対する細菌のかかわり方は、①contamination（汚染）、②colonization（定着）、③critical colonization（危機的定着）、④infection（感染）に分類される。

* エレース®は2009年3月で製造中止、2010年3月まで経過措置。

第5章 褥瘡の局所治療

- contaminationでは増殖しない菌が創部に付着しただけの状態で、colonizationでは、常在菌など増殖能を持つ菌が創に付着しているものの創に悪影響を及ぼさない状態である。クリティカルコロナイゼーションは、付着した菌数が多くなり創傷治癒に障害をもたらし始める状態である[2,3]。

クリティカルコロナイゼーションでの外用薬

- 明らかな感染徴候を示していないにも関わらず、有効と考えられる治療を継続しても治癒が遷延する状態である（図2）。ときには滲出液が増加し、創底部にも十分な良性肉芽が見られない。
- この場合には、感染創に準じた外用薬の使用が必要となる（まれには抗菌薬の全身投与も）。ポビドンヨード・シュガー（ユーパスタコーワ軟膏、ソアナース®軟膏）スルファジアジン銀（ゲーベン®クリーム）などを外用し、ドレッシング材としてはハイドロファイバー®銀含有製材（アクアセル®AG）が推奨される。

（多田譲治／三木佳子）

Evidence

Clinical Question

どのようなドレッシング材を用いたらよいか

[推奨]

感染抑制作用を有する外用薬の使用を推奨する。もしくは、銀含有のハイドロファイバー®を使用してもよい。

推奨度 **C1**

滲出液が多い場合に吸収性の高いアルギン酸塩が用いられることもあるが、感染制御の機能はない。

推奨度 **C2**

（褥瘡予防・管理ガイドライン、p.138）

引用文献
1. 立花隆夫, 宮地良樹：褥瘡と感染症. 日本臨床 2007；65（増刊3）：495-499.

参考文献
1. 幸野 健：消毒薬の功罪は？. 現場の疑問に答える褥瘡診療Q&A, 宮地良樹, 真田弘美編, 中外医学社, 東京, 2008：184-185.
2. Sibbald RG, Browne AC, Coutts P, et al：Screening evaluation of an ionize nanocrystalline silver dressing in chronic wound care. *Ostomy Wound Manege* 2001；47：38-43.
3. White RJ, Cutting KF：Critical colonization - the concept under scrutiny. *Ostomy Wound Manege* 2006；52：50-56.

図2 クリティカルコロナイゼーション

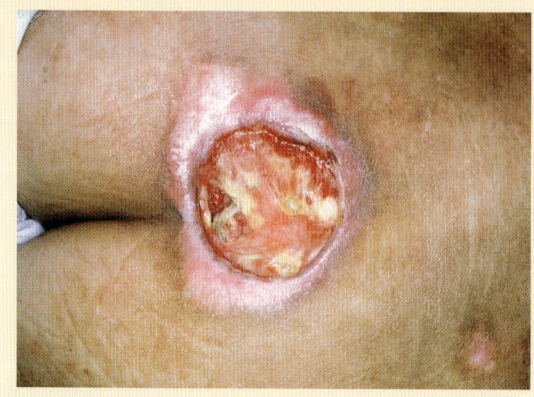

74歳、男性
- 仙骨部
- 一部肉芽の新生もあるが、黄白色の壊死物質も付着している。

第5章 褥瘡の局所治療

慢性期褥瘡の治療
炎症期の褥瘡③ Eのとき

> **Points**
> ■ Eのときの褥瘡は、I（炎症／感染）、N（壊死組織）、P（ポケット）のいずれか（もしくは複数）を伴っている。
> ■ 滲出液の臭いや色調、粘度などの性状の変化を観察する。
> ■ 外用薬やドレッシング材は吸水性の高いものを選択する。

滲出液の観察

- 処置の頻度が滲出液量の目安になるが、創から同じ量の滲出液が出ても使っている外用薬やドレッシング材によって処置の回数は異なる。
- 同じ創でも滲出液が適切にコントロールされている時と不適切な処置が行われている時では評価が異なる。したがって、"E"と評価した時点で「どのような外用薬、ドレッシング材をどのように使っていたか」を確認する必要がある。
- 滲出液の臭いや色調、粘度などの性状の変化を観察する。ただし吸水性や透過性の高いドレッシング材を使っている場合は濃縮されることを念頭に置く。

滲出液が多い原因

- 壊死組織が残存していてその融解が進んでいる時期は、悪臭を伴う混濁した粘度の高い滲出液が多量に生じる。
- 大きなポケットを有する場合は、開口部の大きさに関係なく多量の滲出液が見られる。
- 感染している場合は膿汁の混じった滲出液が見られる。不顕性感染や骨髄炎が原因で滲出液が増加していることもある。
- "E"は"I、N、P"のいずれか（もしくは複数）を伴っており、これらが頻回のドレッシング交換を要するほどの滲出液の原因となっていることが多い。

COMMENTS

滲出液の定義

- 上皮が欠損した創から滲み出す組織間液。蛋白に富み、創傷治療にかかわるさまざまな炎症細胞、サイトカイン、増殖因子などを含む。
（日本褥瘡学会 用語集より）

Eをeとする処置の実際 (図1、2)

- 前項の原因が疑われる場合はそれらに対する治療を優先して行う（「Nのとき」p.141〜143、「Iのとき」p.144〜146、「ポケットのある褥瘡」p.157〜159を参照）。
- ドレッシング材は吸水性の高いものを選択する（p.187〜189参照）。
- 外用薬では、カデキソマー・ヨウ素、ポビドンヨード・シュガー、デキストラノマーが吸水性の高いものとして推奨されている。
- ドレッシング材は現在使用しているものより吸水性の高いものに変更する。
- 同じドレッシング材であっても、使用方法（ドレナージ、トップドレッシング）を工夫することで適応が広がる。
- ドレッシング材自体の吸水性には限界があるため、吸水しきれない水分はドレナージを行う。
- ドレッシング材で密封すると内部に溜まった滲出液で内圧が高くなり、創部の虚血性変化を引き起こしたり、貯留した滲出液が一気に流れ出て周囲を汚染したりすることがある。液体の貯留によってドレッシング材が緊満するようであれば積極的にドレナージを図る。
- 陰圧閉鎖療法は非常に有効で、処置回数を減らすことができる（p.286〜290参照）。

（岸邊美幸）

参考文献
1. 岸邊美幸：滲出液管理治療のオプション. Mod Physician 2007；28：512-517.

図1 Eのときのドレッシング材の使用法

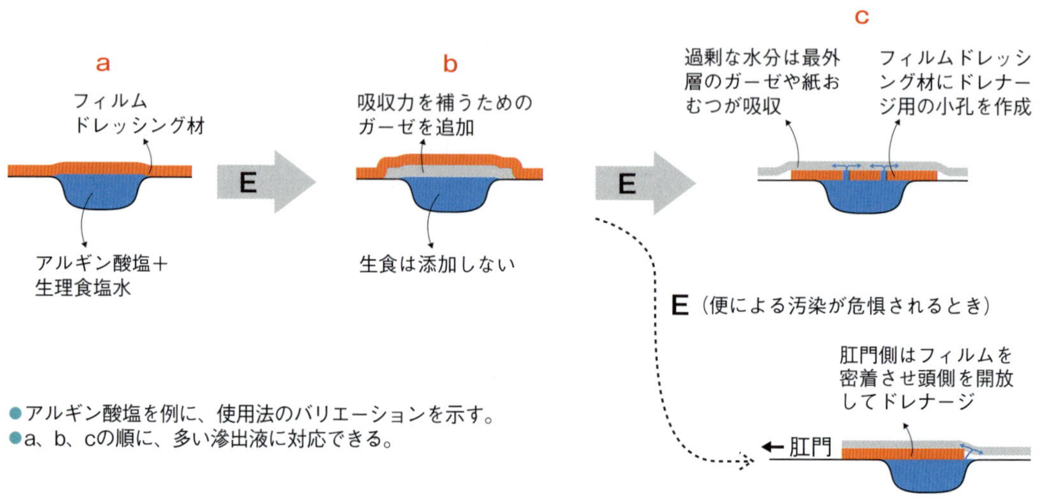

a　フィルムドレッシング材／アルギン酸塩＋生理食塩水

b　吸収力を補うためのガーゼを追加／生食は添加しない

c　過剰な水分は最外層のガーゼや紙おむつが吸収／フィルムドレッシング材にドレナージ用の小孔を作成

E（便による汚染が危惧されるとき）
肛門側はフィルムを密着させ頭側を開放してドレナージ　←肛門

- アルギン酸塩を例に、使用法のバリエーションを示す。
- a、b、cの順に、多い滲出液に対応できる。

慢性期褥瘡の治療

図2 右外果の褥瘡

62歳、女性

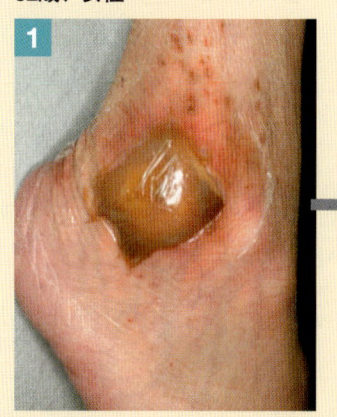

1

銀イオン含有ハイドロファイバー®とフィルムドレッシングでドレッシングを行い、24時間後
・被覆材は限界まで滲出液を吸収していて、漏れ出す直前の状態である。
・これ以上滲出液が多ければ図1に示すような工夫が必要である。

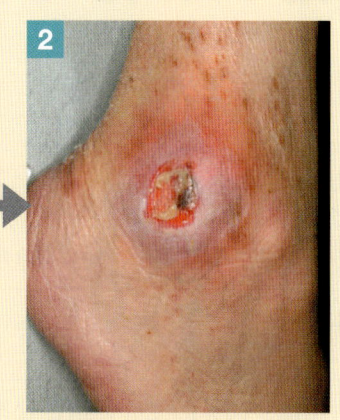

2

ドレッシング除去後
・多量の滲出液の原因と思われる壊死組織が残存している。
・壊死組織を可及的に除去し、同じ方法でドレッシングを行った。

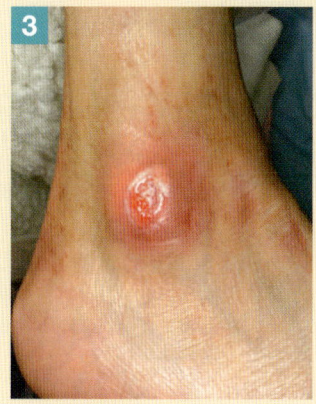

3

2日後の状態
・壊死組織の減少に伴い滲出液も少なくなり、周囲皮膚の浸軟の改善と辺縁からの上皮化を認めた。

注）創周囲の発赤は不十分な免荷によるもので、感染ではないと判断した。

Evidence

Clinical Question

どのような外用薬を用いたらよいか

[推奨]

滲出液吸収作用を有するカデキソマー・ヨウ素、ポビドンヨード・シュガーを推奨する。

推奨度 **B**

デキストラノマーを用いてもよい。

推奨度 **C1**

（褥瘡予防・管理ガイドライン、p.148）

Evidence

Clinical Question

どのようなドレッシング材を用いたらよいか

[推奨]

ドレッシング材は滲出液を減少させる効果はない。そのため、過剰な滲出液を吸収保持し、創面の湿潤を保ち周囲皮膚の浸軟予防が可能なドレッシング材であるポリウレタンフォームを推奨する。

推奨度 **B**

機能別分類B1、Cのキチン、ハイドロファイバー®（銀含有製材を含む）、アルギン酸塩を使用してもよい。

推奨度 **C1**

（褥瘡予防・管理ガイドライン、p.150）

5 褥瘡の局所治療

第5章 褥瘡の局所治療

慢性期褥瘡の治療
肉芽・上皮形成期の褥瘡①
Gのとき

> **Points**
> - 創傷は湿潤させたほうが早く治癒するという科学的結論が出ている。
> - 良性肉芽を増加させるために、湿潤環境下療法（moist wound healing）という概念がある。
> - ドレッシング材と外用薬の併用は、肉芽形成を促進させる。

Gの時期とは

- DESIGN分類の「G」にあたる時期は褥瘡に全く良性肉芽がない、もしくはあっても50％以下の時期である（表1）。
- Gをgに移行させるためには良性肉芽を増加させる必要がある。そのための概念として湿潤環境下療法（moist wound healing）がある。
- この概念を理解し、肉芽形成を促進する外用薬と組み合わせて使用することで局所的にGをgに移行させることが可能になる。

湿潤環境下療法（moist wound healing）という概念とドレッシング材

- 湿潤環境下療法とは、湿潤環境下で傷を治癒させるという意味であり、現在では広く受け入れられている概念である。
- これまでは創傷を乾かしたほうが早く治るという迷信が存在したが、現在では創傷は湿潤させたほうが早く治癒するという結論が科

COMMENTS

肉芽組織の定義
- 組織傷害に対する修復・炎症反応として作られる新生組織のことをいう。肉眼的には赤色調の軟らかい組織で、新生血管、結合組織、線維芽細胞、炎症性細胞などによって構成されている。

良性肉芽の定義
- 表面が細顆粒状で、かつ適度な湿潤が保たれている鮮紅色の肉芽組織をいう。
（日本褥瘡学会 用語集より）

表1 DESGIN分類における「G」期

G期	良性肉芽の形成
G4	10-50%
G5	10%以下
G6	全くない

学的に出ている。
- 創傷は、開放するよりも閉鎖したほうが線維芽細胞は増加しやすく、マトリックスの形成も促進される。つまり、良好な肉芽形成が期待できる。
- PDGF、EGF、b-FGF、TGF-βなどの各種成長因子がより多く生産され、それらを含んだ滲出液が創部に維持されるため、細胞増殖が盛んになる。
- さらに、コラーゲンなどの真皮構成成分が閉鎖環境においてより多く生産されるため、創傷治癒が促進される。ドレッシング材はmoist wound healingを実現する最適の材料である（表2）。
- さまざまな材形がラインナップされており、褥瘡の状態や大きさに応じて使用することが可能である。
- 使用の際には、感染合併に対して十分に注意する必要がある。また、使用期間の健康保険上の制約にも留意する。

肉芽形成を促進する外用薬

- 肉芽形成を促進する薬理作用を持つ外用薬をドレッシング材と併用することにより、さらに肉芽形成が促される（図1、2）。使用

表2 肉芽形成を促進するドレッシング材

	使用材料	主な商品名
湿潤環境の形成に使用	ハイドロコロイド	コムフィール®、デュオアクティブ®
	ポリウレタンフォーム	ハイドロサイト®
	キチン	ベスキチン®
	ハイドロポリマー	ティエール®
滲出液の多いときに使用	アルギン酸塩	カルトスタット®
	ハイドロファイバー®	アクアセル®、アクアセル®AG

表3 肉芽形成を促進する外用薬

一般名	主な商品名
アルミニウムクロロヒドロキシアラントイネート	アルキサ®軟膏
トラフェルミン	フィブラスト®スプレー
ブクラデシンナトリウム	アクトシン®軟膏
プロスタグランジン E_1	プロスタンディン®軟膏
トレチノイントコフェリル	オルセノン®軟膏

Evidence

Clinical Question
どのようなドレッシング材を用いたらよいか

[推奨]
湿潤環境形成により肉芽形成を阻害する要因を排除し、自然な肉芽形成を助長するハイドロコロイド、ポリウレタンフォーム、キチン、ハイドロポリマーを使用してもよい。
推奨度 **C1**

過剰な滲出液を吸収し肉芽組織形成環境を創面に保持するアルギン酸塩、ハイドロファイバー®（銀含有製材を含む）を使用してもよい。
推奨度 **C1**

（褥瘡予防・管理ガイドライン、p.118）

Evidence

Clinical Question
どのような外用薬を用いたらよいか

[推奨]
肉芽形成促進作用を有するアルミニウムクロロヒドロキシアラントイネート、トレチノイントコフェリルを推奨する。
推奨度 **B**

塩化リゾチーム、トラフェルミン、ブクラデシンナトリウム、プロスタグランジンE1、幼牛血液抽出物を用いてもよい。
推奨度 **C1**

（褥瘡予防・管理ガイドライン、p.114）

第5章　褥瘡の局所治療

図1　Gのときの褥瘡（仙骨部）

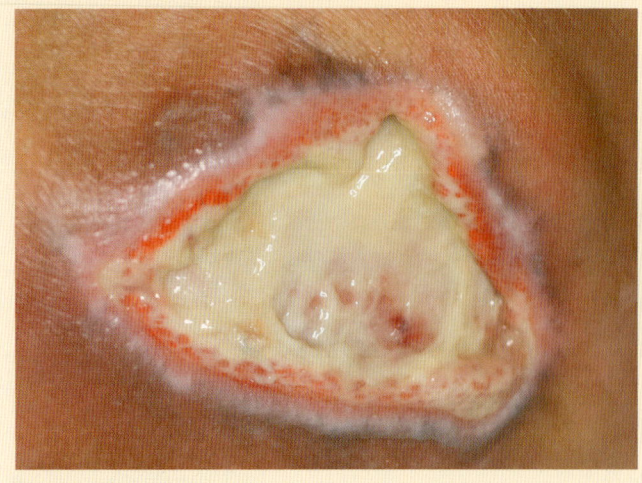

88歳、男性
- 黒色壊死組織を外科的に切除した3日後の状態。周囲より肉芽の形成が見られるが、わずかである。まだ、壊死組織の除去が必要な状態。
- トラフェルミンで肉芽形成を促すとともに、スルファジアジン銀クリームで壊死組織の除去を目指した。

図2　Gからgへの移行期にある褥瘡（仙骨部）

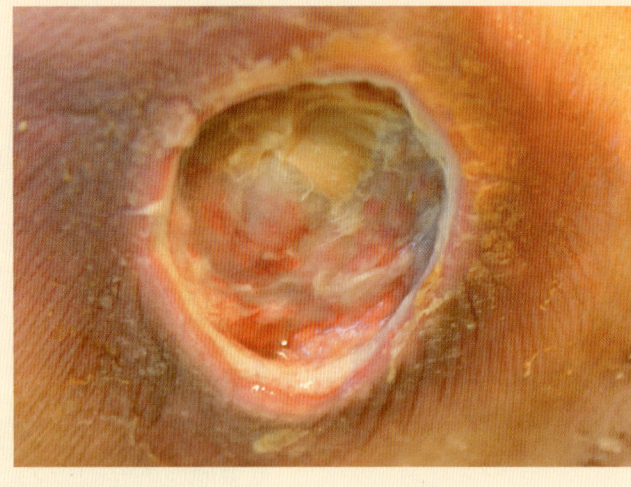

95歳、女性
- トラフェルミン外用とプロスタンディン®軟膏を併用開始した。
- 以後、肉芽形成を待ち、褥瘡のうち肉芽形成が80％を占め、滲出液が減少してきた時点で、トラフェルミン外用と創傷被覆材（ポリウレタンフォーム）へと移行した。

される外用薬には**表3**に示す薬剤が挙げられる。
- トラフェルミン以外は軟膏基剤に溶解しているので、褥瘡に使用するとその上からドレッシング材を貼付しにくくなったり、はがれやすくなったりする。しかし、トラフェルミンはスプレータイプの外用薬であり、ドレッシング材の使用の妨げにならないので併用しやすい。
- トラフェルミンと軟膏基剤の外用薬の併用も、トラフェルミンを噴霧したのちに容易に可能であるため汎用される。

（谷岡未樹）

第5章 褥瘡の局所治療

慢性期褥瘡の治療
肉芽・上皮形成期の褥瘡②
Sのとき

> **Points**
> - 肉芽形成・上皮形成は、適切な創の湿潤状態維持により導かれる。
> - 治療の基本としては、肉芽形成促進の薬理作用を有する外用薬を使用する。
> - 十分な除圧、体圧分散が必要であり、また、症例や施設にあった方法を選択すべきである。

Sをsにするには（創の縮小）

- 創の縮小は肉芽形成に伴い生じる創の収縮と、創の辺縁から肉芽の表面に表皮細胞が遊走して起こる上皮化によってもたらされる。
- 肉芽・上皮形成期の褥瘡の創を縮小させる方法としては外用薬を用いる方法、ドレッシング材を使用する方法、外科的治療法、物理療法などがある。
- 症例ごとに、どれが最も優れた方法かを判別することは困難であり、施設ごとに経験豊富な治療法や容易に実施可能な方法から開始する。
- 高価な薬剤や治療法を選択しても十分な除圧、体圧分散がなされなければ効果はほとんど得られない。
- 以下に述べるそれぞれの治療法の特徴をよく理解したうえで、症例や施設にあった方法を選択すべきである。

外用薬の選択（図1）

- 基本的には肉芽形成促進の薬理作用を有する外用薬を使用すべきである。具体的な外用薬として、「褥瘡予防・管理ガイドライン」で推奨される「Sをsにする」ための薬剤を**表1**に挙げた。
- 肉芽形成促進の薬理作用を有する外用薬のなかには、表皮細胞増殖促進作用があるとされる外用薬もある。しかし、現実的には十分な肉芽形成を得ることのほうが難しく、上皮化を薬理作用に頼ることはほとんどない。

Evidence

Clinical Question

どのような外用薬を用いたらよいか

[推奨]

創の縮小作用を有するアルミニウムクロロヒドロキシアラントイネート、トラフェルミン、ブクラデシンナトリウム、プロスタグランジンE1を推奨する。

推奨度 **B**

塩化リゾチーム、アズレン、酸化亜鉛、幼牛血液抽出物を用いてもよい。

推奨度 **C1**

（褥瘡予防・管理ガイドライン、p.121）

第5章　褥瘡の局所治療

- 適切な創の湿潤状態を維持することで肉芽形成・上皮形成が導かれる。これは外用薬の薬理作用に頼らなくても基剤の効果で達成可能である。
- 外用薬の基剤には保湿あるいは滲出液吸収などの作用があるため、創の湿潤度に適した基剤の外用薬を選択することも大切である。
- 創面からの滲出液が多いときには吸水性の高い基剤、少ないときには保湿効果の高い油脂性基剤、より積極的に水分を供給したい場合には水中油型で水分含有量の多い乳剤性基剤の外用薬を使用するとよい。表2に肉芽形成促進作用を有する主な外用薬を基剤の作用別に分類した。

COMMENTS

上皮化／上皮形成の定義

- 欠損した皮膚や粘膜が治癒過程において上皮すなわち表皮や粘膜上皮で再度被覆されること。皮膚では欠損部周囲表皮や皮膚付属器から表皮の再生が起こる（再生治癒）。しかし、付属器の残存しない深い皮膚欠損では、創面が肉芽組織で置換された後に周囲から表皮が伸張してくる（瘢痕治癒）。

（日本褥瘡学会 用語集より）

図1　Sをsにするための治療例

77歳、女性
- 大腿骨頸部骨折のため自宅で寝たきりになり、仙骨部に褥瘡が発生。

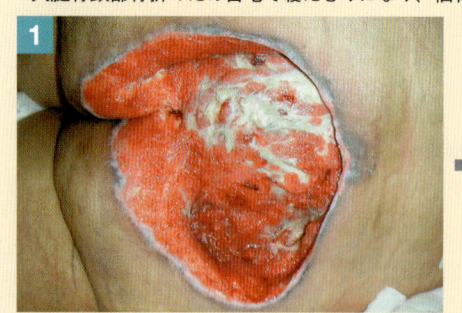

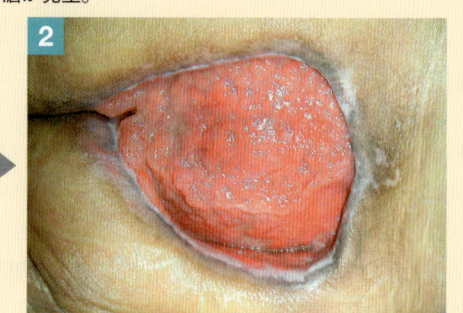

1. デブリードマンがほぼ完了し、肉芽形成期を迎えたため、フィブラスト®スプレーを外用。
2. 2か月後、肉芽組織が増生し、創は縮小した。

表1　創の縮小のために推奨される外用薬、ドレッシング材、物理療法（ガイドラインC1以上）

	推奨度	一般名（主な商品名）
外用薬	B*1	アルミニウムクロロヒドロキシアラントイネート（アラントロックス®軟膏）、トラフェルミン（フィブラスト®スプレー）、ブクラデシンナトリウム（アクトシン®軟膏）、プロスタグランジンE$_1$（プロスタンディン®軟膏）
	C1*2	塩化リゾチーム（リフラップ®軟膏）、ジメチルイソプロピルアズレン（アズノール®軟膏）、酸化亜鉛（亜鉛華軟膏）、幼牛血液抽出物（ソルコセリル®軟膏）
ドレッシング材	B	アルギン酸塩（カルトスタット®、ソーブサン、クラビオ®FG、アルゴダーム®）
	C1	ハイドロコロイド（コムフィール®、デュオアクティブ®CGF、アブソキュア®-ウンド、テガソーブ™ハイドロコロイド）、ハイドロジェル（ジェリパーム®、イントラサイト ジェル システム、グラニュゲル®）、ハイドロポリマー（ティエール®）、ポリウレタンフォーム（ハイドロサイト®）、キチン（ベスキチン®W-A）、ハイドロファイバー®（銀含有製材を含む）（アクアセル®）
物理療法	B	電気刺激療法
	C1	陰圧閉鎖療法、光線療法（近赤外線あるいは紫外線）、水治療法、高圧酸素療法

*1 推奨度B：行うよう勧められる。
*2 推奨度C1：行うことを考慮しても良いが、十分な根拠がない。
日本褥瘡学会編：褥瘡予防・管理ガイドライン. 照林社, 東京, 2009：121-133. を参考に作成

表2　肉芽形成促進外用薬の基剤の作用別分類

創の湿潤度に対する基剤の作用	一般名（主な商品名）
滲出液保持による保湿・皮膚保護作用	酸化亜鉛（亜鉛華軟膏）、ジメチルイソプロピルアズレン（アズノール®軟膏）、プロスタグランジンE_1（プロスタンディン®軟膏）
水分供給による加湿作用	トレチノイントコフェリル（オルセノン®軟膏）
弱い吸湿作用	塩化リゾチーム（リフラップ®軟膏）、幼牛血液抽出物（ソルコセリル®軟膏）
滲出液を吸収する強い吸湿作用	ブクラデシンナトリウム（アクトシン®軟膏）、アルミニウムクロロヒドロキシアラントイネート（アラントロックス®軟膏）、精製白糖・ポビドンヨード（ユーパスタコーワ軟膏）
基剤の効果を期待できないもの	トラフェルミン（フィブラスト®スプレー）

ドレッシング材の選択（図2）

- ドレッシング材には薬理作用はない。創の湿潤状態を適度に保持し、創面を保護することで二次的に肉芽形成・上皮形成を促し、創を縮小させる。
- ドレッシング材には局所からの滲出液の漏出を抑制し、湿潤環境を維持することに主眼をおいた製品や過剰な滲出液をドレナージする作用に重きを置いた製品、さらには水分含有率が高く創面への積極的な水分供給が可能な製品がある。
- 創面からの滲出液が多いときには過剰な滲出液をドレナージする効果が高いアルギン酸塩、ハイドロファイバー®など、少ないときには滲出液の漏出を抑制し、湿潤環境を維持することを主眼としたハイドロコロイド、ハイドロポリマーなど、より積極的に水分を供給したい場合には水分含有率が高いハイドロジェルを使用する。
- 各ドレッシング材の特徴については別項（p.185～196）を参照されたい。
- 表1に「褥瘡予防・管理ガイドライン」に示された「Sをsにする」ためのドレッシング材を挙げた。

外科的治療の選択

- 外科的治療は他の治療法より侵襲が大きいが、うまくいけば短時間で治癒させることが可能な唯一の治療法である。
- 成否は術者の技量にもある程度依存するが、手術手技がどんなに

Evidence

Clinical **Q**uestion

どのようなドレッシング材を用いたらよいか

[推奨]
創からの滲出液を吸収し、創に適切な湿潤環境を形成するアルギン酸塩の使用を推奨する。

推奨度　B

ハイドロコロイド、ハイドロジェル、ハイドロポリマー、ポリウレタンフォーム、キチン、ハイドロファイバー®（銀含有製材を含む）を創からの滲出液の程度により選択し使用してもよい。

推奨度　C1

（褥瘡予防・管理ガイドライン、p.125）

Evidence

Clinical **Q**uestion

どのような場合に外科的治療を行えばよいか

[推奨]
[手術適応について]
深さが、皮下組織以上に及ぶときには外科的治療（手術療法）を考慮してもよい。

推奨度　C1

[手術時期について]
感染が鎮静化しているときに外科的治療（手術療法）を行うことを考慮してもよい。

推奨度　C1

（褥瘡予防・管理ガイドライン、p.128）

第5章 褥瘡の局所治療

図2 Sをsにするドレッシング材の選択例

81歳、女性
● ポケット形成のある仙骨部の大きな褥瘡に対し、ポケットを開放し終えて肉芽形成が良好になったところでドレッシング材（ティエール®）に変更。

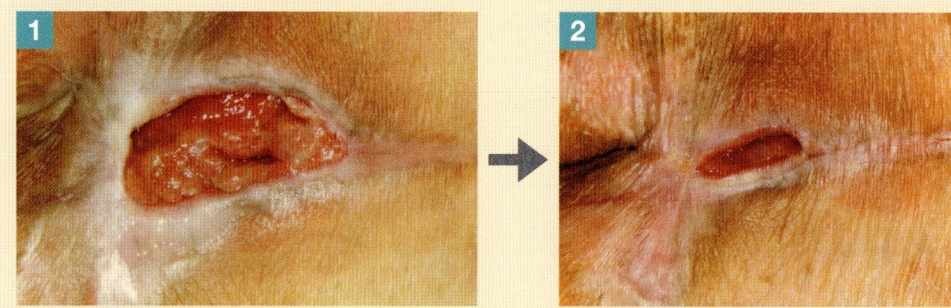

1 変更前 → 2 変更後3週。創は縮小した。

優れていても術後の頻回な体位変換や体圧分散用具の使用など看護あるいは介護関係者の協力のもとに適切な管理ができなければ成功しない。
● 創縁の血行不良、血腫、手術部位感染などが生じると縫合部が哆開して術前よりも広範で深い創になる。
● 浅い褥瘡や活動性の感染創は適応ではない。

物理療法の選択

● 電気刺激療法、陰圧閉鎖療法、光線療法（近赤外線、紫外線）、水治療法がガイドラインで挙げられている。
● 多くは本邦で広く行われている治療ではないが、ガイドラインが示す推奨度を表1に挙げた。
● 物理療法の概要については別項（p.280～285）を参照されたい。

（田村敦志）

引用文献
1. 日本褥瘡学会編：褥瘡予防・管理ガイドライン. 照林社, 東京, 2009.：121-133.

Evidence

Clinical Question

どのような物理療法があるか

[推奨]
電気刺激療法を推奨する。
　　　　　　推奨度 **B**

陰圧閉鎖療法を行ってもよい。
　　　　　　推奨度 **C1**

光線療法（近赤外線あるいは紫外線）を行ってもよい。
　　　　　　推奨度 **C1**

水治療法を行ってもよい。
　　　　　　推奨度 **C1**

高圧酸素療法を行ってもよい。
　　　　　　推奨度 **C1**

（褥瘡予防・管理ガイドライン、p.131）

第5章 褥瘡の局所治療

慢性期褥瘡の治療
ポケットのある褥瘡の処置

> **Points**
> - 褥瘡のポケットは、創縁周囲の正常皮膚下の皮下組織壊死により生じる。
> - 壊死組織の除去が治療の最優先事項である。
> - ポケットの処置には、切開・開放術、陰圧閉鎖療法、硬化療法がある。

ポケットとは

- 褥瘡のポケットは、創縁周囲の正常皮膚下の皮下組織壊死により生じる。壊死は圧迫やずれが皮下組織に及んだ結果である。

ポケットの処置の実際

- 従来、ポケットを有する褥瘡の処置としてはポケットの切開・開放が第一選択といわれてきた。しかしながら、近年では切開・開放術以外にも有用な治療法が報告されており、ポケットを有する褥瘡をすべて切開する必要はないことも認識されつつある。
- ポケットの処置として有用と考えられている切開・開放術、陰圧閉鎖療法（図1）、硬化療法の適応について述べる。

1. 切開・開放術

- ポケットの切開・開放術が最も適応となるのは、ポケット内に壊死組織が残存している褥瘡である。
- ポケット内の壊死組織は洗浄などでは除去できない。ポケットを切開し、外科的に壊死組織を除去することが望ましい。
- 創縁からは壊死組織はポケット内に見られないが、ポケットから多量の滲出液が見られる場合、創から悪臭がある場合、ポケット内の洗浄で汚染された洗浄液が排出される場合などは、ポケット内の壊死組織の残存や感染の存在も疑う必要があり、切開の適応と考えられる。
- ポケット開放後の処置は、まず抗菌外用薬によって細菌のコントロールを行う。壊死組織を除去した後は、創傷治癒促進剤の外用や

COMMENTS

ポケットの定義

- 皮膚欠損部より広い創腔をポケットと称する。ポケットを覆う体壁を被壁または被蓋と呼ぶ。
（日本褥瘡学会 用語集より）

Evidence

Clinical Question
どのような場合に外科的治療を行えばよいか

[推奨]
保存的治療を行って改善しないポケットは、外科的に切開することを考慮してもよい。

推奨度 **C1**

（褥瘡予防・管理ガイドライン、p.155）

第5章 褥瘡の局所治療

図1 陰圧閉鎖療法によるポケット処置の例

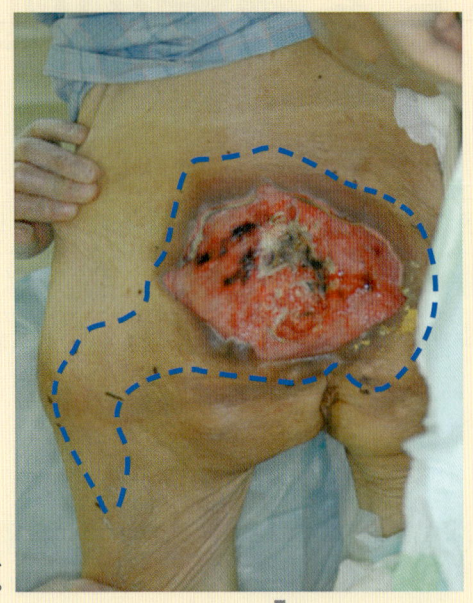

80歳、男性
- 既往歴：胃切除、脳梗塞（右半身不全麻痺）、認知症
- 仙骨部に23×17cmの巨大な褥瘡を認め、大転子を超え大腿外側に至る長さ27cmの瘻孔と、全周性のポケット（破線部）を有していた。

壊死組織を除去後、陰圧閉鎖療法を開始。

治療開始後1か月の所見

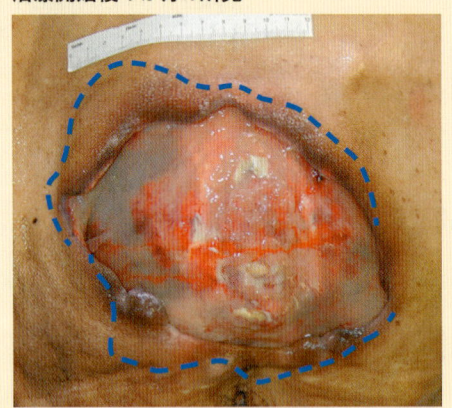

ポケット（破線部）はほぼ消失した。

転院時（治療開始後6か月）の所見

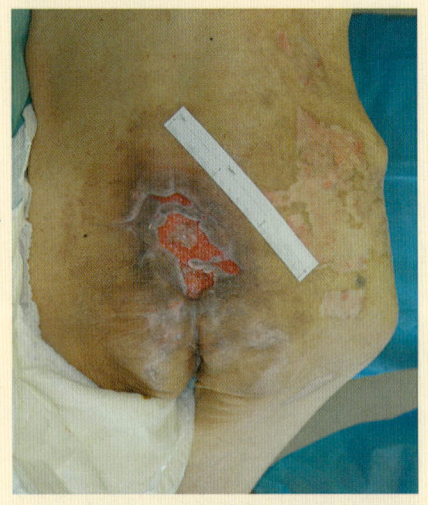

ポケット消失後も陰圧閉鎖療法とベッドサイドでの分層植皮術を施行した。その結果、創は著しく縮小し、療養型病院への転院が可能となった。

後述する陰圧閉鎖療法で創の縮小を図る。
●状況に応じて手術治療の適応も検討する。

2．陰圧閉鎖療法[1]
●陰圧閉鎖療法とは、創を陰圧環境下に維持して創およびポケットの治癒を図る方法である（p.286〜290参照）。通常は約125mmHgの陰圧を創に負荷する。
●本法は、①創周囲の皮膚・皮下血流を増加させる、②過剰な滲出液を吸引し、適度な湿潤環境を維持する、③創面に付着する細菌などを吸引除去する、などの作用を有しており、創傷の治癒に良好な創環境を作ることができる。
●適応となる褥瘡は、明らかな創感染や創底、ポケット内に大量の壊死組織がない褥瘡である（図1）。

3．硬化療法[2]
●ポケット内を、10〜50%エタノール水溶液で洗浄し清浄化、さらにエタノールによる細胞破壊・炎症惹起作用を利用してポケットの癒着を図る方法である。
●坐骨部や仙骨部の皮膚よりも皮下ポケットが主な病変である褥瘡に適応がある。

（川上重彦／岸邊美幸）

引用文献
1．本田耕一, 小山明彦, 鈴木裕一, 他：深い褥瘡に対するNegative-Pressure Dressing－在宅療法を視野に入れて－. 褥瘡会誌 2000；2：1-6.
2．木村中, 横山明子, 本間豊大, 他：大きなポケットを有する坐骨部褥瘡に対する硬化療法の経験（会議録）. 褥瘡会誌 2002；4：316.

Evidence

Clinical Question 4

どのような物理療法があるか

[推奨]
ポケット内に壊死組織がない場合には、前後壁を接着させる目的で陰圧閉鎖療法を行ってもよい。

推奨度 C1

（褥瘡予防・管理ガイドライン、p.156）

COMMENTS

陰圧閉鎖療法の定義
- 物理療法の一法である。創部を閉鎖環境に保ち、原則的に125mmHgから150mmHgの陰圧になるように吸引する。細菌や細菌から放出される外毒素を直接排出する作用と、肉芽組織の血管新生作用や浮腫を除去する作用がある。

（日本褥瘡学会 用語集より）

Column ポケットの保存的治療

日本褥瘡学会編集「褥瘡予防・管理ガイドライン」では、「6. Pをなくす　ポケットの解消」の中で、保存的治療について推奨度を定めている[1]。

Evidence

Clinical Question		[推奨]	
	どのような外用薬を用いたらよいか	ポケット内に壊死組織が残存する場合はまず創面の清浄化を図る。また、滲出液が多ければポビドンヨード・シュガーを用いてもよい。	推奨度 C1
		少なければトラフェルミン、トレチノインコフェリルを用いてもよい。しかし、改善しなければ、外科的治療あるいは物理療法を検討する。	推奨度 C1
Clinical Question	どのようなドレッシング材を用いたらよいか	[推奨] 残存する壊死組織の融解排除を促進させ、肉芽形成を助長させるドレッシング材を使用する。滲出液が多いのであればアルギン酸塩、ハイドロファイバー®(銀含有製材を含む)を使用してもよい。	推奨度 C1

なお、ポケット内にドレッシング材を深く挿入したり、圧迫するような用い方にならないように注意する。また、壊死組織が残存する場合はデブリードマンを優先する

ポケットの保存的治療のためには、感染・炎症の制御を行いながら、外力のコントロールをするためのケア方法が重要となる。

■ Pライト　　　　　　　■ Pライトを使用しての測定

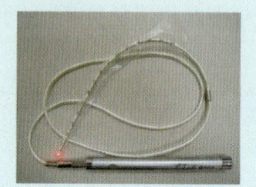

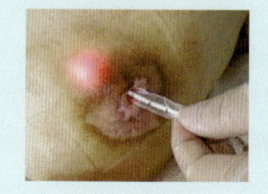

(越屋メディカルケア)

1) ポケット部の観察

ポケットのサイズは、従来は鑷子やゾンデ、綿棒などを挿入して測定されていた。最近は、安全かつスピーディに計測できる「Pライト」が開発されている。

2) ずれ予防のケア

①臥床時
・褥瘡部を圧迫する体位を避けて、マットレス面とのずれを予防する。
・円背・脊椎部のポケット：90°側臥位にする。
・仙骨部・後腸骨稜部・脊椎部のポケット：褥瘡部周囲にクッションを用いない。

②ギャッチアップ時
・脊椎部・仙骨部・後腸骨稜部・尾骨部のポケット：できるだけギャッチアップを避ける。

③座位時
・仙骨部・尾骨部のポケット：90度座位になり、大腿後面で体重を受けるようにクッションを置く。

3) 清潔の保持

①清潔保持
・洗浄：ポケット部は毎日洗浄する。創周囲、ポケット内、創面の順に洗浄する。
・ポケット内はチューブを使って洗浄する。洗浄器(メディ・ウォッシュ®：ケープ)を使用してもよい。
・ポケット内を十分洗浄するために、ポケット部が直下になるよう体位を整える。

②失禁による汚染予防
・失禁時には、ドレッシング材をポリウレタンフィルムでカバーする。

引用・参考文献
1. 日本褥瘡学会編：褥瘡予防・管理ガイドライン. 照林社, 東京, 2009：152-154.
2. 紺家千津子：難治性褥瘡の看護技術. 実践に基づく最新 褥瘡看護技術, 真田弘美, 須釜淳子編, 照林社, 東京, 2007：196-203.

第6章

発生後の褥瘡ケア方法

- 褥瘡ケアの流れ —— 162
- 褥瘡のスキンケア —— 166
- 発生後の圧力・ずれ力のコントロール —— 176

第6章　発生後の褥瘡ケア方法

褥瘡ケアの流れ

> **Points**
> - 褥瘡を発見したら、まず発生の原因を考え、確認する。
> - 褥瘡処置は苦痛を伴う場合がある。処置の前・後には患者・家族に説明を行う。
> - ケアの経過は記録として保存し、転帰を明らかにする。

褥瘡を発見したら（図1）

- 褥瘡を発見した場合、最初に行うのは褥瘡発生の原因を考えることである。
- 原因は圧迫かずれかを追求し、なぜ圧迫やずれが起こったのかのアセスメントを行う。それをケア計画に結びつける。
- 褥瘡の発生を看護師は主治医に報告し、褥瘡の診察を受ける。
- 患者、家族に対して、褥瘡発生の原因、褥瘡の状況、今後の処置・ケア方法について説明を行う。主治医と看護師がともに行うことが望ましい。
- 体圧測定を行い、適切な体圧分散用具を選択する。その際には患者のADLの状況、疼痛に伴う安楽な体位の有無などを考慮する必要がある。
- 続いて、褥瘡の評価を行う。
- 評価をもとに、看護師は主治医とともに褥瘡処置方法を検討する。判断に困る場合は、専門医の診察と指示を受けることが望ましい。
- 褥瘡発生報告書を提出し、褥瘡対策委員会へ報告を行う。
- 褥瘡回診を行っている病院では、褥瘡回診で継続的に褥瘡の評価および処置を行うことが望ましい。
- 褥瘡の経過は記録として保存し、転帰を明らかにする。
- 褥瘡が治癒せず退院・転院となる場合は、褥瘡の経過、処置内容、ケア内容を含めてサマリーを作成し、他施設や訪問看護へケアを継続する

褥瘡処置の流れ（図2）

- 褥瘡処置は長時間の体位の保持や、処置に伴う疼痛などにより苦

COMMENTS

褥瘡発生報告書

- 褥瘡の発生部位や評価、発生要因等を記録したもの。

COMMENTS

褥瘡対策委員会

- 各病院に設置されており、褥瘡管理を集約的に行っている。

図1 褥瘡を発見してからの流れ

褥瘡を発見

↓

① 褥瘡発生の原因を確認

↓

② 看護師は主治医への報告、診察

↓

③ 患者、家族への説明
- ・褥瘡の発生原因
- ・褥瘡の状況
- ・今後の処置・ケア方法

↓

④ 体圧測定

↓

⑤ 体圧分散用具の選択

↓

⑥ 褥瘡の評価

↓

⑦ 褥瘡処置方法の検討

↓

⑧ 褥瘡発生報告書の提出、褥瘡対策委員会への報告

↓

⑨ （褥瘡回診を行っている病院では）褥瘡回診での継続的な褥瘡の評価・処置

↓

⑩ 褥瘡の経過の記録
- ・褥瘡が治癒せず退院・転院となる場合は、サマリーを作成し、他施設や訪問看護へケアを継続

6 発生後の褥瘡ケア方法

第6章　発生後の褥瘡ケア方法

図2　褥瘡処置の流れ

処置前
① 患者・家族への説明　③ 必要物品の準備（図3）
② 必要時、鎮痛剤の使用　④ ガウンやマスク、手袋の着用

処　置
⑤ ドレッシング材やテープ類の剥離

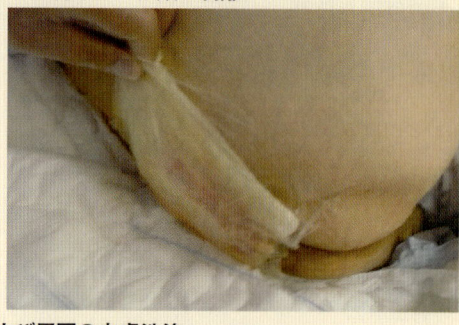

- フィルムドレッシング材は、皮膚に負担をかけないよう、皮膚と平行にはがす。

⑥ 褥瘡および周囲の皮膚洗浄

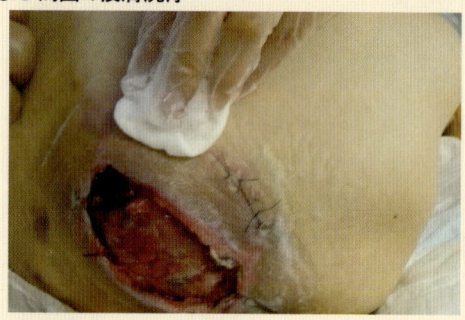

- 創周囲の洗浄は十分に石鹸を泡立てて、やさしく洗う。

⑦ 褥瘡の観察と評価
⑧ 処置方法の選択
　＊ドレッシング材や薬剤の選択は医師が行う。
⑨ ドレッシング材の固定

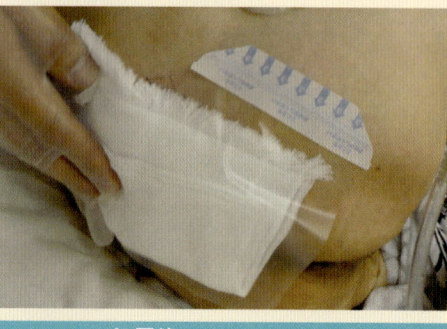

- 滲出液の量や便、尿汚染の状況により使用するドレッシング材を選択する。
- 排泄物による汚染がみられる場合は、フィルムドレッシング材を使用し、創内が汚染しないように保つことが重要である。

処置後
⑩ 処置頻度の決定
⑪ 寝衣・寝具を整え、患者を安楽な体位に戻す
⑫ 患者・家族への説明
⑬ 褥瘡の評価および処置・ケア内容の記録

図3 褥瘡処置に必要な物品

① 微温湯または温めた生理食塩水
② 石鹸
③ 固定用テープ
④ 処置用シート
⑤ ガーゼ
⑥ エプロンまたはガウン（ディスポ）
⑦ ビニール袋
⑧ 手袋

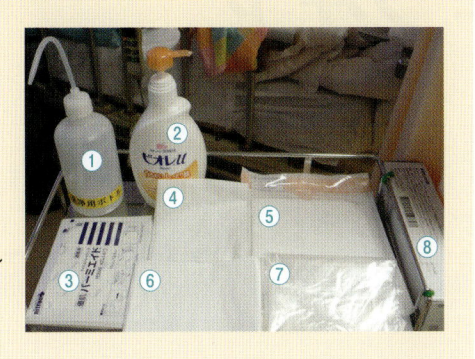

表1 ドレッシング材固定の際の留意点

- 患者のADL
- 褥瘡がずれの起こりやすい部位や関節可動域にある
- 使用するテープ類の材質や粘着力
- ドレッシング材の交換頻度
- 皮膚の状況

痛を伴う場合がある。
- 患者へは褥瘡処置を行う場合、所要時間や方法について事前に説明を行い、了解を得る必要がある。
- 褥瘡の状況においては、事前に鎮痛剤の使用が必要な場合もある。
- 必要物品を準備する（**図3**）。あらかじめワゴンやトレイに揃えることで処置がスムーズに行える。
- 感染対策として標準予防策（スタンダードプリコーション）を厳守し、ガウンやマスク、手袋を着用する。
- 愛護的にドレッシング材やテープ類を剥離する。
- 褥瘡とその周囲皮膚を洗浄する。寝衣やシーツが汚染されないように、処置用シートを使用する。
- 褥瘡の観察と評価を行う。その際には使用していたドレッシング材にどの程度滲出液による汚染があるか、ドレッシング材のよれはないか等も含めて観察を行う。
- 失禁のある患者では褥瘡への便・尿汚染の有無も確認する。
- 褥瘡処置方法を選択する。ドレッシング材や薬剤の選択は医師が行う。
- ドレッシング材は**表1**の内容を考慮して固定する。
- 褥瘡の状況（滲出液の量）や失禁による汚染の状況により処置頻度を決定する。
- 寝衣や寝具を整え、患者を安楽な体位に戻す。褥瘡処置が終了したことを伝え患者や家族に褥瘡の経過を説明する。
- 褥瘡の評価および処置・ケア内容を記録する。

（稲田浩美）

COMMENTS

ドレッシング材固定の原則

- **摩擦やずれが生じやすい部位**：ドレッシング材の全辺を覆う。
- **可動範囲が大きい場合**：動きに合わせるため、切り込みなどを入れる。
- **排泄物などで汚染される部位**：ポリウレタンフィルムで覆い、汚染を予防する。
- **皮膚が脆弱な場合**：薄いハイドロコロイドや皮膚被膜剤であらかじめ皮膚を保護する。

参考文献
1. 日本褥瘡学会編：在宅褥瘡予防・治療ガイドブック. 照林社, 東京, 2008.
2. 真田弘美, 須釜淳子編：実践に基づく最新褥瘡看護技術. 照林社, 東京, 2007.

第6章 発生後の褥瘡ケア方法

褥瘡のスキンケア

> **Points**
> - 褥瘡周囲におけるスキンケアとは、①皮膚の洗浄、②皮膚の被覆、③保湿である。
> - スキンケア方法は、①排泄物の汚染を防ぐ、②創縁皮膚の浸軟予防を図ることを考慮する。
> - 褥瘡周囲のスキンケアには、洗浄剤、保湿剤などを使用する。

スキンケアとは

- スキンケアとは、皮膚の生理機能を良好に維持する、あるいは向上させるために行うケアの総称である。
- 日本褥瘡学会の定義では、「皮膚から刺激物、異物、感染源などを取り除く洗浄、皮膚と刺激物、異物、感染源などを遮断したり、皮膚への光熱刺激や物理的刺激を小さくする被覆、角質層の水分を保持する保湿、皮膚の浸軟を防ぐ水分の除去など」をいう[1]。
- 予防的スキンケアとは脆弱な皮膚を理解し、低下した生理機能を補うスキンケアであり、治療的スキンケアとは障害を起こした皮膚を理解し、治癒を促進する環境の調整、創傷ケアを応用したスキンケアをいう。
- 予防的スキンケアは健康な皮膚の機能を維持することによって褥瘡、および感染を防ぐことができる。

皮膚の解剖、生理機能に基づいたスキンケア

- 皮膚は表皮、真皮、皮下組織から構成され、外界から体を保護するバリア機能をもつ。
- 角層は、角質細胞と角質細胞間脂質で構成されている。
- 表皮の保湿には表皮脂質、角質細胞間脂質（セラミド）、天然保湿因子（NMF：natural moisturizing factor）が重要な働きをしている。
- 皮膚は細菌が定着し、皮脂膜によりpH4.5～6.0程度の弱酸性に保たれ、外界の細菌や真菌の侵入を防いでいる。
- 皮膚のバリア機能の破綻は病原性細菌の増殖を促し、接触伝播か

COMMENTS

看護におけるスキンケア

- 看護におけるスキンケアでは、予防的スキンケアを重要視する。
- 皮膚障害を予防し、皮膚を健康に保つためには、第一に「的確なアセスメント」を行う。
- 次いで、「根拠に基づいたスキンケアの選択とケアの技術・評価」を行う必要がある。
- 的確なアセスメントのためには、皮膚を総合的・専門的にアセスメントをすることが重要である。

図1　皮膚のバリア機能の破綻

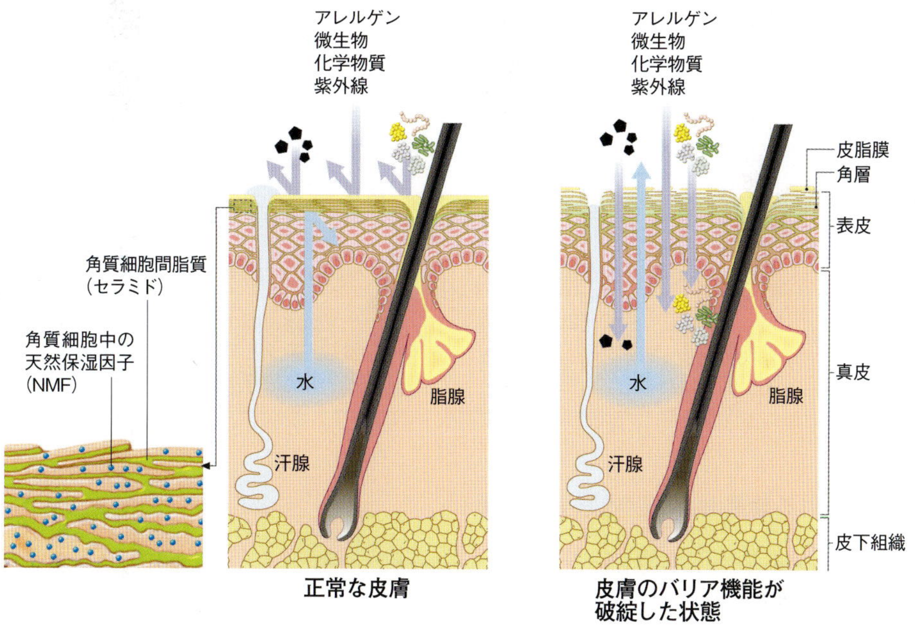

正常な皮膚／皮膚のバリア機能が破綻した状態

ら医療関連感染のリスクを増加させる要因となる。つまり、感染予防の観点からドライスキンや浸軟、表皮の欠損を予防するスキンケアが重要である（**図1**）。

- 洗浄後は角質に水分が吸収されるが、その後は水分が蒸発し皮膚の乾燥をまねくため、肌に残った水分を拭き取り、保湿剤を塗布する。
- 褥瘡は開放創かつ汚染創である。周囲の皮膚と連続している状態で管理され、創周囲のスキンケアは創傷治癒に関与している。
- ドライスキン対策には保湿が必要である。
- 創周囲の皮膚のマッサージは、毛細血管の断裂や皮下組織の損傷のリスクがあるため禁忌である。

皮膚と細菌の関係

- 皮膚の表面に生息する細菌群は、一過性細菌叢（transient flora）と常在細菌叢（resident flora）がある（**図2**）。
- 一過性細菌叢は皮膚の表面に一過性に付着して生息し、石鹸を使って洗うと洗い流される細菌群である。この一過性細菌叢には黄色ブドウ球菌やアシネトバクターなどがある（**表1**）。
- 消毒剤で一過性細菌叢は死滅しても常在細菌叢は残り、皮膚表面の菌数は消毒直後に一時的に減少するが、時間とともに増加する。

COMMENTS

細菌感染症のケア

- 皮膚の細菌感染症が疑われる際は、皮膚科医と協働してスキンケアにあたる。

第6章 発生後の褥瘡ケア方法

図2　皮膚細菌叢

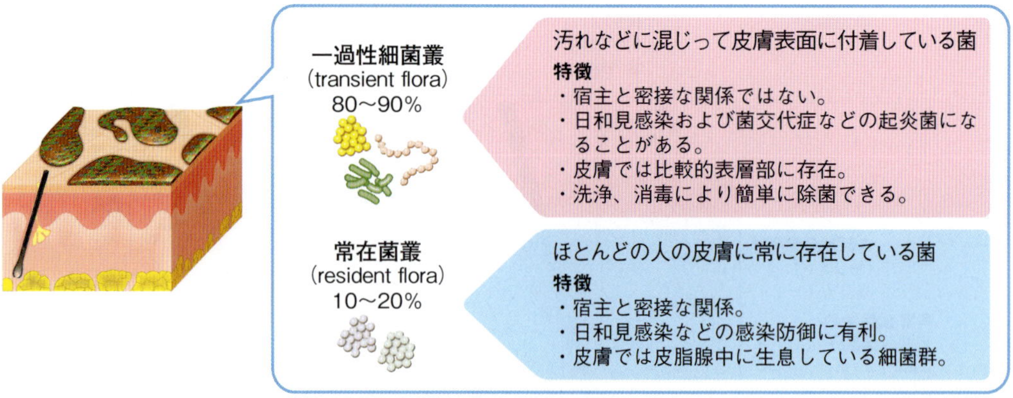

一過性細菌叢（transient flora）80〜90%

汚れなどに混じって皮膚表面に付着している菌
特徴
- 宿主と密接な関係ではない。
- 日和見感染および菌交代症などの起炎菌になることがある。
- 皮膚では比較的表層部に存在する。
- 洗浄、消毒により簡単に除菌できる。

常在菌叢（resident flora）10〜20%

ほとんどの人の皮膚に常に存在している菌
特徴
- 宿主と密接な関係。
- 日和見感染などの感染防御に有利。
- 皮膚では皮脂腺中に生息している細菌群。

表1　皮膚における菌叢および院内感染起因菌

常在菌叢	一過性細菌叢	代表的な院内感染症起因菌
・表皮ブドウ球菌 ・ミクロコッカス ・ペプトコッカス　など	・黄色ブドウ球菌 ・MRSA ・緑膿菌 ・アシネトバクター・カルコアセティカス ・大腸菌 ・連鎖球菌　など	・黄色ブドウ球菌 ・バンコマイシン耐性腸球菌 ・緑膿菌 ・カンジダ ・セラチア　など

- 細菌の分裂は一般的には環境条件が適していれば二分裂を繰り返し、爆発的に増殖する。
- 常在細菌叢は皮膚から分泌される皮脂を分解し、脂肪酸を生じて皮膚表面に薄膜をつくり角質層の乾燥を防ぎ、病原微生物に拮抗し、細菌の侵入感染を防いでいる。
- 高齢者、化学療法や免疫抑制剤などの治療をうけている易感染性宿主の場合は、常在細菌叢を構成する微生物から、日和見感染症を起こしやすくなる（図2）。
- 褥瘡部の表在性真菌症は皮膚の湿潤と角質の損傷が関係しているため、湿潤予防と摩擦やずれなどの刺激を防止するスキンケアが重要である。
- スキントラブルによって、通過菌がコロニーを形成する可能性があり、褥瘡部位にMRSA（methicillin-resistant *Staphylococcus aureus*：メチシリン耐性黄色ブドウ球菌）やグラム陰性桿菌等の一過性細菌叢が生存する可能性が高くなる。

COMMENTS

MRSAの市中感染

- 市中感染型MASA（メチシリン耐性黄色ブドウ球菌）は、皮膚軟部組織疾患から菌血症を起こし、骨髄炎に移行することがある。
- 1年以内に入院や長期療養施設に滞在したことがなくても、市中でMASA感染は起こる。

褥瘡周囲のスキンケアの根拠

- 紺家らの報告によると、創周囲の洗浄が褥瘡の治癒を促進することを明らかにしている。生理食塩水による創周囲皮膚の洗浄と比較して、弱酸性洗浄料による洗浄のほうが、創内部における細菌コロニー数と周囲皮膚の鱗屑量を減少させ、有意に治癒速度を速めたとしている[2]。
- 洗浄は表皮細胞の正常な分化を促進する。
- 褥瘡に対する特定の創洗浄剤または創洗浄方法を支持する良質な試験からのエビデンスはない[3]。
- 仙骨部や尾骨部に発生しやすい褥瘡は会陰部や肛門部と隣接し、排泄物に汚染されやすく、病原性細菌（黄色ブドウ球菌、グラム陰性桿菌、酵母性真菌など）が定着しやすい環境にある。
- クロストリジム・ディフィシルやバシラスなどの芽胞形成性細菌は、消毒薬によっても完全に不活化することができない[4]。このため、石鹸や洗浄剤を用いて微温湯で洗い流すことが重要である。

褥瘡周囲のスキンケア用品

1. 洗浄剤

- 皮膚洗浄料には石鹸と合成洗剤がある。
- 石鹸は界面活性剤である脂肪酸ナトリウムと脂肪酸カリウムの総称をいう。JIS規格の石鹸はpH9〜11でアルカリ性であり、合成界面活性剤を使ったものを洗浄剤という。
- 皮膚の状態のアセスメントを行い、洗浄剤や石鹸を選択する。
- 洗浄剤、石鹸の選択例を以下に示す。
①**脆弱な皮膚**：弱酸性洗浄剤（図3-①②）
②**真菌が検出された皮膚**：硝酸ミコナゾールを配合した石鹸（図3-③）
③**皮膚洗浄と保湿が必要な皮膚**：両方の機能をあわせ持つ製品（図3-①②④）

2. 保湿剤

- 褥瘡周囲皮膚におけるドライスキン対策には、保湿成分のある製品（図4）を用いて保湿する。
- ドライスキンはセラミドの低下が一因であり、合成セラミドクリームやセラミド配合の創傷被覆材（リモイス®パッド：アルケア）を用いることも有効である。
- 保湿剤の使用は皮膚の乾燥を予防し、皮膚と寝具との摩擦やずれ

Evidence

Clinical Question

褥瘡治癒促進のために、褥瘡周囲皮膚の洗浄にはどのような皮膚洗浄剤を使用するとよいか

[推奨]
弱酸性洗浄剤を使用してもよい。

推奨度 **C1**

（褥瘡予防・管理ガイドライン、p.73）

Evidence

Clinical Question

尿・便失禁がある場合、褥瘡治癒促進のためにどのようなスキンケアを行うとよいか

[推奨]
洗浄剤による皮膚洗浄に加えて皮膚保護のためのクリーム等を褥瘡周囲皮膚に用いてもよい。

推奨度 **C1**

（褥瘡予防・管理ガイドライン、p.73）

COMMENTS

洗浄剤、保湿剤と薬事法

- 洗浄剤、保湿剤の商品の表示には「医薬品」「医薬部外品」「化粧品」があり、薬事法によって分類されている。
- 「医薬部外品」は効果そのものが誰にでも必ず認められるというものではない。一方、「化粧品」は各メーカーの責任においてつくられ、使用されている成分は全て表示しなければならない。これによりユーザーは、メーカーが開発した新しい製品を早く手にすることができるようになった。

を回避する。

洗浄の実際

1. 洗浄の原理

- 界面活性剤は、油となじみやすい疎水基と水となじみやすい親水基からなる。疎水基は水を嫌うため疎水基どうし集まりあって、ミセルをつくる。汚れは界面張力により皮膚から離れて、ミセルが形成されると（界面活性剤で包まれる）、汚れは皮膚に再付着することはない（図5）。
- リモイス®クレンズは天然オイルにより、汚れを浮き上がらせ、汚れがオイルと混ざり合い、拭き取りや洗浄で除去される（図6）。

図3 洗浄剤などの一例

商品名 （販売会社）	①ソフティ®薬用洗浄料 （ジョンソン・エンド・ジョンソン）	②セキューラ®CL （スミス・アンド・ネフュー ウンド マネジメント）	③コラージュ フルフル 泡石鹸 （持田ヘルスケア）	④リモイス®クレンズ （アルケア）
特徴	・pH5.0〜6.0 ・保湿成分：セラミドEC、ユーカリエキス配合	・pH5.2 ・保湿成分：アロエ・グリセリン配合	・pH6.3 ・ミコナゾール硝酸塩配合	・pH5.5 ・保湿成分：スクワラン、マカデミアナッツ油など配合 ・界面活性剤を含有していない天然オイルによる洗浄

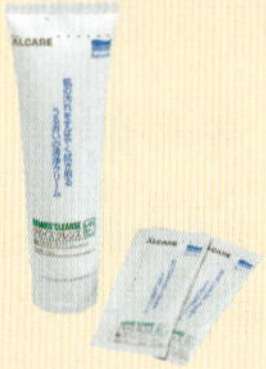

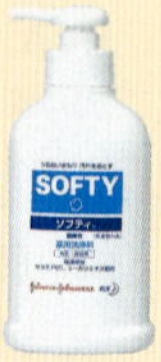

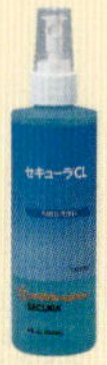

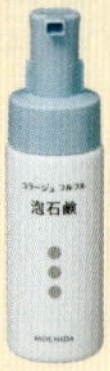

図4 保湿成分を配合したスキンケア用品の一例

商品名 （販売会社）	ソフティ®保護オイル （ジョンソン・エンド・ジョンソン）	セキューラ®DC （スミス・アンド・ネフュー ウンド マネジメント）	セキューラ®PO （スミス・アンド・ネフュー ウンド マネジメント）	コラージュDメディパワー 薬用保湿ジェル （持田ヘルスケア）
特徴	保湿成分：シリコンオイル、スクワラン、グアイアズレン配合	・クリームタイプ ・保湿成分：ジメチコン、ワセリンなど配合 ・撥水効果がある。	・軟膏タイプ ・保湿成分：ワセリン、チョウジオイル配合 ・撥水効果が高い。	・ジェルタイプ ・保湿成分：セラミド2、植物セラミド、アミノセラミド、植物スクワラン、アミノ酸系保湿成分 ・のびがよく、べとつかない。

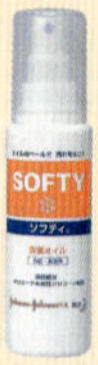

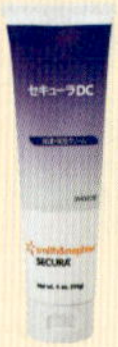

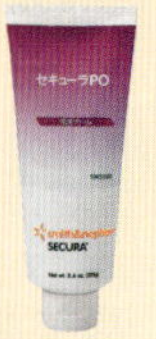

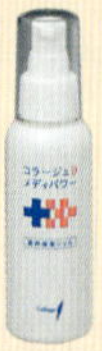

褥瘡のスキンケア

図5　界面活性剤の構造と洗浄の原理

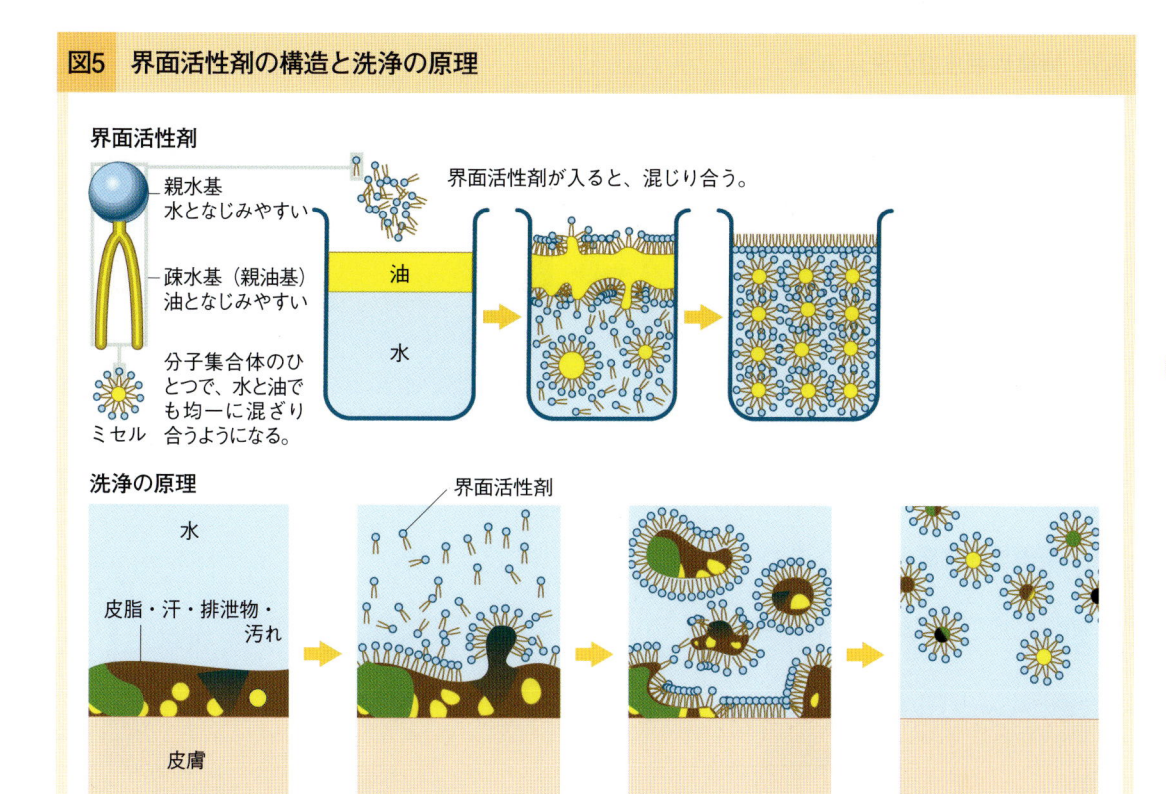

界面活性剤

- 親水基：水となじみやすい
- 疎水基（親油基）：油となじみやすい
- ミセル：分子集合体のひとつで、水と油でも均一に混ざり合うようになる。

界面活性剤が入ると、混じり合う。

油／水

洗浄の原理

水／皮脂・汗・排泄物・汚れ／皮膚／界面活性剤

① 汚れは水に対してなじまない。
② 界面活性剤が汚れを包み込む。
③ 水の中で油を包み込んだ状態（エマルジョン）で皮膚から汚れを引き離す。
④ 再付着しない。

図6　天然オイル（清浄クリーム）による洗浄

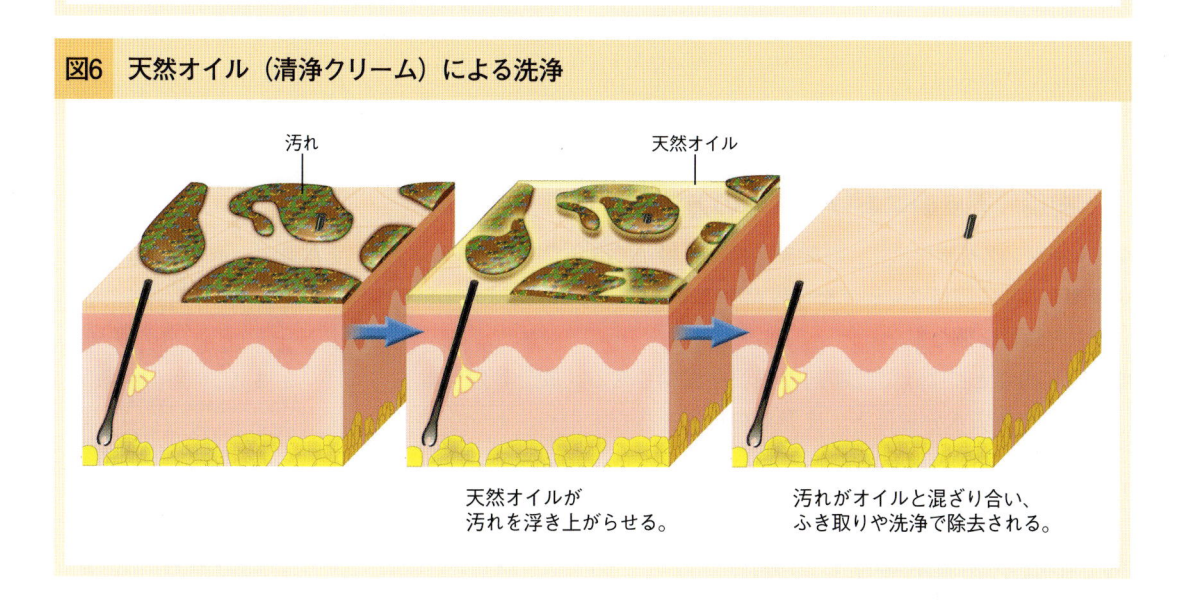

汚れ／天然オイル

天然オイルが汚れを浮き上がらせる。

汚れがオイルと混ざり合い、ふき取りや洗浄で除去される。

6　発生後の褥瘡ケア方法

第6章 発生後の褥瘡ケア方法

図7 褥瘡周囲皮膚の洗浄方法①

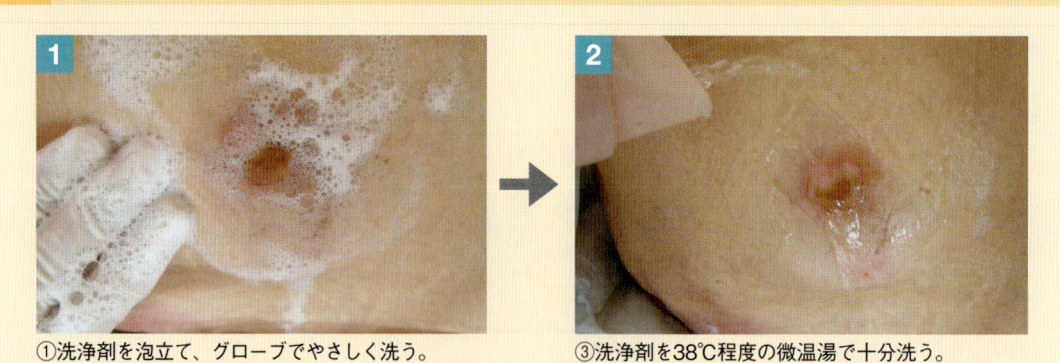

①洗浄剤を泡立て、グローブでやさしく洗う。
②創内部は洗浄剤で洗わない。

③洗浄剤を38℃程度の微温湯で十分洗う。

図8 褥瘡周囲皮膚の洗浄方法②

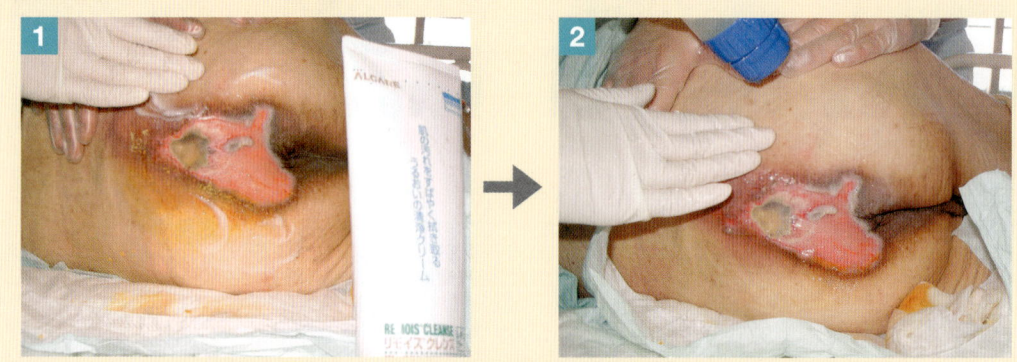

創周囲皮膚の汚れを、界面活性剤を含有していない天然オイルで除去する。

2. 褥瘡周囲皮膚における洗浄の方法と留意点（図7、8）

- ドレッシング材交換時に、石鹸や洗浄剤を用いて泡立てて洗浄する。
- 摩擦しないようにグローブをつけた手で愛護的に洗う。泡はクッションの役目を果たす。
- 泡立てることによって洗浄剤の残留を減少させる。成分の残留は皮膚炎や角質水分量低下、皮脂量の低下をきたすため、十分な量の微温湯（38℃程度）ですすぐ。

3. 創部の洗浄の方法と留意点

- 1994年米国医療政策局（AHCPR：Agency for Health Care Policy and Research）の褥瘡診療ガイドラインでは、消毒剤（ポビドンヨード、ヨードフォール、次亜塩素酸ソーダ溶液、過酸化水素、酢酸

Evidence

創の洗浄

- 洗浄は創を傷害せずに壊死組織を除去できる十分な圧力で行わなければならない。洗浄時の適切な圧力は、4－15psiである（AHCPR, 1994；Rodeheaver, 2001）。
- 9Gの35mlの注射器かアンジオカット（静脈留置カテーテル）を使うと、8psiの圧力を発生させることができ、創底に固着している異物を除去できる（Rodeheaver, 2001）。

Wound Ostomy Continence Nurses Society：GUIDELINE FOR Prevention and Management of Pressure Ulcersより引用

褥瘡のスキンケア

等）は細胞毒性があり、使用は避け、生理食塩水での洗浄を推奨している[5]。

- 創傷の洗浄に最適な薬物および手法は、いまだ確立されていない[6]。創傷は洗浄を行ったほうが感染率を低下させ、蒸留水、煮沸水、生理食塩水などさまざまな洗浄水を用いて比較しても感染率や治癒率に有意差はない[7]ことから、洗浄することが重要であるといえる。
- 日本褥瘡学会「褥瘡予防・管理ガイドライン」における洗浄の推奨度（深い褥瘡（D）の場合IをiにするZ感染・炎症の制御）について、**表2**に示す。
- Wound Ostomy and Continence Nurses（WOCN）ガイドラインでは35mL注射器に19Gの注射針を用いての洗浄（洗浄圧8 psi）を推奨している[8]。
- 洗浄には、プラスチックボトルの生理食塩水のゴム栓部分に18ゲージの注射針を接続し、洗浄圧を加えて洗浄する方法（**図9**）や、洗

COMMENTS

洗浄液に関するエビデンス

- 生理食塩水による洗浄よりも強酸性電解水のほうが細菌の減少が有意とする報告がある[9]。しかし、創面は皮膚常在菌叢が存在するため、一時的に細菌数が減少しても元に戻ることを念頭におく必要がある。

表2 洗浄の推奨度（深い褥瘡（D）の場合 Iをiにする 感染・炎症の制御） どのように洗浄を行えばよいか

推奨度B	洗浄液は、消毒薬などの細胞毒性のある製品の使用は避け、生理食塩水または蒸留水、水道水の使用を推奨する。
推奨度C1	創傷表面の壊死組織や残留物等を除去するために圧をかけて行ってもよい。
推奨度C1	創傷表面から壊死組織や残留物等を除去するために十分な量を用い、創傷の深さや面積に応じて調整して行ってもよい。
推奨度C1	洗浄液の温度は、体温程度に温めて使用してもよい。

推奨度　A：行うよう強く勧められる　B：行うよう勧められる　C1：行うことを考慮しても良いが、十分な根拠がない　C2：根拠がないので、勧められない
日本褥瘡学会編：褥瘡予防・管理ガイドライン. 照林社, 東京, 2009：145.より引用

図9 注射針を用いた創の洗浄

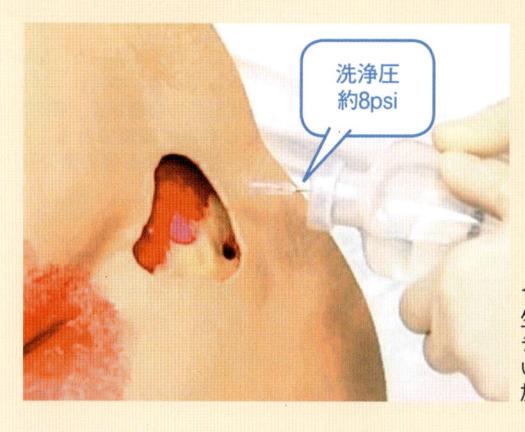

洗浄圧 約8psi

18ゲージ注射針と生理食塩水プラスチックボトルを用いて、適度に圧を加え洗い流す。

写真提供：スミス・アンド・ネフュー ウンド マネジメント

第6章　発生後の褥瘡ケア方法

浄圧の調整が可能な電動式生体洗浄器（図10）を用いる方法もある。
- ポケット内の洗浄は、注射器にネラトンカテーテルをポケットの最大径を考慮して適度な長さに切断して接続し、肉芽を損傷しないように挿入し、ポケットと創底の接着が開かない程度に圧をかけて洗浄する（図11）。

図10　生体用洗浄器を用いた創の洗浄

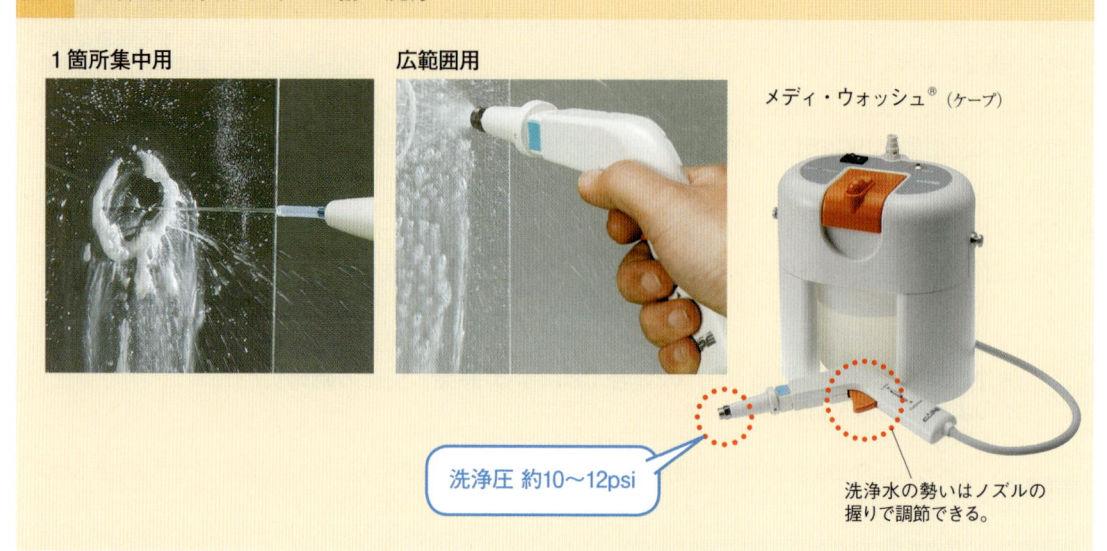

1箇所集中用　　広範囲用

メディ・ウォッシュ®（ケープ）

洗浄圧 約10〜12psi

洗浄水の勢いはノズルの握りで調節できる。

図11　ポケットの洗浄

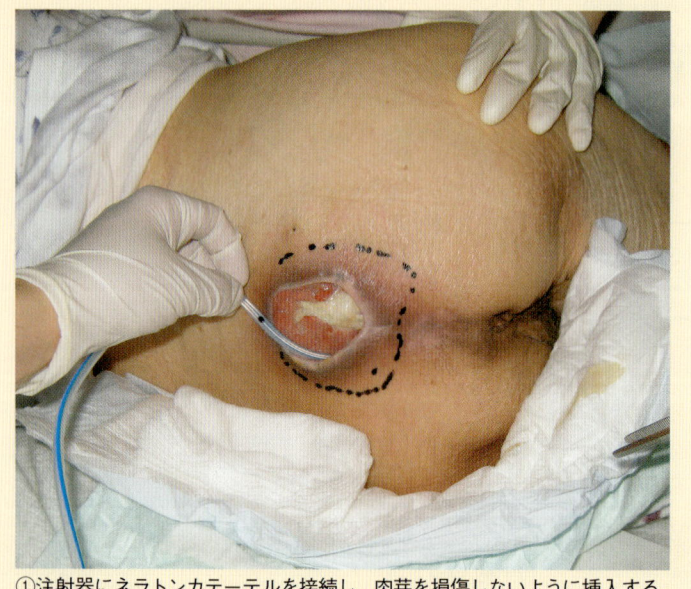

①注射器にネラトンカテーテルを接続し、肉芽を損傷しないように挿入する。
②ポケットと創底の接着が開かない程度に圧をかけて洗浄する。

COMMENTS

ポケットの洗浄が必要な理由

- ポケットは滲出液が貯留しやすく、過度な滲出液による湿潤は治癒を遅延する。
- 治癒が遅延する創傷の滲出液は、高値の炎症性メディエーターと活性化したマトリックス・メタロプロテイナーゼ（MMP）を含んでいる。つまり、ポケットは細菌を増殖させ、感染をきたしやすい環境であることから、洗浄による創の清浄化が重要である。

- 洗浄回数は創の状態に応じて決定し、体位はポケットが下側になると創内を十分に洗浄しやすい。
- 洗浄量は創の状態に応じて調整し、創傷表面の残存物を除去し、排液が透明になることを目安に十分な量を用いる。
- スキンケア、洗浄において、医療者は標準予防策（スタンダードプリコーション）を遵守し、感染予防対策を講じることが重要である。

（中川ひろみ）

引用文献
1. 日本褥瘡学会用語集検討委員会：日本褥瘡学会で使用する用語の定義・解説. 褥瘡会誌 2007；9：230.
2. Konya C, Sanada H, Sugama J, et al：Does the use of a cleanser on skin surrounding pressure ulcers in older people promote healing? *J Wound Care* 2005；14：169-171.
3. Moore ZEH, Cowman S：Wound cleansing for pressure ulcers. Cochrane Database of Systematic Reviews 2005, Issue 4.
4. Guideline for Hand Hygiene in Health-Care Settings, Centers for Disease Control and Prevention, October 25, 2002 / Vol. 51 / No. RR-16
5. Bergstrom N, Bennett MA, Carlson CE. et al. Pressure Ulcer Treatment. Clinical Practice Guideline:Quick Reference Guide for Clinicians. No.15. Rockville, MD：U.S.Department of Health and Human Service.Public Health Service,Agency for Health Care Policy and Research.AHCPR Pub.No.95-0653.Dec,1994.
6. Moore ZEH, Cowman S：Wound cleansing for pressure ulcers. Cochrane Database of Systematic Reviews 2005, Issue 4. Art. No.: CD004983.
7. JBI Solutions, techniques and pressure in wound cleansing Best Practice 10(2) 2006.
8. Stevenson TR, Thacker JG, Rodeheaver GT, et al：Cleansing the Traumatic Wound by High Pressure Syringe Irrigation. *JACEP* 1976；5：17-21.
9. 大浦武彦, 芳賀理巳, 中村博彦：強酸性電解水を用いた褥瘡部の洗浄効果－細菌数に対する生理食塩水との比較検討－. 臨医薬 2006；22（6）：541-545.

参考文献
1. 日本褥瘡学会編：在宅褥瘡予防・治療ガイドブック. 照林社, 東京, 2008.
2. 日本褥瘡学会編：褥瘡予防・管理ガイドライン. 照林社, 東京, 2009.
3. ICPテキスト編集委員会監修, 編集：ICPテキスト 感染管理実践者のために. メディカ出版, 大阪, 2006.
4. World Union of Wound Healing Societies（WUWHS）：Principles of best practice: Wound exudate and the role of dressings. A consensus document. London: MEP Ltd, 2007.

第6章　発生後の褥瘡ケア方法

発生後の圧力・ずれ力のコントロール

> **Points**
> ■ 褥瘡発生後は、その要因を排除することが重要である。
> ■ 褥瘡発生後の圧力のコントロールは、ADLに適した体圧分散用具を使用する。
> ■ 尾骨部の褥瘡や不整形・ポケット保有の褥瘡は、ずれ力が関与している場合が多い。

● 褥瘡発生後のケアは、褥瘡を発生させた要因が、圧力なのか、ずれ力なのか、双方の関与なのか、またはそれ以外なのかをアセスメントし、その要因を排除することに努める必要がある。

圧力のコントロール

● 褥瘡発生後の圧力のコントロールは、治癒促進、悪化予防、慢性化や難治化の予防のために、ADLに適した体圧分散用具を使用して除圧・分散を図る（図1）。
● ADLの拡大が望めない場合で、骨突出や関節拘縮、NPUAP分類ステージⅢまたはⅣの褥瘡保有者は、低圧保持の圧切替型マットレスを使用する。
● 褥瘡部位に過度な圧力が加わらない体位変換、安楽なポジショニングを行う（図2）。
● 仙骨や尾骨部に褥瘡があり、頭側挙上が必要な場合は、側臥位で挙上する。
● 臀部皮膚にたるみがある場合は、たるみによって生じる局所の圧力や、それによって起こる変形を防止するため、腹臥位やシムス位をとる工夫をする（図3）。
● 臀部皮膚のたるみで褥瘡部位に変形や段差を生じ、腹臥位やシムス位がとれない場合は、テープを使用してたるみを補整する場合がある（図4）。
● 褥瘡局所の圧力を助長するため、ガーゼを厚めに当て過ぎない。また、創内にドレッシング材やガーゼを充填し過ぎない。
● 滲出液が多い褥瘡には、吸収能の高いドレッシング材やパットを選択し、厚みが少なくなるようにする。

Evidence

Clinical Question
褥瘡（d1、d2、あるいはD3～D5）の治癒促進には、どのような体圧分散用具を使用するとよいか

[推奨]
D3～D5褥瘡または複数部位の褥瘡の治癒促進には、空気流動型ベッドまたはローエアロスベッドの使用が強く勧められる。
　　　　　　　推奨度 **A**

d2以上の褥瘡の治癒促進には、上敷静止型エアマットレス、マット内圧自動調整機能付交換圧切替型エアマットレス、低圧保持用上敷エアマットレス、2層式エアマットレスを使用してもよい。
　　　　　　　推奨度 **C1**

d1褥瘡の治癒促進には、上敷静止型エアマットレスを使用してもよい。
　　　　　　　推奨度 **C1**

（褥瘡予防・管理ガイドライン、p.71）

図1 圧力のコントロール―体圧の測定

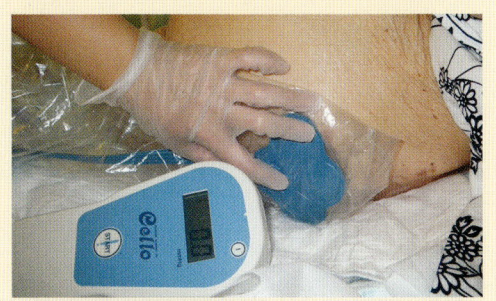

褥瘡部位の体圧値の目安（仙骨部）は簡易体圧測定器で40mmHg以下である。この測定値から、適切な体圧分散用具の選択や、エアマットの設定調節を行う。

図2 圧力のコントロール―体位変換

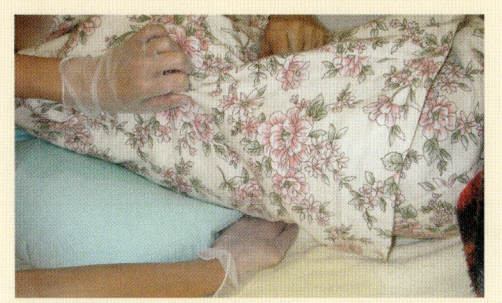

褥瘡部位に過度な圧力が加わらない体位変換を行い、ポジショニング用具が局所を圧迫していないか、手を当てて確認する必要がある。

図3 皮膚のたるみへのケア―体位の工夫

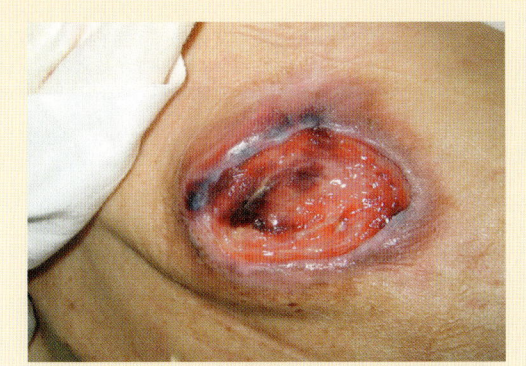

皮膚のたるみによって創縁皮膚が肉芽を圧迫して起こるD in D（褥瘡の中の褥瘡）。暗赤色や黒色部位に変化する。

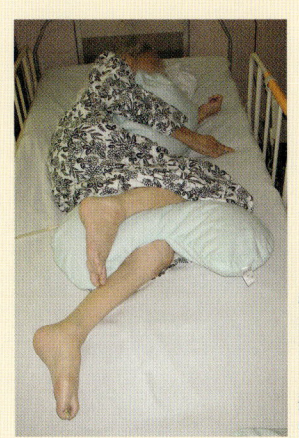

臀部皮膚のたるみを伸ばすため、可能であれば腹臥位やシムス位をとる。除圧以外に拘縮予防など身体機能の維持にもつながる。

図4 皮膚のたるみへのケア―テープの使用

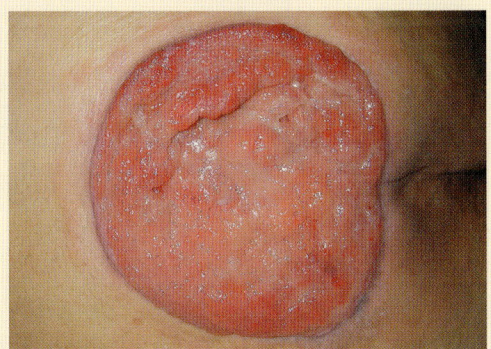

皮膚のたるみで創縁皮膚が肉芽を圧迫し、創内に一部段差が生じる（クレバス）。段差部位は血流が悪くなり肉芽は盛り上がりにくい場合が多い。

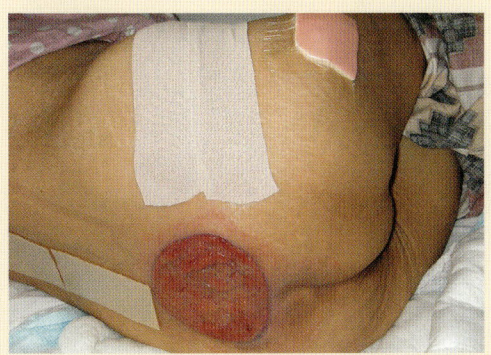

たるんだ臀部皮膚をテープで牽引し、褥瘡内の段差を補整する。その際、皮膚に被膜剤を塗り、テープによるスキントラブルを予防する。

6 発生後の褥瘡ケア方法

第6章 発生後の褥瘡ケア方法

- 踵骨部に褥瘡がある場合は、踵骨部を浮かすためにポジショニング用具などで下肢全体を挙上する（図5）。
- オムツの重ね敷きは、蒸れと圧力を助長するだけでなく、体圧分散用具の効果も低下させるため避ける必要がある。
- 大転子や腸骨部の褥瘡は、オムツのテープ部位を強く締めすぎると虚血によって悪化することもあるため注意する。

ずれ力のコントロール

- 尾骨部の褥瘡や、不整形・ポケット保有の褥瘡は、ずれ力が関与している場合が多いため、ずれ力の排除に努める必要がある（図6、7）。

COMMENTS
ずれ力の排除

- ずれ力の排除方法には安定したポジショニングと皮膚の保護がある。
- ポジショニングは体圧を分散させて姿勢の安定を図るため、クッションやピローなどのポジショニング用具を用いる必要がある。

図5 踵骨部の挙上

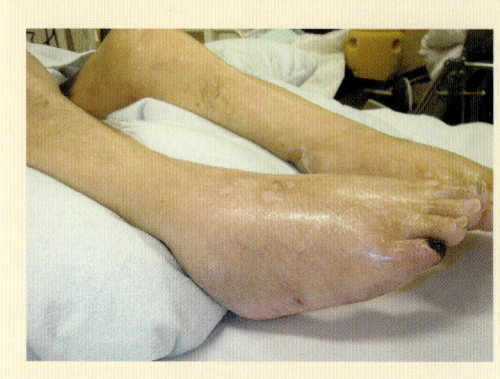

踵骨部はポジショニング用具など硬くないもので下肢全体を挙上する。虚血肢の挙上は、高すぎると踵骨部の血流を一層低下させるため、ベッド面からわずかに浮いている程度にする。

図6 不整形な褥瘡へのケア

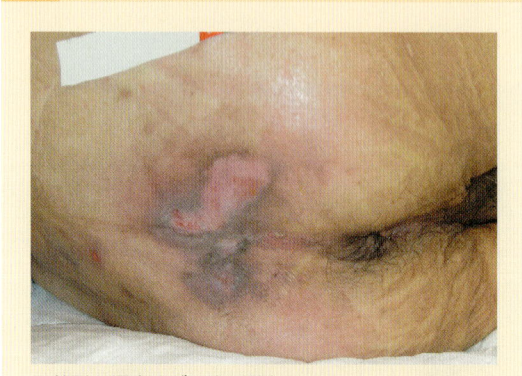

不整形な褥瘡はずれ力が関与している。この場合、麻痺側である右側にずれ力が生じていたとアセスメントされた。麻痺側にクッションを置いて、体勢がくずれないようにする。

図7 ポケットのある褥瘡へのケア

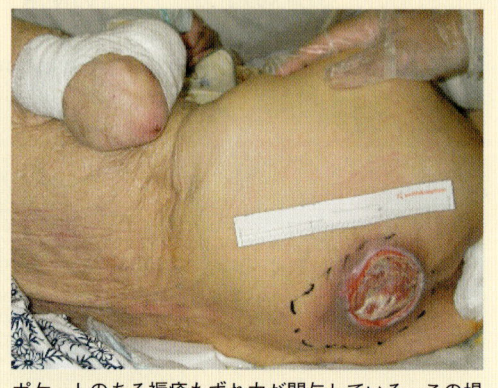

ポケットのある褥瘡もずれ力が関与している。この場合、頭側挙上時に下方へずれ力が生じていたとアセスメントされた。クッションを膝関節に入れて屈曲させてから頭側を挙上し、側臥位のポジショニングを行う。

- 頭側挙上時と仰臥位に戻したときは背抜きを実施し、背部や臀部に生じるずれ力を解消する。
- 踵骨部に褥瘡がある場合は、頭側挙上後に踵骨部褥瘡を一度浮かしてずれ力を解消する。
- ドレッシング材の状態でずれ力をアセスメントし、ポジショニングの評価を行う（図8）。
- 頭側挙上は原則として30度、または90度に近い体勢とする。また、挙上の位置は、ベッド柵などに印をつけて統一を図るのが望ましい。
- 仙骨や尾骨部に褥瘡がある場合で、経腸栄養剤などの注入が必要な人は、可能であれば頭側挙上の時間を短縮する。無理な場合は、半固形化栄養材を検討する。
- 円座使用や褥瘡部のマッサージは、褥瘡周囲のずれ力を引き起こすため実施しない。
- ポケット保有の褥瘡は、陰圧閉鎖療法による創壁同士の密着性で、ずれ力の減少が図れる場合がある（図9、p.286～290参照）。
- 褥瘡保有のリハビリテーションは、訓練中に過度な外力が加わっていないかなど、理学療法士との情報交換を十分に行うことが重要である。

座位時のケア

- 尾骨や坐骨結節部に褥瘡がある場合は、基本姿勢（股、膝、足関

> **Evidence**
> **C**linical **Q**uestion
> 円座を用いることは有効か
>
> [推奨]
> 円座は用いないように勧められる。
> 推奨度 D
>
> （褥瘡予防・管理ガイドライン、p.66）

> **Evidence**
> **C**linical **Q**uestion
> 骨突起部に対するマッサージを行ってもよいか
>
> [推奨]
> 骨突起部に対するマッサージは一般的には行わない。特に、力強いマッサージは行わないことが強く勧められる。
> 推奨度 A
>
> （褥瘡予防・管理ガイドライン、p.62）

図8　ドレッシング材の形から見る身体のずれ

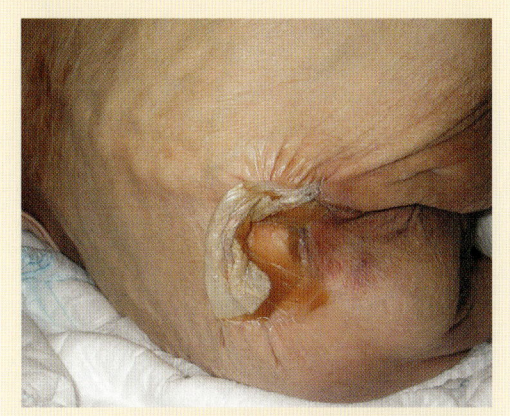

ドレッシング材のずれの形で、身体のずれる方向性を知ることができ、ポジショニングなどの評価が行える。写真は頭側挙上によるずれ力。

図9　陰圧閉鎖療法によるずれ力の減少

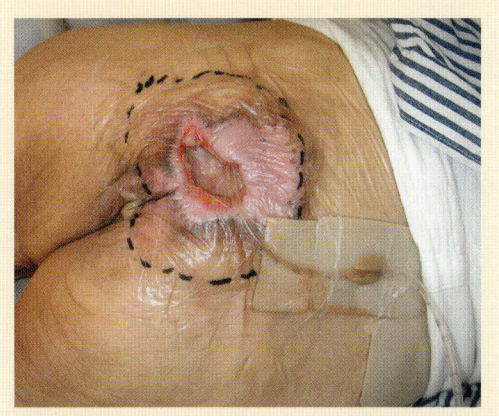

陰圧閉鎖療法による、陰圧の保持で、創壁同士の密着性を向上させることができる。これにより創の収縮以外にポケット内に生じるずれ力の減少を期待する。

節を90度、p.83参照）にするほか、厚めの車椅子用のクッションの使用で除圧・分散を図る。
- 腰部などにクッションを置き、姿勢がくずれないよう整える。
- 同じ姿勢で長時間の座位をとることを避け、15～60分おきの除圧動作や、臥位になる時間を組み入れる。
- 車椅子やポータブルトイレなどに移乗できる場合は、ベッド柵の位置を検討し、低床ベッドで足つきを良くすることで、褥瘡部位に摩擦やずれ力が加わりにくい環境を整える。

（間宮直子）

参考文献
1. 真田弘美, 須釜淳子編：実践に基づく最新褥瘡看護技術. 照林社, 東京, 2007：115-154.
2. 日本褥瘡学会編：在宅褥瘡予防・治療ガイドブック. 照林社, 東京, 2008：108-109.
3. 本田耕一：誰でもできる陰圧閉鎖療法による褥瘡治療. 日総研出版, 名古屋, 2004：25-26.

第7章

看護師に必要なドレッシング法

- ドレッシング法の考え方とドレッシング材の変遷 ── 182
- ドレッシング材の機能的分類 ── 185
- ドレッシング材の特徴と使用テクニック ── 190
- 保険適用と適切な使い方 ── 197

第7章 看護師に必要なドレッシング法

ドレッシング法の考え方とドレッシング材の変遷

> **Points**
> - ドレッシング材は近代的な創傷被覆材である。
> - 国内・海外で多種多様なドレッシング材が発売されている。その歴史は浅い。
> - ドレッシング材を使うにあたっては、使用目的を明確にすることが重要である。

ドレッシング法の考え方

1．ドレッシング材とは

- 広義には、創傷を覆うものをいう。
- 現在では「従来の滅菌ガーゼ（正確には単ガーゼ）は除き、創における湿潤環境形成を目的とした近代的な創傷被覆材を指す[1]」ということが、「褥瘡予防・管理ガイドライン」にも示されている。ドレッシング材＝近代的な創傷被覆材の呼称であると考えてよい。
- 外観・形状はさまざまであるが、外用薬と似通っているものがある（コムフィール®ペースト、グラニュゲル®など）。ドレッシング材に初めてふれる看護師は外用薬と混同しない注意が必要である。
- ドレッシング材によって保険適用が異なる（p.197〜200参照）。
- ドレッシング材を使う意味をきちんと理解して使用する必要がある。

2．ドレッシング法とは

- ドレッシング材を使用する目的を明確化し、患者の状況に最も適切な製品を選択することである。
- ドレッシング材を使用する目的と理由をわかりやすい表現にして表1に示した。これらを理解することで、現在は限られた保険適用期間においてドレッシング材を最も必要とする時期に使用するというドレッシング法を実践しなければならない。
- 表1からたとえば、創傷の種類・状態によって、滲出液の吸収を最大限の目的とするのか（熱傷など）、尿・便失禁のある褥瘡患者に汚染防止が確実に行える製品を選択するのかなど総合的に判断する。

COMMENTS

ドレッシング材選択の原則

- 創面評価に基づき、創の状態に適する湿潤環境をドレッシング材で保持し、治癒環境を整備する。
- 基本的には、DESIGNに基づいて創面を観察し、アセスメントを行って、ドレッシング材を選択する。

（褥瘡予防・管理ガイドライン、p.83）

表1　ドレッシング材を使用する目的と理由

ドレッシング材を使用する目的	臨床的な視点（理由）
①創面を乾燥させないため	・「湿潤環境とは滲出液を創面から失わないようにし創面を乾燥させないこと」である。その目的のためにさまざまな製品的特徴により、それを可能にしている。 ・ガーゼでは滲出液吸収後に毛細管現象で外側に瞬時に拡散したのち、蒸散が起こるため創面は乾燥しやすくなる。また、同時にガーゼが創面に張り付きやすくなり、それを無理に剥がすことで出血し創面を損傷する。これらを避けるための目的もある。
②滲出液を吸収するため	・湿潤環境を創面に維持するには滲出液を吸収・保持できなければガーゼと同様なことが起きる。さらには、滲出液の吸収・保持の目的だけでなく、滲出液が過剰すぎても創面への適切な湿潤環境にはならない。 ・創面を乾燥させず、かつ滲出液でいわゆる「水浸し」にしない両者の目的でドレッシング材を使用する。
③製品によっては①②の目的にさらに付加されている特性を活用するため	・製品形状によっては、外界と完全に遮断できること、ドレッシング材表面の摩擦が少なく創面保護しやすいことなど、創管理だけでなく治癒促進のための条件を重視する目的でドレッシング材を使用する。

3. 看護師に必要なドレッシング法とは

● 現在、ドレッシング材の多くは皮膚欠損用創傷被覆材として保険償還の適用で医師が選択することになっている。しかし、患者を24時間観察しているのは看護師である。患者の全身状態、日常生活や行動パターンを熟知していることから、湿潤環境理論の理解はもとより、安全・安楽を考慮したドレッシング法の実践を看護師自身が自ら行っていける力がいま必要とされている。

ドレッシング材の変遷

● 現在、わが国でも多種多様のドレッシング材が上市されている。医療現場でも選択に苦労するほどになっているが、その歴史は浅く、非常に短期間で現在に至っている。

1. 海　外

● 1962年のWinterの湿潤環境理論[2]が臨床現場において実用化されるまで、数年の年月がかかった。
● Winterの理論を満足する最初のドレッシング材は、英国スミス・アンド・ネフュー社のポリウレタンフィルムドレッシング材であるオプサイト®であった。近代ドレッシング材の先駆けとして注目され使用され始めたが、素材フィルムや粘着剤の問題で改良が待たれた。
● そのような時代に、粘着可能で創傷管理を飛躍的に発展させることとなるハイドロコロイドドレッシング材が米国で開発・販売された。

COMMENTS

Winterらの湿潤環境理論

- Winterは1962年、ブタにおいて、ポリウレタンフィルムで被覆した創の上皮化率は、乾燥した痂皮下でのものの2倍であることを報告した。

- Roveeは1970年代、湿潤した痂皮のない環境が上皮細胞の創傷内移動による上皮再生を促すことを示した。

- これらの理論は、それまで守られてきたものとは正反対のコンセプトに基づくドレッシング材が必要であることを示した。

表2 海外と国内のドレッシング材の変遷（概要）	
海　外	国　内
1940年代以前　脱脂綿、リント布、麻等 1960年代までコットンガーゼ、チュルーグラス等 1970年代　粘着型ポリウレタンフィルム材発売（スミス・アンド・ネフュー：オプサイト®） 1983年　ハイドロコロイドドレッシング材発売（BMSコンバテック：デュオダーム®） カルシウムアルギネート材発売 1995年　ハイドロジェル・他発売 現在までに、ポリウレタンフォームドレッシング材、ハイドロポリマードレッシング材、ハイドロファイバードレッシング材、銀含有ハイドロコロイドドレッシング材、銀含有ハイドロファイバー®ドレッシング材など、順次開発・発売されている。	1980年代以前　脱脂綿、リント布、ガーゼなどのみ 1983年　コラーゲン創傷被覆材発売（メイパック®） 1986年　ハイドロコロイドドレッシング材発売（日本スクイブ：デュオアクティブ®） 　　　　キチン膜発売（ユニチカ：ベスキチン®） 1989年　粘着型ポリウレタンフィルム材発売（ジョンソン・エンド・ジョンソン：バイオクルーシブ®） 1993年　カルシウムアルギネート材発売（クラレ：カルトスタット®） 1995年　ポリウレタンフォームドレッシング材発売（スミス・アンド・ネフュー：ハイドロサイト®） 1996年　ハイドロジェルドレッシング材発売（BMSコンバテック：グラニュゲル®） 1999年　ハイドロポリマードレッシング材発売（ジョンソン・エンド・ジョンソン：ティエール®） 2001年　ハイドロファイバー®ドレッシング材発売（BMSコンバテック：アクアセル®） 2008年　銀含有創傷被覆材発売（BMSコンバテック：アクアセル®Ag）

＊（　）内は当時の代表的な販売元（略式）と製品名。

2. 国　内

- 国内では、1983年、国内初のドレッシング材としてウシの真皮コラーゲンを精製したメイパック®が発売されたが、熱傷などの特定の分野での使用であった。
- 粘着可能なドレッシング材としてハイドロコロイドドレッシング材発売以降は、ポリウレタンフィルム材の発売が続き、それ以降は湿潤環境理論に則った新しいドレッシング材が次々と上市されてきた。
- 表2にその変遷をまとめた。ここで挙げているのは最初に上市されたもののみとし、後続の類似品は含めていない＊。

（石澤美保子）

＊　国内の上市については、詳細かつ正確に記載された文献が不明のため、筆者が聞き取り調査をしたものである。多少の変更がある場合もある。

引用文献
1．日本褥瘡学会編：褥瘡予防・管理ガイドライン. 照林社, 東京, 2009：8.
2．Winter GD：Formation of the scab and the rate of epithelization of superficial wounds in the skin of the young domestic pig. *Nature* 1962；193：293-294.

第7章　看護師に必要なドレッシング法

ドレッシング材の機能的分類

Points

- 使用に際しては、各ドレッシング材の特徴を理解することが重要である。
- ドレッシング材の機能は、①創を閉鎖し湿潤環境を形成する、②乾燥した創を湿潤させる、③過剰な滲出液を吸収し、保持して湿潤させることに分類される。
- 一般医療機器として販売されているドレッシング材もある。

- ドレッシング材の最大の特徴は創面の乾燥を避け、湿潤環境を維持することである。
- ドレッシング材の機能は大きく3つに分類することができる。

創を閉鎖し湿潤環境を形成するドレッシング材

- 粘着性のドレッシング材が創周囲の皮膚に密着し、創面を閉鎖環境のもとに湿潤環境とするドレッシング材である。

1. 半透過性ドレッシング材（ポリウレタンフィルムドレッシング材）

- 透明なポリウレタンフィルムで創面を湿潤性に保つことができ、ガスや水蒸気は透過できるという特徴をもつ。
- 臨床では摩擦やずれなど外力がかかりやすい部分に予防的に貼付し、皮膚への物理的刺激を妨げる目的に使用される。
- 創の観察に適していることから発赤や紅斑にも適している。しかし、フィルム材そのものに吸収性がないために、滲出を伴う創傷や感染創には不向きである。
- 半透過性であるが、発汗の盛んな症例や皮膚の脆弱なハイリスク例には粘着部分にかぶれをもたらすこともある。

ポリウレタンフィルムドレッシング材の例

オプサイト®ウンド
（スミス・アンド・ネフュー ウンド マネジメント）*

［優肌］バーミロール
（ハンディロールタイプ）
（日東メディカル）

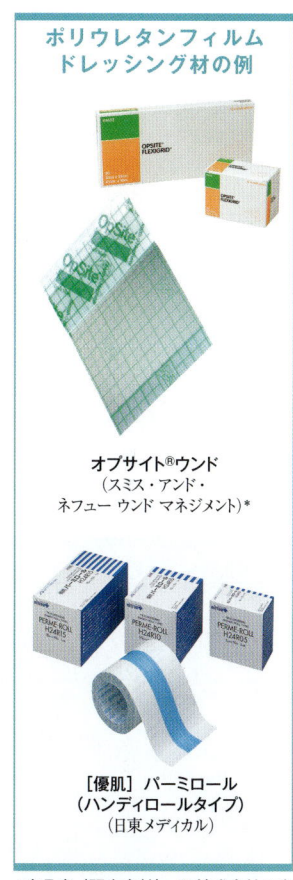

*商品名（販売会社）　※株式会社の表記は省略。以降のページ、すべて同様。

2. ハイドロコロイドドレッシング材

- ハイドロコロイドドレッシング材は、一般的に粘着層と防水加工の施された外層の二重構造である。この粘着層は皮膚保護材と同様に疎水性ポリマーと親水性ポリマーがブレンドされた物体で、疎水性ポリマーが粘着性を、親水性ポリマーが吸水性をもたらしている（図1）。
- 創周囲の皮膚はハイドロコロイド材が貼付されることによって、汚染を予防でき、皮膚を健常に保つという効果が得られる。一方、創面は密閉され、滲出液は親水性ポリマーによって吸収される。
- 吸水した部分は溶解し、ゲル状に構成される。そのため、創面は外界と隔絶した湿潤環境に置かれる。さらに、密閉されることのメリットは外界からの汚染物や細菌の侵入を防ぐことであるが、加えて、創面が外界からの酸素を得られず、低酸素状態に陥ることにより、血管が酸素を得ようと創面に新生してくるという効果が得られる（図2）。

ハイドロコロイドドレッシング材の例

デュオアクティブ®
（コンバテック ジャパン）

アブソキュア®
（日東メディカル）

レプリケア®
（スミス・アンド・ネフュー ウンド マネジメント）

図1　ハイドロコロイドドレッシング材の構造と特徴

図2　ガーゼとハイドロコロイドの血管新生の比較

ハイドロコロイドで覆われた創は、ガーゼと比較し、太く多数の血管が新生していることがわかる。

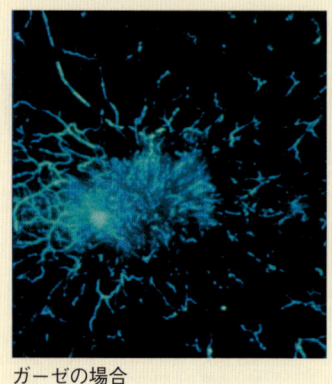

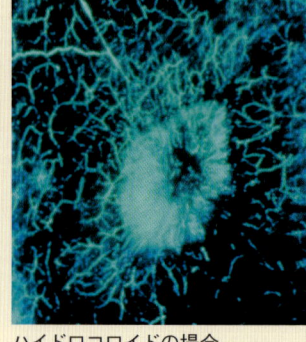

ガーゼの場合　　ハイドロコロイドの場合

写真提供：コンバテック ジャパン

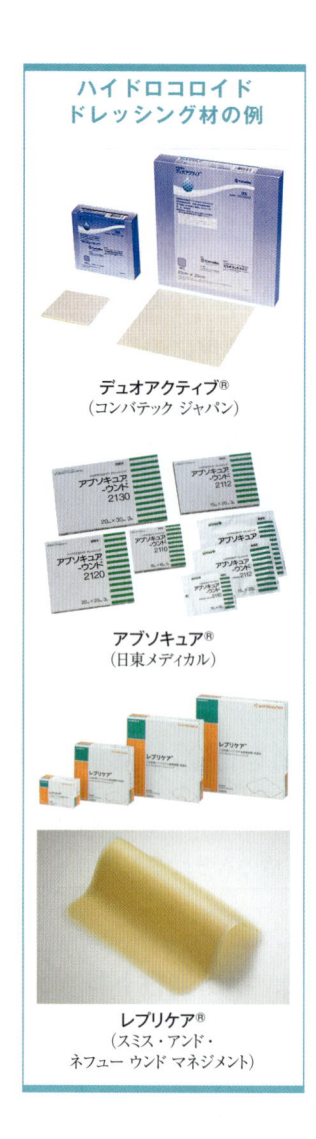

乾燥した創を湿潤させるドレッシング材

- 乾燥した壊死組織に覆われるなど乾燥創に対して、ドレッシング材に含まれた水分によって、軟化させ、自己融解を促す。

1. ハイドロジェルドレッシング材

- 浸水部分を持つ不溶性のポリマーで、大部分は水で構成された透明あるいは半透明のジェル状のドレッシング材である。
- シート状のものとチューブやアプリパック入りのものがある。
- シート状のものは湿潤環境を維持するとともに速やかな冷却作用が認められ、疼痛や炎症を和らげるとされている。
- チューブ入りのものは壊死組織のデブリードマン効果、肉芽形成や上皮形成の促進、疼痛緩和の作用をもつ。

過剰な滲出液を吸収し、保持して湿潤させるドレッシング材

- 創に余分な滲出液を貯留させないように創面の滲出液を吸収する。
- 吸水力に優れ、かつ滲出液を保持し、湿潤環境を保つ。
- 深さのある創に充填することが可能である。

1. アルギン酸塩ドレッシング材

- 昆布から抽出されたアルギン酸塩を繊維状に絡ませたもので、フェルト状の形態をしている。
- 形態はシート状、リボン状などがある。吸収性に優れており、自重の20倍の吸水性をもつ。
- 含有するカルシウムイオンが生理食塩水や生体からの滲出液中のナトリウムイオンとイオン交換を行いゲル化する。そのため、密閉せずに創面に湿潤環境をもたらすことが可能である。
- ゲル化する際にカルシウムイオン（止血凝固第Ⅳ因子）を放出し、ゲルに血小板が吸引され、凝集するため、止血効果が得られることも特徴のひとつである。
- ゲル化するため、ドレッシング材交換時には疼痛を伴わず、新生組織を傷つけることはない。

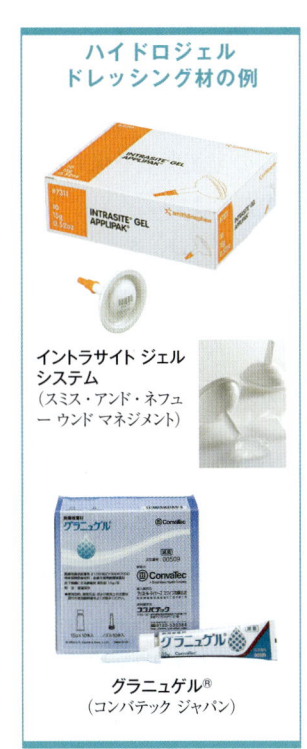

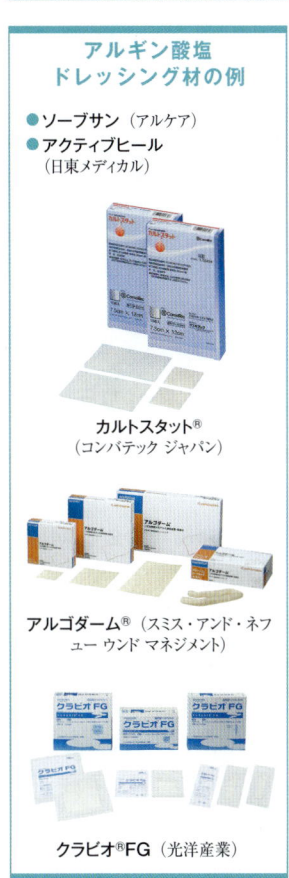

ハイドロジェルドレッシング材の例

イントラサイト ジェル システム
（スミス・アンド・ネフュー ウンド マネジメント）

グラニュゲル®
（コンバテック ジャパン）

アルギン酸塩ドレッシング材の例

- ソーブサン（アルケア）
- アクティブヒール（日東メディカル）

カルトスタット®
（コンバテック ジャパン）

アルゴダーム®（スミス・アンド・ネフュー ウンド マネジメント）

クラビオ®FG（光洋産業）

2. ポリウレタンフォームドレッシング材

- 自重の約10倍の吸水性をもつ親水性のポリウレタンフォームで、ハイドロセルラー構造（図3）になっている。
- 創の湿潤環境を保ち、ドレッシング材の溶解や残渣物を創面に残すことはない。
- 厚みがあり、クッション効果が期待できる。
- 非固着性であることから、交換時の新生組織の損傷等はない。

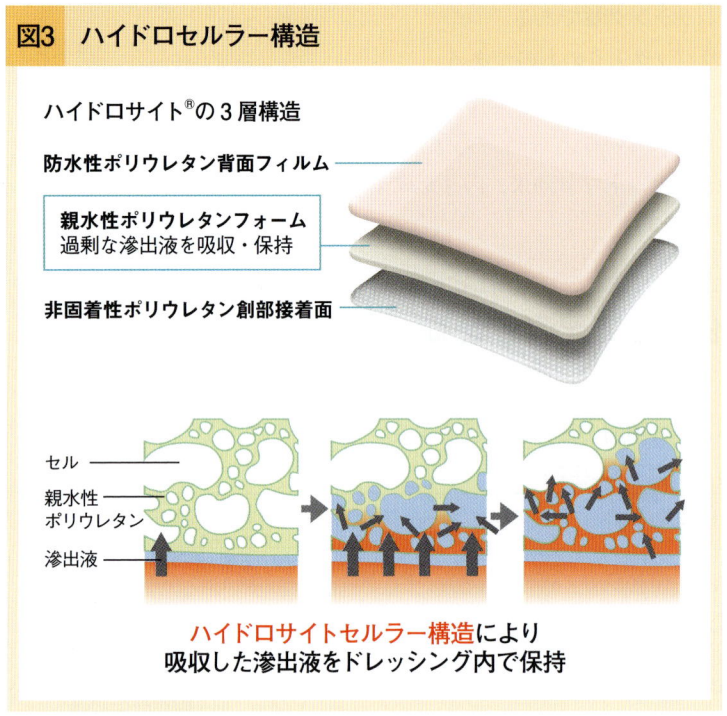

ポリウレタンフォームドレッシング材の例

ハイドロサイト®
（スミス・アンド・ネフュー ウンド マネジメント）

ハイドロサイト®AD
（スミス・アンド・ネフュー ウンド マネジメント）

ハイドロサイト®ヒールタイプ
（スミス・アンド・ネフュー ウンド マネジメント）

図3　ハイドロセルラー構造

ハイドロサイト®の3層構造
- 防水性ポリウレタン背面フィルム
- 親水性ポリウレタンフォーム　過剰な滲出液を吸収・保持
- 非固着性ポリウレタン創部接着面

セル／親水性ポリウレタン／滲出液

ハイドロサイトセルラー構造により吸収した滲出液をドレッシング内で保持

写真提供：スミス・アンド・ネフュー ウンド マネジメント

3. ハイドロファイバー®ドレッシング材

- CMCナトリウムからできた繊維を用いたドレッシング材である。
- 滲出液によりゲル化し、創傷治癒に適した湿潤環境をつくる。
- 水分を繊維の縦方向に吸収し、横方向への広がりを抑えたため、創周囲の健常皮膚の浸軟を防ぐ。
- 自重の約25倍という吸水性をもつ。
- 吸収前の大きさよりも、若干縮む傾向にあるため、創の大きさよりもやや大きめにカットして使用する。
- このゲルの特徴は崩れにくい点にある。ポケットや孔に挿入した場合、容易に残渣を残さず、除去が可能で、汚染物質を創に残さない。
- 圧迫しても、一度吸収した水分は漏出しない。

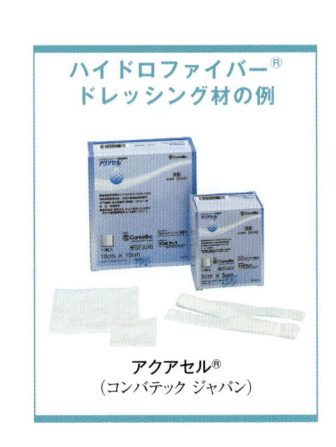

ハイドロファイバー®ドレッシング材の例

アクアセル®
（コンバテック ジャパン）

4. ハイドロポリマードレッシング材

- ハイドロポリマー吸収パッド・不織布吸収シート・ポリウレタンカバーフォームの3層構造である。
- 特徴は過剰の滲出液を吸収すると、ハイドロポリマー吸収パットが膨らみ、潰瘍部にフィットして、吸収パットと創の間に滲出液が貯留する隙間を作らない点である。
- 外層のフォームは小さな孔を有し、水蒸気やガスを透過し、過剰な水分は蒸散させ、漏れや周囲皮膚の浸軟を防ぐといわれている。
- このドレッシング材に使用される粘着テープ部はポリウレタンジェルという水が主成分の粘着材が使用され、剥がしやすく、低刺激性である。

（溝上祐子）

ハイドロポリマードレッシング材の例

ティエール®
（ジョンソン・エンド・ジョンソン）

引用文献
1. 日本褥瘡学会編：褥瘡予防・管理ガイドライン. 照林社, 東京, 2009：83-85.

参考文献
1. 溝上祐子編著：カラー写真とイラストで見てわかる! 創傷管理. メディカ出版, 大阪, 2006：32-40.
2. 溝上祐子編著：早わかり 褥瘡ケア・ノート. 照林社, 東京, 2007：16-34, 104-111.

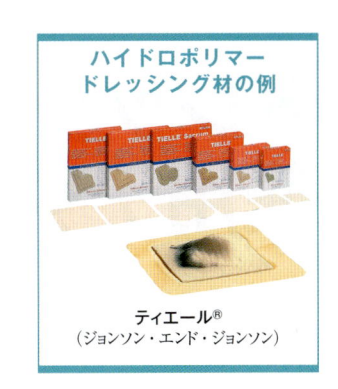

Column　低コストで在宅でも利用しやすい一般医療機器製品

一般医療機器（クラスⅠ）として販売されている製品もある。保険対象ではないが比較的低コストであり、在宅などで継続利用しやすい。

（溝上祐子）

■ アルギン酸塩含有の救急絆創膏

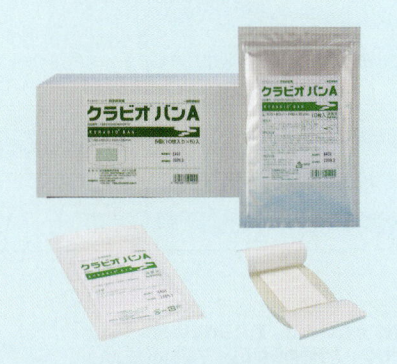

クラビオ®バンA（光洋産業）
- 価格：10×6cm（10枚入り2,100円・税込み）、7.0×5.5cm（10枚入り1,575円・税込み）
- 不織布粘着タイプのクラビオ®バンRもある。

■ 非固着性フォームドレッシング材

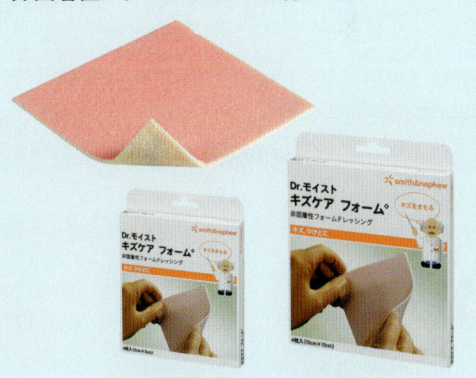

Dr.モイスト　キズケアフォーム
（スミス・アンド・ネフュー ウンド マネジメント）
- 価格：10×10cm（4枚入り3,150円・税込み）、5×5cm（4枚入り1,050円・税込み）

第7章 看護師に必要なドレッシング法

ドレッシング材の特徴と使用テクニック

> **Points**
> - 創傷のアセスメントにあわせて、ドレッシング材を使い分ける。
> - 創傷の深さ、滲出液、壊死組織、炎症/感染に注目する。
> - クリティカルコロナイゼーションが疑われる場合は、銀含有のドレッシング材の使用も考慮する。

創傷のアセスメントにあわせたドレッシング材の選択ポイント

- DESIGN 褥瘡経過評価用スケールの項目に沿って、ドレッシング材を選択する（図1）。

図1 深い褥瘡期褥瘡に対するDESIGNに準拠したドレッシング材の選択

Necrotic tissue（壊死組織）N→n	Inflammation／Infection（炎症／感染）I→i	Exudate（滲出液）E→e	Granulation tissue（肉芽形成）G→g	Size（大きさ）S→s	Pocket（ポケット）P→(−)
	━━━━━	━━━━━━━━━ アルギン酸塩 ━━━━━━━━		
		━━━━ キチン ━━━━		
		━━━━ ハイドロコロイド ━━━━		
			━━━ ハイドロジェル ━━━	
ハイドロジェル	「銀含有製材」	━━━ ハイドロファイバー® ━━━		
		━━━ ハイドロポリマー ━━━		
	━━━	━━━ ポリウレタンフォーム ━━━		

推奨度　B　C₁　C₂

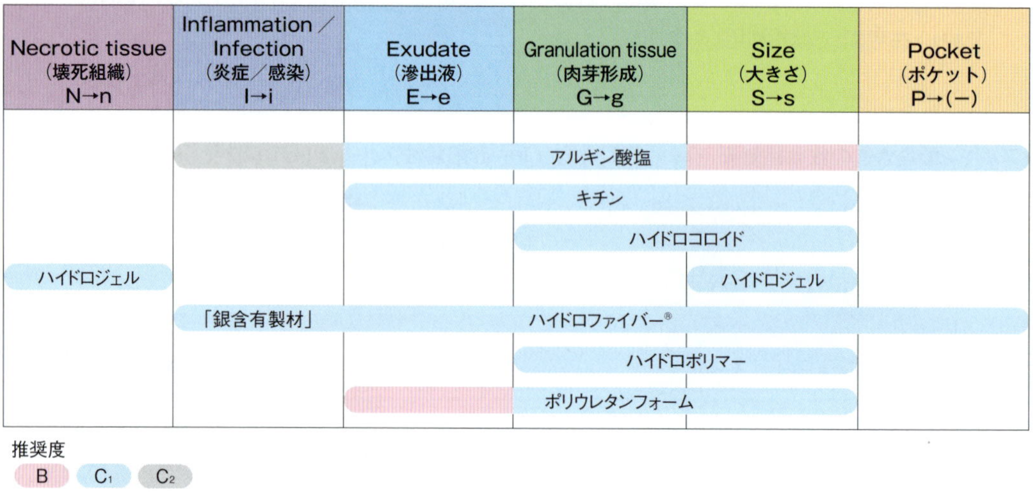

- A：行うよう強く勧められる。
- B：行うよう勧められる。
- C₁：行うことを考慮してもよいが、十分な根拠*がない。
- C₂：根拠*がないので、勧められない。
- D：行わないよう勧められる。

*根拠とは臨床試験や疫学研究による知見を指す。

立花隆夫：褥瘡. ガイドライン外来診療 2008, 泉孝英編, 日経メディカル開発, 東京, 2008：287-297.を一部改変して引用、五十音順に記載

1．深さ（Depth）のアセスメント

- ドレッシング材は皮膚欠損用創傷被覆材として、①真皮に至る創傷用、②皮下組織に至る創傷用、③筋・骨に至る創傷用として区分される。そのため、全層損傷か、真皮が部分的欠損した部分層損傷かを見分けることが重要である。
- 真皮に至る部分欠損創は滲出液を適度に吸収でき、被覆できるドレッシング材が適している（**表1、図2**）。
- 皮下組織に至る、または筋・骨に至る深い創傷の場合、平面のドレッシング材を貼付するだけでは創底の滲出液を吸水できず、治癒はすすまない。よって創腔を充填できるタイプを選択する（**表2、図3、表3、図4**）。

表1　皮膚欠損用創傷被覆材【真皮に至る創傷用】8円/cm^2

使用材料	商品名	販売会社名
キチン	ベスキチン®W（SP）	ユニチカ
ハイドロコロイド	デュオアクティブ®ET	コンバテック ジャパン
	テガダーム™ハイドロコロイド ライト	スリーエム ヘルスケア
	アブソキュア®‐サジカル	日東メディカル
	アスキナ®ハイドロ・トランスペアレント	ビー・ブラウンエースクラップ
ハイドロジェル	ビューゲル®	大鵬薬品工業
	ニュージェル®	ジョンソン・エンド・ジョンソン
ポリウレタンフォーム	ハイドロサイト®薄型	スミス・アンド・ネフュー ウンド マネジメント

図2　真皮に至る創傷用ドレッシング材の例

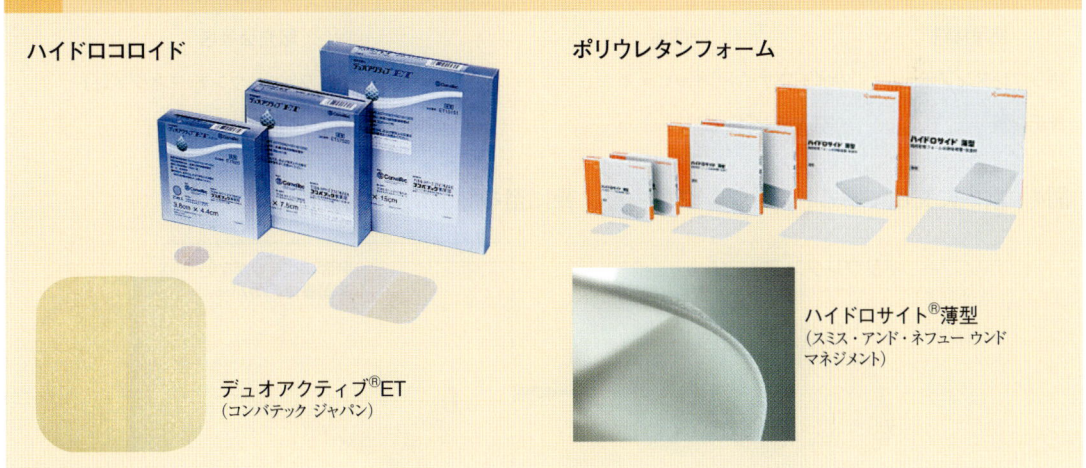

ハイドロコロイド
デュオアクティブ®ET
（コンバテック ジャパン）

ポリウレタンフォーム
ハイドロサイト®薄型
（スミス・アンド・ネフュー ウンド マネジメント）

第7章 看護師に必要なドレッシング法

表2 皮膚欠損用創傷被覆材（皮下組織に至る創傷用）標準型　14円/cm²

使用材料	商品名	販売会社名
アルギン酸塩	カルトスタット®	コンバテック ジャパン
	ソーブサン	アルケア
	アルゴダーム®	スミス・アンド・ネフュー ウンド マネジメント
	アクティブヒール	日東メディカル
アルギン酸フォーム	クラビオ®FG	光洋産業
ハイドロファイバー®	アクアセル®	コンバテック ジャパン
アルギン酸/CMC	アスキナ®ソーブ	ビー・ブラウンエースクラップ

図3 創内に充填できるドレッシング材（皮下組織用）の例

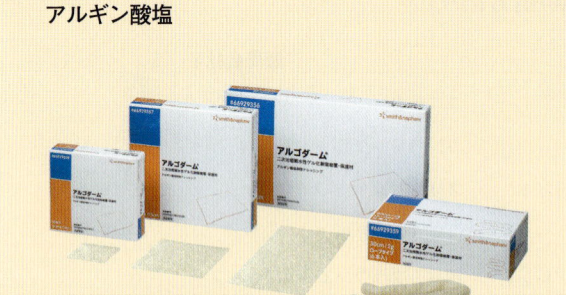

アルギン酸塩

アルゴダーム®
（スミス・アンド・ネフュー ウンド マネジメント）

ハイドロファイバー®

アクアセル®
（コンバテック ジャパン）

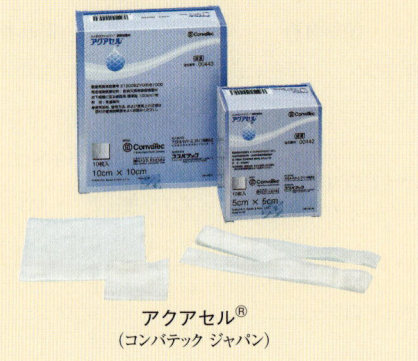

表3 皮膚欠損用創傷被覆材（筋・骨に至る創傷用）25円/cm²

使用材料	商品名	販売会社名
ポリウレタンフォーム	ハイドロサイト®キャビティ	スミス・アンド・ネフュー ウンド マネジメント
キチン質	ベスキチン®F（D）	ユニチカ

図4 創内に充填できるドレッシング材（筋・骨に至る創傷用）の例

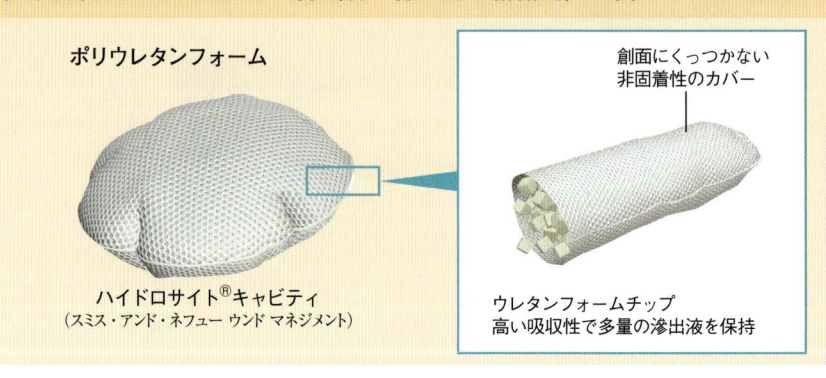

ポリウレタンフォーム

ハイドロサイト®キャビティ
（スミス・アンド・ネフュー ウンド マネジメント）

創面にくっつかない非固着性のカバー

ウレタンフォームチップ
高い吸収性で多量の滲出液を保持

2. 滲出液（Exudate）のアセスメント

- 滲出液のアセスメントは、ドレッシング材を選択する上で重要である。滲出液の性状や量にあわせてドレッシング材を選択する（図5）。
- 皮下組織に至る創傷用のドレッシング材の滲出液の吸収程度を表4に示す。

図5 吸収性に優れたドレッシング材の例

ハイドロファイバー®

アクアセル®
（コンバテック ジャパン）

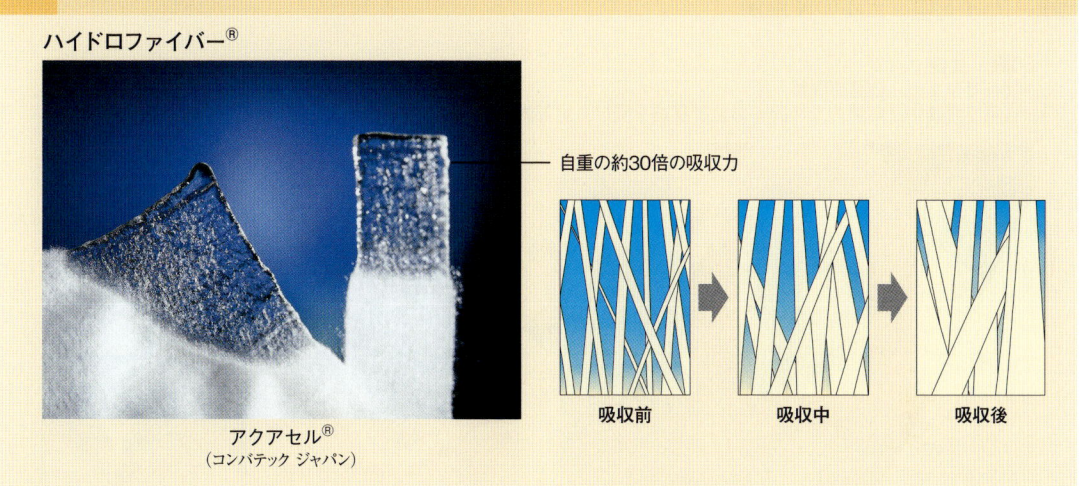

自重の約30倍の吸収力

吸収前 → 吸収中 → 吸収後

表4 各種ドレッシング材の吸収量

使用材料	商品名	販売会社名	滲出液吸収量
ハイドロコロイド	デュオアクティブ®	コンバテック ジャパン	●●
	デュオアクティブ® CGF	コンバテック ジャパン	●●●
	アブソキュア®-ウンド	日東メディカル	●●
	テガダーム™ハイドロコロイド	スリーエム ヘルスケア	●●
	レプリケア®	スミス・アンド・ネフュー ウンド マネジメント	●●
アルギン酸塩	カルトスタット®	コンバテック ジャパン	●●●●
	ソーブサン	アルケア	●●●●●
	アルゴダーム®	スミス・アンド・ネフュー ウンド マネジメント	●●●●●
	アクティブヒール	日東メディカル	●●●●●
	クラビオ®FG	光洋産業	●●●●
ハイドロポリマー	ティエール®	ジョンソン・エンド・ジョンソン	●●●
ポリウレタンフォーム	ハイドロサイト®	スミス・アンド・ネフュー ウンド マネジメント	●●●●
ハイドロファイバー®	アクアセル®	コンバテック ジャパン	●●●●●

3. 壊死組織（Necrotic tissue）のアセスメント

- 硬く厚い密着した壊死組織の自己融解を進めるためには、水分を供給するハイドロジェルを選択する。
- ハイドロジェルは上記のほか、ポケット形成の創に使用しやすい。
- 硬く乾燥した壊死組織に使用することによって、水分を与え、壊死組織を軟らかくし、デブリードマンが容易に行える効果が認められている（図6）。

図6　ハイドロジェルの使用例

80歳、女性
- 関節リウマチ、膝関節腫脹
- 自宅で介護中。疼痛のため同一体位で圧迫を受け、足部内側に褥瘡発生。

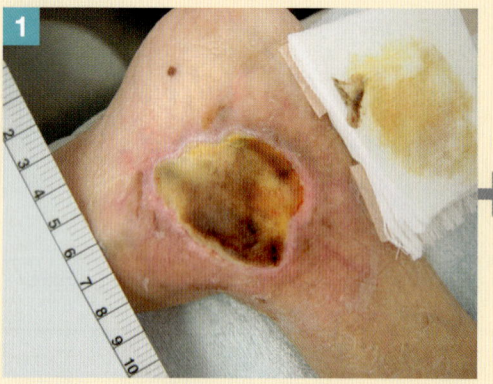

1　硬く固着した壊死組織

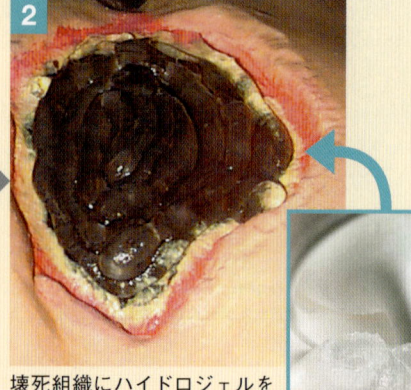

2　壊死組織にハイドロジェルを充填する。

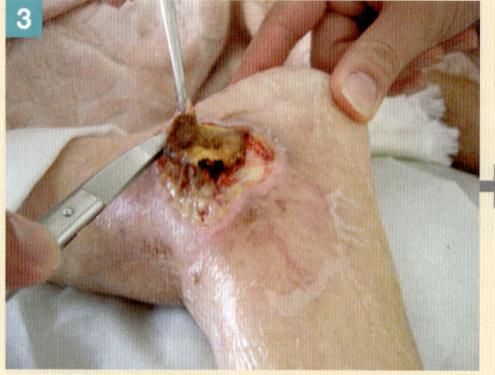

3　ハイドロジェルで融解した壊死組織を、はさみでデブリードマンする。

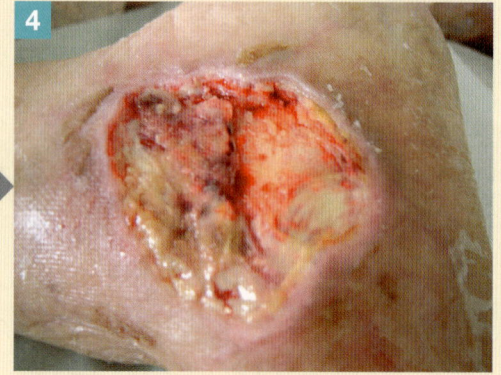

4　硬く固着した壊死組織が除去された。

4. 炎症/感染（Inflammation/Infection）のアセスメント

- 感染の徴候がある場合、密閉は避け、連日の交換や洗浄を要するため、頻回な交換に適した剝離刺激の少ない低粘着性のドレッシング材を選択すべきである。
- 基本的には感染を制御する機能のドレッシング材はない。
- 感染を認め、滲出液が多い場合は滲出液コントロールのために吸収性が高く、吸収した液体を戻さないドレッシング材（アクアセル®、ハイドロサイト®など）が適している。
- 成熟期は湿潤環境が最も重要なため、十分な湿潤環境を保てるドレッシング材を選択する。

Column　銀含有のドレッシング材

感染徴候を認めないが細菌が増殖した、いわゆるクリティカルコロナイゼーションが疑われるときは、Ag（銀）含有のドレッシング材を使用するのも方法のひとつである。銀イオンにより抗菌効果がみとめられる。

（溝上祐子）

緑膿菌（臨床分離株）に対する作用（30分）を比較したところ、アクアセル®Agのほうに高い抗菌作用がみとめられた。

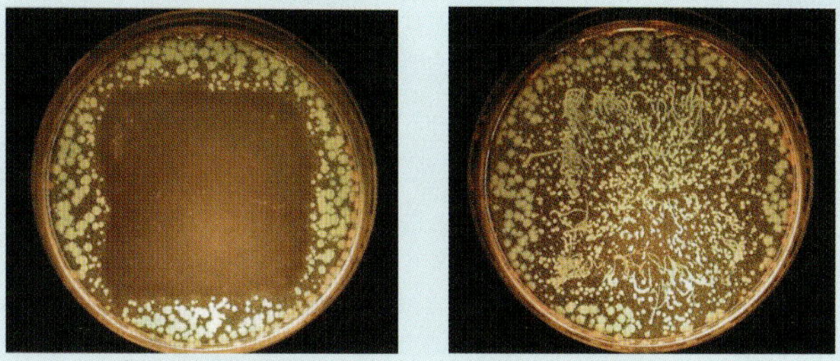

Ag含有のハイドロファイバー®

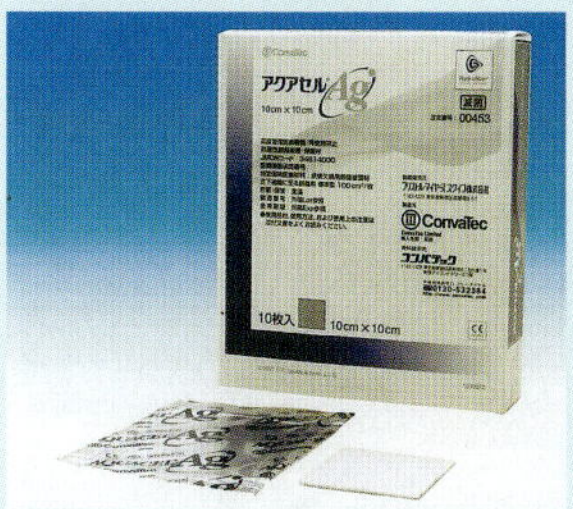

アクアセル®Ag
（コンバテック ジャパン）

アクアセル®Agの抗菌効果

アクアセル®Ag創傷被覆材の場合　　対照被覆材の場合

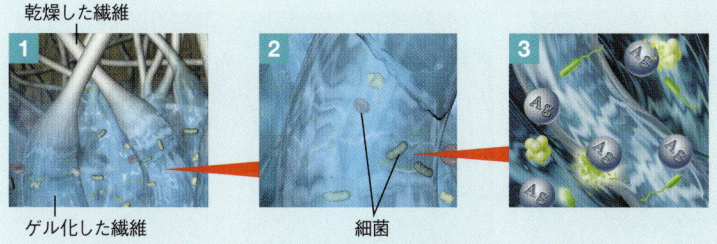

乾燥した繊維

ゲル化した繊維　　細菌

1. ハイドロファイバー®は、ガーゼの約7～8倍の水分吸収力（自重の約25倍）で滲出液を吸収し、ゲル化する。
2. 細菌などを含む滲出液を内部に閉じ込め、創部への逆戻りを抑える。
3. この状態で銀イオンが放出されるので、滲出液に含まれた細菌を迅速かつ効率的に抗菌することができる。

写真提供：コンバテック ジャパン

5. 肉芽組織（Granulation tissue）のアセスメント

- 肉芽組織を増殖させるためには湿潤環境が不可欠である。
- 滲出液が少なく創が乾燥傾向にある場合は、密閉し湿潤環境を提供するハイドロコロイド、ハイドロジェルが適している。
- 適度の滲出液を認めるものにはハイドロコロイド、ハイドロポリマーが適している。
- 滲出液が過剰の場合はアルギン酸塩（図7）やポリウレタンフォーム、ハイドロファイバー®が適している。

（溝上祐子）

引用文献
1. 立花隆夫：褥瘡. ガイドライン外来診療 2008, 泉孝英編, 日経メディカル開発, 東京, 2008：287-297.

参考文献
1. 溝上祐子編著：カラー写真とイラストで見てわかる！創傷管理. メディカ出版, 大阪, 2006.

図7 アルギン酸塩の使用例

2歳、女児
- 細菌感染が原因で下腿に2か所の皮下組織にいたる深い皮膚損傷を認めた。
- 敗血症の治療が行われ、全身状態が回復した後は創部の感染徴候も改善した。
- 創内の壊死組織や汚染組織は除去できた状態である。

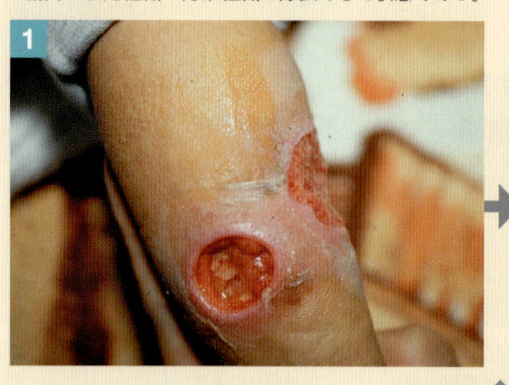

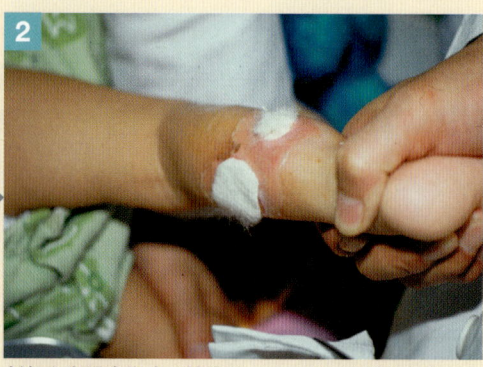

1

2 創部を生理食塩水で洗浄後、アルギン酸塩を創内に充填し、連日交換とした。

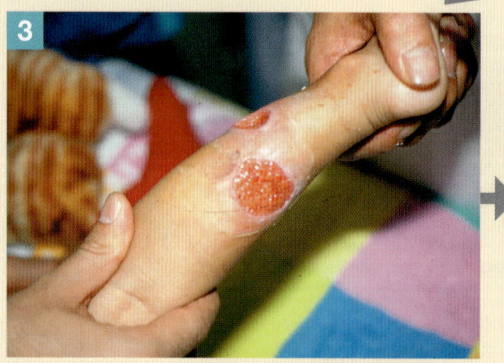

3 良好な湿潤環境が維持され、約7日間で肉芽組織が増殖した。

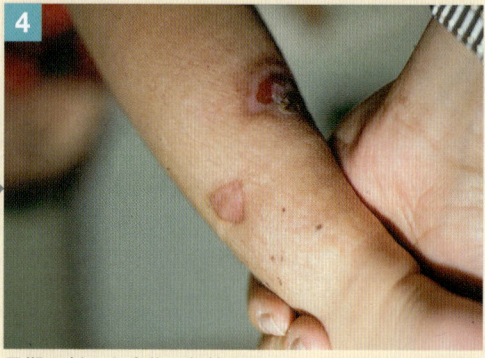

4 早期の創の上皮化と収縮を認めた。肉芽組織の増殖が早期に完了することによって、上皮化および創の収縮が早い。

第7章 看護師に必要なドレッシング法

保険適用と適切な使い方

> **Points**
> - 創傷の深さに応じた保険上の区分でドレッシング材を使い分ける。
> - 保険適用期間は2週間（限度は3週間まで）とされている。
> - 保険適用されなくても、ドレッシング材を使用することで早期治癒や予防につながる場合もある。

- 創傷治癒過程のどの時期にあたるか、創の深さはどのくらいかによって、保険適用上選択するドレッシング材は異なる（**表1、2**）。
- 保険上の機能区分では、①真皮に至る創傷用、②皮下組織に至る創傷用（標準型/異形型）、③筋・骨に至る創傷用と分類される。
- 多くの慢性創傷は真皮より深く、ドレッシング材のほとんどが使用でき、保険適用される。一方、新規発生に多くみられる持続発赤や真皮レベルの損傷においては、保険適用上使用できるドレッシング材は限られる。
- 保険適用期間は2週間とされている。特別な場合として（主治医がさらに1週間の延長を必要とした場合）3週間までを限度として使用することができる。

保険適用の現状と問題点

- 3週間の保険適用期間では多くの慢性創傷の治癒は困難である。
- 持続する発赤や脆弱な皮膚に予防的に使用するポリウレタンフィルムドレッシング材や薄型ハイドロコロイドドレッシング材等は、保

表1　皮膚欠損用創傷被覆材の機能区分別償還価格

機能区分	定義	償還価格
真皮に至る創傷用（A）	真皮に至る創傷に使用されるものであること	8円/cm^2
皮下組織に至る創傷用：標準型（B1）	次のいずれにも該当すること ア：皮下組織に至る創傷に使用されるものであること イ：シート、ロープ、リボン状などの標準形状であること	14円/cm^2
皮下組織に至る創傷用：異形型（B2）	次のいずれにも該当すること ア：皮下組織に至る創傷に使用されるものであること イ：顆粒状、ペースト状、ジェル状などの標準形状以外の形状であること	37円/g
筋・骨に至る創傷用（C）	筋・骨に至る創傷に使用されるものであること	25円/cm^2

第7章 看護師に必要なドレッシング法

表2 皮膚欠損用創傷被覆材

保険償還			使用材料	商品名	会社名（販社）
技術料に包括			ポリウレタンフィルム	オプサイト®ウンド	スミス・アンド・ネフュー ウンド マネジメント
				キュティフィルム®EX	テルモ
				テガダーム™トランスペアレントドレッシング	スリーエム ヘルスケア
				バイオクルシーブ®	ジョンソン・エンド・ジョンソン
				パーミエイド®S	日東メディカル
特定保険医療材料	皮膚欠損用創傷被覆材	真皮に至る創傷用（A）	キチン	ベスキチン®W（SP）	ユニチカ
			ハイドロコロイド	アブソキュア®-サジカル	日東メディカル
				テガダーム™ハイドロコロイドライト	スリーエム ヘルスケア
				デュオアクティブ®ET	コンバテック ジャパン
			ポリウレタンフォーム	ハイドロサイト®薄型	スミス・アンド・ネフュー ウンド マネジメント
			ハイドロジェル	ビューゲル®	大鵬薬品工業
				ニュージェル®	ジョンソン・エンド・ジョンソン
		皮下組織に至る創傷用（B） 標準型（B1）	ハイドロコロイド	アブソキュア®-ウンド	日東メディカル
				コムフィール®アルカスドレッシング	コロプラスト
				テガダーム™ハイドロコロイド	スリーエム ヘルスケア
				デュオアクティブ®	コンバテック ジャパン
				デュオアクティブ®CGF	コンバテック ジャパン
			ハイドロジェル	ジェリパーム®（ウェットシートⅠ・Ⅱ型）	日本ビー・エックス・アイ
			キチン	ベスキチン®W-A	ユニチカ
			アルギン酸塩	アルゴダーム®	スミス・アンド・ネフュー ウンド マネジメント
				カルトスタット®	コンバテック ジャパン
				クラビオ®FG	光洋産業
				アクティブヒール	日東メディカル
				ソーブサン	アルケア
			ハイドロファイバー®	アクアセル®	コンバテック ジャパン
				アクアセル®Ag	コンバテック ジャパン
			ハイドロポリマー	ティエール®	ジョンソン・エンド・ジョンソン
			ポリウレタンフォーム	ハイドロサイト®	スミス・アンド・ネフュー ウンド マネジメント
				ハイドロサイト®AD	スミス・アンド・ネフュー ウンド マネジメント
		異形型（B2）	ハイドロコロイド	コムフィール®ペースト	コロプラスト
			ハイドロジェル	イントラサイト ジェル システム	スミス・アンド・ネフュー ウンド マネジメント
				グラニュゲル®	コンバテック ジャパン
				ジェリパーム®（粒状ゲルタイプ）	日本ビー・エックス・アイ
	筋・骨に至る創傷用（C）		ポリウレタンフォーム	ハイドロサイト®キャビティ	スミス・アンド・ネフュー ウンド マネジメント
			キチン	ベスキチン®F（D）	ユニチカ

日本褥瘡学会編：褥瘡予防・管理ガイドライン, 照林社. 東京, 2009：84. より引用改変

険適用できない。
- 在宅ケアでは、往診医となる医師が往診時に使用することで、3週間を限度に保険適用が可能になる。しかし、医師以外の使用時には保険適用も処方もされないため、往診時のみの使用は無意味となることがある。
- 一つの創傷に深い創と浅い創が混在する場合、2種類のドレッシング材を使用することがあるが、保険適用上1種類のドレッシング材の使用しか認められていない。
- 皮下組織もしくは骨・筋肉に至る創傷用のドレッシング材を使用するため、DESIGN評価の深さ判定が実際の判定とは異なることがある（例：d2→D3）。

保険適用のポイント

- 保険適用が不可能な場合でも、創傷処置を行った際には、処置料を確実に算定する。
- 処置料には「創傷処置」（表3）や「重度褥瘡処置」（表4）がある。注意事項をよく確認し、確実に算定できるようにする必要がある。
- 創傷被覆材の保険適用期間は3週間のため、使用し余った際は患者用にとっておく。退院する場合は、在宅でも継続使用ができる。
- 3週間が経過しても、余っている創傷被覆材がある間は使用できる。
- 創傷被覆材は創を被覆する面積により保険償還価格が異なる（図1）。
- 創の大きさや滲出液の量等により、交換頻度が多くなれば一枚単価が安いものでもランニングコストとしては変わらない場合もある。これらの情報を把握した上で、トータルとしてのランニングコストを考える必要がある。

COMMENTS

- ドレッシング材（創傷被覆材）は「高度管理医療機器」に分類され、医師の指示のもと使用できる。創傷管理を熟知していない個人の判断により感染を引き起こすリスクがあるため、個人購入は禁止されている。
- 在宅での使用が困難な状況にあるが、現在、「一般医療機器」「管理医療機器」として個人購入可能なドレッシング材が販売され、在宅でも使用できる種類は増えている。
- **一般医療機器**：クラビオ®バンA／クラビオ®バンR（アルギン酸塩材）、Drモイスト キズケアフォーム（ポリウレタンフォーム）など
- **管理医療機器**：BAND-AID®キズパワーパッド™（ハイドロコロイド材）など

表3　処置料：J1000 創傷処置

1. 100cm^{2}未満　　　　　　　　45点
2. 100cm^{2}以上500cm^{2}未満　　49点
3. 500cm^{2}以上3,000cm^{2}未満　75点
4. 3,000cm^{2}以上6,000cm^{2}未満　140点
5. 6,000cm^{2}以上　　　　　　　250点

表4　処置料：J001-4 重度褥瘡処置＊（1日につき）

1. 100cm^{2}未満　　　　　　　　90点
2. 100cm^{2}以上500cm^{2}未満　　98点
3. 500cm^{2}以上3,000cm^{2}未満　150点
4. 3,000cm^{2}以上6,000cm^{2}未満　280点
5. 6,000cm^{2}以上　　　　　　　500点

＊重度褥瘡とはNPUAP分類Ⅲ度およびⅣ度をさす。

第7章 看護師に必要なドレッシング法

図1 創傷被覆材の保険償還価格の比較

同じような面積の創傷被覆材でも、実際に創を被覆する面積によって保険償還価格が異なる。

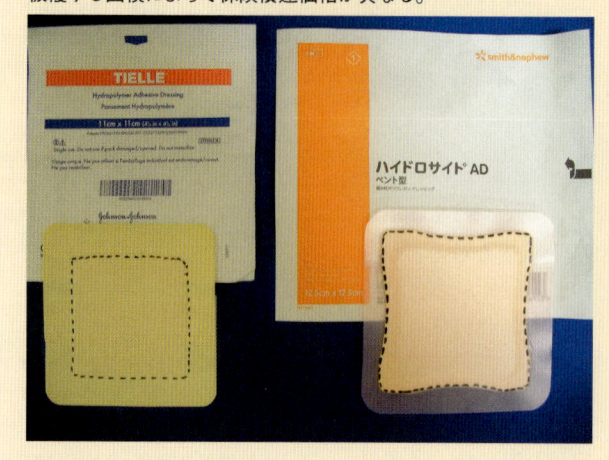

ハイドロサイト®ADの場合（写真右）
12.5cm×12.5cmのサイズの場合
→創傷被覆材の総面積 156.25cm^2
実際創を被覆する面積は10cm×10cm=100cm^2

1枚単価　100cm^2×14円=**1400円**

ティエール®の場合（写真左）
11cm×11cmのサイズの場合→総面積121cm^2
実際創を被覆する面積は7cm×7cm=49cm^2

1枚単価　49cm^2×14円=**686円**

- 現在、DPC（diagnosis procedure combination：診断群分類）を導入している病院が増加しており、創傷に使用したドレッシング材は包括され保険適用できない状況が増えている。
- DPCの場合、在院日数が病院の経営上大きく関与する。在院日数短縮のため、早期治癒や予防を目標に、適切なドレッシング材によるドレッシング法を行うことが重要となる。
- 創傷被覆材の単価は非常に高価である。患者の処置時間・回数に対する苦痛や今後たどるであろう創傷治癒過程・治癒見込み期間、新たに創傷形成するリスク等を考慮し、適切に使用する。
- 看護師の処置にかかる時間・労力、さらには、衛生材料（滅菌ガーゼ5枚入り200円・滅菌ガーゼ1枚入り120円・医療用粘着テープ・洗浄用使い捨てシーツ・汚物を廃棄するビニール袋等）などのランニングコストを考慮し、使用することが重要である。
- 保険適用はされなくても、予防的にドレッシング材を使用したり、実際の創の深さとは異なる皮下組織に至る創傷用のドレッシング材を使用することで、創傷の早期治癒や予防につながる場合もある。

（小林陽子）

> **COMMENTS**
>
> **DPC（診断群分類）**
>
> - 病名と主要処置の組み合わせで診療報酬を決定する仕組み。2003年より特定機能病院を中心に導入され、現在は一般病院でもかなり導入が進んでいる。

参考文献

1. 医学通信社編集部編：診療点数早見表2008年4月版. 医学通信社, 東京, 2008.
2. 溝上祐子編著：カラー写真とイラストで見てわかる！創傷管理—予防的スキンケア・褥瘡から創傷治癒の実際. メディカ出版, 大阪, 2006.
3. 宮地良樹, 真田弘美編著：新・褥瘡のすべて：よくわかって役に立つ, 永井書店, 大阪, 2006.
4. 田中秀子監修：最新創傷ケア用品の上手な選び方・使い方 薬剤・ドレッシング材・スキンケア用品 すぐに活かせる！. 日本看護協会出版会, 東京, 2007.

第8章

褥瘡の栄養管理

- 褥瘡管理と栄養の関係 —— 202
- 栄養アセスメントの進め方 —— 205
- 褥瘡予防・治療に必要な栄養素と必要量 —— 210
- 栄養投与の進め方
  経口摂取を促す働きかけ —— 213
  経腸栄養（PEG）の具体的方法 —— 216
  栄養剤の投与法 —— 222

第8章　褥瘡の栄養管理

褥瘡管理と栄養の関係

> **Points**
> - 褥瘡の治療には、全身的な創傷治癒阻害因子の排除が不可欠である。
> - 褥瘡の多くは栄養障害を有する患者に発生する。
> - 褥瘡の原因となる主な栄養障害に、マラスムス（慢性低栄養）とクワシオルコル（急性低栄養）がある。

褥瘡の発生と低栄養

- 褥瘡は、明確な外傷の既往を有さずに発生する創の一つである。
- 褥瘡と同様に、外傷を契機とせずに発生する創には糖尿病性の皮膚潰瘍や循環障害による、主として四肢の遠位に発生する潰瘍がある。
- 自然発生に近い経過をとって発生する皮膚潰瘍は難治性である。
- これら難治性潰瘍の治癒を促進するためには、背景にある創傷治癒阻害因子[1]を除去することが肝要である（表1）。
- 褥瘡の発生には、皮膚に加わる圧力が大きく関与している。
- 褥瘡の大半は栄養障害を有する患者に発生する。
- 褥瘡発生の危険を予測するK式スケール[2]やブレーデンスケール[3]

表1　全身性の創傷治癒阻害因子

低栄養	高度侵襲（重度外傷、大手術など）
急性低栄養（クワシオルコル）	貧血
慢性低栄養（マラスムス）	低酸素血症
微量元素欠乏	白血球減少
ビタミン欠乏	抗癌薬の使用
糖尿病	抗炎症薬の使用
肝不全	ステロイドの使用
腎不全	低温
癌悪液質	放射線照射
加齢	

亀谷 忍：創傷治癒に影響する要因. 新外科学体系 8 巻 損傷・創傷治癒, 出月康夫, 川島康生, 杉町圭三, 他編. 中山書店, 東京, 1990：37. より引用改変

COMMENTS

微量元素

- 生体内の必須微量元素として、Fe（鉄）、Cu（銅）、Zn（亜鉛）、Mn（マンガン）、I（ヨウ素）、Co（コバルト）、Cr（クロム）、Se（セレン）、Mo（モリブデン）、Sn（スズ）の10種類が認められている。

- これらは生体内で重要な生理作用を有するが、特に亜鉛は多数のmetalloenzymeとして、あるいは酸素のco-factorとして広い範囲での糖代謝、アミノ酸代謝、脂質代謝に関与する。細胞のDNA、RNAや蛋白合成にも重要な役割を担い、創傷治癒促進、コラーゲン合成の促進、免疫機能維持機構などに大きく関与している。

の中にも、低栄養を危険因子とする項目が含まれている。
- 褥瘡の診療に携わる医療従事者は、以前から意識下に褥瘡の発生に低栄養が関与していることを認めていたといえる。

褥瘡の治癒と低栄養

- 褥瘡は創傷の一種であり、時間を要するとはいえ正常の創とほぼ同様の経過をたどって治癒していく。
- 全身的な創治癒阻害因子の中には、低栄養やそれに伴う特定の栄養素の欠乏などが挙げられている。
- 医学的な常識から、低栄養への対策すなわち栄養管理をあわせて施行しない褥瘡の治療は、治療の効率を損ねるものと考えざるを得ない。

低栄養の種類と褥瘡

- 低栄養には、比較的短時間に発生するクワシオルコル（急性低栄養）と、慢性的なエネルギー欠乏によって発生するマラスムス（慢性低栄養）がある。
- クワシオルコルは、エネルギーは十分であるが蛋白質が不足しており浮腫が見られる。マラスムスは、慢性的にエネルギー・蛋白質が不足しており血清アルブミンは正常を保っている。
- 我が国の褥瘡は、高齢者にみられるマラスムス症例に発生するものが多い。

> **COMMENTS**
>
> **低栄養の定義**
>
> - 低栄養とは、生体が生命活動を営む上で必要とされるエネルギー（熱量）や各種栄養素が欠乏した状態をいう。一般に低栄養は、①蛋白と熱量がともに欠乏した状態（protein energy malnutrition：PEM／marasmus）、②熱量摂取は比較的保たれているが、蛋白欠乏が著しい状態（protein malnutrition／kwashiorkor-like syndrome）の2つに大別されているが、この2つのタイプの中間型のmarasmus-kwashiorkor（マラスムス・クワシオルコル）型が多い。
>
> （日本褥瘡学会 用語集より）

Column　微量栄養素欠乏の推定と微量栄養素製剤の投与

　創傷の治癒を阻害する栄養学的因子のうち微量元素やビタミンなど微量栄養素の欠乏は、正規の栄養アセスメントでその存在の有無を判断できないことが多い。手術の既往や食歴、投与されていた人工栄養の組成などから起こりうる微量栄養素欠乏を推測し、通常は経静脈的に微量栄養素製剤を投与してこれを補う。

　この補給にあたり、必ずしも血中の微量栄養素値から欠乏を確認したり、補給の効果を確認する必要はない。微量栄養素の測定は高額である。また、市販されている微量元素製剤や総合ビタミン製剤を相当の期間使用しても、微量元素やビタミンの過剰症に陥ることはない。

（大村健二）

1. マラスムス（慢性低栄養）と褥瘡

- マラスムスは、長期にわたる摂取エネルギー不足が原因で発生する。
- 体脂肪と骨格筋量の双方が著しく減少する。
- その結果、骨突出部と皮膚の間の緩衝物質量が減少し、体重が減るにもかかわらず皮膚の単位面積あたりの荷重は増加する。そのため、仙骨部や踵などの骨突出部が褥瘡の好発部位となる。

2. クワシオルコル（急性低栄養）と褥瘡

- 術後褥瘡などクワシオルコルに陥って発生するものも存在する。
- クワシオルコルの原因は、投与蛋白量の著しい不足である。
- 我が国でみられるクワシオルコルは、高度侵襲手術や重度外傷後に適切な栄養管理が行われなかった症例が多い。
- クワシオルコルでは、内臓蛋白や筋蛋白が急速に崩壊し、四肢を中心に浮腫が認められる。
- クワシオルコルでは、低栄養状態にありながら体重の増加をみることもしばしばである。
- クワシオルコルに伴う褥瘡は、骨突出部以外に発生することも多い。

褥瘡の予防と治療における栄養管理の位置付け

- 低栄養は褥瘡の発生の危険因子であるとともにその治癒を阻害する因子でもある。
- 褥瘡の予防と治療の双方において、適切な栄養管理はきわめて重要であるといえる。
- 適切な栄養管理の施行は、褥瘡の局所治療をなんら妨げるものではない。
- 褥瘡の発生が少しでも危惧される症例や、褥瘡が発生した症例は、それらすべてが適切な栄養管理を享受すべきである。

（大田浩司／大村健二）

参考文献
1. 亀谷 忍：創傷治癒に影響する要因. 新外科学体系8 損傷・創傷治癒, 出月康夫, 川島康生, 杉町圭三, 他編, 中山書店, 東京, 1990：37-47.
2. 大桑麻由美：K式スケール（金沢大学式褥瘡発生予測スケール）. 褥瘡ケア完全ガイド, 真田弘美編, 学習研究社, 東京, 2004：25-30.
3. Bergstrom N, Demuth PJ, Braden BJ：A clinical trial of the Braden Scale for Predicting Pressure Sore Risk. Nurs Clin North Am 1987；22：417-428.

COMMENTS

クワシオルコル対策

- 現代の医療現場でクワシオルコルに陥る症例は、多発外傷や重度熱傷などの重症例が多い。そのため担当医は、循環動態の安定や呼吸管理、感染症対策などに追われ、適切な栄養管理を併施する余力に乏しいこともしばしばである。
- クワシオルコルの低アルブミン血症に対してアルブミン製剤が投与されているのを時にみかける。外因性のアルブミンは肝臓でのアルブミン合成を阻害するため、クワシオルコルにアルブミン製剤投与の適応はない。受傷後、あるいは手術終了後36時間以内に適切な栄養管理を開始するのが最も効果的なクワシオルコル対策である。

Evidence

Clinical Question

低栄養患者の褥瘡予防には、どのような栄養介入を行うのがよいか

[推奨]

蛋白質・エネルギー低栄養状態（protein-energy malnutrition：以下PEM）患者に対して高エネルギー、高蛋白質のサプリメントによる補給を行うことが勧められる。

推奨度 B

（褥瘡予防・管理ガイドライン、p.56）

第8章　褥瘡の栄養管理

栄養アセスメントの進め方

Points

- 一般に主観的包括的栄養評価（SGA）にて、栄養状態のアセスメントをする。
- 生活自立度、病的骨突出と浮腫、血清アルブミン値、食事摂取量と形態をみる。
- 栄養摂取状況では詳細な原因のアセスメントを行う。

栄養状態のアセスメント

- 栄養アセスメントにはさまざまな方法があるが、体重や食事摂取量の変化などを用いた主観的包括的栄養評価（SGA：subjective global assessment）を行うことが簡便であり、各ガイドラインで推奨されている[1-3]。
- PEM（protein energy malnutrition：蛋白質・エネルギー低栄養状態）のアセスメントは、褥瘡の有無にかかわらず入院時の自立度やSGA、食事摂取率、必要栄養素量に対する充足率、Alb（albumin：アルブミン）値などを用いることが多い（表1）。
- 「褥瘡対策に関する診療計画書」（p.55参照）にある「栄養状態の低下、浮腫、病的骨突出」は、マラスムスとクワシオルコル（p.204参照）を見つける項目である。
- 栄養アセスメントでは、エネルギー、蛋白質だけではなく、水分、ビタミン、ミネラルの過不足も評価し、それに影響している咀嚼、嚥下機能、消化量状態、栄養ルート、経腸の速度などをも観察項目とする（表2）。

COMMENTS

栄養評価の定義

- 栄養評価（栄養アセスメント）とは、栄養状態を主観的あるいは客観的に把握し、その程度を判定することである。栄養評価の方法には、①主観的な評価法（主観的包括的評価：subjective global assesment、SGAなど）と、②客観的な評価法がある。客観的な評価法は栄養指標（nutritional index）といわれる各種身体計測値や血液生化学的検査値などが用いられており、それら指標の持つ特性から、静的栄養指標、動的栄養指標、総合的栄養指標などに分類されている。

（日本褥瘡学会　用語集より）

表1　PEMのアセスメント項目

① Albが低下している、あるいは3.5g/dL以下である。
② 喫食率が50％あるいは必要量の50％を満たしていない。
③ 機能障害がある。
④ 体重減少率が月に5％、3か月で7.5％、6か月で10％以上と高度である。
⑤ 消化器症状が2週間持続している。
⑥ るい痩、浮腫がある。
⑦ 代謝亢進がある。

第8章 褥瘡の栄養管理

表2　栄養アセスメントのための栄養素別観察ポイント

① エネルギー不足；るい痩、%UBWの減少がある。
② エネルギー過剰；腹部のみ肥満。
③ 蛋白質不足；腎機能障害、肝・心疾患がないが、浮腫がある。
④ 糖質過剰；高血糖である。
⑤ 脂質不足；COPDがある。静脈栄養の脂肪未投与。
⑥ ビタミン不足；ビタミンA、ビタミンC、ビタミンB_1などが食事摂取基準を充足していない。
⑦ ミネラル不足；特に亜鉛、鉄、カルシウムが食事摂取基準を充足していない。
⑧ 水分不足；浮腫を伴う疾患がないが、水分30mL/kg以下。
⑨ ナトリウム不足；食塩1.5g以下。低ナトリウム血症になる利尿剤投与疾患、浮腫はないが血清ナトリウムが経時的に低値である。

＊ヘモグロビンや尿素窒素も、脱水で高めになる。とりわけ高齢者は腎機能の低下と脱水のいずれも生じやすいので、尿素窒素が高い場合は、症状や飲食からいずれが原因で高値になったのかを見極める。

生活自立度をみる

- 入院24時間以内にSGAによるスクリーニングを行う場合には、生活自立度B、Cであることを確認し、そのうえで栄養状態の低下があるかどうかを判断する。
- 高齢のうえに生活自立度B、Cの人が脳血管障害や骨折から臥床に至った人は、食事が摂りにくく、栄養状態が低下するリスクを抱えている。
- 体位保持時間が短い場合、食事後あるいは経腸栄養投与後に誤嚥のリスクとなる体位変換や移動を必要とすることがあるため、あらかじめ最大限に体位保持が可能な姿勢を確認する。

BMI（体格指数）、体重減少率、筋肉量、皮下脂肪、病的骨突出をみる

- EPUAPのガイドラインでは、栄養状態のアセスメントとして、皮膚アセスメント、食物と水分摂取の記録、ならび定期的な患者の体重測定を最低限含むことを推奨している[1]。
- 最も簡単に栄養状態を把握する項目が体重であり、体重減少は褥瘡発生のリスク状態として考えられ分析学的研究がある[4-9]。
- 体重の評価は、一般的に1〜6か月の間における意図しない体重減少率で行う。過去2週間の極度の減少、月5％、3か月で7.5％、6か月で10％など、著しい減少は、低栄養状態を示す指標として有用とされる[1,9]。
- BMI（body mass index：体格指数）18.5kg/m^2以下の痩せで、皮下脂肪厚や上腕筋囲が少ない人、病的骨突出の人は直接骨がマットに当たるため、圧迫潰瘍、すなわち褥瘡が発生しやすい。
- 入院前に臥床状態であった人の多くは、体重測定をしていない

COMMENTS

日常生活自立度

生活自立		
ランクJ	何らかの障害を有するが、日常生活はほぼ自立しており独力で外出する	1. 交通機関等を利用して外出する 2. 隣近所へなら外出する
準寝たきり		
ランクA	屋外での生活は概ね自立しているが、介助なしには外出しない	1. 介助により外出し、日中はほとんどベッドから離れて生活している 2. 外出の頻度が少なく、日中も寝たり起きたりの生活をしている
寝たきり		
ランクB	屋内での生活は何らかの介助を要し、日中もベッド上での生活が主体であるが座位を保つ	1. 車椅子に移乗し、食事、排泄はベッドから離れて行う 2. 介助により車椅子に移乗する
ランクC	1日中ベッド上で過ごし、排泄、食事、着替えにおいて介助を要する	1. 自力で寝返りをうつ 2. 自力で寝返りもうたない

判定にあたっては補装具や自助具等の器具を使用した状態であっても差し支えない。

「障害老人の日常生活自立度（寝たきり度）判定基準」の活用について
（平成3年11月8日　老健第102-2号 厚生省大臣官房老人保健福祉部長通知）

- め、減少率を把握できない。こうした場合は、食事が1週間以上いつもの量より減っていれば体重減少があると判断する。
- 病的骨突出とは、るい痩であり、つまんでわかる大腿四頭筋の筋肉量や鎖骨下の体脂肪量も著しく少ないマラスムス状態をいう。
- 肺炎や重篤な腹膜炎などでは一般に基礎代謝量が増加し、逆に脳卒中は機能低下により代謝必要量が低下するので、体重変動率が必要栄養量の再調整に役立つ。
- 臥床で運動量が少ないため腹部のみ肥満するような体重の増やし方は、圧迫から褥瘡を悪化させるので注意する。

浮腫とAlb（血清アルブミン）値・CRP*・脱水を組み合わせてみる

- 浮腫は、下肢や仙骨、腹部のどこにあるかを観察する。
- 浮腫が下肢にあるだけではなく仙骨にまであるということは、Alb値が2.5g/dL以下のクワシオルコル、すなわち蛋白質不足が確実にある。
- ネフローゼ症候群や肝不全、うっ血性心不全など、疾患が原因の浮腫以外は、栄養状態の低下と考える。
- 日本褥瘡学会では2002年に、文献検索の結果、褥瘡予防の観点からAlb値3.0～3.5g/dLを栄養状態の低下状態と提示した。
- アルブミン以外の栄養指標はエビデンスが不十分のため、数値として挙げられなかった。
- アルブミンが低値であると褥瘡発生のリスクが高くなる[3-6,9-15]。ただし血清アルブミン値は脱水、炎症など、さまざまな要因で変化するので、栄養状態を直接反映しないことも多々あるため、他の検査値、水分の出入りなどとあわせてみる[9,12,15]。
- 入院時のAlb値が3.0mg/dL以下の患者の多くは、入院前にあまり食べられていないか著しい炎症や発熱のため、脱水によりAlb値が高めで、尿素窒素が上昇する。よって、数日後のAlb値を利用する。
- 仮に、2週間以上にわたり食事量がいつもの半分以下であるにもかかわらず、Alb値が上限値か経時的な変化がない場合は、Alb値より食事量と食べられなくなった期間で評価する。
- Alb値は過去の2～3週間の栄養状態をみているため、現時点の栄養摂取量が不十分でもすぐには低下しない。逆に十分投与されていてもすぐには上昇しない。
- マラスムスでは低アルブミン血症が現れないことがあるので、るい

Evidence

Clinical Question

褥瘡発生の危険因子となる低栄養状態を評価するために、何をアセスメントすればよいか

[推奨]
血清アルブミン値を用いてもよい。
推奨度 **C1**

体重減少を用いてもよい。
推奨度 **C1**

喫食率（食事摂取量）を用いてもよい。
推奨度 **C1**

SGA（Subjective global assessment：主観的包括的栄養評価）を用いてもよい。
推奨度 **C1**

（褥瘡予防・管理ガイドライン、p.57）

---

* CRP：C-reactive protein、C反応性蛋白

痩があるか、著しい体重減少がないか、摂取栄養量が不足していないかを組み合わせて評価する。

食物の摂取量や形態の変化、経腸栄養が適切に投与されているかをみる

- 食事摂取量は、ブレーデンスケールにおいては褥瘡発生のリスクアセスメント項目の一つに挙げられている。特に50％以下では褥瘡発生リスクが高くなると考えられている[9]。
- 食事量が増えない、食欲がないなどの場合は、まず薬物の副作用による影響を確認後、嗜好、口腔の状態、嚥下機能などに問題がないかを評価する。
- 経腸栄養は必要栄養量が投与されているかの評価に加え、誤嚥、下痢・便秘などの原因のアセスメントをしておく。
- 粥食や完全な液体食、絶食など、通常の食事を摂取していない場合、栄養不良の危険性が高くなっている。患者や家族から食事が変化した時期や量などを聴取する。
- 嚥下困難、摂食困難、さらには咳嗽、水でもむせるような状況にある臥床患者は、今後も摂取量が低下する可能性を示唆しており、早期に栄養介入とモニタリングが必要になる。

（徳永圭子／足立香代子）

参考文献
1. 真田弘美, 大場美穂監訳：褥瘡予防と治療のための栄養ガイドライン（European Pressure Ulcer Advisory Panel：EPUAP. Nutritional Guidelines for Pressure Ulcer Prevention and Treatment, 2003）, 2007.
2. Wound, Ostomy, and Continence Nurses Society（WOCN）：Guideline for prevention and management of pressure ulcers. Glenview（IL）：Wound, Ostomy, and Continence Nurses Society（WOCN）; 2003. 52 p.（WOCN clinical practice guideline; no. 2）.
3. Rochon PA, Beaudet MP, McGlinchey-Berroth R, et al：Risk assessment for pressure ulcers：An adaptation of the National Pressure Ulcer Advisory Panel risk factors to spinal cord injured patients. *J Am Paraplegia Soc* 1993; 16: 169-177.
4. Maklebust J, Magnan MA：Risk factors associated with having a pressure ulcer：a secondary data analysis. *Adv Wound Care* 1994; 7: 25, 27-48.
5. Allman RM, Goode PS, Patrick MM, et al：Pressure ulcer risk factors among hospitalized patients with activity limitation. *JAMA* 1995; 273: 865（Clincal series）.
6. Nutritional interventions for preventing and treating pressure ulcers（Review）Copyright 2007 The Cochrane Collaboration Published by John Wiley & Sons,Ltd.
7. Guenter P, Malyszek R, Bliss DZ, at al：Survey of nutritional status in newly hospitalized Patients with stage III or stage IV pressure ulcers. *Adv Skin Wound care* 2000; 13: 164-168.
8. Haydock DA, Hill GL：Impaired wound healing in surgical patients with variying degrees of malnutrition. *J Parenter Enteral Nutr* 1986; 10: 550-554.
9. 足立香代子：褥瘡の予防と栄養管理. 整・災外 2003; 46: 813-822.

10. Reed RL, Hepburn K, Adelson R, et al : Low serum albumin levels, confusion, and fecal incontinence : are these risk factor for pressure ulcers in mobility-inpaired hospitalized adults? *Gerontology* 2003 ; 49 : 255-259.
11. Pinchcofsky-Devin GD, Kaminski MV, Jr : Correlation of Pressure Sores and Nutritional Status. *J Am Geriatr Soc* 1986 ; 34 : 435-440.
12. Mino Y, Morimoto S, Okaishi K, et al : Risk factors for pressure ulcers in bedridden elderly subjects : Importance of turning over in bed and serum albumin lebel. *Geriatr Gerontol Int* 2001 ; 1 : 38-44.
13. 中條俊夫, 大石正平：褥瘡の予防と管理 栄養管理：特に血清アルブミンおよびヘモグロビンのカットオフ値について. Geriatr Med 2002 ; 40 : 1023-1028.
14. 小長谷百絵, 高崎絹子：褥瘡発生予測における栄養指標の開発. 褥瘡会誌 2000 ; 2 : 257-263.
15. 杉山みち子, 西村秋生, 野中静, 他：褥瘡治療・予防に関する栄養ケアの有効性に関する研究 厚生省長寿科学総合研究事業 褥瘡治療・看護・介護・介護機器の総合評価ならびに褥瘡予防に関する研究（主任研究者 大浦武彦）報告書. 2000 : 37-45.
16. 足立香代子：栄養士の観点からみた褥瘡管理. 栄評治 2006 ; 23 : 141-144.

第8章 褥瘡の栄養管理

褥瘡予防・治療に必要な栄養素と必要量

> **Points**
> - 褥瘡の治療、予防に必要な栄養素を把握し、栄養不足にならないようケアをする。
> - 創傷治癒過程にかかわる栄養素の欠乏状態に注意する。
> - 低栄養状態(特にエネルギー・蛋白質不足)は褥瘡発生の大きな要因となる。

全身状態と栄養

- 日本人では褥瘡は高齢者に発生しやすいが、日本人の高齢者ではPEM(protein energy malnutrition:蛋白質・エネルギー低栄養状態)が慢性的に起きていることがある(図1)。
- PEMの状態では、るい痩などから骨の突出を招きやすい(図2)。そこに外力が加わることで褥瘡発生の要因となってしまうため、エネルギーと蛋白質不足にならないよう留意する(図2)。
- 蛋白質の摂取不足では、低蛋白血症から浮腫(特に下肢など)を起こしやすく、褥瘡発生の危険度が増す(図3)。

COMMENTS

- 低栄養状態を起こさないためにも定期的な栄養状態のアセスメントを実施する。
- 栄養状態のアセスメントは、食事摂取量や質の変化、体重の変化など簡単に入手できる情報、また皮膚の状態の観察などフィジカルアセスメントおよび必要により血液検査データなどを加え評価する。
- 脱水など、栄養状態やそのデータに影響を及ぼす情報を見落とさないよう留意する。

図1 日本人と欧米人の栄養状態と褥瘡発生のイメージ

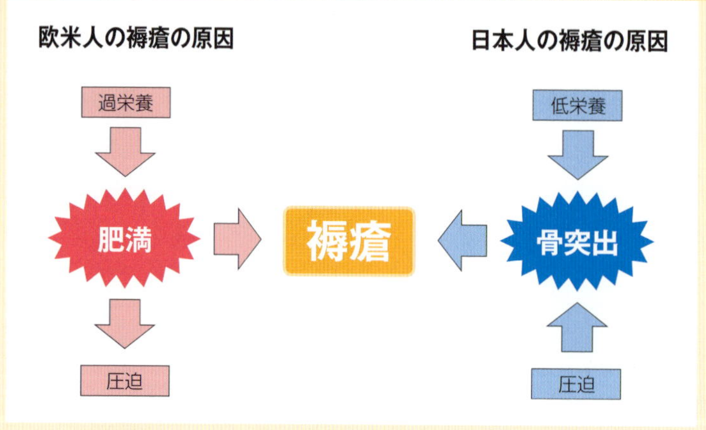

欧米人の褥瘡の原因:過栄養 → 肥満 → 圧迫 → 褥瘡

日本人の褥瘡の原因:低栄養 → 骨突出 → 圧迫 → 褥瘡

- 高齢者では、加齢による味覚の変化や運動量の減少から食事摂取量の低下を招きやすい。
- 嚥下障害などがある場合には、さらに食事摂取量の低下、必要栄養量の摂取不足を招きやすいので注意する。歯や嚥下状態のアセスメント、適切な食形態での栄養補給が必要となる。
- 耐糖能異常や腎疾患など慢性疾患がある場合には、基礎疾患の管理と合わせ褥瘡予防・治療のための栄養素を確保する。

褥瘡と栄養

- 低栄養状態（特にエネルギー、蛋白質不足）はそれ自体が褥瘡発生の大きな要因となる。
- 褥瘡（キズ）は生体にとって侵襲（ストレス）となる。
- 侵襲は栄養の代謝需要を増加させる。
- 褥瘡が治癒するためには、多くの栄養素が必要である。
- 創傷治癒過程にかかわる栄養素（特に亜鉛、ビタミンA、ビタミンC、ビタミンE、アルギニンなど）の欠乏状態に陥らないよう注意する[1]。
- 褥瘡予防のための栄養も考慮する（常に不足しがちな微量元素、特に鉄、銅、亜鉛など）。
- 必要によりサプリメントや補助食品を活用する。

COMMENTS

- 褥瘡がある場合、通常より必要栄養量が増加するので、傷の状態と合わせ、全身状態や栄養摂取量など注意深くアセスメントする。
- 必要栄養量を知り、摂取量との過不足を是正する。
- 嚥下障害など栄養摂取に影響を及ぼす病態下ではより慎重にアセスメントするとともに、食形態や栄養補給ルートを十分考慮する。
- 褥瘡予防のためにも、食事摂取量や体重の変化に留意する。

図2　PEMによるるい痩と骨突出

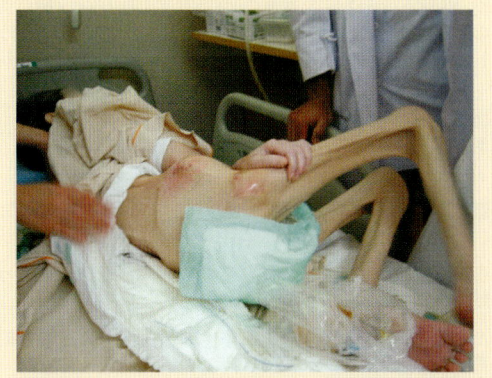

PEMによるるい痩と病的な骨突出。褥瘡発生の要因となる。

図3　低蛋白血症による下肢浮腫

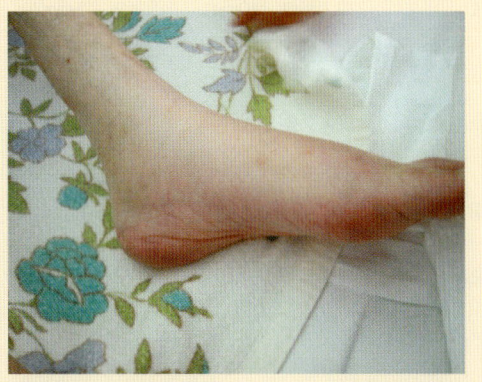

全身的にるい痩が起こっていても、下肢など、低蛋白血症による浮腫が起きている。浮腫も褥瘡発生の要因となりうる。

第8章 褥瘡の栄養管理

褥瘡治療・予防にかかわる栄養素と必要量

● 三大栄養素、糖質（エネルギー）、蛋白質、脂質と微量栄養素およびビタミン類の働きと必要量の目安を示す（表1）。

（田村佳奈美）

COMMENTS
- 表1は創傷治癒に関与する栄養素の働き、必要量を示している。
- 特に高齢者や褥瘡がある患者では不足しないよう注意が必要である。

引用文献
1. 日本静脈経腸栄養学会編：静脈経腸栄養ガイドライン. 南江堂, 東京, 2006：54-55.

参考文献
1. 香川芳子監修：五訂増補 食品成分表2008 資料編. 女子栄養大学出版部, 東京, 2006：78-81.

表1 褥瘡治療・予防にかかわる栄養素と必要量

栄養素	成人での必要量	褥瘡患者での目安量	創傷に関する働き	欠乏症	多く含む食品
糖質（エネルギー）	20〜30kcal/kg（ただし慢性疾患がない場合）	20〜30kcal/kg（慢性疾患があれば十分考慮する）	全身のエネルギー、蛋白合成	低栄養、やせ、倦怠感	砂糖、穀類、いも類
蛋白質	1.0〜1.3g/kg（ただし慢性疾患がない場合）	1.1〜1.5g/kg（慢性疾患があれば十分考慮する）	蛋白合成、筋肉量の維持	低栄養、低蛋白血症、やせ	肉類、魚類、卵、乳製品など
脂質	必要エネルギーの15〜25%	必要エネルギーの15〜25%	細胞膜の基質、全身のエネルギー源	やせ、必須脂肪酸欠乏	油脂類、ナッツ類、肉、魚など
ビタミンA	成人男性（700〜750μgRE）成人女性（600μgRE）	800〜900μg	コラーゲン合成・再構築、抗酸化作用	夜盲症、眼球乾燥症、角膜軟化症、粘膜炎	肝油、バター、牛乳、チーズ、卵、緑黄色野菜
ビタミンC	成人（100mg）	500mg以上	コラーゲン合成、アミノ酸代謝、免疫強化、鉄の吸収促進	壊血病、皮下出欠、骨形成不全、貧血、成長不全	柑橘類、いちご、ブロッコリー、ピーマン、芋類、緑茶
ビタミンE	成人男性（8〜9mg）成人女性（8mg）	8〜9mg	血行促進、抗酸化作用、赤血球溶血防止	溶血性貧血、過酸化脂質産生、歩行失調	穀物、胚芽米、豆類、緑黄色野菜
鉄	成人男性（10mg）成人女性（10〜12mg）	12〜15mg	血流確保、組織への酸素運搬	貧血	レバー、卵、きな粉、煮干、うなぎ蒲焼、ひじき
カルシウム	成人男性（600〜700mg）成人女性（600mg）	800〜1000mg	コラーゲンの架橋形成	成長障害、骨そしょう症、神経過敏	小魚、牛乳、チーズ
銅	成人0.7〜0.8mg	0.8〜1.0mg	造血に関与	貧血、骨折、変形	レバー、すじこ、ココア
亜鉛	成人6〜9mg	12〜15mg	蛋白合成、酸素活性	成長障害、味覚障害、皮膚障害	牡蠣、レバー、うなぎ蒲焼、牛乳
アルギニン	成人6〜7g（体重50〜60kg）	7g以上	血管拡張、血流改善、コラーゲン合成、免疫増強、細胞増殖因子の分泌促進	血流障害、創傷治癒遅延	毛がに、肉類、納豆、牛乳、ナッツ類

香川芳子監修：五訂増補 食品成分表2008 資料編. 女子栄養大出版部, 東京, 2006：78-81を参考に作成

第8章 褥瘡の栄養管理

栄養投与の進め方
経口摂取を促す働きかけ

> **Points**
> - 栄養摂取方法としては基本的には経口摂取を心がける。消化管に問題がなければ積極的に経腸栄養を実施する。
> - 静脈栄養が長引く場合には栄養補給ルートの再検討を行う。
> - 嚥下障害など経口摂取に問題がある場合は注意深くアセスメントをし、静脈栄養や補助食品を併用し低栄養に陥らないよう努める。

栄養補給の進め方

- 栄養投与経路の選択の大原則は、「腸管が使用可能であれば経腸栄養を行う」(If the gut works, use it.) である (図1)[1]。
- 栄養投与経路としては、大きくは「経腸」(経口、経管)、「経静脈」の方法がある (図2)[1]。
- 栄養投与経路の選択にあたっては、その状態がどのくらい続くの

COMMENTS
- 経口摂取は人間にとって最も生理的であり、免疫能およびADLやQOLの維持につながることを忘れてはいけない。

図1　栄養補給ルート選択の考え方

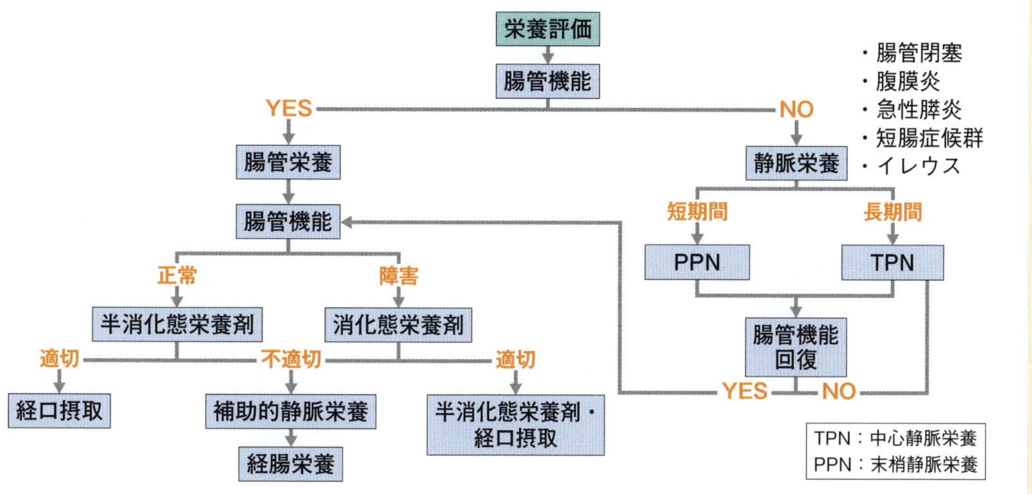

栄養評価 → 腸管機能
- YES → 腸管栄養 → 腸管機能
  - 正常 → 半消化態栄養剤
    - 適切 → 経口摂取
    - 不適切 → 補助的静脈栄養 → 経腸栄養
  - 障害 → 消化態栄養剤
    - 適切 → 半消化態栄養剤・経口摂取
- NO → 静脈栄養（腸管閉塞、腹膜炎、急性膵炎、短腸症候群、イレウス）
  - 短期間 → PPN
  - 長期間 → TPN
  - → 腸管機能回復
    - YES → 腸管機能へ
    - NO

TPN：中心静脈栄養
PPN：末梢静脈栄養

井上善文：栄養療法の選択. コメディカルのための静脈経腸栄養ハンドブック, 日本静脈経腸栄養学会編, 南江堂, 東京, 2008：149.より許諾を得て転載
TPN：total parenteral nutrition
PPN：peripheral parenteral nutrition

第8章 褥瘡の栄養管理

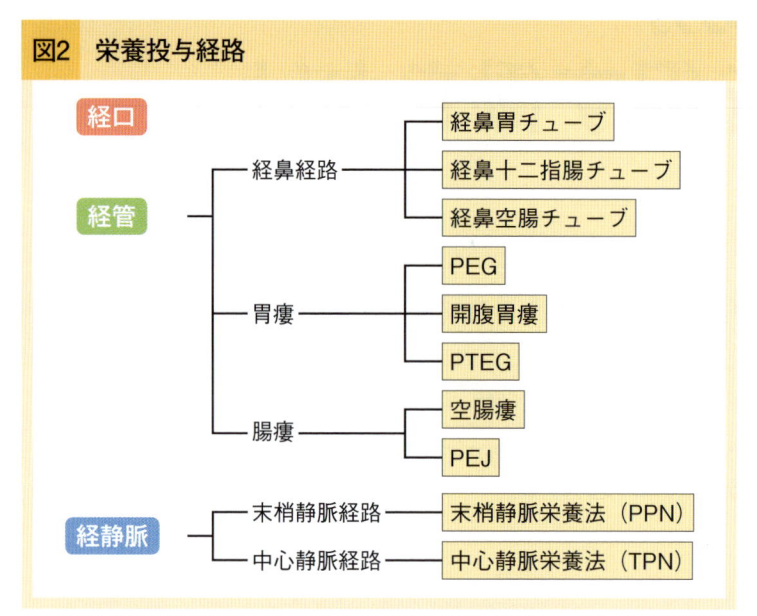

図2　栄養投与経路

- 経口
- 経管
  - 経鼻経路
    - 経鼻胃チューブ
    - 経鼻十二指腸チューブ
    - 経鼻空腸チューブ
  - 胃瘻
    - PEG
    - 開腹胃瘻
    - PTEG
  - 腸瘻
    - 空腸瘻
    - PEJ
- 経静脈
  - 末梢静脈経路 — 末梢静脈栄養法（PPN）
  - 中心静脈経路 — 中心静脈栄養法（TPN）

井上善文：栄養療法の選択. コメディカルのための静脈経腸栄養ハンドブック, 南江堂, 東京, 2008：148.より許諾を得て転載
PEG：percutaneous endoscopic gastrostomy、経皮内視鏡的胃瘻造設術
PTEG：percutaneous transesophageal gastrotubing、経皮経食道胃管挿入術
PEJ：percutaneous endoscopic jejunostomy、経皮内視鏡的空腸瘻造設術

> **Evidence**
>
> **Clinical Question**
>
> 経口摂取が不可能な場合の栄養補給はどのようにすればよいか
>
> [推奨]
> 経腸栄養、経静脈栄養によるエネルギー、水分の補給を行ってもよい。
>
> 推奨度　**C1**
>
> （褥瘡予防・管理ガイドライン、p.57）

- か、期間も考慮する。
- 栄養摂取が不十分な場合には「経口」と「経静脈」、「経口」と「経管経腸栄養」など併用し、必要栄養量の確保に努める。

経口摂取を促す働きかけ

- 低栄養状態が進行していると、倦怠感などから経口摂取が十分に行えない場合がある。まずは栄養状態のアセスメントをしっかり行う。
- 高度な栄養障害（低栄養）がある場合には一時的に「静脈栄養」などによりある程度の栄養状態の回復を図る必要がある。
- 急激な栄養の投与はリフィーディング症候群（p.215参照）などを起こす危険性がある。高度低栄養状態の場合には栄養量を少しずつアップし状態をよく観察する。
- 嚥下状態や基礎疾患なども十分にアセスメントを行い、栄養ケアを開始する。
- 患者の嗜好やそれまでの食習慣を考慮する。
- 食形態も十分考慮する。例えば、高齢者であっても「お粥が嫌い」という人は意外と多い。
- 食べるきっかけが大事である。好きな物や好きな味のものから開始すると食べるきっかけにつながることがある。

COMMENTS

- どうしても食べられないときは無理をせず、別の栄養補給ルートも考慮する。
- 食べられないことが患者自身や家族の精神的な負担になっていることもあるので少しずつ無理をしない進め方をする。
- 患者の好きな物や好きな味付けなど、それまでの食習慣の情報をもとに経口摂取を促すきっかけをさがす。

- 栄養補助食品を利用する場合も味やフレーバーに工夫する。当院ではなるべく味見をしてもらい、継続摂取できるよう配慮している（図3）。
- 食べるための環境も重要であり、食べることに集中できるような環境づくりや食器への配慮も大切である。

（田村佳奈美）

引用文献
1. 井上善文：栄養療法の選択. コメディカルのための静脈経腸栄養ハンドブック, 日本静脈経腸栄養学会編. 南江堂, 東京, 2008：148-149.

図3　褥瘡チームによる褥瘡回診

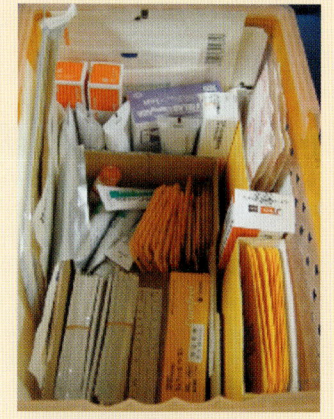

薬剤師	栄養士	看護師
薬剤師は褥瘡処置に必要な軟膏や創傷被覆材を持参する。	栄養士は栄養補助食品を持参し、必要により味見をしてもらう。	看護師は体圧測定器やポケット計測用のPライトを持参する。

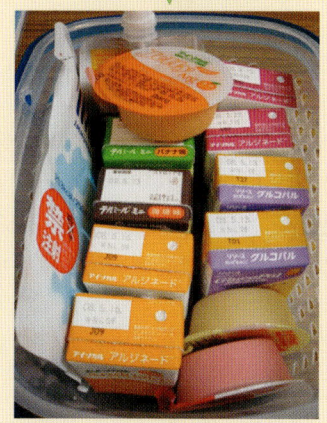

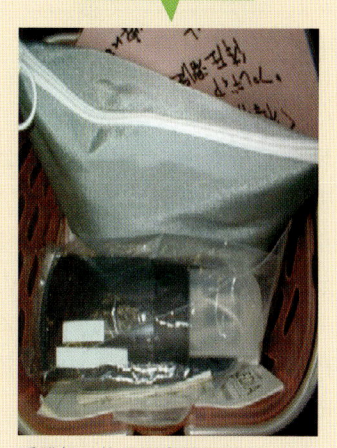

Column　リフィーディング症候群

　リフィーディング症候群（refeeding syndrome）とは、長期間の絶食など慢性の飢餓状態に適合している患者に、急激な栄養投与を行うと起こりやすい、特に電解質の異常に関連した症候群をいう。

　飢餓状態では遊離脂肪酸とケトン体が主にエネルギー源となっているが、急に栄養が投与されると、エネルギー源が脂肪から糖質に急激に切り替わり、インスリン分泌が増加、結果、ブドウ糖だけでなく血中のリンやカリウム、マグネシウムの細胞内取り込みが促進され、低リン血症や低カリウム血症などが起こる。

　症状が非特異的なため見逃されやすいが、絶食や低栄養患者への栄養投与開始時には十分に注意したい病態である。

（田村佳奈美）

第8章 褥瘡の栄養管理

栄養投与の進め方
経腸栄養（PEG）の具体的方法

> **Points**
> - 口からの栄養補給が困難な場合は、経腸栄養法を行う。
> - 投与ルートの第一選択は、管理が簡易なPEGである。
> - PEGを行う際は適応、禁忌、種類、日常的ケア、投与方法を理解する。

PEG造設とその適応

1. PEGとは

- 現在、経口での栄養摂取が不十分な場合には静脈栄養法よりも経腸栄養法が選択される。
- なかでもPEG（経皮内視鏡的胃瘻造設術：percutaneous endoscopic gastrostomy）は管理が容易なため、最近では経腸栄養法の投与ルートとして第一選択となっている。
- PEGは本来、造設手技のことを言うが、一般に造設された胃瘻もPEGと呼んでいる。

COMMENTS
- PEGを作ったら一生経口での栄養摂取ができないわけではない。摂食嚥下訓練を併行して行うことでPEGを抜去することもできる。
- 経口ができても栄養摂取が十分でない場合には、PEGから補給することも可能である。

1. PEGの適応

- 適応は、①経腸栄養のアクセスとして、②誤嚥性肺炎を繰り返す場合、③減圧目的、④特殊治療となる（表1）。

表1　PEGの適応

1. 経腸栄養のアクセスとしての胃瘻造設 ● 脳血管障害、認知症などのため、自発的に摂食できない例 ● 神経筋疾患などのため、嚥下不能または困難な例 ● 頭部、顔面外傷のため、摂食困難な例 ● 咽喉頭、食道、胃噴門部狭窄例 ● 食道穿孔例 ● 長期成分栄養療法を必要とするクローン病症例	2. 誤嚥性肺炎を繰り返す例 ● 摂食できてもしばしば誤嚥する例 ● 経鼻経管留置に伴う誤嚥 3. 減圧目的 ● 幽門狭窄 ● 小腸狭窄 4. その他の特殊治療

日本消化器内視鏡学会監修：消化器内視鏡ガイドライン 第2版. 医学書院, 東京, 2002：296. より引用

- PEGによる経腸栄養法の対象は、①経口摂取が困難（脳血管疾患、認知症、神経難病など）、②がんなどで咽頭、食道、胃噴門部の狭窄（咽頭がん、食道がんなど）、③長期成分栄養が必要（クローン病など）、④誤嚥性肺炎を繰り返す（嚥下障害、経鼻胃管中の誤嚥など）とされている。
- PEGによる経腸栄養法を選択する基本的な適応基準は、むこう1か月以上にわたり経腸栄養管理が必要であってPEG造設が可能な症例となる。

COMMENTS
- PEGの適応については医師だけで決定するのではなく、患者にかかわるすべての関係者で情報を共有して決定することが必要である。

3. PEGの禁忌

- PEGの絶対禁忌として、①患者の状態により内視鏡検査が不可能な場合、②補正できない出血傾向、③内視鏡の通過が困難な咽頭、食道の狭窄、④胃前壁を腹壁に近接できない状況が挙げられる（表2）。
- 絶対禁忌に比べて相対禁忌は、その施設や施行医、患者の状況によって適応が変わってくる。
- PEGの相対禁忌としては、表3のようなものが挙げられる。

4. がん患者に対するPEG

- 最近PEGの適応として増えているのは、がん患者である。

COMMENTS
- 胃切除後はPEG造設ができないこともある。その場合はPTEG（経皮的経食道胃管挿入術：percutaneous trans-esophageal gastro-tubing）、腸瘻などを行う。

表2　PEGの絶対禁忌

①患者の状態により内視鏡検査が不可能な場合
②補正できない出血傾向
③内視鏡の通過が困難な咽頭、食道の狭窄
④胃前壁を腹壁に近接できない状況

日本消化器内視鏡学会監修：消化器内視鏡ガイドライン 第2版. 医学書院, 東京, 2002：296. より引用

表3　PEGの相対禁忌

①腹部手術の既往	⑦門脈圧亢進
②極度の肥満	⑧腹膜透析
③妊娠	⑨出血傾向
④腹水	⑩全身状態・生命予後
⑤腹壁の腫瘍性、炎症性病変	⑪一般内視鏡検査
⑥著明な肝腫大	

第8章 褥瘡の栄養管理

- がん治療法の進歩、緩和医療を含むがん患者のQOL重視などからPEGが適応となることも多くなっている。
- 婦人科がんなどの化学療法中で食事摂取が十分でない場合など、PEGによる栄養療法を行いながら治療を続けることが可能になる。
- がん末期患者で在宅医療を希望する場合には、経口摂取不足分を経腸栄養で補うAFM（assisted feeding method）を行うことが必要になる。そのルートとしてもPEGは第一選択となっている。
- 経腸栄養ルート以外の目的としては、減圧が挙げられる。がん末期で消化管閉塞が生じ、長期に減圧、排液が必要な患者の場合、PEGを造設することでさまざまな苦痛を除去することができ、末期患者のQOL向上に役立っている。

5. PEGの種類

- カテーテルの基本構造は、カテーテル本体と、胃の中にあって抜けないように固定する内部ストッパー（内部バンパー）、体外で固定する外部ストッパー（外部バンパー）からできている（図1）。
- 外部ストッパーと内部ストッパーの違いによってPEGは4種類に分けられる。それぞれの特徴を知って患者に適切なものを選ぶことが大切である（表4）。

図1　PEGの基本構造

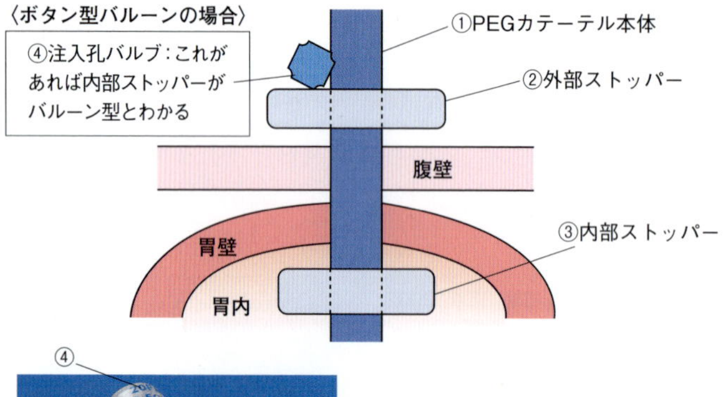

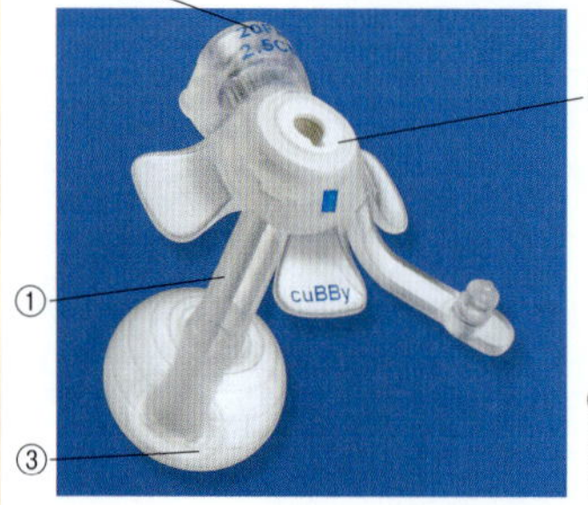

〈ボタン型バルーンの場合〉
- ①PEGカテーテル本体
- ②外部ストッパー
- ③内部ストッパー
- ④注入孔バルブ：これがあれば内部ストッパーがバルーン型とわかる

腹壁／胃壁／胃内

CORFLO-cuBBy Button（コーフローカビーボタン）
（ボストン・サイエンティフィック ジャパン）

COMMENTS

PEGの4つの分類

- 外部ストッパー（ボタン型、チューブ型）、内部ストッパー（バルーン型、バンパー型）の組み合わせにより、4つのタイプに分類される。

ボタン型バンパー

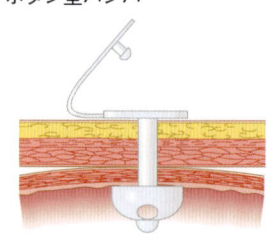

ボタン型バルーン

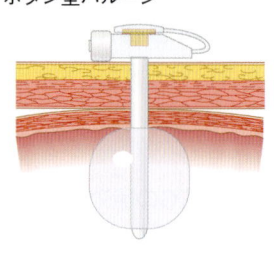

チューブ型バンパー

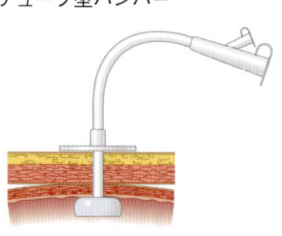

チューブ型バルーン

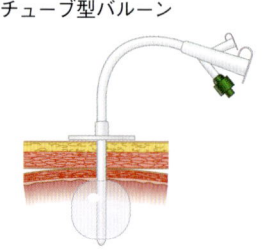

表4　PEGカテーテルの特徴

	ボタン型バンパー	ボタン型バルーン	チューブ型バンパー	チューブ型バルーン
外観	優れている	優れている	良くない	良くない
抜去（破裂）の危険性	少ない	やや少ない	やや少ない	やや高い
耐久性	ある	劣る	ある	劣る
交換時の苦痛	ある	少ない	ある	少ない
交換手技	難しい	簡単	難しい	簡単
交換の頻度	4〜6か月	1〜2か月	4〜6か月	1〜2か月
接続のしやすさ	しにくい	しにくい	簡単	簡単

PEG管理の日常的ケア

1．PEG周囲のスキンケア
- PEG周囲の皮膚トラブルを予防することが大切である。
- 原則、十分な洗浄が中心で消毒などは行わない。
- 入浴・シャワー浴を定期的に行う。

2．不良肉芽の予防・対処法
- 不良肉芽はカテーテルによる瘻孔部辺縁への圧迫、感染などが原因とされる。
- スキンケアを行うことやカテーテルを垂直に立てることで予防する。
- 出血や痛みがある場合には、硝酸銀による焼灼やステロイド軟膏にて処置を行う。

3．圧迫の除去
- ストッパーによる皮膚の圧迫は、瘻孔周囲の皮膚壊死、潰瘍などを起こす。そのためストッパーと皮膚の間に余裕があるかどうかをいつも確認する。
- 漏れや滲出液がある場合には、カットガーゼなどではなくティッシュのこよりを用いて管理するとよい。

COMMENTS

PEGの代表的なトラブル

- 発赤
- 漏れ
- 不良肉芽
- 栄養剤の滴下困難
- 事故抜去
- 嘔吐・胃食道逆流

栄養剤の投与法

1. 投与時の体位
- 長時間持続して投与する場合は、仙骨部などに体圧が集中したり、ずれが生じるため、褥瘡の原因になる。ギャッチアップを30度か90度にすることで褥瘡予防になる。

2. 投与速度
- 投与速度が速い場合には下痢となり、褥瘡を発生したり悪化させたりすることになる。
- 下痢の場合には20mL/時程度にゆっくり滴下したり、栄養剤の半固形化を考える。

3. フラッシュの実施
- カテーテルの閉塞予防のために栄養剤投与後に水によるカテーテルフラッシュを行う。
- 希釈した酢水を用いることはカテーテルの閉塞や汚染の予防効果がある。

栄養剤の半固形化

1. 半固形化の効果
- 最近栄養剤を液体のまま投与するのではなく、ゼリーのように半固形化する方法が普及し始めている。
- 半固形化法では1回の投与時間が10分程度で済むため、長時間の体位保持が必要なく、下痢や胃食道逆流の発生も少なくなる。そのことによりいろいろな効果が報告されている（表5）。

2. 半固形化の方法
- 栄養剤を半固形化する方法には、①寒天を使う方法、②増粘剤などを用いて半固形化する方法、③半固形化されたチアパック入り栄養剤を用いる方法、④ミキサー食がある（表6）。

3. 褥瘡管理における半固形化法の意義
- 短時間投与による体位保持時間の短縮、下痢の予防に伴う皮膚ト

COMMENTS

半固形化栄養材とは

- 定義：半固形（semi-solid）とは、液体と固体の両方の属性をもつ物質で、液体より固体に近い半流動食。
- 特徴：粘性があり、自由に変形する。

COMMENTS

半固形化栄養材が有用と考えられる患者

- 注入時間を短縮したい患者
- 誤嚥や嘔吐を繰り返す患者
- 下痢が続いている患者

ラブル減少などが褥瘡管理に効果がある。

(岡田晋吾)

引用文献
1. 日本消化器内視鏡学会監修：消化器内視鏡ガイドライン 第2版. 医学書院, 東京, 2002：296.

参考文献
1. 岡田晋吾監修：胃ろう（PEG）のケアQ&A. 照林社, 東京, 2005.

表5 栄養剤半固形化の効果

① 誤嚥性肺炎の予防
② 褥瘡・漏れなどによるスキントラブルの予防
③ 下痢に対する効果
④ 患者のリハビリ時間の確保
⑤ 患者のADL向上
⑥ 介護者の負担軽減

表6 半固形化の方法

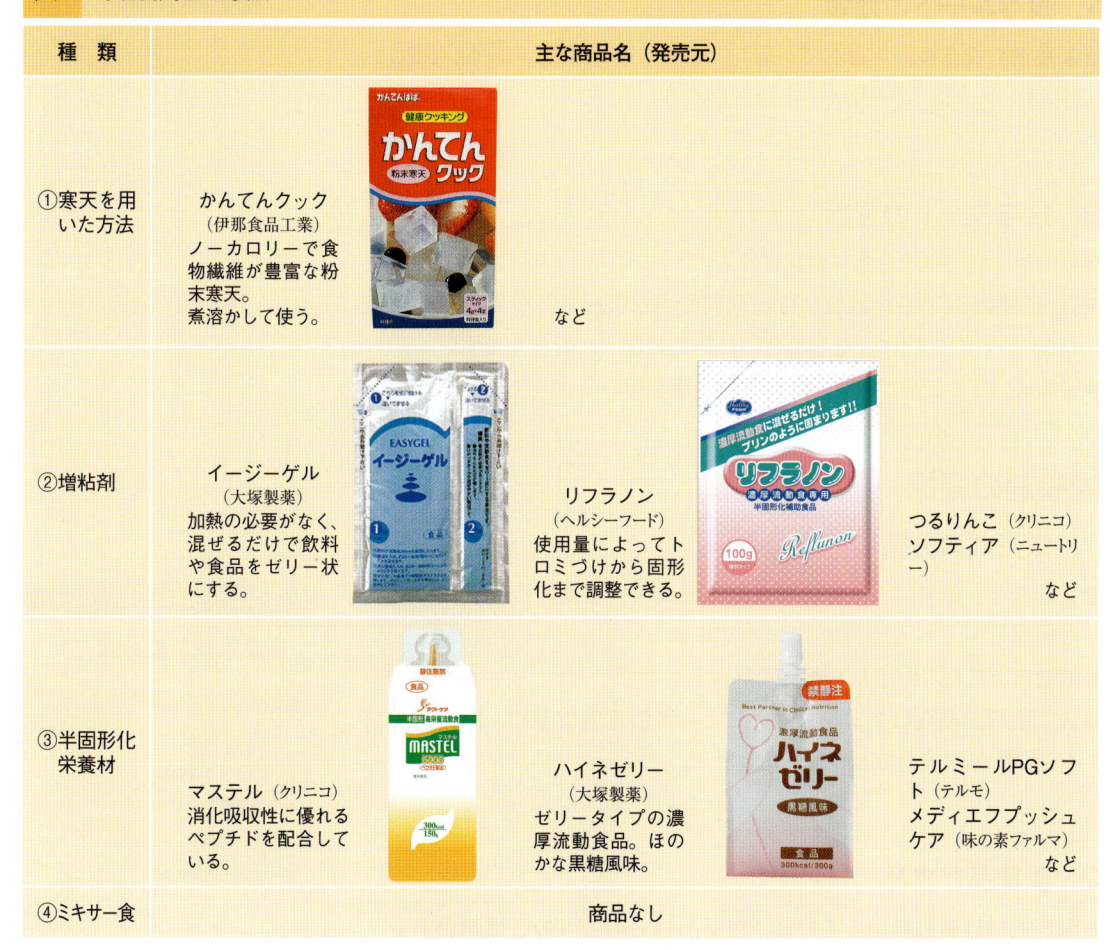

種類	主な商品名（発売元）		
① 寒天を用いた方法	かんてんクック（伊那食品工業）ノーカロリーで食物繊維が豊富な粉末寒天。煮溶かして使う。	など	
② 増粘剤	イージーゲル（大塚製薬）加熱の必要がなく、混ぜるだけで飲料や食品をゼリー状にする。	リフラノン（ヘルシーフード）使用量によってトロミづけから固形化まで調整できる。	つるりんこ（クリニコ）ソフティア（ニュートリー）など
③ 半固形化栄養材	マステル（クリニコ）消化吸収性に優れるペプチドを配合している。	ハイネゼリー（大塚製薬）ゼリータイプの濃厚流動食品。ほのかな黒糖風味。	テルミールPGソフト（テルモ）メディエフプッシュケア（味の素ファルマ）など
④ ミキサー食	商品なし		

第8章 褥瘡の栄養管理

栄養投与の進め方
栄養剤の投与法

> **Points**
> - 栄養剤の投与ルールは原則、経口摂取が望ましいが、困難な場合は各種投与法を組み合わせて投与する。
> - 栄養剤は、自然食品流動食と人工濃厚流動食があり、通常、人工濃厚流動食が用いられる。
> - 投与手順としては、①栄養アセスメント、②栄養剤の選択、③栄養剤の投与、となる。

栄養剤の投与ルート

1. 投与ルートの分類
- 栄養剤の投与ルートとして、経口ルート、経鼻経管ルート、PEG（胃瘻）ルート、空腸瘻ルートなどがある。

2. 投与ルートの選択
- 原則的に経口摂取を第一選択にする。
- 経口摂取ができない場合には短期間であれば経鼻経管ルートで構わないが、長期間にわたる場合にはPEGのほうが管理しやすい。
- 胃を用いることができない場合には腸瘻を用いる。

栄養剤の選択

1. 栄養剤の分類
- 栄養剤は、原料によって自然食品流動食と人工濃厚流動食に分けられる。
- 通常用いられるのは人工濃厚流動食である。
- 人工濃厚流動食は窒素源の違いにより半消化態栄養剤、消化態栄養剤、成分栄養剤の3つに分類される。

2. 医薬品と食品
- 栄養剤には食品扱いのものと、医薬品扱いのものの2種類がある

COMMENTS

経腸栄養剤の分類

自然食品流動食
- 普通流動食
- ミキサー食
- 天然濃厚流動食

人工濃厚流動食
- 成分栄養剤
- 消化態栄養剤
- 半消化態栄養剤

表1 医薬品と食品の違い

	医薬品	食品
医師の処方	必要	不要
保険適用	あり　一部負担	なし　全額負担
購入方法	処方箋	個人購入
効能・効果	あり	記載できない

（表1）。
- ほとんどの医師が知っているのは、エンシュア・リキッド®、ラコール®、ハーモニック®などの医薬品扱いのものと思われる。しかし食品扱いの栄養剤のほうが種類も多く、その内容もいろいろで病態に応じた使い方ができる。糖尿病、呼吸器疾患などに対応した栄養剤などが販売されている。
- 選択にあたってはこれらの製品の特徴をよく知っている栄養士と相談するとよい。ただし、在宅や施設では食品扱いのものでは全額自己負担となる。

3. 高濃度栄養剤

- ほとんどの栄養剤は1 kcal/mLであるが、なかには1.5kcal/mLや2.0mL/kcalの高濃度の栄養剤がある。
- 水分制限がある心不全や腎不全の患者では、高濃度栄養剤を用いることで同じ水分量でより多くのエネルギー量を投与することが可能になる。
- 水分量は栄養剤によって異なる。投与水分量をきちんと把握しておかないと脱水に陥る可能性もあるので注意が必要である。

褥瘡管理における栄養剤投与の実際

1. 栄養アセスメント

- 褥瘡患者の栄養アセスメントを行い、必要エネルギー量、蛋白質量を算出したり、鉄や亜鉛などが欠乏していないか評価する。
- 消化管が安全に使用できる場合には経腸栄養法を第一選択とする。
- 経口摂取が不可能で1か月以上経腸栄養を行う場合には、胃瘻ルートを選択することが多い。
- 栄養評価は定期的に行い、栄養管理計画を見直していくことが重要である。

COMMENTS

医薬品か食品か
- 医薬品か食品かの選択は費用の問題にかかってくる。
- 消化態栄養剤、成分栄養剤はすべて医薬品である。
- 半消化態栄養剤の中で、医薬品なのは、エンシュア・リキッド®、エンシュア®・H、ハーモニック®・M、ハーモニック®・F、ラコール®などである。
- 入院中、医薬品の場合は患者負担3割、食品では患者負担は780円均一となる。

Evidence

Clinical Question

栄養ケアのコンサルテーションは、どこにするとよいか

[推奨]
栄養に関するコンサルテーションは、NST（Nutrition Support Team：栄養サポートチーム）などの栄養ケア専門チームあるいは管理栄養士に相談を行ってもよい。

推奨度 **C1**

（褥瘡予防・管理ガイドライン、p.77）

2. 栄養剤の選択

- アセスメントに従って必要な栄養剤を選択する。
- 栄養剤だけでは蛋白質が足りない場合や、微量元素、ビタミンなどが足りないと判断された場合には、必要な補助栄養食品を追加する。
- 糖尿病や呼吸器疾患、腎不全などがある場合には、病態別の栄養剤を選択する。
- 下痢があって褥瘡の悪化がある場合には、食物繊維が豊富な栄養剤を選択したり、食物繊維を含んだ食品などを考慮する。

> **COMMENTS**
>
> ■ 必要エネルギー量は患者の状態により変化する。褥瘡が深い場合には蛋白質が不足に陥ることがある。そのため、定期的に栄養評価を行い、患者に適切な栄養剤を選択することが必要となる。

3. 栄養剤の投与

- 経鼻経管にしても胃瘻による栄養剤投与においても、30度もしくは90度の体位を行うことで褥瘡発生の予防、悪化を防ぐことができる。
- ずれによる皮膚への傷害を防ぐためにも、体位を変えた場合には背抜きなどを行うことが必要である。
- 栄養剤投与が終了しても、1時間程度同じ姿勢を保つことで胃食道逆流を予防することも大切になる。
- 下痢が改善しない場合には経腸栄養ポンプを使用して20mL/時程度からゆっくり投与することも考える。
- 経鼻経管投与の場合には鼻翼などの皮膚びらん、潰瘍発生にも注意が必要であり、また胃瘻でも瘻孔周囲の皮膚を観察する。
- 皮膚障害がある場合にはチューブの固定法などについて検討することも必要である。
- 長時間の体位保持が褥瘡に悪影響を与えたり、下痢による便汚染が褥瘡治療の妨げになる場合には半固形化栄養法を考慮する。

> **COMMENTS**
>
> ■ 長期に経腸栄養管理となる場合には、体重など身体計測を定期的に行うことが大切である。

(岡田晋吾)

参考文献
1．岡田晋吾監修：胃ろう（PEG）のケアQ&A. 照林社, 東京, 2005.
2．丸山道生編著：経腸栄養バイブル. 日本医事新報社, 東京, 2007.

第9章

ハイリスク褥瘡患者の治療・ケア

- 足の褥瘡の見極めとケア方法 —— 226
- 脊髄損傷患者の褥瘡治療・ケア —— 233
- 小児の褥瘡の治療・ケア —— 239
- 手術患者の褥瘡予防・ケア —— 247

第9章 ハイリスク褥瘡患者の治療・ケア

足の褥瘡の見極めとケア方法

> **Points**
> - 足は発汗や失禁ではなく、血流の影響を受けやすい。特に寝たきり高齢者では血流の低下により深い褥瘡になりやすい。
> - 足に拘縮が起こると除圧が困難となり、褥瘡が発生したり、ケアを困難にさせたりする。
> - 動脈性潰瘍および静脈性潰瘍との見極めが重要であり、それぞれケアが異なる。

足の褥瘡の特徴

- 褥瘡発生のリスクアセスメント・スケールにおいて、発汗や失禁による湿潤がリスクファクターに挙げられている。しかし足では発汗や失禁の影響を受けにくい。

表1 褥瘡と動脈性潰瘍、静脈性潰瘍の特徴

		褥瘡	動脈性潰瘍	静脈性潰瘍
潰瘍の特徴	部位	骨突出部	遠位	膝下から踝
	大きさ	さまざま	小さい	大きい
	形	一般的に円	円	不整形
	創縁	さまざま	なめらか	不整形
	深さ	さまざま	浅い	浅い
	色	さまざま	白っぽい	赤い
	疼痛	時にあり	あり	時にあり
	滲出液	さまざま	少ない	多い
	周囲皮膚	さまざま	炎症反応に乏しい	浮腫・茶褐色
治療・ケアの基本		除圧 血流低下を伴う場合、デブリードマンは最小限にする	血流改善（薬物療法、血管内治療、手術など） デブリードマンは最小限にする	圧迫療法 血流低下を伴う場合は圧迫療法について考慮が必要

- 足は血流の最終到達地であるため、血流の影響を受けやすい。特に寝たきり高齢者においてはABI（ankle brachial pressure Index：足関節・上腕血圧比）＜0.8では褥瘡発生リスクが高く、踵部褥瘡においては、ABI＜0.6で深い褥瘡になりやすいことが報告されている[1,2]。
- 足に拘縮が起こると除圧が困難となり、褥瘡が発生したり、ケアを困難にさせたりする。
- このように、足は仙骨部や尾骨部などの他の好発部位とは異なる褥瘡の特徴を有している。

COMMENTS
虚血肢の所見
- 足趾部末端にも創傷がある
- 多発（複数の褥瘡）
- 壊疽・末梢動脈触知減弱／不可
- ABI＜0.9
- 皮膚のフィジカル・アセスメント（皮膚色・爪色・無毛・乾燥所見）

足の褥瘡の見極め

1．動脈性潰瘍および静脈性潰瘍との鑑別

- 足の褥瘡において留意すべき点は、動脈性潰瘍および静脈性潰瘍との鑑別である。
- 褥瘡は踵、外踝などの骨突出部位を好発とするが、それ以外の部位に潰瘍を生じた場合は、他の種類の潰瘍を疑うべきである。
- それぞれの潰瘍の特徴を**表1**に示す。

1）動脈性潰瘍（図1）

- 動脈の血流不全により末梢に十分な栄養や酸素が届けられなくなり、潰瘍が発生する。
- 基礎疾患として、閉塞性血栓血管炎（いわゆるバージャー氏病）や末梢動脈疾患（PAD：peripheral arterial disease）などがある。
- 四肢の冷感、しびれ感、疼痛を自覚することがある。
- 皮膚の色が蒼白や紫色に変化し、脱毛や爪の発育障害が観察され

図1　動脈性潰瘍

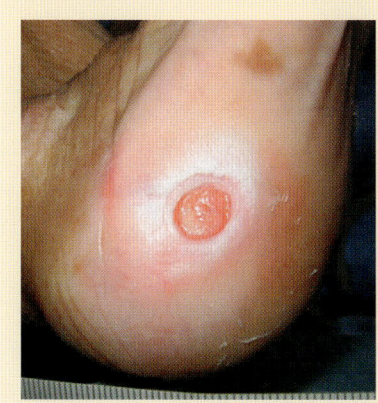

81歳、男性
- 踵骨部に発生した動脈性潰瘍。
- 円形で浅く、創縁がなめらかである。
- 創底の肉芽は白っぽい。ABIは0.39であった。

第9章 ハイリスク褥瘡患者の治療・ケア

ることがある。
- 膝窩動脈、足背動脈、後脛骨動脈の触知（**図2**）やABIにより、動脈の血流を評価する。

2）静脈性潰瘍（図3）

- 静脈弁の障害により、静脈に血液がうっ滞し、赤血球の漏出が起こる。その結果、栄養や酸素が十分に供給されず、些細な刺激で皮膚が損傷し、潰瘍が発生する。
- 漏出により下腿に浮腫を生じ、ヘモグロビンの沈積により皮膚が茶

図2　動脈の触知

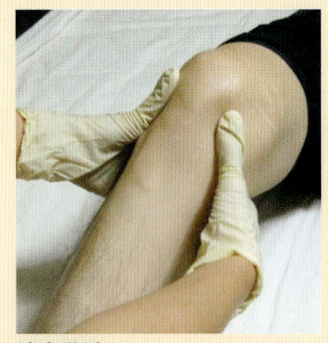

膝窩動脈
両手で膝を挟み込むようにして第2〜4指で触診する。

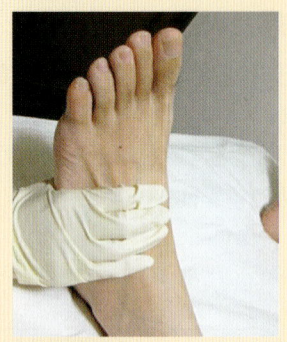

足背動脈
第2〜4指を当てて触診する。

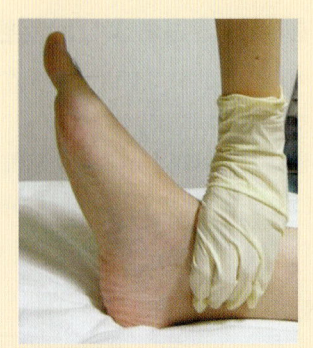

後脛骨動脈
内踝を包み込むようにして後脛骨動脈に2〜4指を当てる。

これらの動脈を触知し、拍動を確認する。拍動が触知できなければ、血流が低下している可能性がある。しかし、血管の走行には個人差があり、触知できない人もいる。

図3　静脈性潰瘍

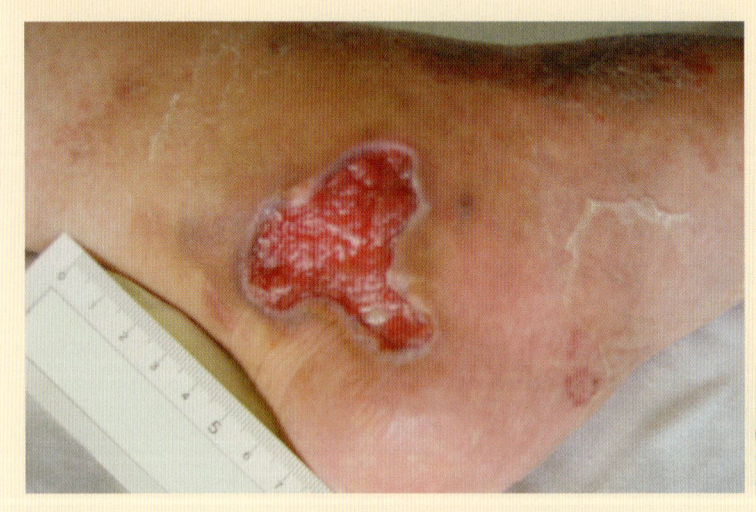

60歳、男性
- 内踝に発生した静脈性潰瘍。
- 形は不整で創底の肉芽は赤い。

褐色に変色する。
- 静脈の拡張・怒張により太く浮き出た状態である静脈瘤が観察されることがある。
- 治療としては、静脈の還流を促進するために弾性包帯や弾性ストッキング等による圧迫療法が必須である。
- ABIが低下している場合は圧迫療法によりさらなる虚血を引き起こすため、専門家のコンサルテーションが必要である。

2. 血流低下

- 足部の褥瘡において、動脈の血流低下、すなわち虚血を伴った場合、通常の褥瘡ケアとは方法が異なることがある。
- 特に動脈の血流を評価することは、足の褥瘡ケアにとって重要である。動脈の血流低下を評価する方法の一つ、ABIの測定方法（ドップラ法）を図4に示す。
- 糖尿病患者では、血管の中膜硬化により、ABIが高値を示すことがある。ABIが1.4以上の場合は、TBI（toe brachial pressure index：足趾・上腕血圧比）で評価する（図5）。
- ABIとTBIの測定にはオシロメトリック法やドップラ法がある。ドップラ法は簡易ドップラを用いて測定することができ、ベッドサイドでの測定に便利である。

3. 拘　縮

- 屈曲により血管が圧迫され、血流が低下することがある。
- 拘縮により突出を生じた部位では、皮膚の伸展により皮膚血流が局所的に低下する。さらに、突出した骨により内部から組織への圧迫が生じ、潰瘍を発生しやすい。

足の褥瘡ケア

1．一般的な足の褥瘡ケア

- 基本的な除圧ケア、局所ケア、栄養ケア、清潔ケアは他の部位の褥瘡と同じである。留意すべき点について以下に挙げる。

1）除圧ケア

- クッション等で足部を挙上し、除圧を図る場合は、下肢もしくは下腿全体を挙上する（図6）。
- 足部の除圧を図るため、下腿に傾斜のかかったエアマットを使用す

第9章 ハイリスク褥瘡患者の治療・ケア

図4　ABIの測定方法（ドップラ法）

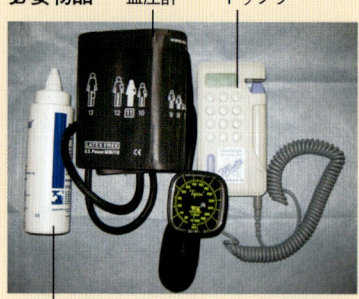

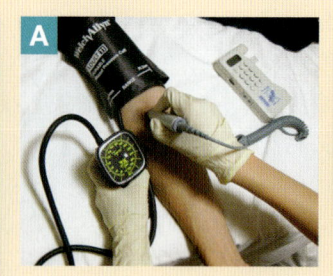

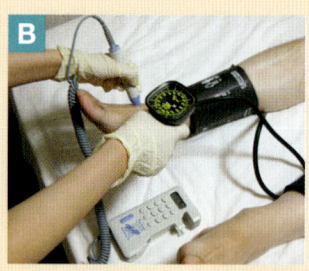

必要物品　血圧計　ドップラ　エコーゼリー

① 血行動態を安定させるため、仰臥位で15〜20分の安静後に測定する。
② 上腕の血圧を測定する（A）。上腕の血圧は左右測定し、高い方を採用する。
③ 足関節血圧を測定する（B）。カフを足関節（内踝の1〜2cm上）に巻き、プローブを足背動脈または後脛骨動脈に当ててドップラ音が最も大きく聴取される位置にプローブを保持する。
　　ドップラ音が消失するまでカフを加圧し、その後減圧して再びドップラ音が聴取された圧が収縮期血圧である。足背動脈と後脛骨動脈の両方を測定し、高い方を採用する。
④ ABIを計算する。ABI＝足関節の収縮期血圧／上腕の収縮期血圧
⑤ ABIが0.9未満の場合は動脈の血流が低下している可能性がある。

図5　TBIの測定方法（ドップラ法）

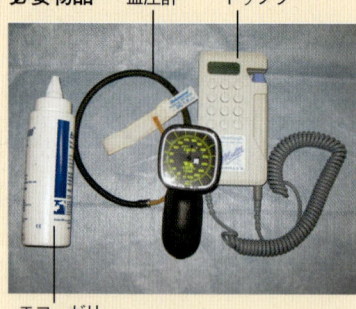

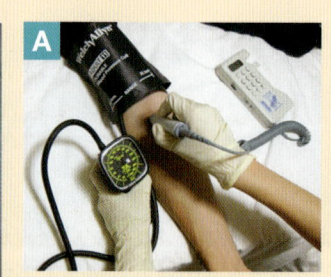

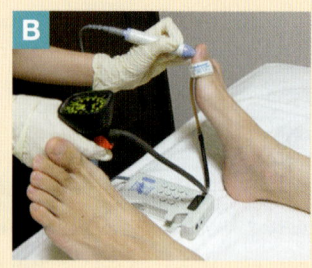

必要物品　血圧計　ドップラ　エコーゼリー

① 血行動態を安定させるため、仰臥位で15〜20分の安静後に測定する。
② 上腕の血圧を測定する（A）。上腕の血圧は左右測定し、高い方を採用する。
③ 足趾血圧を測定する（B）。カフを足趾に巻き、プローブを足趾に当ててドップラ音が最も大きく聴取される位置にプローブを保持する。
　　ドップラ音が消失するまでカフを加圧し、その後減圧して再びドップラ音が聴取された圧が収縮期血圧である。
④ TBIを計算する。TBI＝足趾の収縮期血圧／上腕の収縮期血圧
⑤ TBIが0.6未満の場合は動脈の血流が低下している可能性がある。

ることもある（図7）。

2）清潔ケア

● 深達度が不明な褥瘡や骨まで到達する褥瘡では、創の深部に垢や菌の残骸が入り込む可能性があるため、足浴は控える。

図6 クッションによる足部の除圧

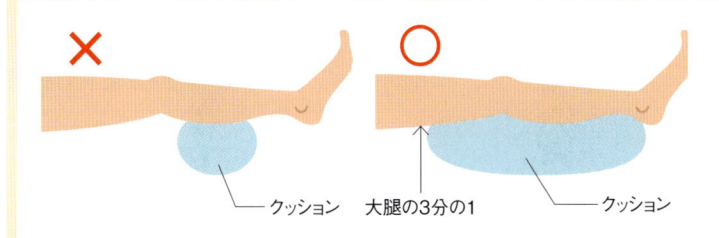

- クッション等で足部を挙上し、除圧を図る場合は、下腿のみにクッションを当てない（左）。
- クッションを当てた部位に褥瘡を発生させる可能性がある。
- クッションを下肢全体（大腿の3分の1を覆うくらい十分に当たるように）に当てて挙上する（右）。

図7 テーパーセルマットレス

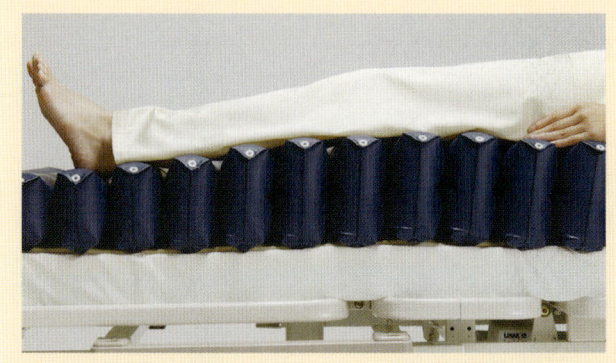

足部の体圧分散を考慮したマットレス。下腿から傾斜がある。下肢に拘縮のない場合に有効である。

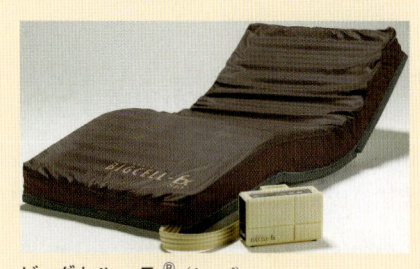

ビッグセル・Ex®（ケープ）マットレスの外観

http://www.cape.co.jp/medical/product01.html（2009.2.10アクセス）より

2. 虚血を伴った足の褥瘡ケア

- ABI＜0.9またはTBI＜0.6の場合、専門医にコンサルテーションすることが重要である。治療が必要な場合がある。
- 褥瘡ケアについて留意すべき点を以下に挙げる。

1）除圧ケア

- クッション等で足部を挙上し除圧を図る場合は、高く挙上しすぎるとさらに下肢の血流が低下する。踵が床面から浮く程度にする（図8）。

2）局所ケア

- デブリードマンは最小限にする。血流低下により、デブリードマンを行っても新たに壊死することがある。外用薬を用いて緩やかに壊死組織を除去することが望ましい。

COMMENTS

足浴について

- 足浴は、清潔の保持のためだけに必要であるだけでなく、リラックスなどの副次的効果もある。
- ただし、足部褥瘡のある患者すべてにとって、安全・有効な技術ではない。
- 虚血肢を伴う場合は、血液供給能の低下に影響され、急激な加温が相対的な血流低下を招くことがある。
- 足浴によって、疼痛などの苦痛を招くことがあるため、安易に実施してならない。

図8　クッションによる足部の除圧（虚血肢の場合）

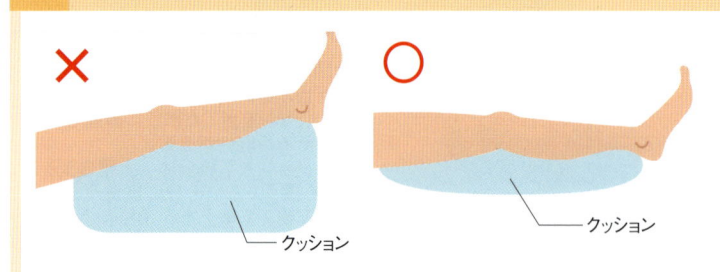

- クッション等で足部を挙上し、除圧を図る場合は、高く挙上しすぎると、さらに下肢の血流が低下するため留意する（左）。
- 薄いクッションを下肢全体にあて、踵が床面から浮く程度にする（右）。

3）清潔ケア

- 虚血肢の場合は加温により局所の虚血を悪化させることがあるため、足浴を行う場合には湯温をぬるく（37～40℃）する。

3．拘縮を伴った足の褥瘡ケア

- 拘縮に対するアプローチとして、ポジショニングや他動運動、物理療法等により関節可動域を改善させることが重要であり、それにより血流の回復を図る。
- 関節可動域の制限が強く、看護師が対応できない場合は、リハビリテーション科にコンサルテーションを行う。
- 拘縮した部位では血流の低下を伴うことがある。冷えによる血流の低下を防ぐため、靴下類を着用する。
- 骨突出部位の皮膚伸展による緊張を緩和するため、クッションなどを関節に挟む。その際、クッションが圧迫となり、新たな褥瘡を発生させることのないよう支持面積（クッションが当たる面積）を広くとる。

（大江真琴／真田弘美）

引用文献
1. Okuwa M, Sanada H, Sugama J, et al：A prospective cohort study of lower-extremity pressure ulcer risk among bedfast older adults. *Adv Skin Wound Care* 2006；19：391-397.
2. 大桑麻由美, 真田弘美, 須釜淳子, 他：寝たきり高齢者における踵部褥瘡の深達度とABI（ankle brachial index）との関係. 褥瘡会誌 2007；9：177-182.

第9章 ハイリスク褥瘡患者の治療・ケア

脊髄損傷患者の褥瘡治療・ケア

Points

- 頸髄損傷患者の褥瘡好発部位は坐骨部と仙尾骨部、胸腰髄損傷患者では坐骨部である。
- 脊髄損傷患者のd2までの褥瘡は保存療法でよいが、D3より重症でポケットを有する褥瘡では手術療法が望ましい。
- 保存療法は褥瘡の標準的な方法を行い、手術療法には褥瘡そのものを治癒させる手術と再発を予防するためのものがある。

脊髄損傷患者の褥瘡の特徴

- 頸髄損傷患者と胸腰髄損傷患者とは分けて考える必要がある。
- **頸髄損傷患者の場合**：上肢の筋力はあっても弱いため、電動車椅子使用となる。荷重面の変換も十分にできないため、褥瘡好発部位は坐骨部、仙尾骨部となる。
- **胸腰髄損傷患者の場合**：褥瘡好発部位は坐骨部である。
- 痙性麻痺の患者の場合は、ずれ力の排除が困難であり、股関節内転屈曲拘縮や膝屈曲拘縮が起こりやすく、坐骨部や仙骨部のほかに大転子部にもできやすく難治性となりやすい。
- 脊髄損傷患者は、股関節周囲の筋層部に異所性骨化が起こりやすいため、D3レベルの褥瘡で感染を起こすと、容易に異所性骨化の化膿性骨髄炎となり難治性となる。

脊髄損傷患者の褥瘡予防

- 褥瘡は予防が大切であるが、脊髄損傷受傷直後に褥瘡予防体制をしっかりとること、受傷後の安静期間に、褥瘡予防教育を患者のみならず患者家族や職場の上司等に徹底することが必要である。
- 脊髄損傷受傷入院時に褥瘡予防として高機能型エアマットを使用する。クリニシステムベッド（図1）が使用できれば理想的である。
- 受傷後のベッド上安静時にベッドサイドリハビリテーションを行う。上肢の筋力増強訓練と下肢の関節拘縮予防訓練をしっかり行う。
- 車椅子と車椅子クッションの選定を、車椅子生活設計と褥瘡予防の観点から行う。この時点でのシーティング調整は非常に大切であ

COMMENTS

クリニシステムベッド

- 脊髄損傷発症時には脊椎全体を同一姿位で安静位に長時間保つことができる。
- 褥瘡の再建手術の術後管理でも幹部の安静を保つには理想的といえる。特に多発褥瘡の一期的再建手術の術後管理では非常に有用である。
- ベッド使用時の合併症として、無気肺や肺炎がある。痰の喀出を頻回に行うことで防止できる。

第9章　ハイリスク褥瘡患者の治療・ケア

り、体圧分布測定装置を使用して行うことが望ましい。
- **頸髄損傷患者の場合**：ティルト・リクライニング型電動車椅子（図2）が望ましい。
- **胸腰髄損傷患者の場合**：生活がほとんど自立しているため、移乗動作のしやすい車椅子を使用することが必要である。クッションは体圧分散の優れたものが望ましい。
- 患者の日常生活指導を行う（表1）。

褥瘡の治療

- 脊髄損傷患者の褥瘡の治療においてまず行わなければならないことは原因の究明である。この点の把握と今後の予防処置を整備して治療を行わないと、保存的治療では難治性の状態で遷延化し、手術療法では再発する。

> **Evidence**
> **Clinical Question**
> 慢性期脊髄損傷者に対して、どのような指導が有効か
>
> [推奨]
> 慢性期の脊髄損傷者の褥瘡予防には、リハビリテーション専門職とともに接触圧を確認しながら指導する方法を行ってもよい。
> 推奨度　C1
> （褥瘡予防・管理ガイドライン、p.63）

図1　クリニシステムベッド

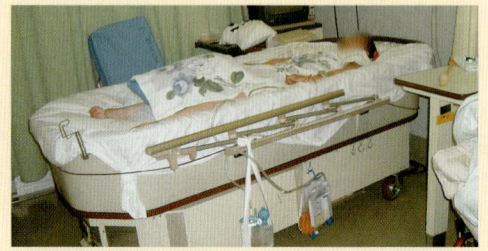

- 本来は全身熱傷患者管理のためのベッドである。
- シリコンの微細粒子がベッドシーツの下で空気圧によって撹拌され、患者はベッドシーツの上で浮いている状態となっている。
- シリコン撹拌のスイッチを切っても患者の体全体をシリコン粒子で固定するため、体圧は均一になっている。このため体位変換することなしに同一姿位を長時間とることが可能であり、褥瘡を予防できる。

図2　ティルト・リクライニング型電動車椅子

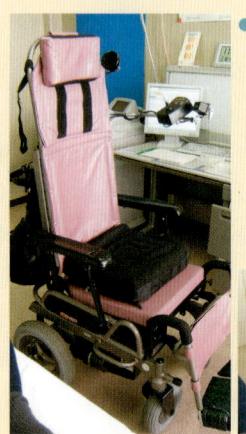

- リクライニング時には背中にあわせて背受けがスライドし（ティルト機能）、ずれや圧迫を予防する。

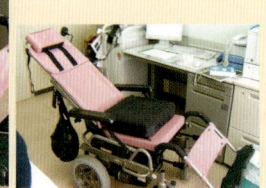

表1　頸髄損傷患者の日常生活指導のポイント

①頸髄損傷患者では日中は同一荷重姿位を2時間を限度にするように指導する。夜間は圧変換型エアマットレスとする。
②胸腰髄損傷患者では車椅子乗車中は荷重面の変換とプッシュアップをできるだけ頻回に行う。
③仕事は2時間したら必ず15分の休息（できれば臥位）をとるように指導する。職場の上司と労務担当にも徹底する。
④車椅子移乗動作をゆっくりと丁寧に行うことを徹底させ、ずれ力がかからないようにする。
⑤毎日坐骨部の傷の有無をチェックする。

- d2までの褥瘡は保存療法であるが、D3より重症でポケットを有する褥瘡に対しては患者の自立生活を考慮すると短期間に治癒させうる手術療法が望ましい。

COMMENTS

- 保存治療による瘢痕治癒は日常生活制限となるので好ましくなく、皮弁再建術の適応である。坐骨露出壊死および骨髄炎併発例は手術療法の適応であり、漫然と保存療法を行うべきでない。

1．保存療法

保存療法は壊死組織の除去と感染予防と肉芽をあげて瘢痕上皮化をはかる治療法である。それぞれの病期に合わせて創部洗浄と的確な薬剤と創傷被覆材を使用して治癒を目指すという意味では、他部位の褥瘡の保存療法と変わらない。

①表層に壊死組織がある場合
- 外科的または化学的デブリードマンと感染予防が主体となる。
- 石鹸創洗浄とゲーベン®クリームやヨード製剤等で創管理をしていく。

②ポケット内に壊死組織がある場合
- 外科的デブリードマンと化学的デブリードマンを併用していく必要がある。
- 創が深いということはそれだけ感染が拡大重症化しやすいため、感染予防に主眼を置くべきである。
- 石鹸創洗浄とゲーベン®クリームやヨード製剤等で創を管理していく。

③創感染を合併している場合
- 熱発等の全身症状や創周囲の発赤腫脹がある蜂窩織炎の場合は、敗血症の予防のために抗生物質の全身投与が必要である。
- 局所に対しては感染コントロールを主眼にすべきで、石鹸創洗浄とゲーベン®クリームやヨード製剤等が効果的である。

④デブリードマンが完了した褥瘡の場合
- 感染予防と創治癒を促進する薬剤での創管理が主体となる。
- 石鹸創洗浄して創治癒を促進するフィブラスト®スプレーやプロスタンディン®軟膏等に感染予防のユーパスタコーワ軟膏等を併用してもよい。ポケット内へのフィブラスト®スプレーの噴霧は、ときとして急速に創治癒を促進することがあるので有用である。

⑤成熟した肉芽が完成している褥瘡の場合
- 石鹸創洗浄とハイドロコロイドドレッシング等の創傷被覆材での創管理が有用である。

⑥瘢痕上皮化完了後の局所管理
- 瘢痕上皮は脆弱であり再発しやすいために、瘢痕上皮が成熟するまではポリウレタンフィルムで保護していくことが望ましい。

2．手術療法

- 手術療法には、褥瘡そのものを治癒させる手術と再発を予防するための手術がある。
- 皮弁手術創は1週間で創閉鎖するが、創離解や皮弁下血腫・漿液腫の予防のため術後3〜4週間患部の安静が必要となる。
- 手術療法の選択に当たっては以下の要件が必要である。

1）局所状態

- 周囲に急性感染性炎症症状がない。部分的に慢性感染性症状はあってもよい。
- 十分な肉芽増殖が見られる。
- 関節拘縮等で荷重面が改善されない褥瘡では、荷重面の拡大化をはかる手術が同時に必要である。

2）術前評価と処置

- 褥瘡の評価は、DESIGN分類D3より深い褥瘡は手術適応としてよい。
- 脊髄損傷の程度から障害者認定と術後生活評価「車椅子自立が可能か否か」を行い、そこから褥瘡予防機器選定と術前リハビリテーションを実施していく。

3）手　術

①局所手術療法

- 皮弁による再建を原則にするが、手術侵襲が少なく再発に対して対応しやすいものが望ましい。
- 全身状態不良な場合は、肉芽を十分に上げてから局所麻酔下に全層植皮術を選択してもよい。術後安静のとれない場合は、埋入植皮術がよい適応となる。
- ポケットがあるが骨露出がなく皮膚欠損が小さい褥瘡では、アルコール硬化療法もよい適応である。
- ポケット切開は再建手術を困難にするため、坐骨部褥瘡では通常行わない。

②再発予防的手術

a）荷重面の拡大化を図る手術
- 骨突出部の切除による平坦化のために、局所手術療法時に行う。
- 筋腱切離術や骨切り術などによる股関節や膝関節の拘縮解除を行う。痙性麻痺で拘縮が強く、ずれ力の排除が困難な場合は神経切離が必要となる。

b）スキンケアのための手術
- 人工肛門造設術は、便コントロールが長期にうまくいかない場合に

考慮する。

4）術後管理

- 手術法により術後管理は異なるが、指示が的確に出ていないと創離解や感染や皮弁壊死等の合併症が起こる。

①ベッド
- 頸髄損傷患者では、圧変換型エアマットが必須である。
- 胸腰髄損傷患者では、ベッドの定めは特にないが、他部位の褥瘡を予防する意味で体圧分散マットレスの使用が望ましい。

②体位変換
- 創部の安静が保たれる範囲で行う。

③創部の便尿汚染予防
- フィルム材でカバーする。尿便汚染時は、速やかに看護師で洗浄包交する。

5）術後リハビリテーション

①ベッドサイドリハビリテーション
- 手術翌日より関節拘縮予防運動、筋力維持増強訓練を開始する。

②ADLの拡大
- ベッドアップは、縫合部に緊張がかからない範囲で許可する。
- 座位（車椅子）は、手術後約3週間で許可する。ただし、坐骨部褥瘡では術後1か月を目安に許可する。
- ストレッチャーによる気分転換移動は、拘禁反応予防のために患者希望時に全介助で行う。

6）退　院

- 褥瘡発生機序の説明と生活指導を、患者、家族、必要に応じて職場の上司にも行う。
- 前記の褥瘡予防の項目を徹底させることと、褥瘡予防機器の故障、破損時の対処の仕方とバックアップ体制の確認が必須である。

（岡部勝行）

参考文献
1．木下幸子：脊髄損傷者の褥瘡．実践に基づく最新褥瘡看護技術，照林社，東京，2007：163-168．
2．岡部勝行，佐藤克二郎，多久嶋克彦，他：再発性難治性褥瘡に対する治療法の選択．形成外科 1998；41：933-946．
3．小林朋子，本田耕一，竹野巨一，他：大きなポケットを形成した坐骨部褥瘡に対するアルコール硬化療法．褥瘡会誌2007；9：147-151．
4．大浦武彦：脊髄損傷患者の褥瘡．わかりやすい褥瘡予防・治療ガイド，照林社，東京，2007：173-183．

第9章 ハイリスク褥瘡患者の治療・ケア

Column　がん患者と褥瘡

1. 化学療法施行患者

[特徴]
- 抗がん剤の細胞傷害性により、表皮の保護能力や再生能力が低下する。そのため、皮膚は脆弱化する。
- 抗がん剤の副作用である全身倦怠感により臥床状態が続くと褥瘡発生リスクが高まる。
- 粘膜障害から下痢をひき起こした場合、肛門周囲皮膚への化学的刺激も加え、物理的刺激によって新たな皮膚障害が発生する。
- 仙骨部の創傷と肛門周囲皮膚の創傷とで種類が異なるが、原因は皮膚の脆弱化・バリア機能の破綻である。

[対応法]
- 従来のスキンケア以上に、角層を破壊しない皮膚の洗浄法と保湿剤の使用が必要となる。
- **仙骨部**：体圧分散用具の使用（静止型、あるいは非動力型のマットレスの使用）
- **肛門周囲**：一般的なスキンケアに加えて排泄物が直接皮膚に付着しないケア

2. がん終末期の患者

[特徴]
- がん悪液質から来る倦怠感、浮腫、るい痩などにより体圧上昇と組織耐久性の低下が起きやすい。
- がんの種類と程度によってさまざまな褥瘡発生因子を持つ。
- 全身性浮腫や骨突出のため、多発性褥瘡が生じやすい。

[対応法]
- 緩和ケアとしての褥瘡ケアを行う（図1）。
- がんの症状緩和療法を妨げない範囲内で可能な体位変換を行う。痛みのために体位変換ができない場合もある。
- がん症状と体圧分散用具との関係を考えて選択する。

図1　緩和ケアとしての褥瘡ケア

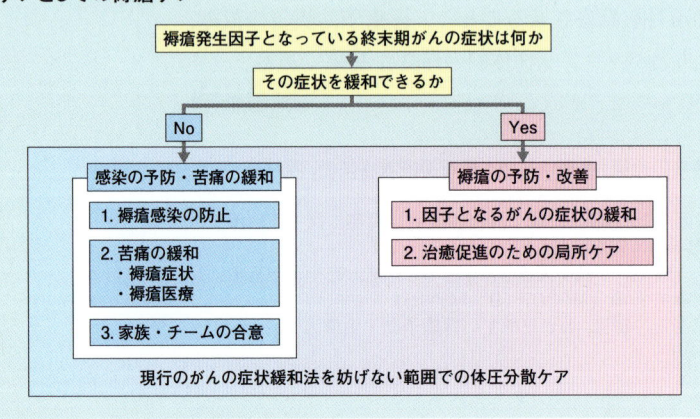

```
褥瘡発生因子となっている終末期がんの症状は何か
              ↓
       その症状を緩和できるか
        ／No          Yes＼
感染の予防・苦痛の緩和      褥瘡の予防・改善
1. 褥瘡感染の防止          1. 因子となるがんの症状の緩和
2. 苦痛の緩和             2. 治癒促進のための局所ケア
  ・褥瘡症状
  ・褥瘡医療
3. 家族・チームの合意
現行のがんの症状緩和法を妨げない範囲での体圧分散ケア
```

真田弘美, 須釜淳子編：実践に基づく 最新 褥瘡看護技術. 照林社, 東京；2007：210-217. より引用改変

第9章 ハイリスク褥瘡患者の治療・ケア

小児の褥瘡の治療・ケア

> **Points**
> ■ 小児の皮膚は脆弱であり、褥瘡発生の危険が高い。
> ■ 小児の褥瘡には体圧によるものと、医療機器の圧迫によるものがある。
> ■ 周術期などの急性期、重症心身障害児などの慢性期の褥瘡対策が必要である。

対象

- 体重1000g以下の超低出生体重児から成人同様の体格の学童期まで幅広い。
- 患者の年齢により、褥瘡の発生のリスクや好発部位が異なり、褥瘡予防ケアも変化する。
- 特に低出生体重児を含む新生児は皮膚が脆弱であり、褥瘡発生の危険が高い。
- 周手術期などの急性期の褥瘡対策と重症心身障害児（者）に代表される慢性期の褥瘡対策が必要である。

> **COMMENTS**
> ■ 出生体重2500g未満を「低出生体重児」、1500g未満を「極低出生体重児」、1000g未満を「超低出生体重児」という。

小児の皮膚の特性

- 表皮、真皮ともにその厚さが薄いため、保護作用が不十分で物理的・化学的に刺激を受けやすい。
- 皮膚の厚さは、低出生体重児は0.9mm、新生児は1.2mm、成人は2.1mmであり、新生児は成人の半分程度、超低出生体重児では半分以下の厚さ[1]である。低出生体重児はゼラチン様の皮膚を呈している。
- 真皮の結合組織間の間隙が成人より多い。
- 皮下脂肪は乳児期に増え、幼児期に少なくなるが、思春期の女児では再び蓄積が顕著となる[2]。

> **COMMENTS**
> **Dubowitz新生児成熟度判定：皮膚の性状**
>
> | 点数 | 評価基準 |
> |---|---|
> | 0 | きわめて薄く、ゼラチン様感触 |
> | 1 | 薄く平滑 |
> | 2 | 平滑。中等度の厚さ、発疹または薄い落屑 |
> | 3 | 軽度の肥厚、手や足に浅い亀裂と落屑 |
> | 4 | 厚く羊皮紙様。浅い、または深い亀裂 |
>
> 三科潤：新生児の診察法．小児科学改訂第9版，五十嵐隆編，文光堂，東京，2004：76.より引用改変

新生児の皮膚の特徴[3]

- 新生児は10～20層の角質層を形成するが、妊娠30週以下は2～3層で、24週以下は角質層がない。

第9章 ハイリスク褥瘡患者の治療・ケア

- 真皮と表皮は表皮接合部の原線維で結合するが、新生児はこのスペースが広く、線維の数が少ないため、結合力が弱い。
- 妊娠28週以降に真皮にコラーゲンができ、真皮への液体の蓄積を防ぐ。真皮はコラーゲンや線維の弾力性に乏しく、外力に対してもろい。
- 小児や成人の皮膚pHは5.0前後、新生児はpH6.34（平均）で、生後4日間でpH4.95（平均）に落ち着く。
- 妊娠28週以降に脂肪亜鉛が胎児に蓄積するため、それ以前の出生児に脂肪や亜鉛欠乏による首、肛門周囲の表皮剥離などが起こりやすい。

小児の褥瘡予防対策

1. 好発部位

- 小児の褥瘡は体圧によるものと医療器の固定・圧迫によるものが発生している（図1）。
- 体圧による褥瘡発生では、体位により圧迫される部分を知ることが重要である。

図1 小児の褥瘡

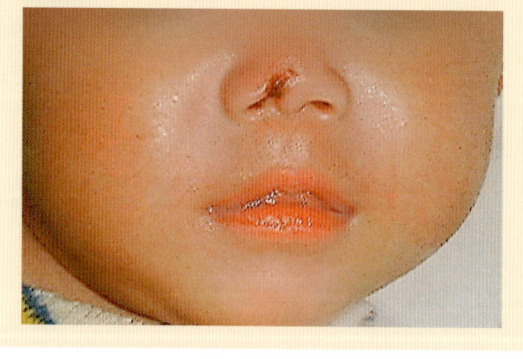

症例1：
乳児。後頭部〜背部にかけての褥瘡。全身状態悪く、血圧変動のため体位変換が困難であった。

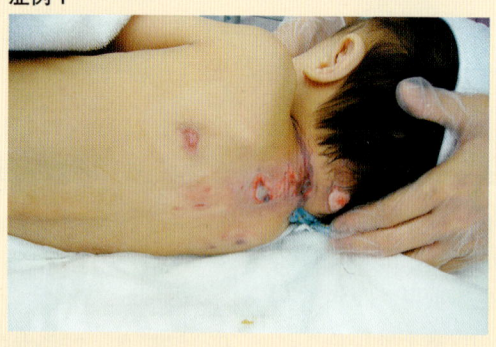

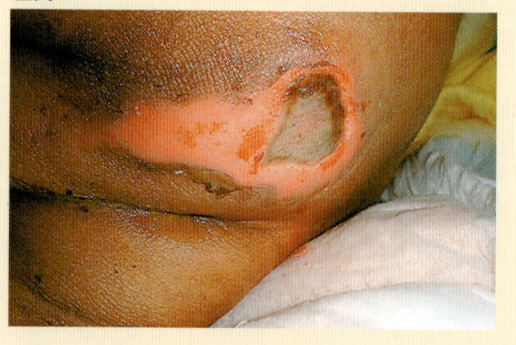

症例2：
幼児。臀部の褥瘡。神経芽細胞腫のターミナル期で右側の腹部腫瘍が増大し、左に傾いた座位をとることが多かった。

症例3：
乳児。経鼻挿管による鼻の褥瘡。

- 仰臥位における体圧は、幼少期の場合、後頭部のほうが仙骨部位より高く、19歳以降で仙骨部位が後頭部の値を上回る[4]。
- 年齢群別の体圧平均値（**図2**）を示す[4]。

2. 体圧分散

- 体圧によって圧迫される骨突出部位については、成人では毛細血管の閉塞圧32mmHg以下を指標に、体圧分散を行う[5]。しかし、小児では毛細血管圧の閉塞圧のデータはなく、目安となる適切な体圧は明らかではない。

3. 体位変換

- 体位変換制限をある場合を除き、2時間毎の体位変換を行う。
- 安静のための体位変換制限がある場合は、主治医とともに皮膚の観察をできる範囲で行い、体位変換のタイミング、方法を医師と検討する。

4. 体圧分散用具の選択 （図3）

- 参考となる体圧分散用具を使用した場合の小児の体圧のデータは少ない。

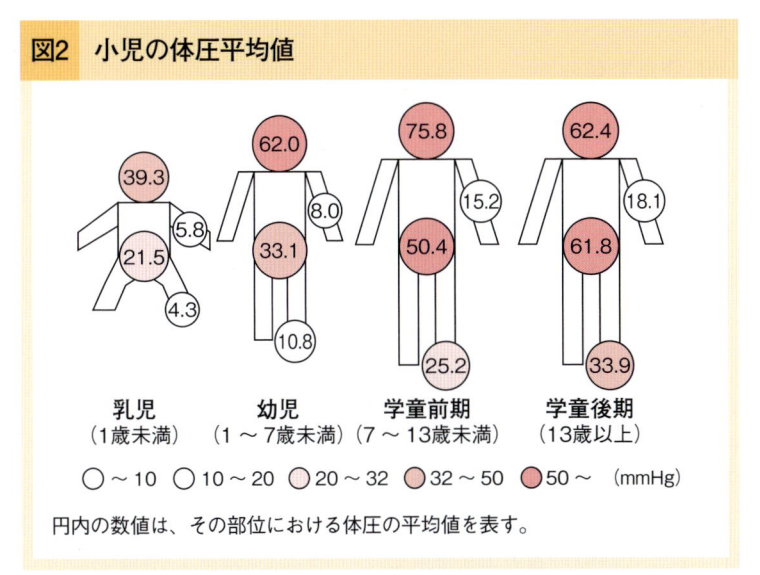

図2　小児の体圧平均値

部位	乳児 (1歳未満)	幼児 (1〜7歳未満)	学童前期 (7〜13歳未満)	学童後期 (13歳以上)
後頭部	39.3	62.0	75.8	62.4
肩甲骨部	5.8	8.0	15.2	18.1
仙骨部	21.5	33.1	50.4	61.8
踵骨部	4.3	10.8	25.2	33.9

○ 〜10　○ 10〜20　○ 20〜32　○ 32〜50　● 50〜　（mmHg）

円内の数値は、その部位における体圧の平均値を表す。

大山知樹, 西本聡, 武田匡弘, 他：小児における褥瘡好発部位の体圧測定. 褥瘡会誌 2004；6：38. より引用

図3　小児への体圧分散用具の使用例

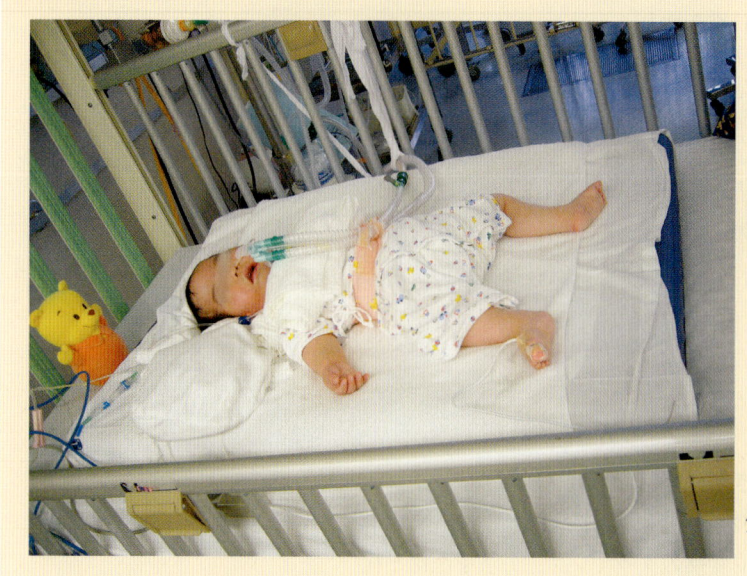

気管狭窄術後、完全鎮静の乳児。
ウレタンフォームマットレス使用。

1) ウレタンフォームマットレス

- 体重設定が明記されたものを使用することが多い。
- 突起のあるタイプを使用する場合、体重が軽い乳児などの場合、突起のない面を使用する。

2) エアマット

- 学童期以上の児に使用することが多い。
- 乳幼児に使用する場合は体重設定値に注意する。
- エアセルが身体のサイズに比して大きい場合がある。使用する際には注意が必要である。

3) ゲルマット

- 手術室などで体温冷却加温装置を使用している場合、熱の伝導がよく、管理しやすい。

5. ずれと摩擦の予防

- ギャッチアップが必要な場合、ポジショニング用具を使用し、体幹がずれないように体位保持する。
- ギャッチアップの際には体幹がずれないように臀部を支える工夫をする。

- 摩擦予防のポリウレタンフィルム材の貼付は機械的刺激に弱く、発汗の多い小児では皮膚炎を生じることがあるので注意する。
- 剥離刺激の少ない高すべり性のハイドロコロイドのパッドを使用する場合もある。

6. 医療機器使用の場合の圧迫の軽減

- 医療機器による褥瘡発生には図4のものがある。

1) N—DPAPのプロングによる鼻腔周囲の褥瘡（図5）

- 鼻腔へプロングを差し込み、鼻に密着させ、プロングについた紐を帽子に固定する。
- プロングを鼻腔に密着させて固定するため、圧迫が加わり、体動によるずれも生じるため褥瘡発生のリスクは高い。
- 褥瘡予防として鼻腔周囲にクッション性のあるドレッシング材を使用し、2～3時間に1回プロングの圧迫を除去する。
- マッサージは皮膚・筋肉と血管をずらすことで、組織への血流を途絶えさせ、褥瘡を発生させてしまうので禁忌である[5]。

2) 経鼻挿管による鼻翼の褥瘡（図5）

- テープは鼻に無理な力がかからないように、特に頭部に向けて力がかからないように固定する。
- 呼吸器回路の固定は鼻に無理な力がかからない位置で固定する。

図4 医療機器による褥瘡好発部位

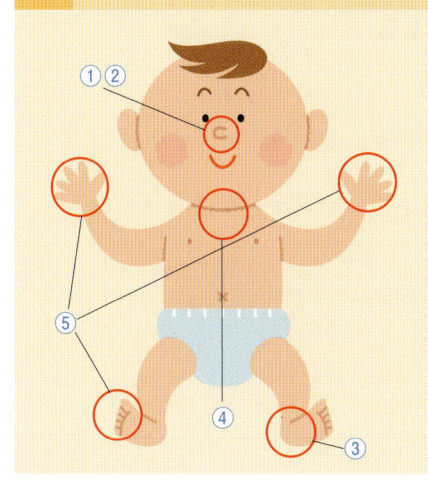

① N-DPAPのプロングによる鼻腔周囲の褥瘡
② 経鼻挿管による鼻翼の褥瘡
③ 足部の挿入された点滴刺入部の安静のためのシーネによる踵の褥瘡
④ 体位保持のために挿入した肩枕による後頚部の褥瘡（背面）
⑤ パルスオキシメーターのプローブによる指の褥瘡

第9章 ハイリスク褥瘡患者の治療・ケア

図5　医療機器使用の場合の圧迫の軽減

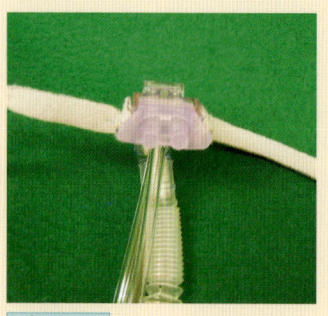

N-DPAPのプロングの場合

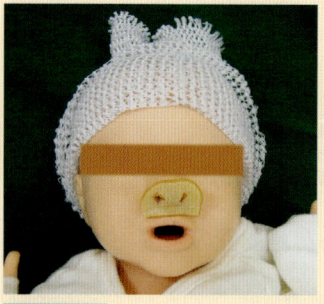

ポイント1
・プロングのサイズを児に合わせて選択する。

ポイント2
・プロングの圧迫を緩衝するため、厚めのハイドロコロイド材やシリコンシートを鼻孔に合わせて使用する。

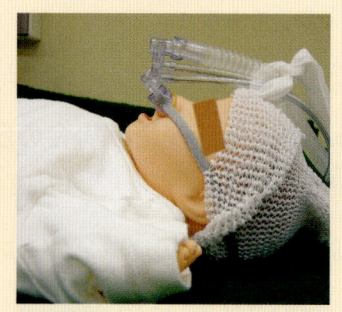

ポイント3
・プロングがずれないよう（鼻孔面が均一に圧迫される状態）に、固定紐、回路を固定する。
・2～3時間に1回プロングをはずし、除圧をはかる。

経鼻挿管の場合

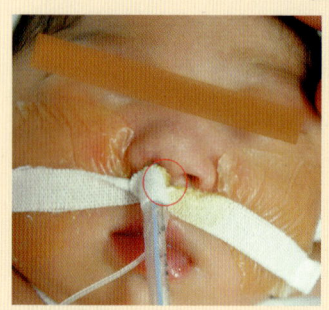

ポイント1
・鼻に無理な力がかからないように、特に頭側に圧迫がかからないようにテープを固定する。
・カフairの紐を挿管チューブと一緒に固定する。

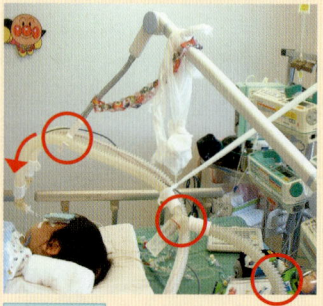

ポイント2
・呼吸器回路を3点固定する（○部）。
・挿管チューブの接続部からアーム固定まで長さは余裕を持たせる。
・軽量のディスポ回路を導入する。

3）足部に挿入された点滴刺入部の安静のためのシーネによる踵の褥瘡

● 点滴の刺入部位や児の体動の状況からシーネが必要かどうか判断し、必要最小限にする。
● 踵に当たる部分をやわらかい素材のシーネを使用し、シーネが直接踵にあたらないように踵の部分に空間を作り固定する。
● 下肢の動きが激しい時は摩擦予防にポリウレタンフィルムなどを貼付する。
● シーネは毎日交換し観察を行う。

4）体位保持のために挿入した肩枕による後頭部の褥瘡

- 肩枕の素材をウレタンフォームなどにし、圧迫が強くかからないようにする。

5）パルスオキシメーターのプローブによる指の褥瘡

- 装着部位はできるだけ指先は避けて、センサーを手掌・足底に貼る。
- 粘着テープを巻く際は圧迫がかからないようにテープは伸展させず、皮膚に沿うように装着する。
- 3～4時間ごとに固定位置を変え、同一部位に圧迫がかからないようにする。
- 皮膚が脆弱で固定のテープの粘着力が刺激になると考えられる場合は、剥離紙を剥がさず固定する場合もある。

7. 栄養管理

- 褥瘡予防には経口摂取を原則とした栄養管理が必要であるが、急性期の褥瘡対策では、治療が優先し、中心静脈栄養や経腸栄養が中心となるため、栄養管理が困難である。
- 重症心身障害児は多臓器の障害や摂食障害のため、低栄養状態のことが多い。
- 褥瘡対策として栄養管理を行うことは重要ではあるが、栄養投与経路の問題や消化吸収の問題もあり、また体重増加が家族の介護負担となる場合もある。主治医・家族と十分検討する必要がある。

低出生体重児の栄養管理

- 全身状態が大きく影響する。
- 腹部所見がゆるせばできるだけ早期から経腸栄養を開始する。
- 内容は好ましい腸内細菌叢の確立や免疫学的メリットから母乳が選択される。
- 母乳のみでは栄養が不足する場合には、低出生体重児用のミルクを混合したり、母乳強化物質を添加する。カロリーアップのためにMCTオイルなどを使用することもある（図6）。
- 微量元素では亜鉛や銅は在胎26週以降に急速に体内に蓄積される。在胎週数が短い早産児では出生時の亜鉛の生体内蓄積量が満期産児に比べて少なく、亜鉛欠乏に陥りやすい状態にある[6]。

（鎌田直子）

図6 低出生体重児の栄養管理

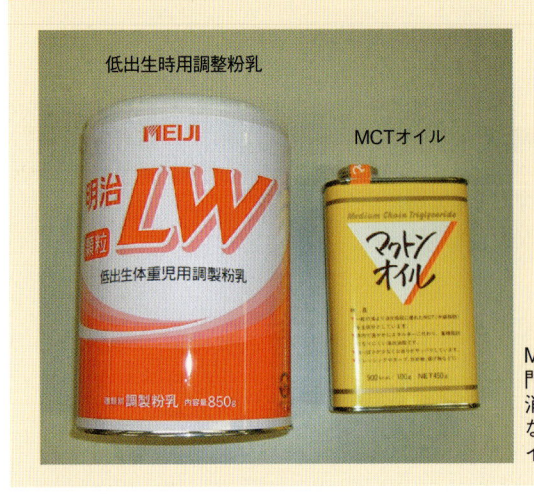

低出生時用調整粉乳　MCTオイル

MCTオイルとは直接門脈より吸収され、消化酵素を必要としない油。マクトンオイルと呼ばれている。

引用文献
1. 佐々木りか子：新生児の皮膚の特徴, もう迷わない！赤ちゃんの皮膚ケア. Neona Care 2003；16：962-966.
2. 松見富士夫：成長と皮膚. 小児内科 1987；臨時増刊号：30-33.
3. 溝上祐子：新生児のスキンケア. ナースのためのスキンケア実践ガイド, 田中秀子編著, 照林社, 東京, 2008；52-54.
4. 大山知樹, 西本聡, 武田匡弘, 他：小児における褥瘡好発部位の体圧測定. 褥瘡会誌 2004；6：35-39.
5. 真田弘美：褥瘡予防. 褥瘡ケアガイダンス（創傷ケア基準シリーズ）第2版, 日本看護協会認定看護師制度委員会創傷ケア基準検討会編著, 日本看護協会出版会, 東京, 2000：41-67.
6. 岩尾初碓：NICUにおける皮膚トラブル, 周産期の皮膚疾患とそのケア. 周産医学 1993；23：1173-1176.

参考文献
1. 鎌田直子：低出生体重児・新生児の褥瘡予防. 褥瘡チーム医療ハンドブック, 宮地良樹, 三富陽子編, 文光堂, 東京, 2007：58-63.
2. 鎌田直子：小児の褥瘡. 褥瘡チーム医療ハンドブック, 宮地良樹, 三富陽子編, 文光堂, 東京, 2007：64-69.
3. 平林紀江, 岩月悦子：新生児の褥瘡－当院における褥瘡の予防的ケア. 小児外科 2006；38：506-513.

第9章 ハイリスク褥瘡患者の治療・ケア

手術患者の褥瘡予防・ケア

> **Points**
> - 周術期は、術前、術中、術後を通して一貫した褥瘡予防対策が重要である。
> - 術中は安定性・安全性を考慮しつつ、体圧分散を行う。
> - 術後、離床するまでは自力動作を妨げない体圧分散用具の選択が必要である。

- 周術期褥瘡は、術前の状態、術中の体位のとり方、術後ICUおよび帰室後の病棟での体位変換、体圧分散用具の使用やスキンケアなど、手術室だけでなく、周術期の一貫した予防対策が重要である。

手術患者の褥瘡発生リスク

1. 術中のリスク

- 術中は、全身麻酔によって長時間意識消失状態におかれる。寝たきりのまま長時間体位変換されずにいることと同じ状態である。
- 術中の体位は、術野の確保および手術操作をスムーズに行い、安全性が保てるよう、術式により、さまざまな特殊体位がとられる。非生理的な体位をとらざるを得ないため、全身麻酔下にある患者の体位保持は非常にリスクを伴う。
- 定期的な体位変換もできないため、それぞれの手術体位によって、体重を支える部位に圧力が持続的に加わる可能性が高い（図1）。
- 術中には、重力やローテーションによりずれ力も発生しやすい[1]。

2. 術後のリスク

- 術後においても、手術侵襲の大きな手術では、術後もベッド上安静を強いられることが多い。
- 例えば、当院で行っている生体肝臓移植におけるレシピエントは、術後4～5日は体位変換に制限が指示される。術後体位変換により移植した肝臓が体内で移動してしまい、肝静脈吻合部のねじれや屈曲を起こさないようにするためである。
- 術後の疼痛コントロール目的で行われることが多い硬膜外持続鎮痛療法においては、麻酔薬などにより鎮痛・鎮静がなされると、患

COMMENTS

手術患者の褥瘡のアセスメント

部位
・手術中の圧迫部位 ・頭部：手術台のヘッドレストによる圧迫、顔面のチューブ固定用テープによる表皮剥離 ・体幹部（前胸部、前腸骨稜部）：4点支持台（フレーム）部分の圧迫 ・下腿部（膝蓋部、腓骨部）：手術台の下肢部での体圧分散不足

形状
・整形：体圧分散不足 ・不整形：圧迫に加え、手術操作による摩擦・剪断力

深さ
・手術時間：5時間以上になると皮膚損傷は顕著に増加 ・持続発赤・水疱・表皮剥離：摩擦・剪断力による ・DTI：骨突出部に一致しない部分の大きな発赤：深部の疼痛・硬結

小西千枝：手術患者の褥瘡. 実践の基づく最新 褥瘡看護技術, 真田弘美, 須釜淳子編, 照林社, 東京, 2007：174-175.より引用改変

第9章 ハイリスク褥瘡患者の治療・ケア

図1　周術期褥瘡

症例1　30歳代、女性
- 載石位での消化管手術

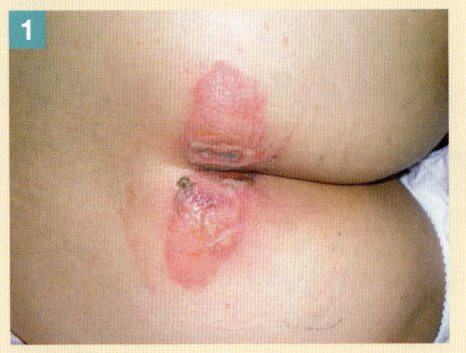

術後2日目
手術終了後より紅斑を認め、紅斑部位は硬結・深部の疼痛を認めた。

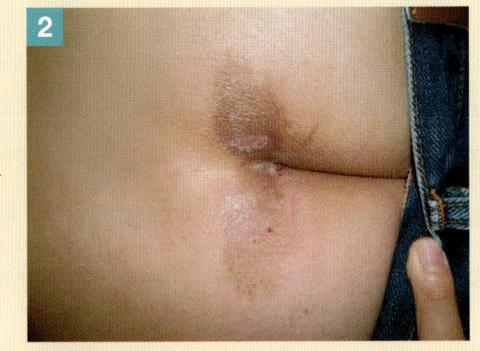

4週間後の状態
色素沈着を呈して、硬結・疼痛は消失した。

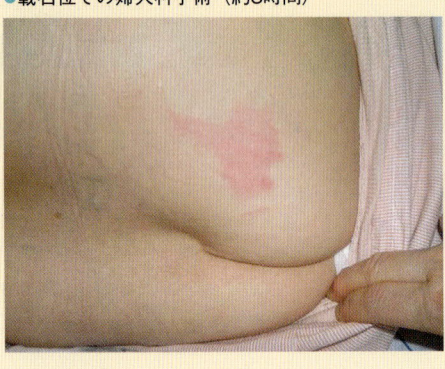

症例2　40歳代、女性
- 載石位での婦人科手術（約3時間）

手術後1日目
骨突起部でない右大臀筋部に疼痛を伴う紅斑・硬結を認めた。

者は疼痛閾値が上がるため自力体位変換などを行おうとしなくなる。その結果、局所に持続的圧迫が加わり褥瘡発生のリスクが高まる[2]。

- 医療の高度化により、超高齢者や全身状態が不良の患者に対する手術が行われることも増加したため、患者個人の褥瘡危険度も年々高くなっている。これらのことから、手術患者の褥瘡予防では、術前、術中、術後を通して一貫した予防策が求められる[3]。

手術患者の褥瘡発生リスクアセスメント（表1）

- 褥瘡の発生を予測するスケールとして、ブレーデンスケールなどさまざまなスケールが提唱されている。しかし、術中、術後の褥瘡発生予測にそのまま当てはめることはできず、また危険因子について

表1 手術患者の褥瘡予防 リスクアセスメントのポイント

リスク要因	アセスメント
関節拘縮	関節拘縮の有無・部位・程度を把握し、手術体位や固定による影響を評価する。
麻痺	麻痺の有無・部位・程度を把握し、手術体位や固定による影響を評価する。
病的骨突出	・病的骨突出の有無・程度を評価する。 ・特に手術体位を取る際に圧迫となる部位の骨突起部を観察し、可能であれば体圧測定を行う。 ・手術体位や固定による影響を評価する。
栄養状態	身体計測、血液データ、術前の自己血貯血の有無などから評価する。
BMI	・痩せ、肥満の評価。手術体位や固定による影響を評価する。 ・痩せの場合は、手術体位で圧迫を受ける骨突起部が底づきしないよう体圧分散用具を検討する。 ・肥満の場合には、皮膚の密着による皮膚湿潤に注意する。
皮膚の状態	・全身の皮膚の乾燥、湿潤、浮腫、スキントラブルの有無を確認する。 ・褥瘡の既往の有無と既往があればその部位を観察し、手術体位や固定による影響を評価する。 ・褥瘡がある場合は、その部位・程度を把握し、術中の除圧方法について検討する
予定術式・手術体位・手術時間	・特殊体位（腹臥位、側臥位、座位）での手術、6時間以上の全身麻酔下手術は褥瘡ハイリスクである。 ・術式による圧迫・ずれ力が生じる部位を予測し、体圧分散用具の選択、ポジショニングピロー（体位固定補助物品）利用による体圧分散を検討する。
体位変換時のローテーション	・ベッドローテーションによる身体の圧迫・ずれの部位、程度、固定具の位置がずれていないかを確認し、可能であれば位置を整える。 ・支持器や固定帯などの使用により、ずれ回避方法を検討する。
体温調節	保温・加温の範囲、用具の位置、皮膚湿潤がないかを観察・評価する。
出血量	・出血量と輸血・輸液量、昇圧剤使用の有無・使用量、血圧変動を把握し、四肢末端の皮膚色、温度を観察する。 ・末梢循環に与える影響を予測する。 ・大量出血により循環血液減少性ショックなど起こした際には、褥瘡ハイリスクである。
麻酔などの鎮痛・鎮静剤の持続的な使用	・術後に除痛目的で硬膜外持続鎮痛療法を行うか否か。 ・鎮静剤の持続使用を行うか否か、使用される薬剤を把握し、術後の褥瘡予防ケアへの影響を評価する。

三富陽子：周術期褥瘡の予防は？ 褥瘡診療Q&A, 宮地良樹, 真田弘美編.中外医学社, 東京, 2008：83. より引用改変

は確立していない。
- 近年では、手術時間、手術体位、術中の出血量、硬膜外持続鎮痛療法の有無などが術後の褥瘡発生と相関することが報告[4,5]され、その危険因子として注目されている。
- 「6時間以上の全身麻酔下による手術」「特殊体位による手術（腹臥位、側臥位、座位）」「麻酔等の鎮痛・鎮静剤の持続的な使用」は褥瘡ハイリスク要因とされている。

第9章 ハイリスク褥瘡患者の治療・ケア

手術室での褥瘡予防の実際（図2）

1. 体圧分散用具

- 術中には体位の固定と安定性が求められる。患者の身体が沈み込み過ぎると、安定性が悪くなり、手術操作に影響を及ぼす危険性が生じる。
- 手術室用体圧分散用具では、静止型の低反発ウレタンフォームマットレスやゲル系マットレスで、厚みが10cm以下のものが多い。
- ウレタンフォームの上にゲルがのっている構造のものもある。
- 手術体位、予定手術時間や病的骨突出の有無に応じて、使用する体圧分散用具の素材や厚み、柔らかさを検討する。

2. ポジショニングおよび体位変換

- 手術体位をとる際には、①固定した体位は患者の関節可動域内で、神経圧迫の恐れはないか、②呼吸器・循環器・神経系の機能を障害しないか、③術野が確保され安定性がよいかなども考慮して、効果的に除圧する。
- 仰臥位時の手術では、踵骨部は外旋位にならないように下腿全体

> **COMMENTS**
>
> **骨突出部の保護**
>
> - 摩擦・ずれの回避のために、骨突出部を中心に予防的にドレッシング材を使用する。
> - リモイス®パッド：セラミドを含有させたハイドロコロイドドレッシング材。最外層にナイロンユニットを貼り合わせてあるため、摩擦係数が低く、皮膚の生じる剪断力を回避できる。
> - 手術操作により接地面と皮膚との間に剪断力が発生しやすいので、摩擦係数の高いドレッシング材の使用は勧められない。

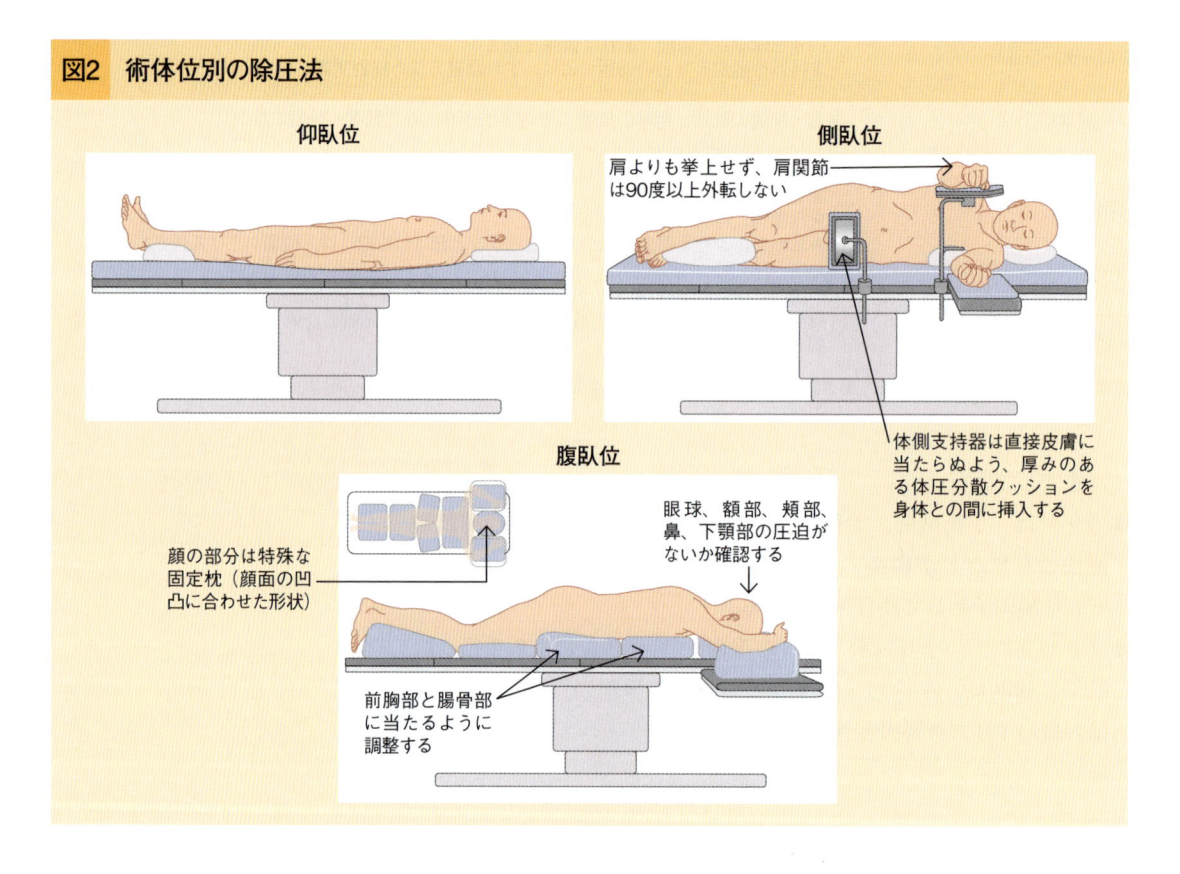

図2 術体位別の除圧法

仰臥位

側臥位
- 肩よりも挙上せず、肩関節は90度以上外転しない
- 体側支持器は直接皮膚に当たらぬよう、厚みのある体圧分散クッションを身体との間に挿入する

腹臥位
- 顔の部分は特殊な固定枕（顔面の凹凸に合わせた形状）
- 眼球、額部、頰部、鼻、下顎部の圧迫がないか確認する
- 前胸部と腸骨部に当たるように調整する

にクッションを挿入して除圧する。
- 頭部は低反発ウレタンフォーム枕などを使用し、かつ手術の進行に応じて、麻酔科医師が1時間半から2時間毎に後頭部除圧を行う（脳外科手術、耳鼻科手術など後頭部が動かせない手術は例外）。
- 手術の進行状況を見ながら、術野に影響を与えることなく、動かせる部位は適宜除圧を行う。特に乳幼児では、体重に比して頭部の占める割合が大きく、後頭部褥瘡の発生リスクが高いので厳重に除圧することが必要である。

3. ずれ予防

- 多くの手術では、術野を確保するために、術式によってさまざまな特殊体位がとられ、手術台頭部挙上、下降、左右のローテーションが行われる。このような頭部上げ下げやローテーション時、意図的に身体を傾斜させる際には、ずれ力が発生する。
- 各術式における重力によって発生するずれ力やベッドのローテーション時は、可能であれば医師や看護師複数で患者の身体を一度マットレスから浮かせてポジショニングし直す。あるいは動かしたあとにずれ力を取り除く行為、すなわち背抜きと同様の行為を行う。
- 体位をとったあと身体がずれないよう固定帯などで固定する際は、部分的圧迫とならないよう幅の広いものにして広範囲を支持する。神経が圧迫されないよう位置を工夫する。

術後の褥瘡予防の実際

- ICUや外科病棟の術後急性期患者においては、術前に褥瘡発生危険因子を保有していない場合においても、一時的に体圧分散用具の使用など褥瘡予防ケアが必要である。
- 当院ICUでは、鎮静剤を持続的に使用している、もしくは意識のない重症患者には、必ずCPR*対応の高機能型エアマットレスを使用する。
- 新生児・小児患者の場合には、低反発ウレタンフォームマットレスを選択するようにしている。
- 鎮静剤使用を中止し体動のある患者の場合は、ベッド柵との差が小さくならないようにマットレスの厚みを考慮し、転倒転落のリスク回避も念頭に選択できるようにしている。
- ショック状態や昇圧剤（カテコールアミン）の使用は、末梢循環障

COMMENTS

術後の局所ケア

- 創周囲皮膚の清潔保持：拭き取り型清拭剤を使用
- 褥瘡部の洗浄：微温湯で清拭
- ドレッシング材の選択：
  ・膝蓋部・腓骨前面＝深部静脈血栓症予防のための弾性ストッキングによる摩擦・剪断力の可能性→ポリウレタンフィルム貼付
  ・発赤・表層の痛み＝観察と湿潤環境による治癒促進
  ・水疱＝破らず、ポリウレタンフィルムで保護

---

*CPR（cardio pulmonary resuscitation）：緊急エア抜き。高機能エアマットレスにある機能で、蘇生時に空気がただちに抜ける構造になっている。

害をきたしやすく踵骨部など足部に褥瘡は発生しやすいので、体圧分散効果のあるクッションなどを用いて、徹底した除圧を行う。
- 鎮静中には、ドレーン、カテーテル、シーネなど固定具なども圧迫の原因となる。身体の下にしないよう注意し、固定具部の皮膚は適宜観察を行う。
- 外科病棟では、術前の全身状態、術式、術後の安静度、硬膜外持続鎮痛療法中か否かのアセスメントをする。
- 患者が離床可能となるまでの間の体圧分散用具の使用、体位変換援助の徹底が必要である。
- 術後は、循環動態が不安定で体位変換も制限があるような状態のときには、厚みのある低圧保持できる高機能型エアマットレスを使用する。
- 離床しはじめる回復期には患者の自力動作を妨げないようマットレスの厚みや柔らかさを考慮した選択基準が必要である。
- 当院の整形外科術後の体圧分散用具選択基準[1]を表2に示す。

(三富陽子)

引用文献
1. 三富陽子：手術室の褥瘡予防. 褥瘡チーム医療ハンドブック, 宮地良樹, 三富陽子編, 文光堂, 東京, 2007：70-74.
2. 日本褥瘡学会編：平成18年度診療報酬改定褥瘡関連項目に関する指針. 日本褥瘡学会, 東京, 2006.
3. 三富陽子：周術期褥瘡の予防は？ 褥瘡診療Q&A, 宮地良樹, 真田弘美編, 中外医学社, 東京, 2008：82-85.
4. 倉橋小夜子, 高橋由美, 本田友美, 他：外科手術後の褥瘡発生危険因子の究明と予防の検証. 褥瘡会誌 2002；4：364-370.
5. 小玉光子, 伊藤登茂子, 岡田裕子, 他：大学病院における術後褥瘡患者の発生頻度と発生要因の検討. 褥瘡会誌 2004；6：107-110.

表2 整形外科術後の体圧分散用具選択基準

術式別マット選択基準	骨突出	体圧分散用具の種類
THA[*1]（人工股関節置換術）	有無ともに	交換型ウレタンフォームマットレス
TKA[*2]（人工膝関節置換術）	有	交換型ウレタンフォームマットレス
	無	上敷きウレタンフォームマットレス
脊椎術後（一般）	有	交換型ウレタンフォームマットレス
	無	上敷きウレタンフォームマットレス
遊離皮弁術後（一般）	有	交換型ウレタンフォームマットレス
	無	上敷きウレタンフォームマットレス
脊椎術後（ハイリスク）[*3]	有無ともに	高機能型エアマットレス
遊離皮弁術後（ハイリスク）[*4]		高機能型エアマットレス

*1 THA：total hip replacement *2 TKA：total knee arthroplasty
*3 脊椎術後のハイリスク：術後髄液漏れの可能性があり床上安静指示がある場合
*4 遊離皮弁術後のハイリスク：部位により皮弁定着させるために床上安静指示がある場合

三富陽子：周術期褥瘡の予防は？ 褥瘡診療Q&A, 宮地良樹, 真田弘美編.中外医学社, 東京, 2008：85. より引用

第10章 治りにくい褥瘡の治療方法

- ポケット褥瘡の効果的治療法 — 254
- 感染褥瘡の治療方法 — 258
- 大きな褥瘡の治療 — 264
- 複合的要因による難治性褥瘡の治療 — 268

第10章 治りにくい褥瘡の治療方法

ポケット褥瘡の効果的治療法

> **Point**
> - ポケットが初期型か遅延型か、成因と状態から見極める。
> - 治療の基本は、ずれ、圧迫の排除、創傷治癒に適した環境作りである。
> - 保存的加療を2〜3週間続けても改善が認められない場合は、外科的切開を考慮する。

- ポケットのある褥瘡はその成因と状態をしっかりと把握し、治療を行うことが重要である。

ポケットの分類

- ポケットには初期型ポケットと遅延型ポケットがある。

1. 初期型ポケット（壊死組織融解型）（図1-a）
- 壊死組織または滲出液の貯留を伴う深い褥瘡において、壊死組織が時間経過とともに限局し、その後に融解、排出されることによって生じるのが初期型ポケットである。
- 創面のほぼ全周に同じような奥行きを持つポケットが形成されることが多い。

2. 遅延型ポケット（外力介在型）（図1-b）
- 治癒経過のなかで圧力、ずれ（歪み）と骨突出との関係で形成される。
- ポケットの方向は骨突出部と密接な関係があり、ずれ（歪み）の方向に生じる。
- 一般に創辺縁の一部もしくは半周ほどに不規則な奥行きを持っている。

ポケットの治療の実際

1. ずれ、圧迫の排除
- 遅延型ポケットでは、ずれや圧迫を排除することが治療に不可欠

COMMENTS

ポケットの方向と原因

全方向
・45度以上ギャッチアップしている
・体位変換後に姿勢が崩れている
・体位変換時または移動時に創面が擦れている
・骨突出が顕著
・創縁の皮膚がルーズなため、皮膚が移動して創を圧迫している

一方向
・ギャッチアップ時にいつも同じ方向に姿勢が崩れている
・体位変換後にいつも同じ方向に姿勢が崩れている

図1 ポケット

a. 初期型ポケット

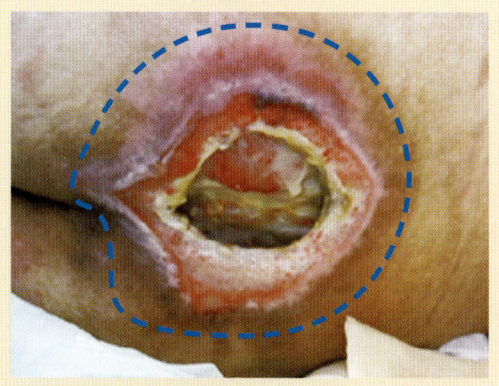

壊死組織が融解し、潰瘍に対し、ほぼ同心円状にポケットを生じている。

b. 遅延型ポケット

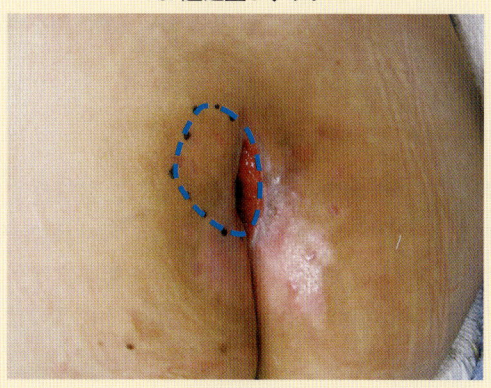

ずれの方向にポケットが存在している。

である。とくに車椅子上やヘッドアップの際はずれを生じやすい。
- 除圧のためにベッド上では高機能の体圧分散用具を、車椅子上では適切な体圧分散クッションを使用する。
- ヘッドアップの際には膝関節下に大きめのクッションを置くか、ベッドの足側をアップし、股関節、膝関節を軽度屈曲位にしてからヘッドアップを行う。
- ヘッドアップ後に患者の身体をいったん抱き起こす、いわゆる「背抜き」を行い、ずれを解消する。ヘッドダウン後にもずれを生じるため、同様に身体を一度浮かせる。
- 車椅子上では、90度ルール（股関節、膝関節、足関節を90度で座る）を遂行する（p.83参照）。15分に一度、除圧動作を行う。

COMMENTS

体圧分散用具の適切な選択

- ポケット褥瘡は、ステージⅢまたはステージⅣに認められることが多い。
- 厚さ15cmのエアマットレスの使用を優先する。
- エアマットレス臥床時の最適な体圧分散状態は、仙骨部褥瘡体圧40mmHg以下である。
- 体位変換時に、ポケット部を含めた褥瘡部の圧迫をみるために、創部に手を当てる。

2. wound bed preparation（創面環境調整）

- TIMEのコンセプト（p.112参照）に基づいて、創傷治癒に適した環境を作る。
- 具体的には壊死組織の除去、感染、炎症のコントロール、滲出液のコントロールを行う。創部を注意深く観察し、それに適した局所治療を行う（p.111参照）。

3. ポケット天蓋部と創底の癒着

- ずれ、圧力を排除し、適切な創傷治癒環境を作れば、ポケット深

第10章 治りにくい褥瘡の治療方法

部より天蓋部と創底部が癒着していく。その過程を促進させる目的で、持続陰圧療法を行うことがある（p.286～290参照）。
- 適切な保存的加療を2～3週間続けてもポケット深部からの縮小が認められない場合は、以下のポケット切開を考慮する。

4. ポケットの切開

- ずれ、圧迫の除去や創傷治癒に適した環境作りを行っても改善傾向を認めない場合は、ポケット深部に壊死組織が残存している可能性が高い。このようなときはポケット切開を行う。
- ポケットの開口部が狭くなり、ポケット深部の洗浄が困難な場合もポケット切開を行う。
- ポケット切開の際は切開のみを行い、皮膚の切除はできるだけ行わない。残した皮膚を創閉鎖に利用できる可能性があるためである。
- ポケットの外周をマーキングする。遅延型ポケットのように、ポケットが一方向であれば、直上に1本の切開を行う（図2）。
- ポケットが多方向に広がる場合には、なるべくポケットが深い部分を選び、ポケット深部の処置が可能となるような必要最低限の方向に切開を加えればよい。無意味に多方向に切開を加えることは被蓋組織の血行を損なう可能性があるので行わないようにする。
- 切開後、ポケット深部や創底部にある壊死組織を可及的に除去する。この際、手術時間や出血量を考慮する。適切な切開を行っていれば、翌日以降の処置時にデブリードマンを行えるので、無理はしない。

> **Evidence**
> **Clinical Question**
> どのような場合に外科的治療を行えばよいか
>
> ［推奨］
> 保存的治療を行って改善しないポケットは、外科的に切開することを考慮する。
>
> 推奨度 **C1**
>
> （褥瘡予防・管理ガイドライン、p.155）

図2 ポケットの切開

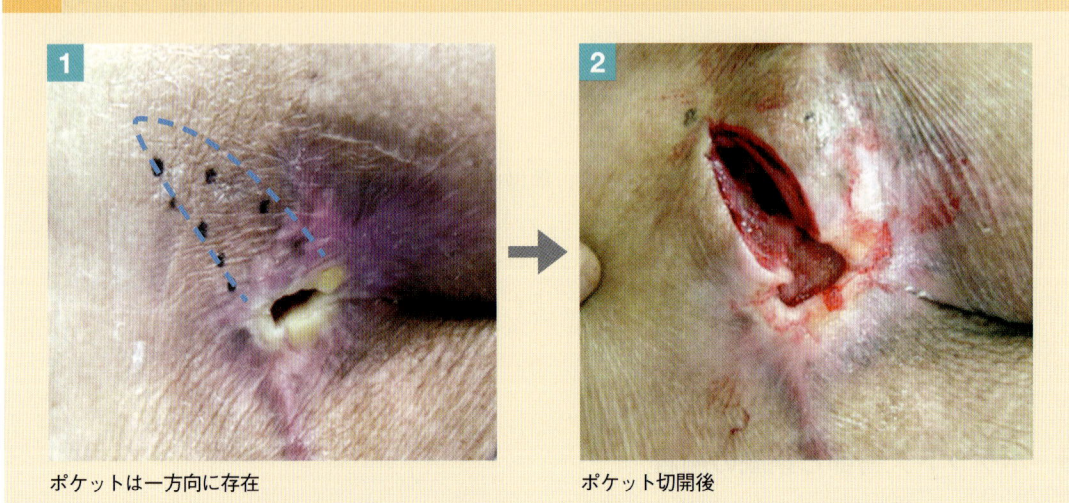

① ポケットは一方向に存在 → ② ポケット切開後

- 術後は、アルギン酸塩などの止血効果を持つドレッシング材を軽く充填する。

5. 皮弁を用いた治療法

- 全身的・局所的な状態が良好であれば、皮弁による被覆も有効な選択肢である。大きな長所としては、合併症が生じなければ治療期間の大きな短縮が得られることである。ポケットの天蓋部も皮弁として利用してよいが、ポケット内のデブリードマンは必ず施行する（図3）。

（牧口貴哉／寺師浩人）

参考文献
1. 寺師浩人, 牧口貴哉：現場の疑問に答える 褥瘡診療Q&A：宮地良樹, 真田弘美編, 中外医学社, 東京, 2008；245-248.
2. 辻依子, 寺師浩人：ポケットをなくすには. Mod Physician 2008；28（4）：519-521.
3. 藤井美樹, 橋川和信, 寺師浩人, 他：仙骨部褥瘡に対するrhomboid perforator flapの経験. 褥瘡会誌 2006；8：208-211.

図3 皮弁を用いた治療法

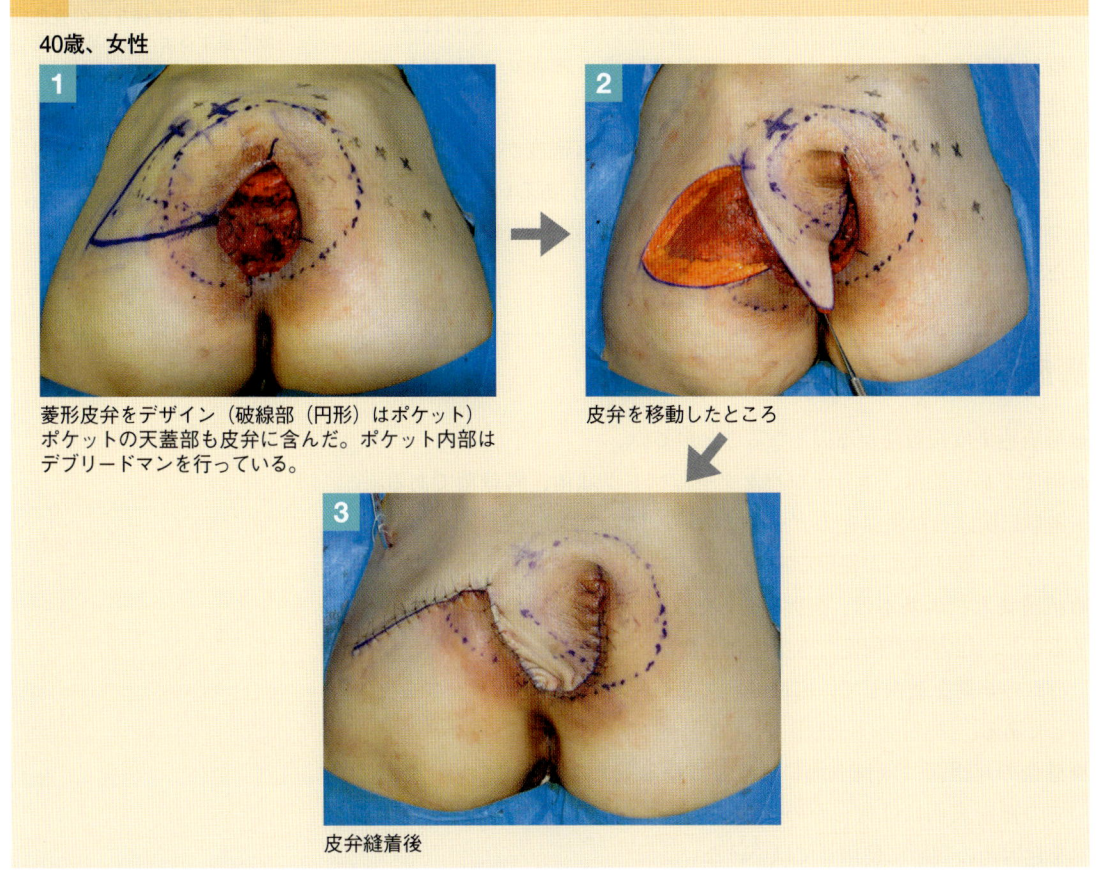

40歳、女性

1 菱形皮弁をデザイン（破線部（円形）はポケット）ポケットの天蓋部も皮弁に含んだ。ポケット内部はデブリードマンを行っている。

2 皮弁を移動したところ

3 皮弁縫着後

第10章 治りにくい褥瘡の治療方法

感染褥瘡の治療方法

> **Points**
> ■ 発赤、熱感、腫脹、疼痛を観察し、感染の有無を見極める。
> ■ 起因菌を検出し、感受性のある抗菌薬選択する。
> ■ 洗浄が重要であり、消毒は基本的に不要である。

褥瘡の感染の有無を見極めるには

- 創傷面に細菌が存在する＝感染ではない。つまり、褥瘡表面のスワブ培養によって細菌が検出されても感染と考えてはいけない。
- 炎症の四徴である①発赤、②熱感、③腫脹、④疼痛を観察できる場合は絶対的な感染であると考えてよい（**図1**）。
- 炎症の四徴がなくとも創傷面で菌が増殖している状態であれば治療対象になりうることもある。創傷に対する細菌のかかわり方は4つに分類される（**表1**）[1]。
- クリティカルコロナイゼーション（局所の細菌密度がおおよそ10^5 CFU/mL以上）は、「臨界コロナイゼーション」あるいは「危機的コロナイゼーション」とも呼ばれるが、創傷治癒が遅延する原因となり治療対象となる（**図2**、p.18参照）。

褥瘡感染の原因微生物

- 褥瘡感染は複数菌が原因となることが多い。
- 頻度が高いのは、エンテロバクター、ブドウ球菌、腸球菌である。褥瘡に関連した菌血症のデータでは、ブドウ球菌、連鎖球菌、プロテウス、嫌気性菌が優位な菌である[2]。
- 抗菌薬選択の基本は、起因菌を検出し感受性のある薬剤を投与すること、起因菌が同定できないときには、可能な限り狭域スペクトラムの薬剤を選択して、広域スペクトラムによる治療は温存することである。
- 感染の起因菌は創傷表面に付着している菌とは同一でない。すべての褥瘡表面には何らかの細菌が付着している。スワブ培養結果を起因菌の判断に使用してはいけない。

> **COMMENTS**
>
> **感染の定義**
>
> ■ 感染は、病原微生物が身体内に侵入して増殖し、発赤、腫脹、熱感や疼痛などの炎症症状を呈するようになることをいう。一定以下の細菌増殖で、明らかな臨床症状を伴わない場合を定着（colonization）という。感染が局所から全身に及ぶと敗血症や菌血症を惹起する。（日本褥瘡学会 用語集より）

図1　明らかな感染徴候を認める仙骨部褥瘡

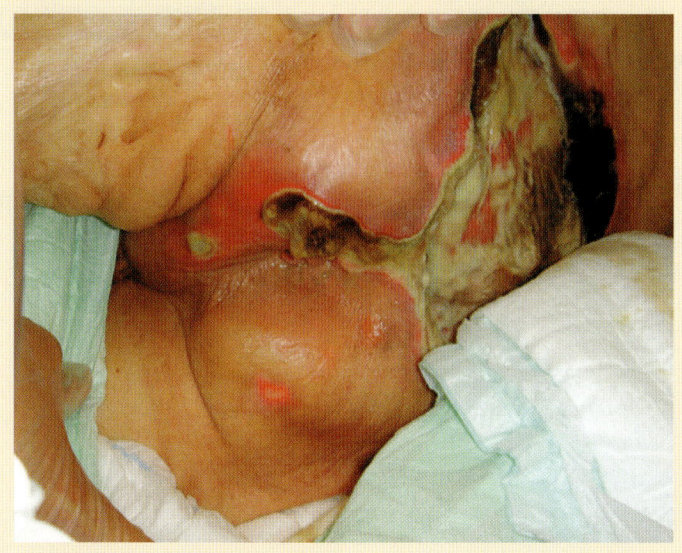

- 創面は黒色痂皮、黄色壊死組織に覆われ、創周囲に発赤、熱感を認める。
- 発熱、炎症反応の上昇もあり、蜂窩織炎を合併しているものと考えた。
- 局所処置、排膿ドレナージに加えて全身抗菌薬投与を行った。

飯沼由嗣：褥瘡の感染管理. 褥瘡チーム医療ハンドブック, 宮地良樹, 三富陽子編, 文光堂, 東京, 2007：145.より引用

表1　創の細菌感染の程度

1. wound contamination	創部で増殖できない細菌が存在する状態。
2. wound colonization	生体に障害を与えない細菌が増殖している状態。
3. critical colonization	細菌数が増え、明らかな感染徴候はないが創治癒が遷延している状態。
4. wound infection	細菌が増殖しながら肉芽組織を越えて周囲の正常組織にまで感染が波及している状態。

図2　クリティカルコロナイゼーションを認める足関節褥瘡の例

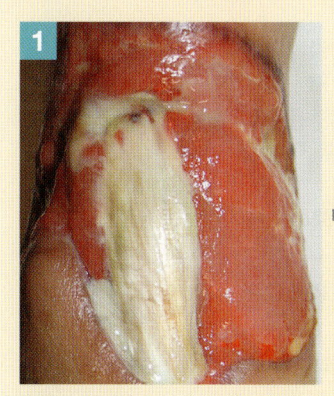

79歳、女性
- 糖尿病、閉塞性動脈硬化症。大腿骨頸部骨折の手術目的で近医に入院。
- 全身状態が悪く、状態の改善を待つ間、介達牽引を行ったところ、牽引のための装具をつけた足関節に褥瘡が生じた。

1. 肉芽の色は赤色であるが、肉芽が浮腫状で創傷治癒が進まない。
2. 抗菌薬全身投与1週間で肉芽は赤色かつ顆粒状に改善した。写真は2週間後の臨床像。さらに創の大きさも縮小している。

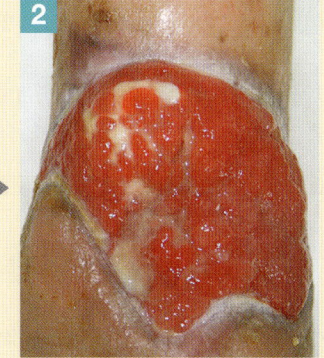

10　治りにくい褥瘡の治療方法

第10章 治りにくい褥瘡の治療方法

院内感染対策上の注意点

- 褥瘡処置の前後には手指衛生を遵守し、処置の際には手袋を着用する。複数部位に褥瘡が存在する場合には最も汚染している部位を最後に扱う。
- 耐性菌が検出されている際には院内感染対策マニュアルに準じた対応をするが、通常は標準感染予防対策をとれば問題ない。
- 個室管理の必要はない。
- 処置・洗浄の際には使い捨てエプロンを着用し、耐性菌による衣服の汚染、それによる院内感染を防ぐ。

> **COMMENTS**
>
> **標準的な感染予防策**
>
> ①手指衛生
> 　（手洗い、手指消毒）
>
> ②手袋やマスクなどの個人防護服の使用
> 　（手袋は1患者1手袋、または汚染箇所が複数あるときは1か所1手袋とする）

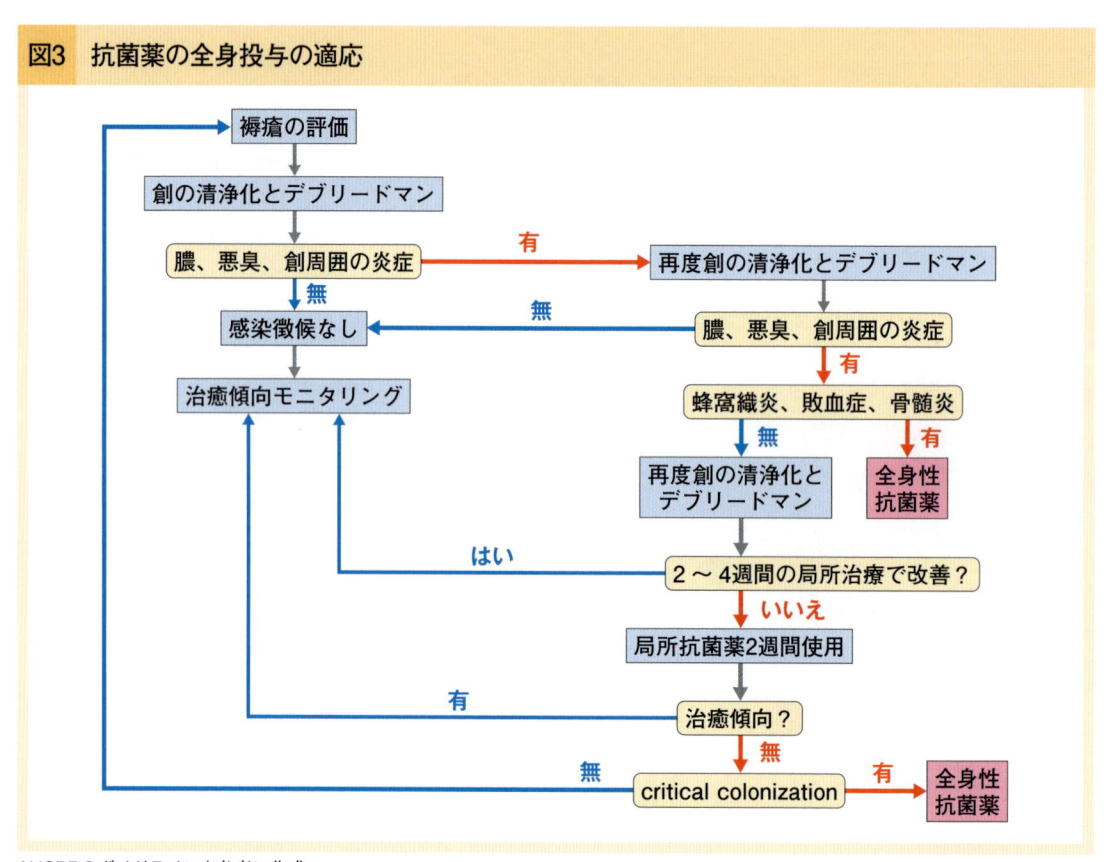

感染褥瘡の治療手順

- 感染褥瘡であっても、褥瘡の局所治療については日本褥瘡学会の作成したガイドラインが定める標準的な治療手順に従って局所治療を行う。
- 抗菌薬の全身投与の必要性については吟味する（図3）。

図3　抗菌薬の全身投与の適応

```
褥瘡の評価
  ↓
創の清浄化とデブリードマン
  ↓
膿、悪臭、創周囲の炎症 ──有→ 再度創の清浄化とデブリードマン
  │無                              ↓
  │         ←──無──  膿、悪臭、創周囲の炎症
  ↓                              ↓有
感染徴候なし              蜂窩織炎、敗血症、骨髄炎
  ↓                         無↓    ↓有
治癒傾向モニタリング    再度創の清浄化と   全身性
  ↑                    デブリードマン     抗菌薬
  │はい                       ↓
  └── 2〜4週間の局所治療で改善？
                              ↓いいえ
                        局所抗菌薬2週間使用
                              ↓
  ←──有── 治癒傾向？
                              ↓無
  ←──無── critical colonization ──有→ 全身性抗菌薬
```

AHCPRのガイドラインを参考に作成

- 必要と判断すれば必要かつ十分な量の投与を開始し、適切なタイミングで効果判定を行う。漫然と長期間投与を継続しない。
- 抗菌薬は血流を介して組織に移行するのであり、血流のない壊死組織には到達しない。壊死組織を除去しないまま、漫然と抗菌薬を継続することはナンセンスである。
- 血流のない部位が感染フォーカスとなっている場合には、通常は、血流の改善が見込めない部分（＝壊死組織）を除去する（図4）。
- 下肢の末梢動脈疾患に伴う褥瘡に対しては、血管内治療やバイパス術による血行再建も有効である（図4）。
- ポケットがあれば原則としてポケット部の皮膚を切開する。観察できない内腔に思わぬ膿が貯留していることもあり（図5）、一見肉芽は良好でも内部には壊死組織が取り残されていることもある。
- デブリードマン、ポケット部の切開時には、出血傾向の有無に注意する。処置当日は、止血を優先して乾ガーゼを厚めに貼付する。翌日はこのガーゼを取り除き、通常通りの外用薬治療に切り替える。

抗菌薬の局所投与

- 抗菌薬は本来局所投与すべきではないという考えがある。バリア

COMMENTS
感染褥瘡の治療の基本
- 感染兆候を見極める。
- 感染源となる壊死組織をデブリードマン（創の清浄化）。
- 深部感染、敗血症に対しては全身性抗菌薬投与を行う。

図4　末梢動脈疾患による褥瘡性壊疽

96歳、女性
- 足趾の壊疽で来院。入院時は心不全も伴っていた。
- 右下肢では浅大腿動脈、腓骨動脈、後脛骨動脈、前脛骨動脈に閉塞を認め、左下肢にも浅大腿動脈近位での高度狭窄、同中央での閉塞、腓骨動脈、前脛骨動脈での閉塞を認めた。

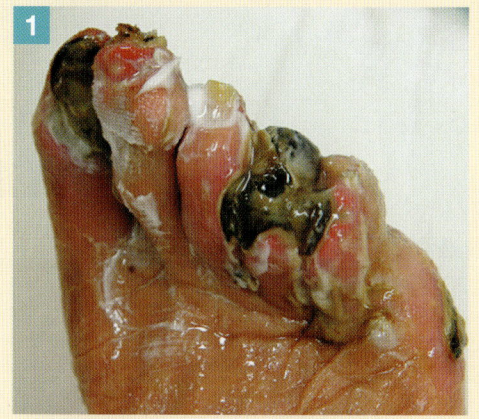

1　末梢動脈疾患のために末梢血流量が低下していたときに生じた褥瘡性の壊疽。足を引きずって歩行していたことがきっかけで生じた。

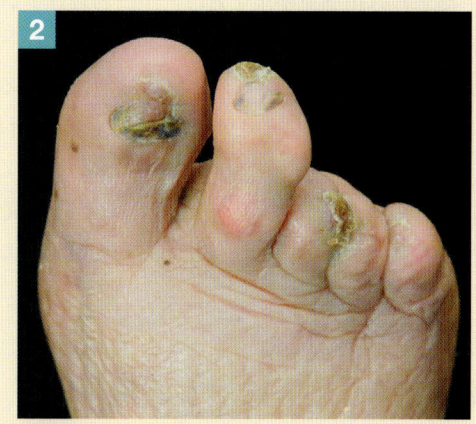

2　血管内カテーテル治療を施行後血流が改善したことを確認の上で、壊疽部分を切断し治癒に至った。血行再建をせずに切断しただけでは治癒はとうてい見込めなかった。

第10章 治りにくい褥瘡の治療方法

図5 ラップ療法による感染例

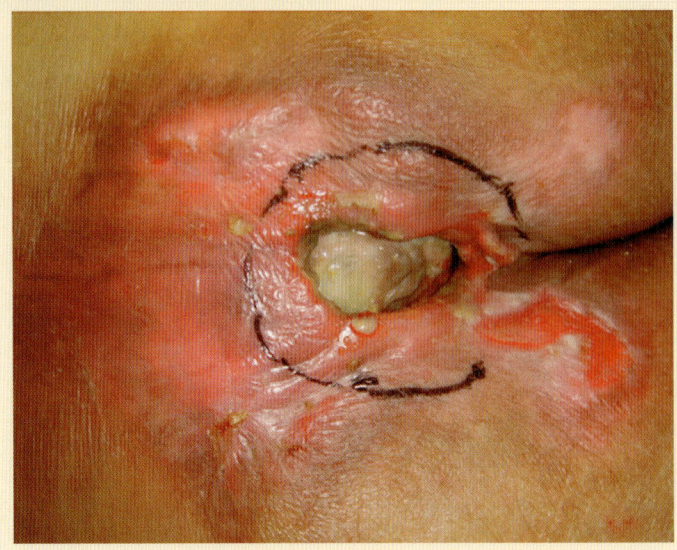

74歳、女性
- 脳梗塞後、左片麻痺あり。以後寝たきりであった。
- 在宅での「ラップ療法」にて仙骨部褥瘡に感染を生じた例。創床面は黄色壊死組織で覆われている。
- マーキング部位はポケットの位置を示す。切開後、ポケット内部から膿が排出された。このように感染が疑われる症例にはドレッシング材による密封療法は不適切である。

機能の壊れた皮膚から高濃度で吸収される場合には、その薬剤に感作される可能性がある。
- 安易に局所に抗菌薬を使用することにより、耐性菌化あるいは菌交代現象を招く危険性がある。
- 創部を清浄化する目的では、抗菌剤の局所投与よりもデブリードマンが優先される。
- 日本褥瘡学会が定めるガイドラインでは、感染抑制作用のあるスルファジアジン銀、カデキソマー・ヨウ素、ポビドンヨード・シュガーなどの外用薬を使用することが勧められている[3]。
- 米国医療政策研究局（AHCPR：Agency for Health Care Policy and Research）が作成した感染褥瘡に対する治療ガイドラインでは、2〜4週間の標準治療によっても創傷治癒が進まない場合には2週間程度の抗菌薬局所治療を推奨している。
- この場合には、グラム陰性、陽性および嫌気性菌をカバーする薬剤（スルファジアジン銀、Triple antibiotic*など）を使用するようにとされている。

感染を伴う創傷に対する消毒

- 消毒には、殺菌作用がある一方で、生体の修復に必要な細胞に対する細胞毒もある。感染のおそれがない清浄化した創面には消毒

> **Evidence**
>
> **Clinical Question**
> どのような外用薬を用いたらよいか
>
> [推奨]
> 感染抑制作用を有するカデキソマー・ヨウ素、スルファジアジン銀、ポビドンヨード・シュガーを推奨する。
>
> 推奨度 **B**
>
> ポビドンヨード、ヨードホルム、硫酸フラジオマイシン・トリプシンを用いてもよい。
>
> 推奨度 **C1**
>
> （褥瘡予防・管理ガイドライン、p.134）

*Triple antibiotic：米国で販売されている抗菌外用薬。バシトラシン、ネオマイシン、ポリミキシンが含有されている。

剤を用いないという考えは一般的である。
- 感染を伴う創傷に対する消毒薬の使用については、日本褥瘡学会作成のガイドラインでは、洗浄前に消毒を行ってもよいとしている[3]。
- 代表的な消毒薬であるポビドンヨードの*in vivo*データのメタアナリシス解析[4]によると、使用当初は創傷治癒を遅延させるかもしれないが、全経過を通じては創傷治癒を妨げないということである。
- AHCPRのガイドラインでは、消毒薬の使用を禁じている。しかし、最近の見解では消毒薬拒否の傾向はやわらいでおり、創傷治癒学会（WHS：Wound Healing Society）のガイドラインやインターナショナル・コンセンサス[5]においても消毒薬の使用は認められており、症状に合わせて考慮する。

褥瘡の洗浄

- 日本褥瘡学会およびAHCPRのガイドラインにおいて洗浄は重要とされている。
- 褥瘡以外の創傷においては洗浄圧を高くすることで創傷表面の細菌除去率を高めるとされているが、褥瘡での報告はない。
- 創傷面のみの洗浄に目を奪われがちであるが、創周囲の皮膚も石鹸を用いて洗い、清潔に保っておく必要がある。

ドレッシング材

- AHCPRのガイドラインにおいては、ガーゼなどのドレッシング材について、「滅菌である必要はなく清潔なものであればよい」とされている。
- 特に、滅菌ガーゼは在宅での処置では入手に費用がかかり、経済的負担が大きい。

（松村由美）

引用文献
1. White RJ, Cutting KF：Critical colonization ?the concept under scrutiny. *Ostomy Wound Manege* 2006；52：50-56.
2. 飯沼由嗣：褥瘡の感染管理. 褥瘡チーム医療ハンドブック, 宮地良樹, 三富陽子編, 文光堂, 東京, 2007：144-148.
3. 日本褥瘡学会編：褥瘡予防・管理ガイドライン. 照林社, 東京, 2009.
4. Mayer DA, Tsapogas MJ：Povidone-iodine and wound healing：a critical review. *Wound* 1993；5：14-23.
5. Wound infection in clinical practice. An international consensus. *Int Wound J* 2008；5 Suppl3：iii-11.

Evidence
Clinical **Q**uestion
消毒は必要か

[推奨]
洗浄のみで十分であり、通常は必要ないが、明らかな創部の感染を認め、滲出液や膿苔が多いときには洗浄前に消毒を行ってもよい。

推奨度 C1

（褥瘡予防・管理ガイドライン、p.139）

Evidence
Clinical **Q**uestion
どのように洗浄を行えばよいか

[推奨]
洗浄液は、消毒薬などの細胞毒性のある製品の使用は避け、生理食塩水または蒸留水、水道水の使用を推奨する。

推奨度 B

創傷表面の壊死組織や残留物等を除去するために圧をかけて行ってもよい。

推奨度 C1

創傷表面から壊死組織や残留物等を除去するために十分な量を用い、創傷の深さや面積に応じて調整して行ってもよい

推奨度 C1

洗浄液の温度は、体温程度に温めて使用してもよい。

推奨度 C1

（褥瘡予防・管理ガイドライン、p.145）

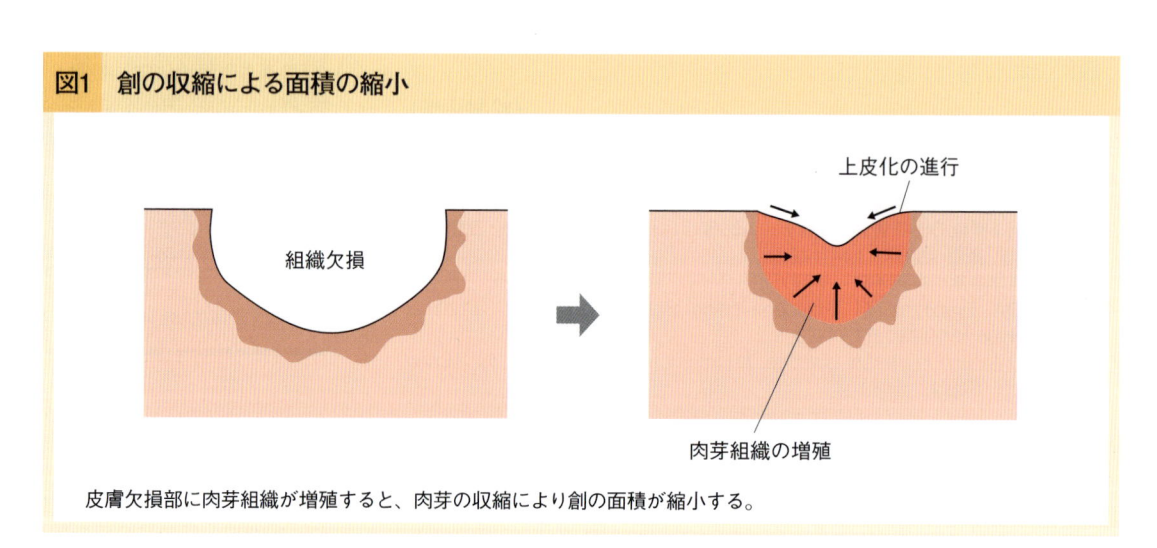

第10章 治りにくい褥瘡の治療方法

大きな褥瘡の治療

> **Points**
> - 壊死組織が多い場合には、境界が明瞭になった時点で外科的デブリードマンを考慮する。
> - 創傷治癒の進行が遅れている場合には、体位変換や排泄物の管理を再確認する。
> - 滲出液過剰の状態が長期間続く場合は、吸湿性の高い外用薬やドレッシング材を使用する。

大きな褥瘡の特徴

- 大きな褥瘡であっても創傷治癒に至る過程は小さな褥瘡と同様である。壊死組織が除去され、組織欠損部が肉芽組織で充填されながら、創の収縮と上皮化が進行していく。
- 皮膚欠損が大きくても肉芽組織の十分な増生が得られれば、創の収縮により面積は著明に縮小し、上皮化に要する期間は思いのほか短縮する（図1）。
- 深達度が深く、ポケットを有する場合が少なくない（図2）。

初期の治療目標設定

- 褥瘡が創傷治癒のどの段階にあるのかを判断し、その段階に応じ

COMMENTS

創収縮

- 創の収縮には肉芽組織中に出現する筋線維芽細胞が関与し、治癒までの期間を短縮させる重要な要素となる。創底から肉芽組織が増殖し、創全体が収縮した場合は問題ないが、ときには創底の辺縁部における肉芽組織の増殖が不十分で、創の表面付近のみが収縮することがある。この場合、収縮はかえって悪い影響を及ぼし、ポケットや瘻孔の原因となる。

図1 創の収縮による面積の縮小

皮膚欠損部に肉芽組織が増殖すると、肉芽の収縮により創の面積が縮小する。
（左：組織欠損／右：上皮化の進行、肉芽組織の増殖）

図2　大きな褥瘡の治療例

72歳、男性
- 頸髄損傷で寝たきりになり、仙骨部に大きな褥瘡が発生。

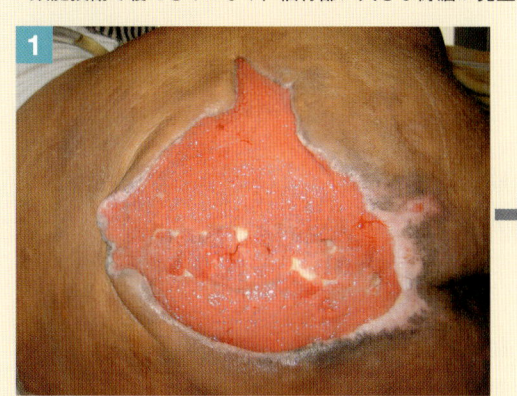

1 肉芽形成期になったが滲出液が多いため、カデックス®軟膏を外用した。その後、滲出液が減少したところで、フィブラスト®スプレーに変更した。

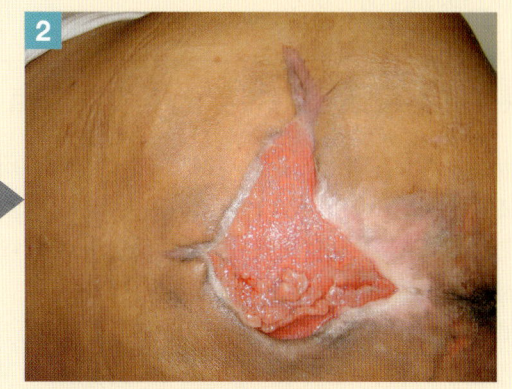

2 1か月後。創の大きさは著明に縮小。

た大まかな目標を設定する。すなわち、炎症期、肉芽形成期それぞれについて局所の状態にあった治療法を選択する。

- 壊死組織で覆われた大きな褥瘡では、感染により発熱などの全身症状をきたすことも少なくない。早急な壊死組織除去が必要であるかどうか、全身症状、検査データなどから判断する。
- 壊死組織のほとんどない褥瘡では、適度な湿潤状態を維持するような外用薬あるいはドレッシング材を使用して滲出液をコントロールしながら肉芽形成を図る。
- 十分な肉芽形成が得られるまでは滲出液が過剰である場合が少なくない。したがって吸湿性の高い外用薬やドレッシング材を使用する期間が長くなることが多い。

外科的治療の必要性を判断

- 大きな褥瘡で壊死組織の量が多い場合には、保存的治療では壊死組織の除去に長期間要するため、境界が明瞭になった時点で外科的デブリードマンを考慮する。
- 壊死組織が除去された大きな褥瘡でポケットの存在が明らかになった場合には、ポケットを閉鎖するための手段としてポケット切開などの外科的処置を実施すべきか検討する（p.256参照）。
- 大きな褥瘡では治癒までに長期間を要するため、外科的に創を閉鎖することも検討されてよい。しかし、創閉鎖のための皮弁も大き

Evidence

Clinical Question

どのような場合に外科的治療を行えばよいか

[推奨]
[手術適応について]
深さが、皮下組織以上に及ぶときには外科的治療（手術療法）を考慮してもよい。

推奨度 **C1**

[手術時期について]
感染が鎮静化しているときに外科的治療（手術療法）を行うことを考慮してもよい。

推奨度 **C1**

（褥瘡予防・管理ガイドライン、p.128）

なものが必要となり、皮弁採取部の閉鎖も難しくなる。また、侵襲の大きな手術になる。創底が肉芽で覆われていれば、上皮化を早める目的で、侵襲が少なく、手技の容易な遊離植皮術を行うこともひとつの選択肢である。

保存的治療を実施する上での注意点

- 治療期間が長期に及ぶと、初期に比べて褥瘡の治療・看護に対するモチベーションが低下しやすい。創傷治癒の進行が緩慢になった際には、適切に体位変換や排泄物の管理がなされているどうか再確認する。
- 肉芽形成がみられ創部の状態が改善してくると、食事摂取が可能な患者は介助の必要なベッド上での食事から、食堂での車椅子上の食事にもどされやすい。仙骨下部の褥瘡では車椅子上での体位で荷重がかかりやすいため、しばしば創傷治癒の進行がペースダウンないしは停止する原因となる。

適度な湿潤環境の維持

- 滲出液を保持し創面を保湿することは、外用薬・ドレッシング材のいずれを使用しても比較的容易である。
- 大きな褥瘡では滲出液過剰の状態が長期間持続しやすい。このような時期には吸湿性の高い外用薬やドレッシング材を選択する。**表1**に吸湿性のある外用薬とその薬効を示した。
- とくに排泄物の創面への侵入を防ぐため、ポリウレタンフィルムなど閉鎖性の材料で表面が被覆されている場合には創面に接する薬剤やドレッシング材の吸湿性を十分検討する。

肉芽形成の促進

- 壊死組織がほぼ除去された創面に適度な湿潤環境が維持されていれば、肉芽形成が始まる。肉芽形成が進行すると次第に滲出液が減少し、創の面積は収縮により小さくなる。
- 滲出液が減少した段階では、創面に対して保湿作用を有する外用薬やドレッシング材を使用する。また、肉芽形成促進作用のある外用薬であれば水分含有率の高いものでも使用できる。
- 滲出液が少なければ、面倒な2次ドレッシングを必要としないハイドロコロイドやハイドロポリマーなどが使用できる。
- 適切な介護と局所治療を実施しているにもかかわらず、肉芽形成

Evidence

Clinical Question

どのようなドレッシング材を用いたらよいか

[推奨]
湿潤環境形成により肉芽形成を阻害する要因を排除し、自然な肉芽形成を助長する、ハイドロコロイド、ポリウレタンフォーム、キチン、ハイドロポリマーを使用してもよい。

推奨度 **C1**

過剰な滲出液を吸収し肉芽組織形成環境を創面に保持するアルギン酸塩、ハイドロファイバー®(銀含有製材を含む)を使用してもよい。

推奨度 **C1**

(褥瘡予防・管理ガイドライン、p.118)

が停滞する場合には、貧血や低栄養状態など患者自身の全身状態の改善を図る。

(田村敦志)

表1 吸湿作用のある外用薬とその作用

製品名	有効成分の一般名	基剤	主な作用
ブロメライン軟膏	ブロメライン	マクロゴール4000／400	壊死組織分解除去、創面清浄化
アクトシン®軟膏	ブクラデシンナトリウム	マクロゴール4000／400／300	肉芽形成促進、表皮形成促進
ユーパスタコーワ軟膏 ソアナース®パスタ	精製白糖・(ポビドンヨード)	マクロゴール、グリセリン、ポリオキシエチレンポリオキシプロピレングリコールなど	肉芽形成促進、殺菌
カデックス®	ヨウ素	カデキソマー(デキストリンポリマー)	滲出液の吸収、殺菌
カデックス®軟膏	ヨウ素	カデキソマー、マクロゴール4000／400	滲出液の吸収、殺菌
ヨードコート®軟膏	ヨウ素	カルメロースナトリウム、ポリアクリル酸部分中和物、白糖、合成ヒドロタルサイト、マクロゴール4000／400	滲出液の吸収、殺菌
デブリサン®*	―	デキストラノマー	滲出液の吸収
デブリサン®ペースト*	―	デキストラノマー、マクロゴール600、精製水	滲出液の吸収
マクロゴール軟膏	―	マクロゴール4000／400	調剤用の基剤

＊薬剤ではなく、特定保険医療材料

第10章 治りにくい褥瘡の治療方法

複合的要因による難治性褥瘡の治療

> **Points**
> - 褥瘡の難治化には複数の要因が複合的に関与している。
> - 隠れた要因を早期に発見するには、注意深い観察が必要である。
> - 局所所見からも、阻害要因や基礎疾患の関与を考えるべきである。

- 難治性褥瘡には治癒を阻害する、さまざまな要因が複雑に関与している。症例ごとにそれらの要因を解明し、対処していく必要がある。
- 早期発見には局所所見の詳細な観察と正確な解釈が不可欠である。

褥瘡が難治化する要因

- 褥瘡が難治化する要因は多岐にわたる。常に複数の要因が複合的に関与していると考えてよい(**図1**)。
- 圧迫やずれなどの外力、低栄養状態、治癒を阻害するほどの細菌増殖(クリティカルコロナイゼーション)などの要因が最も多い。褥瘡の局所所見からも、これらの阻害要因の中で問題となるものを判断することは可能である。
- ADL向上も考慮しなければならない場合、ずれや圧迫などが不可避の問題となり、しばしば治療を困難にする。
- 局所治療においては、創面の細菌増殖(クリティカルコロナイゼー

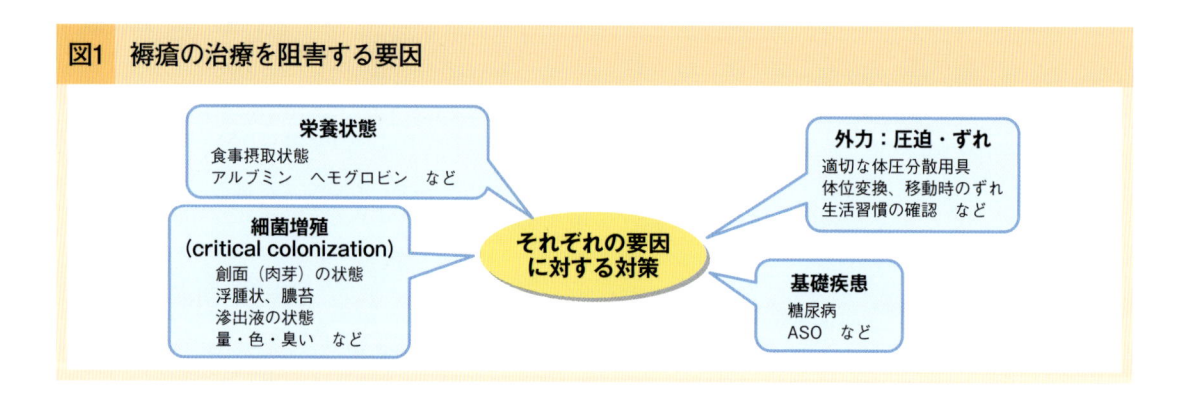

図1 褥瘡の治療を阻害する要因

栄養状態
食事摂取状態
アルブミン ヘモグロビン など

細菌増殖(critical colonization)
創面(肉芽)の状態
浮腫状、膿苔
滲出液の状態
量・色・臭い など

外力:圧迫・ずれ
適切な体圧分散用具
体位変換、移動時のずれ
生活習慣の確認 など

基礎疾患
糖尿病
ASO など

それぞれの要因に対する対策

ション）をコントロールしつつ、肉芽形成を図る。
- 隠れた要因を早期に見い出すためには、注意深い観察が必要である。重篤な基礎疾患を有する患者は、褥瘡の経過中に予測外の合併症を生じることがあるので注意する。

治療の留意点

1．局所所見より阻害要因を考える
- 肉芽の色調、形態、性状、創縁の状態などを詳細に観察すると、阻害要因が見えてくる。図2、3、4に症例を示す。

図2　褥瘡の局所所見から判断できる阻害要因

85歳、男性
- 脳梗塞後遺症でほぼ寝たきりだが、車椅子での座位保持は可能。
- 基礎疾患として閉塞性動脈硬化症（arteriosclerosis obliterans：ASO）がある。
- アルブミン3.0mg/dL、ヘモグロビン10.5mg/dLだが、改善傾向にはある。

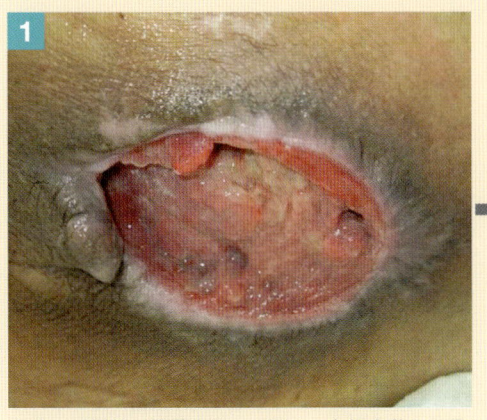

1
肉芽は浮腫状で膿苔を付して汚く、良好肉芽とは言えない。
- 一部舌状に突出している。
- 辺縁はやや硬く隆起し、一部浸軟している。
- 褥瘡周囲には瘢痕がある。

2
8週間後。肉芽が形成されやや紅色調となった。
- まだ浮腫状であり良好とはいえない。
- 創縁は同様で悪化はない。
- 大きさはわずかに縮小している。

〈アセスメント〉
- 創面の細菌増殖、いわゆるクリティカルコロナイゼーションが存在するために滲出液が増加し、水分過多の浮腫状肉芽を呈していると考える。
- 舌状の肉芽や隆起した創縁からは圧迫が除去しきれていないと考えられる。
- 滲出液のために角化した創縁の皮膚が浸軟している。
- 良好な肉芽形成が得られない理由として、低栄養状態も関与している。
- 栄養状態の改善とともに創の清浄化と圧迫除去が必要である。

〈治療・ケア〉
- 局所治療においては、細菌増殖のコントロールと肉芽形成促進のバランスを取る必要がある。
- 抗菌作用のある外用薬が優先されるが、滲出液が減る傾向にあり汚染が改善されてきたところで肉芽形成促進薬に変更してもよい。頻回に観察して両者を適宜変更するのも一法である。
- 座位時のポジションに注意し、局所治療はユーパスタコーワ軟膏とフィブラスト®スプレーを状態により交互に使用した。

第10章 治りにくい褥瘡の治療方法

図3 大きな褥瘡の治療経過における阻害要因

65歳、女性
- 自宅で大きな褥瘡を形成。感染を伴う深い褥瘡であり、局所麻酔下に3回切開、デブリードマンを行った。
- その後順調に肉芽形成は得られていた。車椅子での座位保持は可能である。滲出液が汚いため、洗浄とユーパスタコーワ軟膏による処置を継続。
- 退院後も在宅での処置にて悪化はなく、周囲より少しずつ縮小傾向はみられている。

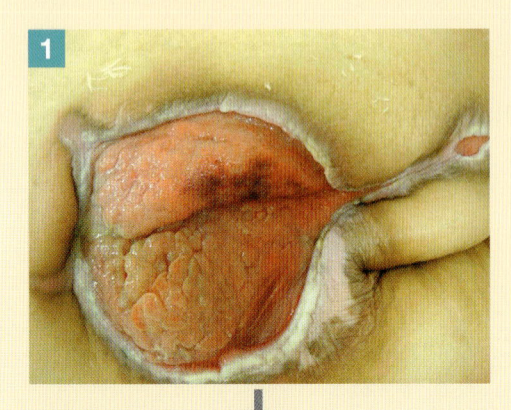

大きな褥瘡。浮腫状の肉芽と暗紫紅色調の壊死（Decubitis in decubitis）

〈アセスメント〉
- 肉芽は浮腫状、粗大顆粒状で滲出液は緑色調で多量である。
- 吸水性のユーパスタコーワ軟膏を使用しているにもかかわらず、水分の多い肉芽の所見である。中央やや上方の肉芽が暗紫紅色を呈している。
- 皮膚のたるみと隆起した肉芽同士の圧迫により生じた壊死である。

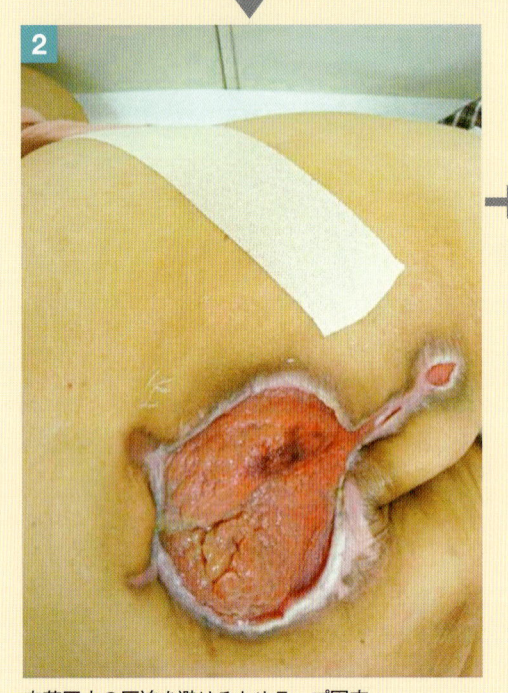

肉芽同士の圧迫を避けるためテープ固定

〈治療・ケア〉
- 臀部の皮膚がたるまないようにテープ固定を家族に指導した。

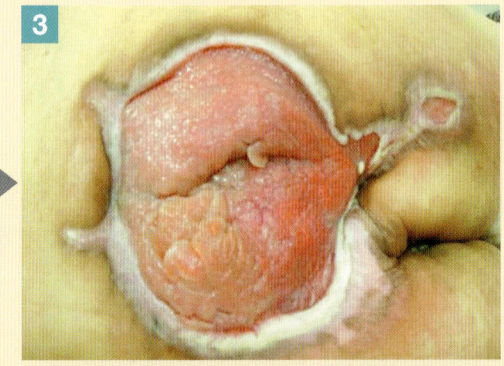

- 1週間後、肉芽の色調は改善、暗紫紅色の部分は消失している。
- 大きい褥瘡であり、滲出液は汚く抗菌作用のない外用薬では悪化してしまう。
- 手術を勧めたが拒否された。

図4 細菌増殖と圧迫、隠れたポケット

50歳、男性
● 脊髄損傷で車椅子生活

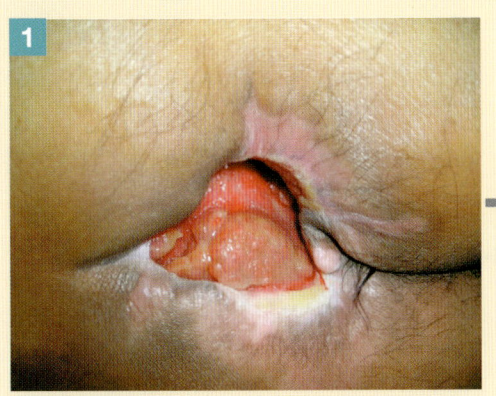

硬く膿苔を付す肉芽。滲出液は多量である。

〈アセスメント〉
・褥瘡は順調に縮小してきたが、肉芽は固く膿苔を付し、滲出液も多い。
・車椅子上の生活時間が長いが、プッシュアップや姿勢保持は行っている。

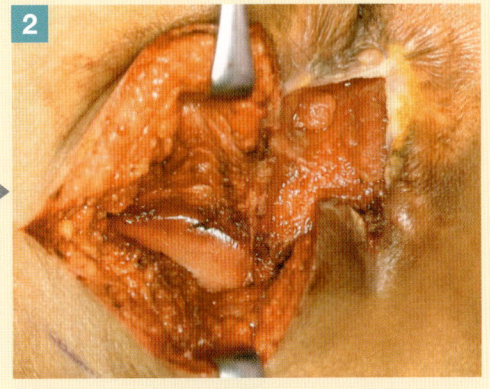

筋層内にポケットがあり切開した。

〈治療・ケア〉
筋肉内に瘻孔が存在したため切開した。創の状態と比較して滲出液が異常に多いことより、創面の細菌増殖以外に深部でのポケット形成という原因があることに気づくべきである。

2. 基礎疾患の関与

● 糖尿病や高度のASO（閉塞性動脈硬化症：arteriosclerosis obliterans）合併例における褥瘡では、感染の急速な拡大、予測外の原疾患悪化をみる場合があり、十分留意すべきである。
● 図5、6に症例を示す。

（永井弥生）

参考文献
1．永井弥生：外用剤と創傷被覆材．褥瘡会誌 2008；10：1-9．

第10章 治りにくい褥瘡の治療方法

図5　ASO合併患者における下腿褥瘡の経過

80歳、男性
- 高度のASOを合併している。
- 下腿に褥瘡を生じ悪化。筋膜上の瘻孔を形成したため、切開した。
- 次第に周囲の皮膚壊死が進行。血行再建術後に下腿切断に至った。

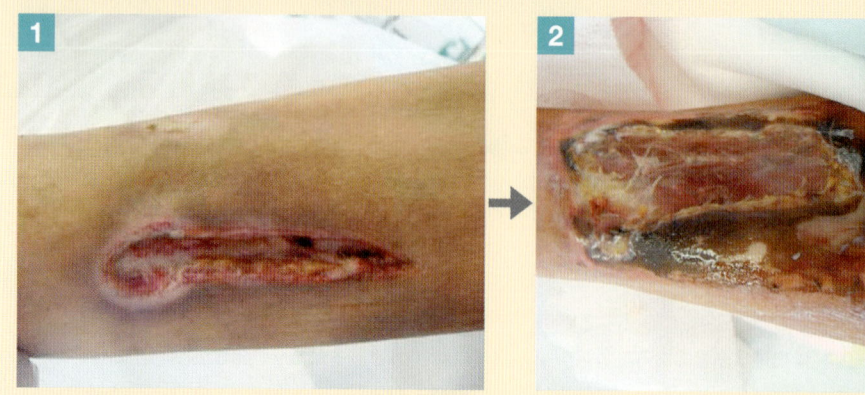

1　ASO合併患者に生じた下腿褥瘡。ポケットを切開した。

2　2週間後。急速に壊死が進行。

図6　糖尿病を有する患者における壊死性筋膜炎合併

66歳、男性
- 壊死組織を付す褥瘡があり、治療が不十分であった。
- 発熱、周囲の発赤腫脹とともに2日後には陰嚢壊死を生じた。
- 緊急デブリードマン、抗菌薬の全身投与と全身管理を行った。

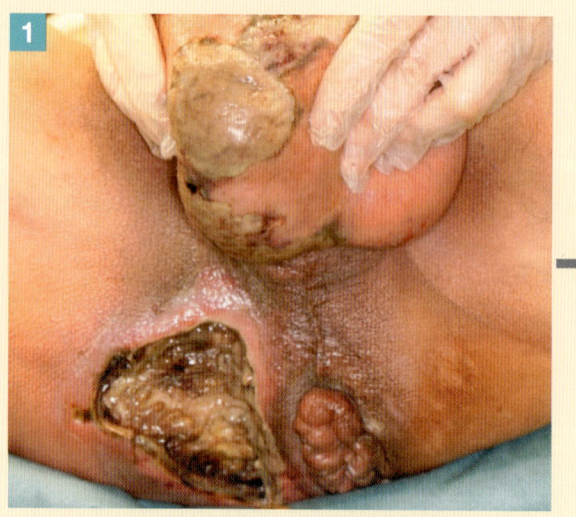

1　治療不十分だった肛門の褥瘡から急速に周囲の発赤、壊死が進行。糖尿病合併。

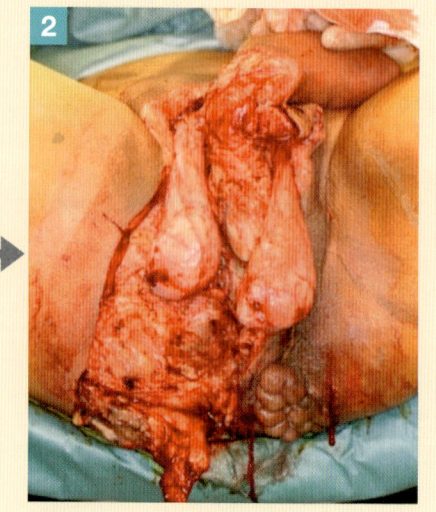

2　緊急デブリードマンを行った。

第11章

その他の褥瘡治療法

- 外科治療の概要 —— 274
- 物理療法の概要 —— 280
- 陰圧閉鎖療法の具体的方法 —— 286

第11章 その他の褥瘡治療法

外科治療の概要

> **Point**
> - 外科治療は、①外科処置、②再建術に分類される。
> - 主な再建術には、植皮術、皮弁形成術がある。
> - 外科手術後は、感染、皮弁壊死、創離開などの合併症を防ぐために、周術期管理に留意する。

外科治療とは

- 外科治療は、感染制御のための壊死組織除去、切開排膿、創処置を簡便にするためのポケット切開、ポケット切除など創面環境調整（wound bed preparation：WBP）目的に行う外科処置と再建術の2つに分類される。
- 本項では再建術を外科治療として解説する。外科処置に関しては他項（p.141〜142）を参照されたい。
- 褥瘡の外科治療は、近傍の組織または遊離植皮（植皮術）を充填または被覆することによって、失われた軟部組織の早期再建を目的とする。
- 保存治療、植皮術、皮弁形成術の3つの治療を比較する（表1）。

表1 保存治療、植皮術、皮弁形成術の特徴

	保存治療	外科治療（再建術）	
		植皮術	皮弁形成術
侵襲	少ない	比較的少ない	大きい
ドナー	必要ない	2週間で上皮化	3、4週間で治癒
治癒後の状態	瘢痕治癒	比較的活性の高い組織	活性の高い組織
治癒までの期間	数か月	約3週間	約3週間
処置施行場所	病棟・外来	病棟・在宅	手術室
麻酔	必要ない	局所麻酔	局所麻酔・全身麻酔
治癒後の皮膚の耐性	脆弱	やや弱い	強い
再発時の治癒の容易さ	難治性	比較的難治性	通常の治癒

褥瘡治療の比較

1. 保存治療
- 創傷被覆材、外用薬、陰圧閉鎖療法などによって肉芽形成を促進させ、創収縮と周囲より上皮化を誘導する。保存治療では、褥瘡が瘢痕組織に置き換わり治癒に至る。
- 保存治療は侵襲が少ない。
- 10cm以上の大きな褥瘡や瘢痕化した褥瘡では、治癒まで半年から1年以上かかることがある。
- 瘢痕の表皮は表皮突起が少なく、ずれ力によって簡単に表皮剥離を起こすため、瘢痕組織は褥瘡が再発しやすい。また、瘢痕組織は褥瘡が再発した場合には、保存的な治療に時間を要する[1]。

2. 植皮術
- 採皮部から一度皮膚を完全に切離後に創床へ移植する方法である（図1）。植皮片は創床より血液が供給され2～5日で生着する。肉芽組織で被覆された褥瘡においては、採取した皮膚片を静置するだけで、ずれと圧迫がなければ生着する。
- 分層採皮創は、感染を起こさなければ、2週間程度で治癒に至る。
- 侵襲が比較的少なく、局所麻酔下に病棟や在宅においても植皮術は可能である。植皮術を施行する一般的な条件として、移植床組織に十分血流があること、明らかな感染がないことが挙げられる。
- 保存治療によって良好な肉芽組織を誘導できた場合、肉芽組織の上に採取した皮膚を静置するだけで、生着させることができる。
- 植皮が生着したあとで、段差が生じることがある。段差部位に褥瘡が再発した場合には、保存治療に時間を要する。全身状態や環境が整えば、皮弁形成術を選択すべきである。

3. 皮弁形成術
- 近傍の組織（筋皮弁、筋膜皮弁）を充填または被覆することによって、失われた軟部組織を再建する方法である（図2）。
- 皮膚だけではなく、筋肉や筋膜を使用するため侵襲は大きい。
- 植皮が困難な骨が露出している場合にも使用できる。
- 正常組織で被覆されるため、再発しても正常な創傷治癒過程が獲得できる。
- 創傷を皮弁によって被覆するため、術前の感染のコントロール（WBP）が重要である。感染がコントロールされていない場合、感染から創離解を生じることがある[2]。

第11章 その他の褥瘡治療法

図1 植皮術

86歳、女性
- 肺炎、尿路感染治療目的に入院、施設にて1年間より褥瘡治療中であった。
- 瘢痕化された褥瘡であるので、皮弁形成術の適応であるが、心機能評価から、皮弁形成によるリスクは高く、病棟で処置が可能な植皮術が選択された。

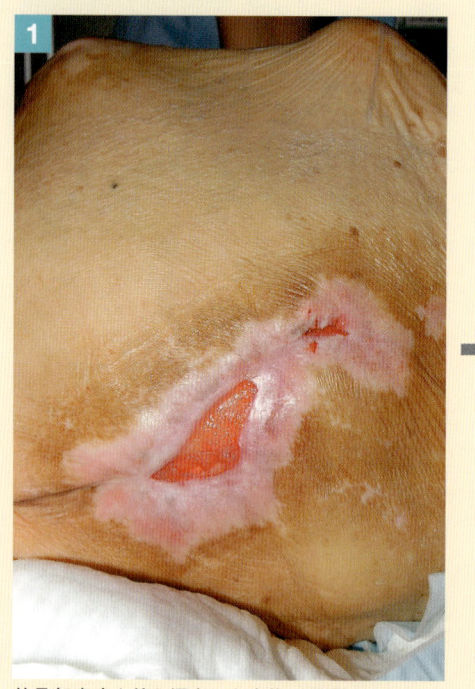

1　仙骨部瘢痕を伴う褥瘡。上皮化が遅延していた。

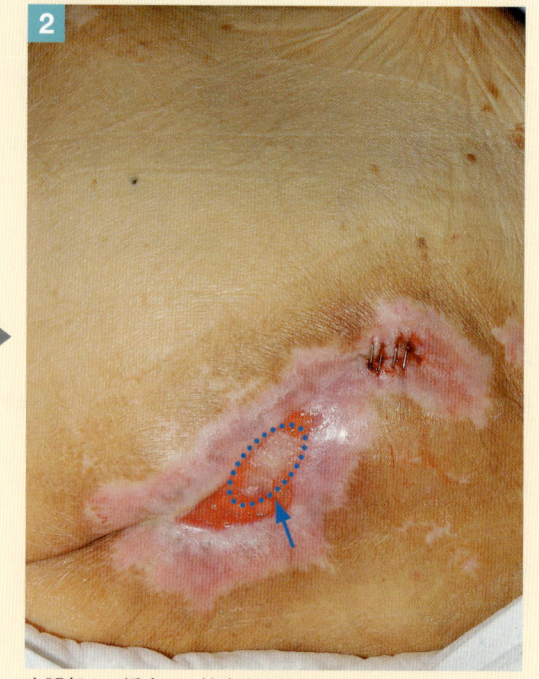

2　大腿部より採皮し、植皮術を施行した。

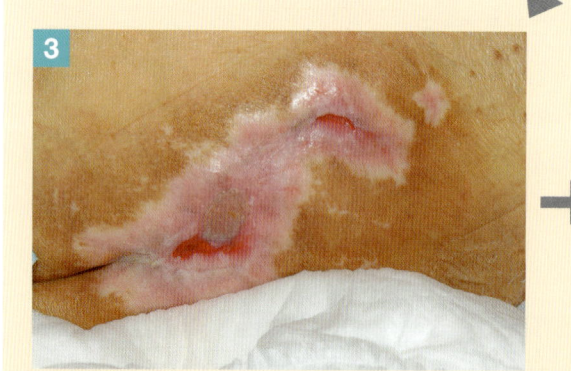

3　植皮術施行後2週間。植皮片は生着した。

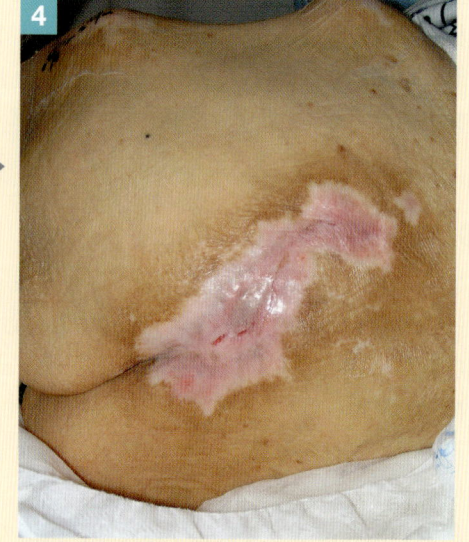

4　術後1か月の状態。植皮術を施行することによって早期に治癒した。

図2 皮弁形成術

83歳、男性
- 肺炎治療目的に入院、在宅にて褥瘡治療中であった。

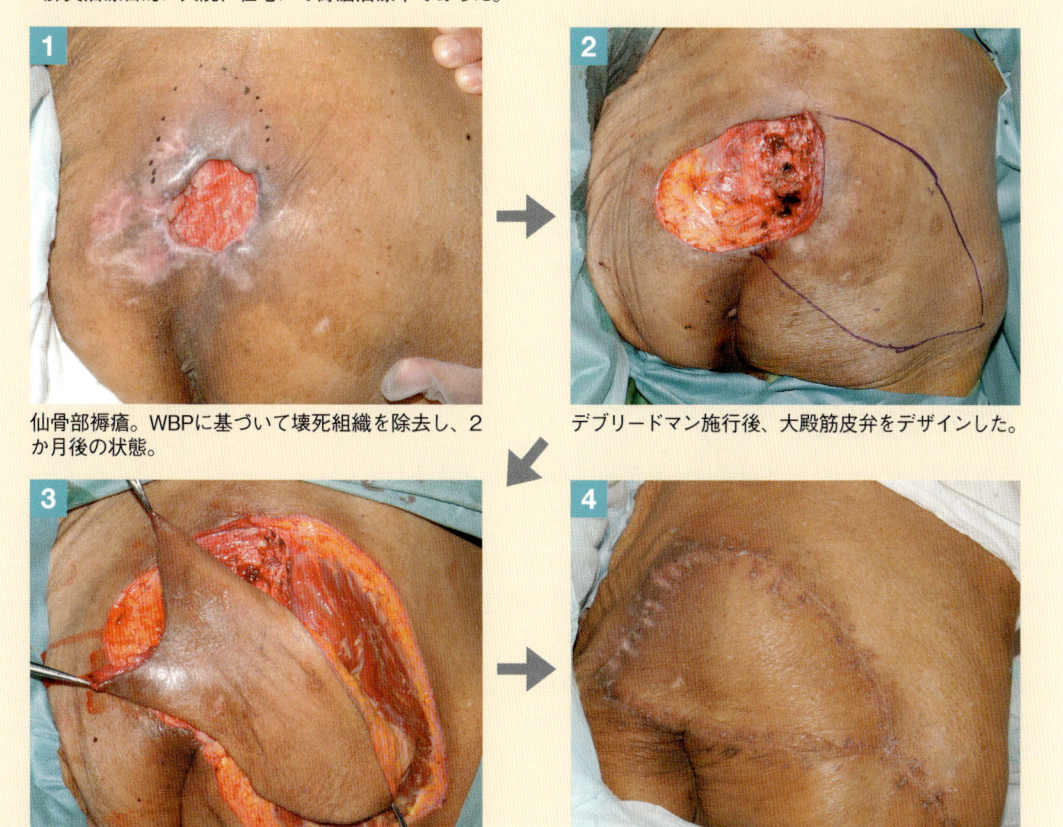

1 仙骨部褥瘡。WBPに基づいて壊死組織を除去し、2か月後の状態。

2 デブリードマン施行後、大殿筋皮弁をデザインした。

3 大殿筋皮弁を挙上し、欠損部へ受動した。

4 術後2か月の状態。再発、創離開は認められない。

外科治療の適応

- 一般に手術適応は皮下組織より深層に達した褥瘡である[2]。再発しやすい瘢痕治癒を避けるために、手術を必要とするとも考えられる。

周術期の管理

- 褥瘡の危険要因を持った患者に対しては、術前から、褥瘡が発生しやすい要因や環境要因を排除しておく必要がある。
- 外科手術後の感染、皮弁壊死、創離開などの合併症を防ぐために、周術期管理は重要である。
- 特に、①便汚染、②外力負荷、③栄養に留意する。

COMMENTS

外科治療の絶対的適応

- 化膿性股関節炎を合併する大転子、または坐骨の褥瘡
- 広範な骨露出を伴う褥瘡
- 半年以上治癒しない瘢痕化した褥瘡

1. 体 位

- 仙骨部、大転子、坐骨、臀部の褥瘡に対する術後、皮弁の種類にもよるが、原則的には股関節の屈曲を禁止する。股関節を屈曲することは、臀部、坐骨部の皮膚に緊張が負荷され、また大転子部の皮膚は歪みを生じ、創離開する可能性を増加させる。
- 体位変換は、皮弁に圧迫やずれが負荷されないよう留意する。通常の体圧分散用具でも、十分周術期管理は可能である。
- 仙骨、臀部の褥瘡に対して皮弁形成術を施行した場合でも、「側臥位→仰臥位→側臥位」という通常の体位変換を行う（体圧分散用具を用いても皮弁や縫合部に数時間、圧が負荷されるが、筆者は、圧迫によって皮弁が壊死した経験はない）。

2. 術後の栄養管理

- 褥瘡患者は、術後約2～3週間は、股関節屈曲位を禁止するため、頭側挙上による食事が困難となる。
- 高齢者では、誤嚥に注意しながら、ムース食などで対応する。
- 経腸栄養剤を投与されている場合は、半固形化栄養材や、増粘剤を使用し、胃食道逆流を防ぐように留意する。
- 誤嚥性肺炎を認めた場合、または予想される場合は、禁食にし、中心静脈から高カロリー輸液を行う。

3. 手術創の管理

- 縫合創処置は、創傷被覆材は使用せず、2～4枚程度のガーゼにて行う。肛門近くはガーゼの上にトップドレッシングとしてフィルムを貼付する。
- 抜糸は、2～3週間後に施行する。ナイロンに対して反応しやすい場合には、早期抜糸を行う。
- 持続吸引ドレーンは、5～10mL/日を基準に抜去し、1～2週間の留置となる場合が多い[3]。
- 便汚染を発見した場合には、医師の到着を待たずに、できるだけ早期に便を除去、洗浄を行うことも重要である（便の創部への曝露時間を短くする）。
- ドレーン抜去後、抜糸前であっても仰臥位でのシャワー浴は、許可している。

COMMENTS

外科的治療について

1. 失禁の管理
- 尿失禁に対しては、泌尿器科医と相談しながら術創の汚染を防ぐ。
- 便失禁に対しては、便失禁用具やフィルムドレッシング材を使用して予防する。
- 膀胱瘻やストーマなど、外科的な排泄路変更手術を考慮すべき場合もある。

2. 圧迫・ずれの管理
- 手術後には、エアーフローティングベッド、またはフローティングマットレスを使用することが多い。
- 体位変換は約2時間毎を目安とするが、腹臥位を強要しないようにする。
- 体位変換の際には、ずれ対策に効果的なシーツを利用するとよい。
- 仙骨部の手術では、術後3～4週目から仰臥位を許可する。
- 坐骨部の手術では、車椅子の使用は術後5～6週目からが目安とされている。

（褥瘡予防・管理ガイドライン、p.86）

COMMENTS

- 縫合創処置は厚くしすぎると圧迫となるので注意する。

COMMENTS

- 陰部洗浄用ボトル（水道水）にて縫合部を洗浄してもかまわない。

治療の実際

- 病棟での植皮術について表3に、皮弁術の代表的な皮弁について表4に示す。
- 坐骨、大転子部の褥瘡においては、股関節との連続性、大腿骨骨頭部、臼蓋部の骨髄炎についてMRI、CTなどによって精査しておく必要がある。
- 単純な皮弁形成術では、再発する可能性が高く、股関節病変や骨髄炎が認められる場合には、骨切除、girdlestone手術等を考慮する。

（大浦紀彦）

参考文献
1. Ichioka S, Ohura N, Nakatsuka T：Benefits of surgical reconstruction in pressure ulcers with a non-advancing edge and scar formation. *J Wound Care* 2005；14：301-305.
2. 大浦紀彦：[褥瘡手術治療の適応と皮弁の選択] 手術前の創面の整備. 形成外科 2008；51（増刊）：1129-1136.
3. 日本褥瘡学会編：褥瘡予防・管理ガイドライン. 照林社, 東京, 2009：31.

表3　病棟での植皮術

- 局所麻酔薬（アドレナリン含有）：1％Eキシロカイン®
- 手術機器：カミソリ、先の細い鑷子（アドソンなど）、ステイプラー
- 採皮部：大腿部は採皮しやすく処置も容易である
- 創傷被覆材：アルギン酸Caドレッシング材（採皮部に使用）
- その他：トレックスガーゼ、ゲンタシン®などの軟膏（カミソリに塗布して滑りをスムーズにする）、生理食塩水20mL
- 皮膚の固定：陰圧閉鎖療法とステイプラー
- 術後1〜2週間は安静、ずれは禁物

表4　皮弁形成術の代表的な皮弁

- 仙骨：大殿筋皮弁（図2）、Limberg皮弁（局所）
- 大転子部：大腿筋膜張筋皮弁、Limberg皮弁（局所）
- 坐骨部：大殿筋島状皮弁、後大腿皮弁

第11章 その他の褥瘡治療法

物理療法の概要

> **Points**
> - 創面に物理的作用を加えることによって、褥瘡の治療を促す方法を物理療法という。
> - 主な物理療法には、電気刺激療法、温熱療法（常温療法）、陰圧閉鎖療法、水治療法、光線療法、高圧酸素療法がある。
> - 物理療法は保険適用ではないため、患者・家族への説明と同意が必要である。

物理療法とは

- 物理療法は、創面に物理的作用を加えることによって褥瘡の治癒を促進させる治療である。
- 我が国では理学療法士が創傷を管理する機会は多くないが、北米では理学療法士が創部の治療に関わってきた歴史があり、大規模な臨床試験データもある。
- 標準的な創処置に付加して行う補助的治療法であるが、基本的には非侵襲的な方法である（図1）。例えば、標準的創処置を行い治癒速度が遅くなったような難治症例には良い適応がある。
- 装置を購入する必要があること、物理療法はいずれも保険適用となっていないことなどから、患者・家族への十分な説明と同意が必要である。

物理療法の種類

- 物理療法には、電気刺激療法、温熱療法（常温療法）、陰圧閉鎖療法、水治療法、光線療法、高圧酸素療法がある。

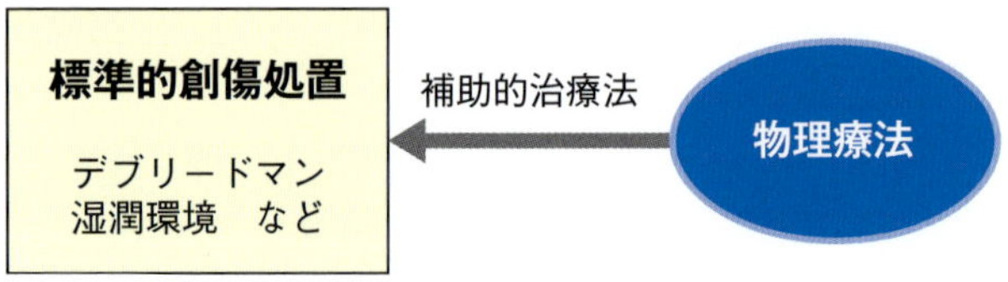

COMMENTS

物理療法の定義

- 生体に物理的刺激手段を用いる療法である。物理的手段には、熱、水、光線、極超短波、電気、超音波、振動、圧、牽引などの物理的エネルギーがある。物理療法には温熱療法、寒冷療法、水治療法、光線療法、極超短波療法、電気刺激療法、超音波療法、陰圧閉鎖療法、高圧酸素療法、牽引療法などがある。疼痛の緩和、創傷の治癒促進、筋・靱帯などの組織の弾性促進などを目的に物理療法が行われる。なお、physical therapy は理学療法一般を示す用語として使用され、混同を避けるため、物理療法には治療手段を示す physical agents を慣用的に使用している。

（日本褥瘡学会 用語集より）

図1 物理療法の位置付け

標準的創傷処置（デブリードマン、湿潤環境 など） ← 補助的治療法 ― 物理療法

- このほか、電磁波、超音波、振動などが報告されている。

1．陰圧吸引療法（p.286〜290参照）
- 我が国では陰圧閉鎖療法と呼ばれることが多い。
- 略語としてVAC療法という名称がポピュラーであるが、KCI社オリジナルの製品を使用したときのみに用いたほうがよい。
- 一般的な略語はNPWT（negative pressure wound therapy）が使用される。

1）原　理（図2）
- 創部を陰圧に保つことにより、細菌数を減少させ、創部に害のある蛋白分解酵素を多く含む滲出液を除去する。
- 細胞外液を排出し、組織の浮腫を減弱、血管新生を促進、肉芽形成を促進する。
- 組織内の酸素分圧を上昇させる。
- 創縁同士を引き寄せる作用もある。
- Ｄ3より深く、滲出液の多い褥瘡が適応となる。

2）有効性
- 散発的な報告は代替法も含めて数多く出されている。
- ランダム化比較試験は少なく、エンドポイントを治癒とすると明らかな有用性を示した論文はない。
- エキスパートオピニオンも分かれている。なお、エキスパートオピニオンとして、ポケットの前後壁を癒着させるのには最適の方法である。

> **COMMENTS**
>
> **陰圧閉鎖療法の定義**
>
> - 物理療法の一法である。創部を閉鎖環境に保ち、原則的に125mmHgから150mmHgの陰圧になるように吸引する。細菌や細菌から放出される外毒素を直接排出する作用と、肉芽組織の血管新生作用や浮腫を除去する作用がある。
>
> （日本褥瘡学会　用語集より）

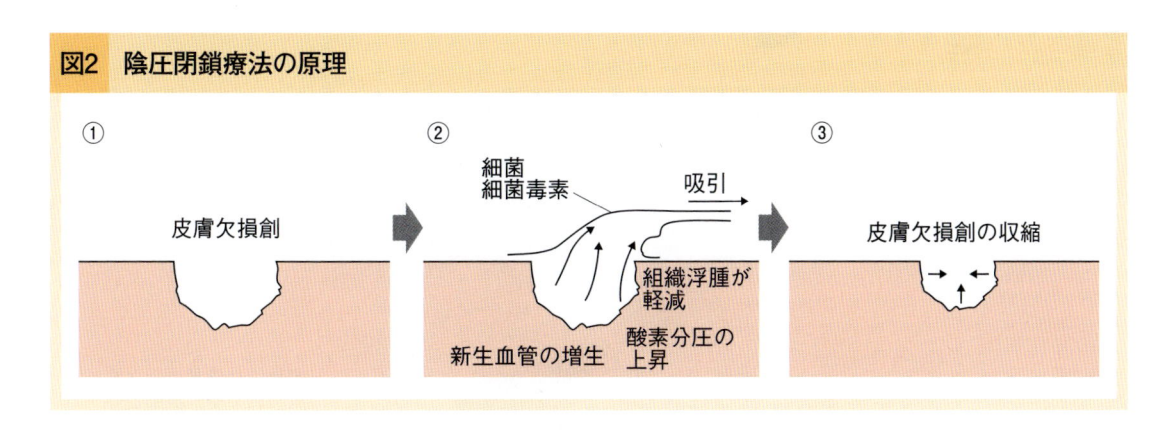

図2　陰圧閉鎖療法の原理

① 皮膚欠損創
② 細菌・細菌毒素　吸引　組織浮腫が軽減　新生血管の増生　酸素分圧の上昇
③ 皮膚欠損創の収縮

2. 電気刺激療法（図3）

●電流を外から与えて、創傷治癒過程を活性化させる方法である。

1）原　理

●創傷治癒初期の炎症期の出血や血腫を吸収する。
●血管収縮、白血球凝集作用、殺菌的作用が認められる。
●炎症期のみでなく、上皮化を促進させるという報告もある。

2）有効性

●1999年に9件のランダム化比較試験がメタアナリシスされており、高いエビデンスがある。
●1週間あたりの平均治癒率は、生食ガーゼドレッシング群が9％、電気刺激療法群が22％であり、13％の治癒促進効果が認められた。

3）治療の実際

●適応は、D3以上の深い褥瘡か、治療に抵抗性を示す褥瘡である。
●通常、生食ガーゼ上に電極を留置し、体の別の部位にもうひとつの電極を貼布、その間で特定の電流を流す。
●直流とパルス電流が使われるが、最近多く用いられている波形は高電圧のパルス電流である。
●単一極と創の周囲に2〜4つの電極を留置する2つの方法がある。
●禁忌は不整脈や、ペースメーカー装着中の患者である。

> **COMMENTS**
>
> **電気刺激療法の定義**
>
> ■ 経皮的に生体に電流を流すことにより、治療効果を得る療法である。交流電流刺激は神経の興奮、筋の収縮により運動機能の改善、運動機能の代行・再建、疼痛の緩和などの効果がある。直流微弱電流刺激では創傷治癒促進効果、イオン導入法による経皮薬の浸透などの効果がある。
> （日本褥瘡学会 用語集より）

図3　電気刺激療法

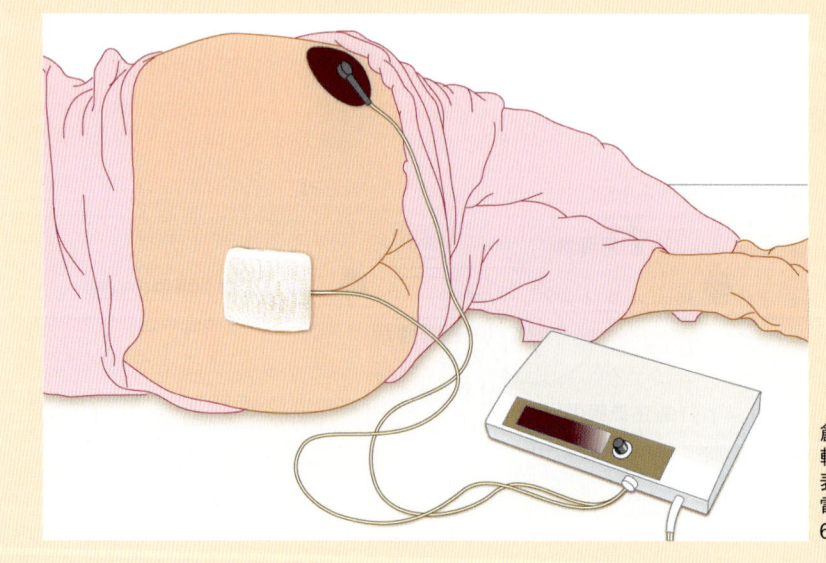

創部には生食ガーゼを軽く詰める。創部と体表に貼った電極の間に電流を流す。通常1日60分の治療を要す。

3. 水治療法（図4）

●湯あるいは渦流浴を全身あるいは褥瘡部に対して行うものである。

1）原　理

- 壊死組織がある場合、デブリードマン作用がある。
- 創部の線維芽細胞の活性化、毛細血管の新生作用などが知られている。

2）有効性

- 実際に褥瘡治療に有効であるということを証明した報告は少ない。
- ランダム化比較試験は1つあり、水治療群のほうが優位に改善率が高値であった。

3）治療の実際

- エレベーターバス・ハバードタンクで使用しても可能である。
- 通常の浴室でも、あるいは大掛かりな設備がなくても部分浴槽、簡易浴槽を用いることで可能である。
- 用いる水温は35.5～36.6℃とする。
- 肉芽が形成された後では肉芽への影響を考慮する。直接褥瘡面に渦流がかからないようにし、褥瘡周囲を1日20分間浸す。
- 褥瘡の創部を浴槽に浸けることによって創部の感染が惹起されるかを検討した論文はない。

> **COMMENTS**
>
> **水治療法の定義**
>
> ■ 静水圧、浮力、水中抵抗、温熱、洗浄などの物理的な作用と含有成分による化学的な作用を利用した療法である。局所の水治療法には渦流浴、気泡浴、交代浴があり、全身浴にはハバード浴、プールがあり、温熱または寒冷効果、創傷治癒の促進、マッサージ効果や運動効果がある。
>
> （日本褥瘡学会 用語集より）

図4　水治療法

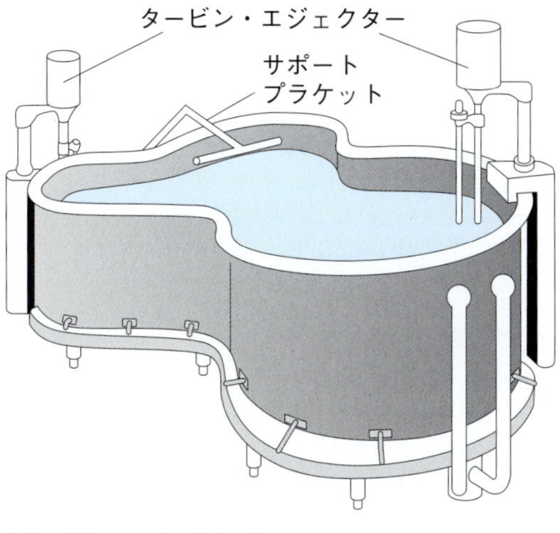

熱傷治療で用いられるハバードタンク

4. 加温療法（非接触性・常温療法）

1）原　理

- 創部を湿潤環境に置きつつ、安全に加温する装置が米国で開発された（製品名Warm Up）。
- これは閉鎖環境を維持する皮膚保護カバーに、温熱ヒート板が取り付けられる構造になっており、温熱ヒート板は38℃に制御される。

2）有効性

- コントロール群と比較し、有用性があるとの報告が多かったが、現在、製造が中止されている。
- 創部を加温しながら褥瘡を治療することは理にかなっているが、ホットパックなどの熱源の接触は熱傷の危険をはらんでいるので、絶対に使用してはならない。

> **COMMENTS**
> **非接触性・常温療法の定義**
> - 創部を湿潤環境に保ちながら、38℃・1時間の加温を1日2〜3回行う治療法をいう。
> （日本褥瘡学会 用語集より）

5. 光線療法

- 特定の波長の光線やレーザー光線を照射する。

1）原　理

- 光線の照射によって潰瘍周辺の血管拡張が得られると考えられている。
- レーザー光線は直接皮膚の線維芽細胞に作用して創傷治癒を促進する作用もあるという。

2）有効性

- 生食ガーゼ法とランダム化比較試験があり、有意に効果が認められた。我が国でも直線偏光近赤外線の治療報告がある。
- 紫外線に関してもランダム化比較試験で有効であるという報告がある。
- レーザー光線に関してはランダム化比較試験が1つあるが、ここでは有効性は認められなかった。
- 欧米のガイドラインでは有効性に関して否定的である。

3）治療の実際

- さまざまな波長の研究があるが、現在有効であるとされているのは、956nmの近赤外線と637nmの赤色光の組み合わせである。
- 1日9分間照射し、1週間ごとに漸減させる。

> **COMMENTS**
> **光線療法の定義**
> - 皮膚などに光線を照射し、光化学作用や温熱作用を利用した療法である。光線には可視光線を基準にして、波長の短い紫外線では光化学反応が主な作用で、波長の長い赤外線は温熱作用が中心となる。そのほか、位相のそろったレーザー光があり、生体に照射することにより得られる殺菌・細胞破壊、免疫促進、循環の改善、鎮静作用、疼痛の緩和、創傷治癒の促進などの効果がある。
> （日本褥瘡学会 用語集より）

6. 高圧酸素療法

- 局所的あるいは全身的に高圧酸素療法を行う。
- かなり以前から適応が検討されたが、近年の報告は少ない。
- ほとんどのガイドラインでは有効性に関して否定的である。

7. 超音波療法

- 創面に超音波を当てる方法である。
- 作用は線維芽細胞や血管内皮細胞や白血球を活性化させる。ことに創傷治癒の早期にその効果が著しいとされている。
- ほとんどのガイドラインでは有効性に関して否定的である。

8. 電磁波療法

- 電磁波により褥瘡を治療する。
- ほとんどのガイドラインでは有効性に関して否定的である。

9. 振動療法

- 振動器の使用によって、踵骨部の発赤が改善したという報告がある[1]（p.9参照）。

（館正弘）

参考文献
1 大桑麻由美, 仲上豪二朗, 須釜淳子, 他：振動による血液透析患者の下肢末梢循環におよぼす影響. 第28回日本看護科学学会学術集会 2008.
2 日本褥瘡学会編：褥瘡予防・管理ガイドライン. 照林社, 東京, 2009.

COMMENTS

高圧酸素療法の定義

- 密閉された高気圧室に患者または患部を収容して、高圧の酸素を吸入させる療法である。血漿や虚血病変組織への直接作用により組織の酸素分圧を上昇させ、低酸素状態の改善をはかる療法である。
（日本褥瘡学会 用語集より）

COMMENTS

超音波療法の定義

- 生体に超音波（20,000Hz以上）を照射する療法で、連続波による温熱作用とパルス波による機械的振動作用（非温熱作用）がある。前者は循環の改善、疼痛の緩和、筋スパズムの抑制、鎮静作用など、後者は浮腫の軽減、創傷治癒の促進、経皮薬の浸透などの効果がある。超音波照射時には皮膚に伝播物質（超音波用ジェル）を塗布する。超音波周波数が高いほど浅層組織での吸収率が高まり、深部には低周波数の超音波を使用する。
（日本褥瘡学会 用語集より）

COMMENTS

電磁波療法の定義

- 電磁波によるエネルギー変換熱効果を利用して褥瘡を治療する方法をいう。
（日本褥瘡学会 用語集より）

第11章 その他の褥瘡治療法

陰圧閉鎖療法の具体的方法

> Points
> ■ 創傷被覆材と透明フィルムで創を密閉し、吸引により陰圧を保つ治療法である。
> ■ 壊死組織がなく滲出液が多い創に有用な方法である。
> ■ 管理を怠ると合併症を引き起こす可能性がある。

陰圧閉鎖療法とは

- 陰圧閉鎖療法は、褥瘡をはじめとした潰瘍に対して、その創面をポリウレタンフォーム等のドレッシング材と透明フィルム（オプサイト®など）により密閉し、吸引により陰圧を保つことで創部を管理する方法である。
- 陰圧による創面への効果と滲出液のコントロールにより有効に作用する（表1）。
- 欧米では主に、専用のスポンジによるVacuum Assisted Closure®（VAC）システム（ケーシーアイ社）が使用され、臨床研究が多数報告されている[1,2]。ただし、わが国では未認可であるため、各施設により代替療法が行われている[3,4,5]。
- 陰圧閉鎖療法は創治癒に有用な方法であるが、不適切な管理により、合併症を引き起こす可能性もある。看護師は創の状態を観察し適切に判断する能力が求められる。

陰圧閉鎖療法の適応

- 滲出液の多い創が良い適応であるが、適宜観察することでさまざまな創に応用可能である。

表1 陰圧閉鎖療法の有効性

- 適切な湿潤環境の提供
- 良好な肉芽組織の誘導
- 感染の制御
- 密着によるずれ・ポケットへの対策

Evidence
Sをsにする　創の縮小

Clinical Question
どのような物理療法があるか

［推奨］
陰圧閉鎖療法を行ってもよい。
推奨度 C1

Pをなくす
ポケットの解消

Clinical Question
どのような物理療法があるか

［推奨］
ポケット内に壊死組織がない場合には、前後壁を接着させる目的で陰圧閉鎖療法を行ってもよい。
推奨度 C1

（褥瘡予防・管理ガイドラインp.131、156より抜粋）

- 壊死組織がある場合は、事前の外科的デブリードマンが望ましい。

主な合併症とその対策

- 感染の増悪、吸引チューブによる圧迫、フィルムドレッシング材による皮膚損傷などに注意が必要である。
- 定期的な観察とドレッシング材の交換、交換時の適切な創傷ケアにより予防可能である。

> **COMMENTS**
> - 吸引圧不足を放置すると密閉空間内での細菌が増殖し、感染が増悪するので注意が必要である。

陰圧閉鎖療法の具体的な手順

1．創の被覆と密閉（図1、2）

- **ドレッシング材による創面の被覆**：ポリウレタンフォーム材（ハイドロサイト®など）、スポンジ、ヨードホルムガーゼなどを適切な大きさに切り取り、創面を被覆する。
- **透明フィルムによる密閉**：吸引チューブ留置前にまずドレッシング材の上からフィルム（オプサイト®など）で創を密閉する。

> **COMMENTS**
> - 創面を被覆する前に、ハンドソープ等を併用した流水による十分な創洗浄で細菌数を減少させることも重要である。

2．吸 引

- **吸引チューブの取り付け**（図3）：ドレッシング材上のフィルムを一部切りとり、先端を斜めにカットした吸引用チューブ（14Frサフィードなど）をドレッシング材上に留置し、再度フィルムで固定する。完成形の構造を図4に示す。
- **吸引機器への取り付け**（図5）：チューブを吸引機器へ接続し、空気の漏れがないことを確認する。125mmHg前後の吸引圧が推奨される[1]。
- 吸引開始後は、定期的に吸引圧と吸引状態を確認し、ドレッシング材の交換と創洗浄を適宜行う。

> **COMMENTS**
> - ハイドロサイト®を使用する場合、ハイドロサイト®表面の切除も必要である。

> **COMMENTS**
> - 病棟の吸引器の基準単位がmmHgでない場合は下記を参照。
>
> 125mmHg(Torr)＝12.5cmHg
> ≒1700mmH$_2$O(170cmH$_2$O)
> ≒16.7kPa≒0.16atm

（簗由一郎／市岡滋）

> **COMMENTS**
> - 吸引の方法として、病棟の壁吸引の他に、ディスポーザブル注射器[4]、J-VACドレーン[3]、電動式低圧吸引器[5]などを利用した報告がある。

参考文献
1. Morykwas MJ, Argenta LC, Shelton-Brown EI, et al：Vacuum-assisted closure：a new method for wound control and treatment：animal studies and basic foundation. *Ann Plast Surg* 1997；38：553-562.
2. Argenta LC, Morykwas MJ：Vacuum-assisted closure：a new method for wound control and treatment：clinical experience. *Ann Plast Surg* 1997；38：563-576.
3. 宮村 卓, 寺師浩人, 辻依子, 他：代替VACシステム作成方法. 形成外科 2005；48：68-71.
4. 本田耕一：誰でもできる「陰圧閉鎖療法」による褥瘡治療. 日総研出版, 名古屋, 2004：32-52.
5. 館正弘, 今井啓道, 鳥谷部荘八, 他：胸骨正中 開創に対する陰圧閉鎖療法の検討. 日形会誌 2006；26：365-370.

第11章 その他の褥瘡治療法

図1　陰圧閉鎖療法で使用可能なドレッシング材と代替医療用品の例

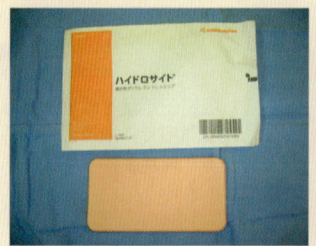

ハイドロサイト® 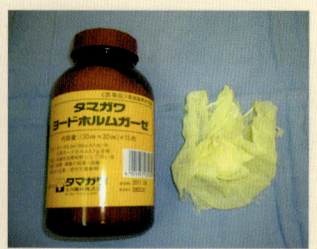　　　ヨードホルムガーゼ

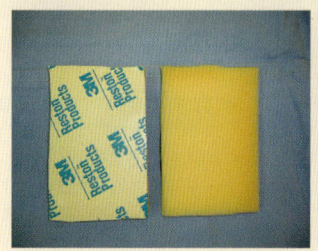

レストン™粘着フォームパッド 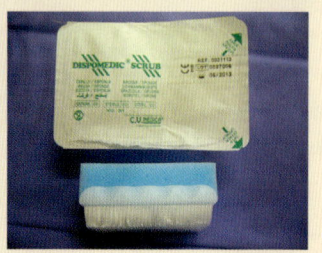　　　手術手洗い用品のスポンジ部分

COMMENTS

- 議論の分かれるところではあるが、実際の臨床現場では医療用品でないスポンジなども医師の適切な管理下で利用可能な場合もある。

図2　陰圧閉鎖療法の手順①─創面の被覆

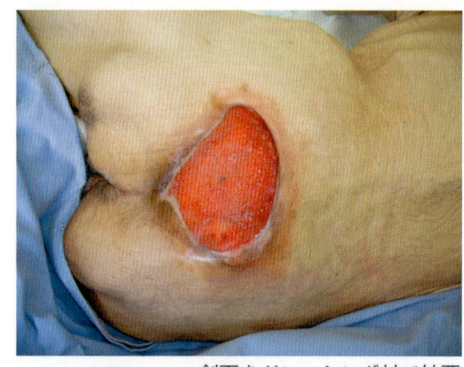

創面をドレッシング材で被覆し、透明フィルムで密閉する。

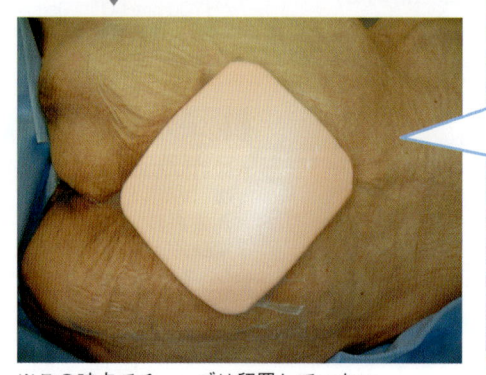

※この時点でチューブは留置していない

フィルムと皮膚の強固な接着、皮膚炎を予防するために、必要に応じて下記を周囲皮膚へ塗布（噴霧）してもよい。

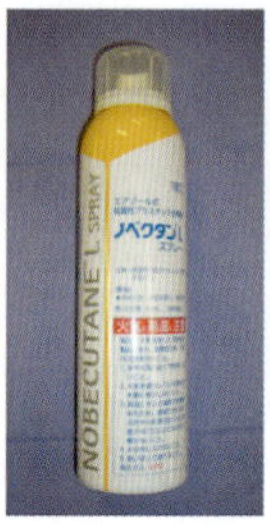

ノベクタン®Lスプレー　　　安息香酸チンキ

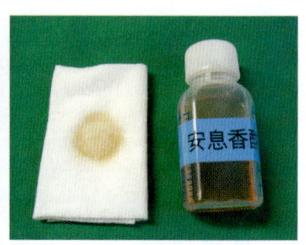

陰圧閉鎖療法の具体的方法

図3 陰圧閉鎖療法の手順②−チューブの固定

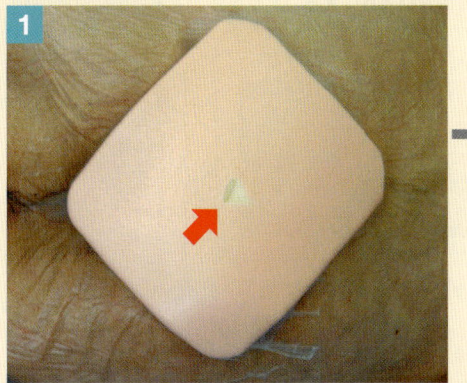

1 チューブ固定予定部フィルムの切り取り（➡部）

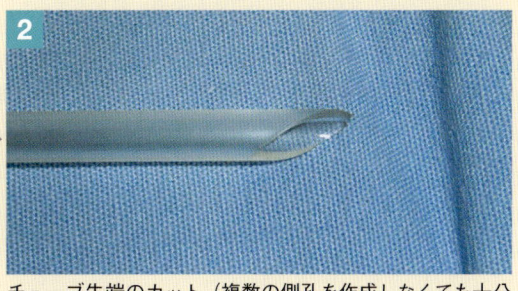

2 チューブ先端のカット（複数の側孔を作成しなくても十分吸引可能）

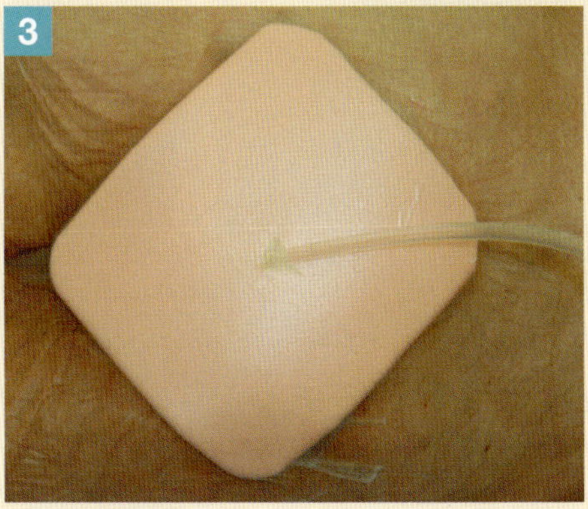

3 チューブの固定

チューブ部からのエアリーク予防の工夫

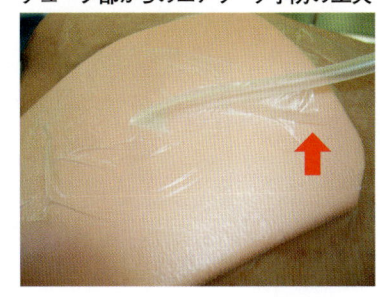

ドレッシング材をフィルムで密封後、①再度フィルムを使用しチューブを固定する、②チューブ固定のフィルムを折り返す（⬆部）ことで、義歯安定剤などを使用することなくエアリークを防止できる。

図4 ドレッシング材の貼付とチューブ固定のイメージ図

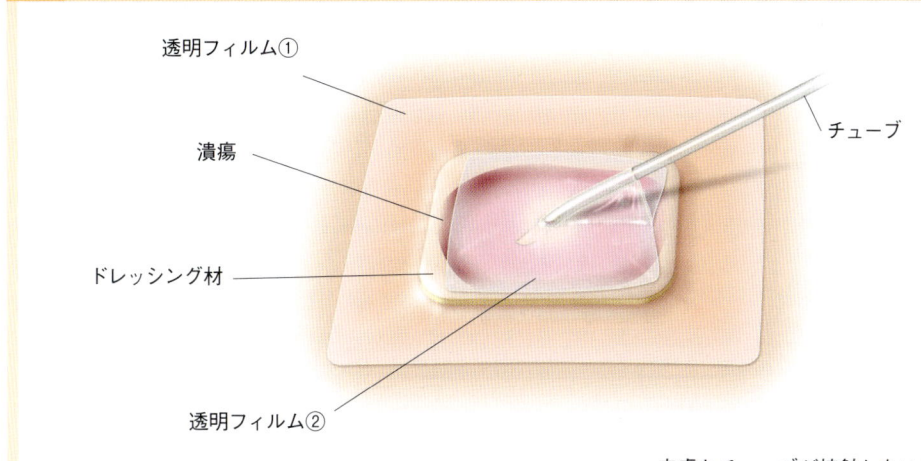

- 透明フィルム①
- 潰瘍
- ドレッシング材
- 透明フィルム②
- チューブ

皮膚とチューブが接触しないため、創からの滲出液がチューブに沿って漏出し、固定不良の原因となることを予防している。

11 その他の褥瘡治療法

第11章 その他の褥瘡治療法

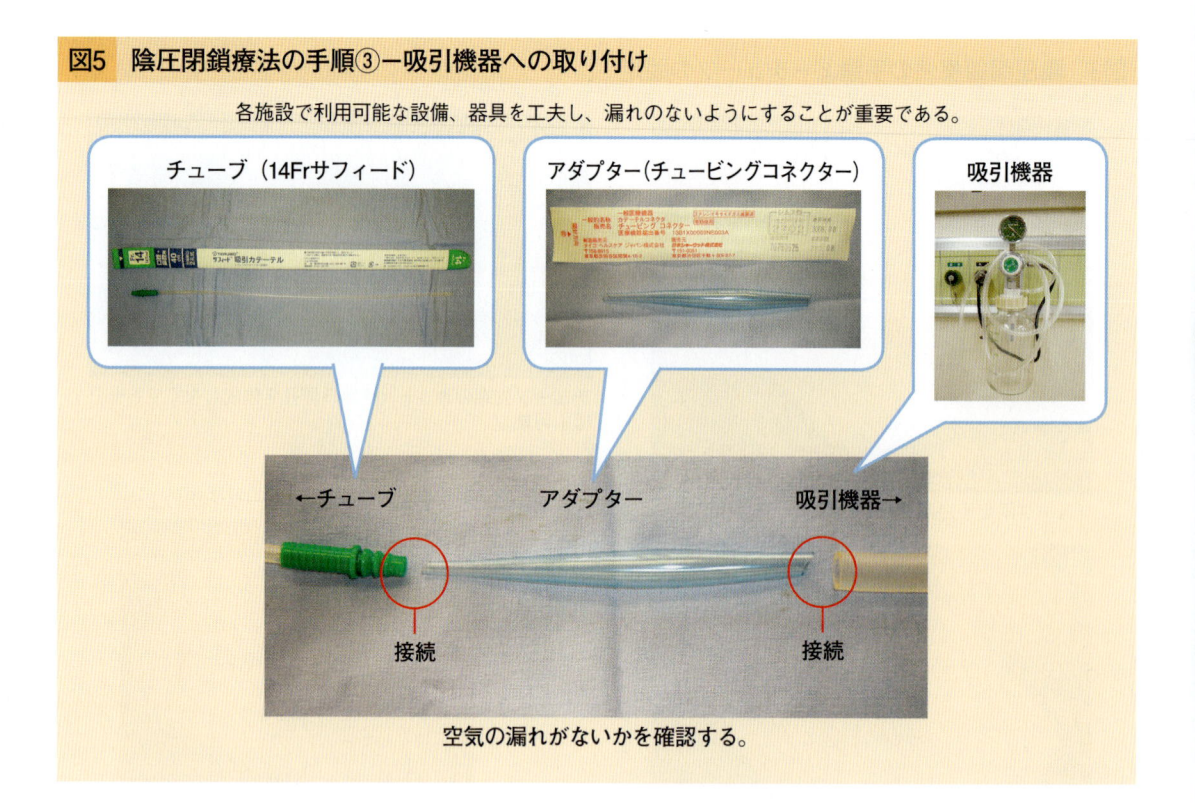

図5　陰圧閉鎖療法の手順③－吸引機器への取り付け

各施設で利用可能な設備、器具を工夫し、漏れのないようにすることが重要である。

チューブ（14Frサフィード）

アダプター（チュービングコネクター）

吸引機器

←チューブ　　アダプター　　吸引機器→

接続　　　　　　　　　接続

空気の漏れがないかを確認する。

第12章

在宅褥瘡予防・ケアの進め方

- 在宅褥瘡管理の特性と対応 — 292
- 在宅での褥瘡予防方法 — 295
- 在宅褥瘡管理のためのチームアプローチ — 300
- 在宅でのラップ療法を考える — 304

第12章 在宅褥瘡予防・ケアの進め方

在宅褥瘡管理の特性と対応

> Points
> ■ 病院での入院期間短縮化により、在宅でのケアが必須となりつつある。
> ■ 在宅での褥瘡ケアは、病院との違いを把握した上で行うことが重要である。
> ■ 在宅では、ケアマネジャー、医師、看護師が中心となり、連携を図る。

病院の常識は在宅では非常識

- 在宅で褥瘡ケアを行うにあたっては、病院のケア方法をそのまま持ち込むことができず、その違いを知って連携を行う必要がある（表1、図1）。
- 病院では常に医師と看護師が常駐し、また管理栄養士や理学療法士などもいる。これらが連携して褥瘡ケアにあたることができる。連携のコントロールとして褥瘡対策委員会が存在する。
- 在宅では医師の往診がまず必要であり、医師の指示書によって訪

COMMENTS
- 病院と在宅ではシステムが全く異なり、職種間の連携が特に難しい。

表1 病院と在宅のシステム

	病院	在宅
医師	そこにいる	往診が必要
看護師	そこにいる	訪問看護が必要 医師の指示書が必要
他職種との連携 （栄養士・理学療法士等）	そこにいる	医師の指示書が必要 ほとんど行われていない
コントロール	褥瘡対策委員会	ケアマネジャー（個人の力量）
看護師の創処置	ほぼ自由に施行	制限あり・医師の指示が必要
看護師の薬剤選択	現実的には許容	不可能・医師の処方薬のみ使用
ドレッシング材	使用可能・期間制限あり	医師の往診時のみ使用可 ほぼ使用不可能に近い
体圧分散用具	すぐに導入可能	すぐに導入可能
ケアの質	ケアの均一化が難しい	家族によって質の高いケア

- 問看護・訪問栄養指導・訪問理学療法などが行われる。
- 在宅には褥瘡対策委員会は存在せず、ケアマネジャーが褥瘡ケアを含めて総合的なプランを立てるため、ケアの質はケアマネジャーの力量に左右される。
- 病院では医療者の思う通りのケアが可能だが、在宅では患者や家族の納得なくして医療者の思うようなケアはできない。
- 在宅では体圧分散用具は速やかに適切なものが導入できる。また、ケアにあたる人が限定されているため、適切な指導によって局所療法・移乗・ポジショニングは高いレベルが維持される。病院と比べても質の高いケアが可能になることが多い。

在宅褥瘡ケアの限界を知って連携をはかる

- 在宅の現状として、感染を伴う黒色痂皮に被われた褥瘡で発見されることが多い。このとき、速やかに感染褥瘡に対するケアができる医師の往診をあおぐか病院の外来を受診する。
- 病院での入院期間短縮化により、在宅でのケアが必須となりつつある。
- 退院前に介護保険の申請が終わっていることを確認する。また訪問看護指示書を書き、ケアマネジャーと訪問看護師に退院前訪問をしてもらい、処置方法や体圧分散用具の選定等の打ち合わせを行

COMMENTS

在宅褥瘡予防・管理のポイント

褥瘡予防
- 要介護度3以上の人には、必ずケアプランに褥瘡予防を入れ込む。
- 勘や経験に頼らず、ケアには根拠を持つ。
- 行ってはいけないケアを理解しておく。
- 第一発見者はケアマネジャー、家族、ヘルパー。
- 発赤は重要な褥瘡のパラメーター。

褥瘡管理
- 発生後こそ、看護・介護が最も重要な治療方法。
- 褥瘡の創面は湿潤環境を保ち、創周囲の皮膚は清潔に保つ。
- 足の褥瘡は、血流障害や神経障害を伴うことがあり、感染に十分に注意する。
- 褥瘡部の治療は、DESIGNの考え方を基本としたガイドラインに沿って行う。
- ケア用具の積極的な活用を図る。

(在宅褥瘡予防・治療ガイドブック、p.12-13)

図1 在宅褥瘡ケアの考え方

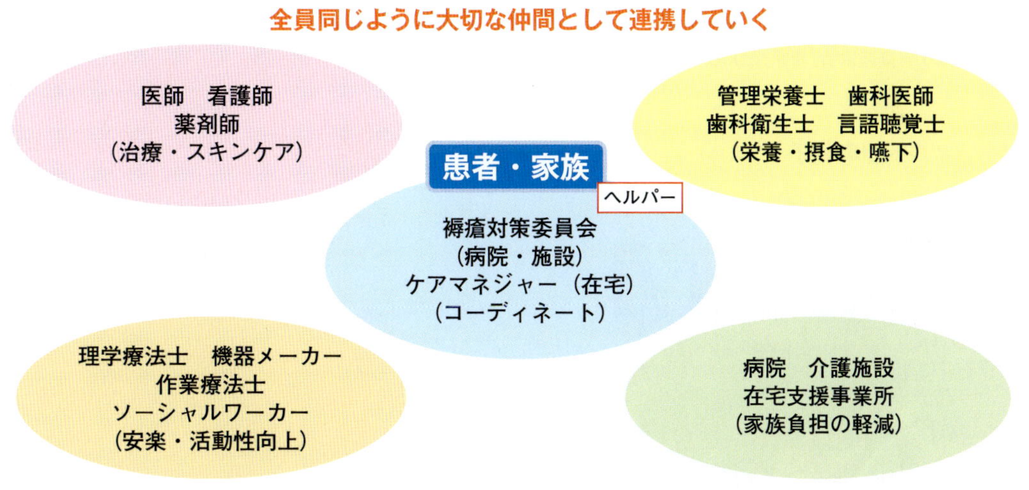

全員同じように大切な仲間として連携していく

- 医師　看護師　薬剤師（治療・スキンケア）
- 管理栄養士　歯科医師　歯科衛生士　言語聴覚士（栄養・摂食・嚥下）
- 患者・家族　ヘルパー　褥瘡対策委員会（病院・施設）ケアマネジャー（在宅）（コーディネート）
- 理学療法士　機器メーカー　作業療法士　ソーシャルワーカー（安楽・活動性向上）
- 病院　介護施設　在宅支援事業所（家族負担の軽減）

褥瘡ケアにあたっては、病院と在宅部門が密に連携を取って在宅ケアにあたることが望まれる。

う。同様に在宅褥瘡治療を行う医師を確認する。

在宅管理を有効に行うための条件

1. 各医療者の役割
- ケアマネジャーにすべての情報が集まるようにする。
- ケアマネジャーはケア方針などを、かかわりのあるすべての部門に伝え納得してもらう。
- ケアマネジャーが福祉系出身者の場合、訪問看護師がサポートする。
- 在宅褥瘡ケアには訪問看護師の関与が必須である。
- 褥瘡治療担当医は、治療方針を家族・ケアマネジャーに説明する。その後、説明の補足を訪問看護師（あるいは看護師）が行う。

2. 対応の留意点
- デイケア、デイサービス、ショートステイ等への移動時には、ずれ対策が必要である。リクライニング車椅子ではなく、ティルト型車椅子（図2）が勧められる。
- 褥瘡ケアにおいて入浴の意義は大きい。主治医あるいは褥瘡治療担当医から積極的な入浴の指示をもらう。
- 低栄養と脱水の予防に、1日最低限として、エネルギー900kcal、水分1000mLの摂取を確認する。

（塚田邦夫）

参考文献
1. 日本褥瘡学会編：在宅褥瘡予防・治療ガイドブック. 照林社, 東京, 2008.
2. 日本在宅褥瘡創傷ケア推進協会編：床ずれ「褥瘡」ケアナビ在宅版. 日本在宅褥瘡創傷ケア推進協会, 東京, 2008.

> **COMMENTS**
>
> **在宅で褥瘡ケアをする時の心構え**
>
> - 褥瘡発症の原因を突き止める。
>   - 在宅現場を先入観なく観察し、また介護者などから話を聞く。
> - ケアの提案は必要最小限とし、介護者の負担を増やさない。
>   - 在宅現場では多職種がそれぞれにケアの提案を出すため、これらを合わせると膨大になり、介護者は力尽きてしまう。
> - 在宅では菓子類はもとより、お茶の一杯ももらわないこと。
>   - お茶の一杯でも介護者には負担となる。
> - 家の経済状況を把握・推察し、継続が可能な範囲内に介護負担が収まるように考える。
>   - 褥瘡ケアを行う場合、費用負担を示しながら、よく話し合い、納得してもらいつつ治療法を決める。

図2 ティルト型車椅子

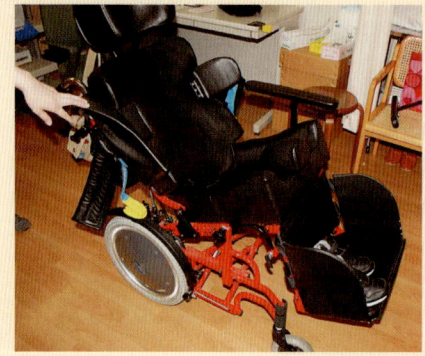

- ティルトとは、座面と背もたれがそのままの角度で後方に倒れる機能。
- 体圧分散に優れ、臀部のずれが生じにくい。

第12章 在宅褥瘡予防・ケアの進め方

在宅での褥瘡予防方法

> **Points**
> - 在宅では、だれが、いつ、どこで、どのような方法でリスクアセスメントを行うのかを考える。
> - 褥瘡の治療・ケアの内容は、基本的に病院と同じである。
> - 患者、家族、ホームヘルパー、ケアマネジャーなどに予防教育を行う必要がある。

褥瘡の発生リスクアセスメント

- 褥瘡予防の基本は、褥瘡発生のリスクを評価し、リスクに応じた褥瘡予防ケアを実施することである。
- 在宅においては、誰がそのリスクアセスメントを行い、褥瘡予防ケアを行うのか、あるいは実施可能なのかを明確にすることが重要である。
- 褥瘡の発生リスクが高い、あるいは褥瘡があるからといって訪問看護師が介入しているとは限らない。在宅療養者の褥瘡予防に関する支援者は、家族、かかりつけ医である。病院に通院している場合には外来の医師や看護師、介護保険などによるサービスを利用している場合には、ケアマネジャー、ホームヘルパー、訪問看護師などである（**図1**）。
- 在宅において、療養者の褥瘡発生リスクアセスメントの際に共有できる情報としては、**表1**の日常生活自立度評価基準と**表2**の要介護状態区分・要支援状態区分である。
- 日常生活自立度判定評価は、主治医意見書や訪問看護指示書に表記され、要介護度は介護保険被保険者証に表記されている。
- 日常生活自立度Bランク以上、要介護3以上であれば褥瘡予防に関する介入が必ず必要であるが、リスク因子が少なくても介護力の低い療養環境では注意が必要である。
- 外来や地域の医師、看護師などの医療職は、褥瘡予防に関する教育を本人、家族、ホームヘルパー、ケアマネジャーなどに行う必要がある。
- 褥瘡の予防教育は、理解しやすいように、また、後で確認できるようにパンフレットなどを利用する。

COMMENTS

訪問看護師の役割

- 褥瘡のアセスメントと局所ケア
- 褥瘡の局所ケア方法の指導
- 除圧方法の指導・助言
- 褥瘡の予防方法の指導
- 医師と患者間の橋渡し
- 褥瘡ケアにかかわる他職種との連携

（在宅褥瘡予防・治療ガイドブック、p.128）

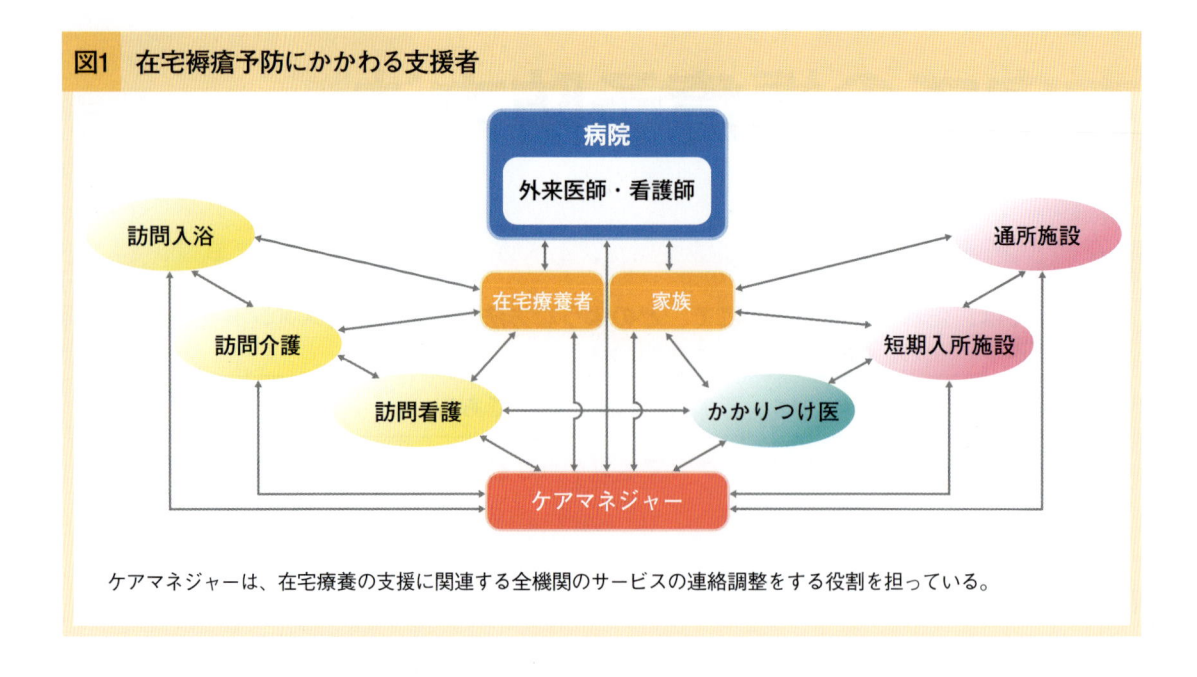

第12章　在宅褥瘡予防・ケアの進め方

図1　在宅褥瘡予防にかかわる支援者

ケアマネジャーは、在宅療養の支援に関連する全機関のサービスの連絡調整をする役割を担っている。

在宅褥瘡予防ケアの実際

1. 圧力の排除

- 圧力、ずれ力を排除することの重要性を、在宅療養者を支援する医療職は十分に理解するとともに、本人、家族、ホームヘルパーに教育する。
- 体位変換は2時間毎が望ましいが、療養者、介護者の睡眠の確保、生活リズム、介護力に配慮することが重要である。
- サービスの導入、体圧分散用具の導入、スモール・シフトなどの工夫をする。スモール・シフトとは、体位変換以外に四肢の位置を変える、背部にクッションを挿入する、挿入したクッションの位置を変えるなど圧を移動させる方法である。比較的、1人で実施しやすい。
- 体位変換する際は転落や骨折の危険性、摩擦やずれの軽減を考慮して、可能な限り2人で行う。1人で行う場合は、上半身、骨盤、下半身など部分的に移動させる。
- 時間、体位などを確認できるよう体位変換表（図2）を作成しベッドサイドなどに表示しておく。

2. ずれ力の排除

- 療養者をベッド上で移動させる、車椅子へ移乗させるなどの際に、力任せに強引に行うと摩擦やずれを起こしやすい。人の体の仕組

COMMENTS

- 褥瘡の予防的教育は、同じ内容を実践を通して繰り返し継続することが重要である。介護者は、予防を怠り、褥瘡が発生してはじめて予防の重要性を知ることが多い。

表1 障害老人の日常生活自立度（寝たきり度）判定基準

生活自立	ランクJ	なんらかの障害等を有するが、日常生活はほぼ自立しており独力で外出する。 1．交通機関等を利用して外出する。 2．隣近所なら外出する
準寝たきり	ランクA	屋内での生活は概ね自立しているが、介助なしに外出しない。 1．介助により外出し、日中はほとんどベッドから離れて生活する 2．外出の頻度が少なく、日中も寝たきりの生活をしている
寝たきり	ランクB	一日中ベッド上で過ごし、食事、排泄、着替えにおいて介助を要する。 1．自立で寝返りをうつ 2．自立で寝返りをうたない
	ランクC	一日中ベッド上で過ごし、食事、排泄、着替えにおいて介助を要する。 1．自力で寝返りをうつ 2．自力で寝返りをうたない

（平成3年11月18日老健第102-2号 厚生省大臣官房老人保健福祉部長通知）

表2 要介護状態区分・要支援状態区分

自立（非該当）		歩行や起き上がりなどの日常生活上の基本的動作を自分で行うことが可能であり、かつ、薬の内服、電話の利用などの手段的日常生活動作を行う能力もある状態
要支援1		日常生活上の基本的動作についてはほぼ自分で行うことが可能であるが、日常生活動作の介助や現在の状態の防止により要介護状態となることの予防に資するように、手段的日常生活動作について何らかの支援を要する状態
要介護1相当以上		日常生活上の基本動作についても、自分で行うことが困難であり、何らかの介護を必要とする状態
要介護1相当		要支援1の状態から、手段的日常生活動作を行う能力がさらに低下し、何らかの支援または部分的な介護が必要となる状態
	要支援2	要支援1の状態から、手段的日常生活動作を行う能力がわずかに低下し、何らかの支援が必要となる状態
	要介護1	要支援2の状態から、手段的日常生活動作を行う能力が一部低下し、部分的な介護が必要となる状態
要介護2		要介護1の状態に加え、日常生活動作についても部分的な介護が必要となる状態
要介護3		要介護2の状態と比較して、日常生活動作についても部分的な介護が必要となる状態
要介護4		要介護3の状態に加え、さらに動作能力が低下し、介護なしには日常生活を営むことが困難となる状態
要介護5		要介護4の状態よりさらに動作能力が低下しており、介護なしには日常生活を営むことがほぼ不可能な状態

社会保険研究所：訪問看護業務の手引 平成18年度版. 社会保険研究所, 東京, 2006：416. より引用

みを考え正常な動きに合わせた方法で介助する。
● 移動、移乗を一人で行う場合には、摩擦抵抗を減少させるマルチグローブ（パラマウントベッド）やトランスファーシートを使用するとよい。

図2 体位変換表

○○さんの体位変換表（例）
★体位変換の時間は、担当者間でよく相談して決めましょう。

時間	体の向き	担当者
6：00	仰向き	家族
9：00	左横向き	家族
11：00	右横向き	訪問看護
13：00	仰向き	訪問介護
15：00	左横向き	訪問介護
18：00	右横向き	家族
21：00	仰向き	家族
24：00	左横向き	家族
3：00	右横向き	巡回型訪問介護

【注意すること】
例
①横向きは、肩や腰の骨が圧迫されるので真横（90度）にならないよう枕やクッションを使って30度以内の傾きにしましょう。

> **COMMENTS**
> - 2〜3時間ごとの体位変換を実施するための一例である。
> - 介護力のアセスメントを行い、家族介護者の睡眠時間の確保などに配慮し、健康を損なわないようにする。介護力補足のためにサービスを入れすぎると家族の生活リズムが破綻する場合もあるので、注意を要する。

3. 体圧の分散

- 体圧を分散させる用具として、体圧分散用具や車椅子クッションがあり、介護力不足がある在宅の褥瘡予防には、重要な役割を担っている。介護保険によるレンタル、一般へのレンタルも行っている。
- 図3などの選択基準をもとに、適切な体圧分散用具を選択する。医師、看護師、理学療法士、療養者、家族等のアセスメントが反映されるように、ケアマネジャーは意見を収集し、調整する。
- 体圧分散用具の管理方法について、家族や介護者に周知を図る。

> **COMMENTS**
> - 在宅では比較的エアマットのレンタルは容易であるが、医療者の目が少ないので、エアマットの電源が入っていなかったり接続部がはずれていたり、単純なトラブルが少なくない。毎日のエアマットの点検の必要性を介護者に十分伝える。

4. スキンケア

- 介護保険で利用できるサービスとして、訪問入浴、デイサービス、デイケアサービスでの入浴、訪問介護、訪問看護による入浴、清拭等の清潔ケアがある。療養者の心身の状態、家族の介護力、療養環境によって適切な方法を選択する。
- 石鹸や洗浄剤は、汚ればかりでなく皮脂膜も取り除く。よく泡立てて過度な摩擦を加えないようやさしく洗い、成分を残さないよう十分に洗い流す。
- 石鹸や洗浄剤は、療養者宅にあるものを使用してよいが、購入する際には、弱酸性の泡タイプ（ビオレ®u：花王）を勧める。
- 皮膚の洗浄後は、水分をよく拭き取る。特に、耳介部、手足の指

図3 体圧分散用具の選択基準

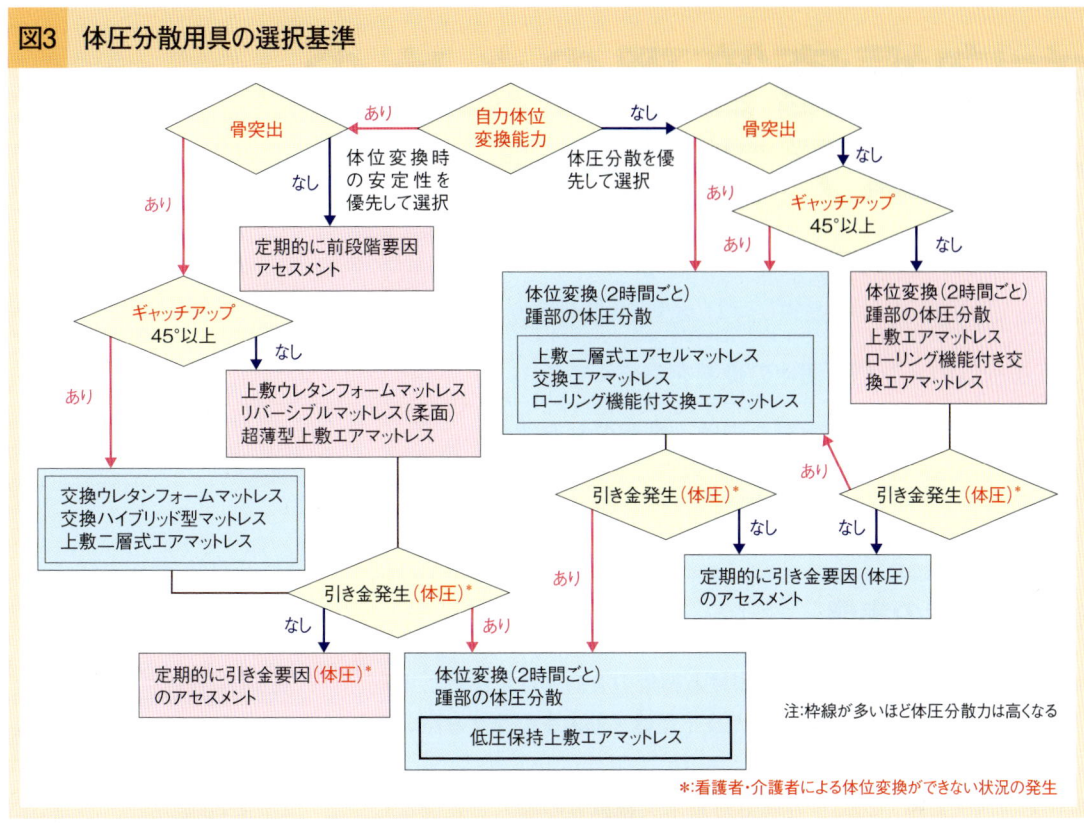

[フローチャート：自力体位変換能力の有無、骨突出の有無、ギャッチアップ45°以上の有無、引き金発生（体圧）の有無により、適切な体圧分散用具を選択する。]

- 自力体位変換能力あり → 体位変換時の安定性を優先して選択
  - 骨突出あり → ギャッチアップ45°以上
    - あり → 交換ウレタンフォームマットレス／交換ハイブリッド型マットレス／上敷二層式エアマットレス
    - なし → 引き金発生（体圧）*
      - なし → 定期的に引き金要因（体圧）*のアセスメント
      - あり → 体位変換（2時間ごと）、踵部の体圧分散、低圧保持上敷エアマットレス
  - 骨突出なし → 定期的に前段階要因アセスメント → 上敷ウレタンフォームマットレス／リバーシブルマットレス（柔面）／超薄型上敷エアマットレス

- 自力体位変換能力なし → 体圧分散を優先して選択
  - 骨突出あり → 体位変換（2時間ごと）、踵部の体圧分散、上敷二層式エアセルマットレス／交換エアマットレス／ローリング機能付交換エアマットレス → 引き金発生（体圧）*
    - なし → 定期的に引き金要因（体圧）のアセスメント
    - あり → 体位変換（2時間ごと）、踵部の体圧分散、低圧保持上敷エアマットレス
  - 骨突出なし → ギャッチアップ45°以上
    - あり → 体位変換（2時間ごと）、踵部の体圧分散、上敷エアマットレス／ローリング機能付き交換エアマットレス
    - なし → 引き金発生（体圧）*
      - なし → 定期的に引き金要因（体圧）のアセスメント
      - あり → （上記へ）

注：枠線が多いほど体圧分散力は高くなる

＊：看護者・介護者による体位変換ができない状況の発生

西沢知恵, 酒井梢, 須釜淳子：ベッドサイドで何を観る. 実践に基づく最新褥瘡看護技術, 照林社, 東京, 2007：46. より引用

間、陰部、鼠径部、臀裂部は乾いたタオルで丁寧に水分を拭き取り、浸軟を予防する。
- 皮膚が乾燥している場合は、保湿剤を使用する。
- 医師に相談し、白色ワセリンやヒルドイド®ローション（マルホ）などを処方してもらうとよい。
- 購入が可能であれば、セキューラ®DC（スミス・エンド・ネフュー ウンド マネジメント）やソフティ®保護オイル（ジョンソン・エンド・ジョンソン）などを勧める（p.170参照）。
- 浮腫がある場合には、浮腫のケアに加えて循環障害や腎機能障害等の原因疾患の有無や低栄養（低アルブミン血症）性の浮腫であるのかを医師に確認する。

（板倉洋子）

引用文献
1．西沢知恵, 酒井梢, 須釜淳子：ベッドサイドで何を観る. 実践に基づく最新褥瘡看護技術, 照林社, 東京, 2007：46.
2．社会保険研究所：訪問看護業務の手引 平成18年度版. 社会保険研究所, 東京, 2006：416.

参考文献
1．日本在宅褥瘡創傷ケア推進協会編：床ずれ「褥瘡」ケアナビ在宅版. 日本在宅褥瘡創傷ケア推進協会, 東京, 2008.

第12章 在宅褥瘡予防・ケアの進め方

在宅褥瘡管理のためのチームアプローチ

> Points
> ■ チームのメンバー個々の役割を明確にする。
> ■ 連携を行ううえで重要なのは、情報の共有である。
> ■ 在宅での対応が困難である場合は、病院との連携も必要となる。

在宅の褥瘡の実態

- 最近の報告[1]を見ても、在宅における褥瘡の有病率は依然として病院・施設のそれよりも高く、また皮下組織・筋肉まで達する深い重症な褥瘡が多い。
- 一方、病院では、2002年の褥瘡対策未実施減算の導入を契機として褥瘡対策チームが構成され、褥瘡対策は一気に進歩した。在宅でも同様な対策チームを構築することによって、現状を改善させていくことができると思われる。
- チーム力を強化するには、チームを構成するメンバー（各職種）個々の役割を確立して、その力を高めることと、連携を深めることが必要である。

> COMMENTS
> 在宅褥瘡管理にかかわる職種
> ■ 在宅主治医
> ■ 薬剤師
> ■ 訪問看護師
> ■ 理学療法士・作業療法士
> ■ ケアマネジャー
> ■ ヘルパー
> ■ 訪問入浴サービス事業者
> ■ 栄養士
> (在宅褥瘡予防・治療ガイドブック、p.143)

医師の役割

- かかりつけ医（在宅主治医）は、原疾患の治療と全身状態のコントロール、訪問看護指示書の作成、主治医意見書の記入などの仕事がある。
- 主治医とは別に、褥瘡を治療する医師が介入する場合がある。
- 褥瘡治療医の協力を要請する場合は、なるべく早期に依頼することが望ましい。
- 褥瘡治療医は、皮膚科医、形成外科医などが該当すると考えられ、往診の要請があった場合に、主として褥瘡局所の治療にあたる。
- 褥瘡治療医は、介護者へ褥瘡についての教育を行うことも必要である。一通りの局所処置については、初期のうちに介護者の前で実

演してみせるとよい。
- 在宅での対応が困難である場合は病院の医師との連携も必要となる。

訪問看護師の役割

- 褥瘡治療医の往診は褥瘡が発生してからであるが、訪問看護師はその前から介入していることが多い。
- 在宅褥瘡ケアの最大のポイントは予防にある。その点については訪問看護師が大きな役割を果たすことができる。
- 在宅療養者に対してリスクアセスメントを行い、状態に合わせた体圧分散用具の導入、スキンケアや体位変換、栄養状態の調整などを行う。
- 褥瘡が実際に発生した場合、局所治療については医療行為となり、家族のケアが不十分である場合など、特に訪問看護師の役割は重要となる。
- 情報共有のための写真撮影、DESIGN分類による評価なども必要である。
- 医師は局所だけに目が行きがちであり、看護師のほうが療養者や家族の状況を総合的に判断できる場合がある。
- 在宅での療養継続が困難であれば、施設入所や入院等の対応を考慮する。
- 看護師は医療専門職として、家族と接する時間が一番長いと思われる。相談を受けたり、精神的なサポートを行うことも必要となる。

ケアマネジャーの役割

- 療養者に対して必要な介護関連の情報提供を行い、ケアプランを作成する。
- 要介護度3以上の場合は、状況にもよるがケアプランに褥瘡予防を入れる必要があると考える。
- 多職種からサービスを受ける場合が多いので、各職種間の調整を行う。
- 療養者の状態の変化に対応する必要があるので、現場に赴き、状況を把握する。
- サービス担当者会議を開くなど、連携という点でケアマネジャーが重要な役割を果たす必要がある。

ホームヘルパーの役割

- ホームヘルパーは医療行為を行うことが禁じられているため、褥瘡処置を託すことはできない。しかし、入浴、清拭、更衣などで療養者の体を観察する機会が多く、褥瘡を最初に発見する場合がある。
- びらん・潰瘍が生じてからではなく、紅斑の段階ですみやかに気がつく知識を持っていることが望ましい。

そのほかの職種との連携

- 訪問入浴業者、福祉用具事業所、通所施設、理学療法士、作業療法士、歯科医・歯科衛生士、栄養士など、状況によってさまざまな職種との連携が必要となる。
- 最近の調査[2]で、栄養状態の低下は在宅における褥瘡悪化の点で大きな問題であることが明らかとなったものの、実際に栄養士との連携を行っているケースは少ないなど、まだ多職種の連携がうまくいっているとはいえない。
- 連携を行ううえで重要なのは情報の共有である。褥瘡患者においては、褥瘡局所の変化をみることが重要なので、訪問・往診、直接集まっての会議が困難な場合でも、写真を撮り電子メールで送信するなどの手段をとるとよい。

(袋秀平)

引用文献
1. 第9回日本褥瘡学会:〜褥瘡の実態調査報告〜入院患者に比べ高い在宅療養者の有病率. Med Tribune 2007;40:11.
2. 日本褥瘡学会編:在宅褥瘡予防・治療ガイドブック. 照林社, 東京, 2008:i-viii.

COMMENTS

在宅褥瘡管理の質改善に向けて

①地域連携・褥瘡医療のコアとなるガイドブック策定と普及

②皮膚科医や皮膚・排泄ケア認定看護師、管理栄養士などを巻き込んだチームアプローチを基盤とした褥瘡対策

③介護職者・家族への教育
(在宅褥瘡予防・治療ガイドブック)

Column 在宅褥瘡治療の基本的な考え方

在宅での褥瘡治療のゴールをどこに設定するかは重要な問題である。治療目標が、「創治癒」なのか「現状維持」なのかによって、治療・ケア方法が変わってくるからである。

ゴールの設定は、患者の局所的・全身的要因だけでなく、家族の希望や協力体制とともに社会的要因も考慮して行われなければならない。社会的要因とは、利用可能な在宅サービスの整備状態などである。

創治癒を目標とする褥瘡とは、基礎疾患のコントロールができていて全身状態がよい場合、そして患者、家族が褥瘡治癒に対して積極的である場合である。

一方、現状維持を目標とした褥瘡とは、以下のようなものである。

①悪性腫瘍などの基礎疾患を持ち、生命予後が褥瘡治癒に要する期間を上回ると予想される場合。
②患者・家族が積極的な治療を望まない場合。

それらに対しては表1のような局所治療を行う。

現状維持を目標とした褥瘡管理は、けっして消極的な治療ではない。患者・家族のQOLを考慮したケアである。

さらに、在宅褥瘡管理を行っていても、以下の場合は、入院治療が必要になる。その場合は、患者・家族の同意のもとに積極的に入院治療をすすめたほうがよい。

・局所に感染徴候を認め、入院での治療が必要と判断された場合。
・外科的治療の適応があると判断された場合。
・基礎疾患のコントロール不良で、衰弱が激しい場合。

表1 現状維持を目標とした褥瘡局所治療

消毒・洗浄	創治癒を目指す治療と同じ
外用薬、ドレッシング材	・感染抑制作用を有する外用薬を用いる。 ・創治癒も同時に期待する場合は、スルファジアジン銀を用いて湿潤環境を維持するが、通常はカデキソマー・ヨウ素、ポビドンヨード・シュガーなどを用いて創を乾燥状態にして細菌の増殖を防ぐ。
外科的治療	・デブリードマン:下床に膿瘍形成がなければ、黒色壊死の辺縁が浮き上がってくるまでは行わない。黄色壊死は細菌の温床にならない程度に除去するが、積極的には取り除かない。 ・ポケット切開:基本的に行わない。
物理療法	通常は行わない。

日本褥瘡学会編:在宅褥瘡予防・治療ガイドブック.照林社,東京,2008:86-87.の内容を抜粋して掲載

第12章　在宅褥瘡予防・ケアの進め方

在宅でのラップ療法を考える

> **Points**
> - ラップ療法は、手近で安価な材料を使用することなどから、普及している。
> - 在宅でステージⅢ、Ⅳの褥瘡治療を行う場合にラップ療法が選択しやすいと考えられている。
> - 初めて行う場合には、症例を選択して行うことが大切である。

ラップ療法とは

- ラップ療法は2000年に鳥谷部俊一氏が発表した方法である。
- 褥瘡治療にラップを用いるという画期的な方法であるが、ラップを用いるという方法論だけでなく、あわせて創傷治療に関する考え方を広く普及せしめたことに敬意をはらうべきであろう。
- ラップ療法はその後多くの施設でさまざまな工夫、改良が加えられ、いまやラップを使わないラップ療法にまで進化している。そのため最近では開放性ウェットドレッシング療法（Open Wet-dressing Therapy：OpWT）という言葉が使われることが多い（この項では便宜上ラップ療法という表現を用いる）。
- 基本は褥瘡を閉鎖環境に置くことなく、創傷治癒のために必須の環境である湿潤環境を保つということである。基本的処置は、①創と周囲を微温湯で軽く洗い流す、②食品用ラップを大きめに貼るということだけである。
- 食品用ラップを用いない場合は、プラスチックフィルム（穴あきポリエチレン）と紙オムツなどを使う方法などがある。最近では医療用品のモイスキンパッド（白十字）を用いる方法が広まりつつある（図1）。

COMMENTS
- ラップ療法は広く使われるようになっている。そのため、それぞれの医師が少しずつ異なる方法で行っているのが現状である。今後、学会などでの議論を通じてより発展するものと思われる。

COMMENTS
- 非固着性ドレッシングであるメロリン®（スミス・アンド・ネフュー ウンド マネジメント）を用いる方法もある。

在宅でラップ療法が普及した理由

- ラップ療法の優れた点としては、①医療用ドレッシング材を用いることより安価である、②創面に対する摩擦が少ないこと、③比較的簡単に処置できることと思われる。
- 病院でもラップ療法は行われているが、介護施設などを含む在宅

図1　在宅での創傷治療に利用できる一般医療機器

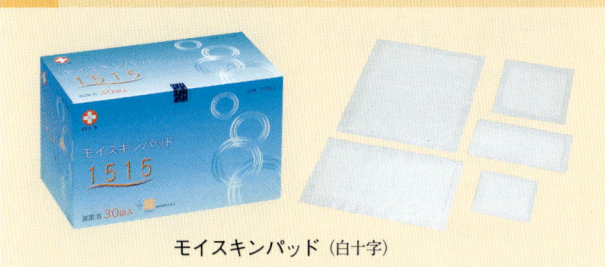

モイスキンパッド（白十字）

- 滲出液を適度に吸収し、創部を保護する。
- 表面材（肌面）が創部に固着しにくく、軟膏剤との併用も可能。
- パッドの交換がしやすく、皮膚を清潔に保つ。

の現場で特に使われることが多くなっている。
- その理由として、在宅の現場では医療用ドレッシング材が入手困難であること、たとえ医療用ドレッシング材が手に入ったとしても高価であり、また使用期間の制限があるため、実際にはガーゼを用いたケアを行うしかない点にある。
- ガーゼを用いることは、圧迫や乾燥など創傷治癒過程に対して悪影響を及ぼすことが多い。治癒までの期間が長くなることは患者に苦痛をもたらし介護者にとっても負担となる。
- 病院とは違い、在宅では褥瘡管理に詳しい医師、看護師が常にいるわけではない。褥瘡の状態に合わせて選択しなければいけない医療用創傷被覆材は使いにくく、適応範囲の広いラップ療法は使用しやすいと思われる。
- 現在のところ、在宅でステージⅢ、Ⅳの褥瘡治療を行う場合にラップ療法が選択しやすいと考えられる。

ラップ療法を行う上での注意点

- ラップ療法を用いる場合の最大の注意点は、他の治療法と同じく感染である。
- 壊死組織はやはり可能な限り除去したほうが感染を起こしにくく、治癒への期間も短縮すると考える。
- 周囲皮膚の過剰な浸軟状態は、皮膚のバリア機能を低下させるために注意が必要である。これらはラップ療法特有ではなく、褥瘡管理においては必ず注意しておかなければならない問題である。
- 医療用でない食品用ラップを用いることに抵抗を感じる医師、看護師も多いと思われる。ラップ療法が発表されてから、進化していく過程でさまざまな批判があり、現在でもラップ療法を行うことに批判的な人々も多い。ただ、どんな治療法もすべての患者に対して最高の結果をもたらすとは限らない。

COMMENTS
- 何でもラップ療法を行えばいいというわけではない。創をきちんと定期的に見て評価することが大切である。

COMMENTS
- 不適切な使用法により、浸軟や感染などを起こした症例も報告されている。初めて行う場合は注意して使用すべきである。

表1 失敗しないラップ療法のポイント	
①症例を選ぶ 　仙骨部ステージⅢ＞Ⅳ　全身状態良好例	⑥生理食塩水で洗浄する ⑦除圧を確実に行う
②部位を選ぶ 　足の褥瘡をさける	⑧季節を選ぶ　冬＞夏 ⑨説明と同意を得る
③赤色期の褥瘡	⑩感染したら、すみやかにデブリードマンをして抗生物質
④医療用のドレッシング材を使用してから	を全身投与
⑤食品用でなく医療用フィルムを用いる	

鳥谷部俊一編著：これでわかった！褥創のラップ療法 部位別処置事例集. 三輪書店, 東京, 2007：4. より引用改変

- 初めて行う場合にはうまく症例を選択して行うことが大切である。鳥谷部は失敗しないラップ療法として、いくつかのポイントを示しているので参考にされたい（表1）。

ラップ療法の今後

- 現在のところ日本褥瘡学会のガイドラインにはラップ療法は取り上げられていない。
- 2008年度に初めてラップ療法に関する委員会が日本褥瘡学会に設置された。今後建設的な議論を通じて、現場の医療者が混乱なく、褥瘡管理にあたれるような方針が出されるはずである。
- 褥瘡管理の基本は創の評価がきちんとできることであり、この点はラップ療法でもそれ以外の治療法でも変わらない。
- 在宅では全身状態を含めて患者の療養環境を考えて治療法を選ぶことが大切である。

（岡田晋吾）

COMMENTS

- 今まで、学会において十分な論議がなされてきたわけではない。どのような症例にどのように使えば効果が得られるのか、他のドレッシング材との使い分けなど、今後はっきりしてくると思われる。

引用文献
1. 鳥谷部俊一編著：これでわかった！褥創のラップ療法 部位別処置事例集. 三輪書店, 東京, 2007.

参考文献
1. 鳥谷部俊一, 末丸修三：食品包装用フィルムを用いるⅢ〜Ⅳ度褥瘡の治療の試み. 日医師会誌 2000；123：1605-1611.
2. 鳥谷部俊一編著：これでわかった！褥創のラップ療法—部位別処置事例集. 三輪書店, 東京, 2007.

資料

慢性期の深い褥瘡（D）に対するDESIGNに準拠した局所治療の選択

「褥瘡予防・管理ガイドライン」（日本褥瘡学会編）のDESIGNに準拠した「外用薬」「ドレッシング材」について、特徴や注意点などを一覧にまとめた。特徴や注意点などについては各執筆者が臨床例をもとに解説しているが、詳細は個々の添付文書を確認のうえ、使用のこと。

外用薬一覧 ── 古田勝経　308

ドレッシング材一覧 ── 溝上祐子　311

（情報は2009年2月末時点）

	Necrotic tissue（壊死組織）N→n	Inflammation／Infection（炎症／感染）I→i	Exudate（滲出液）E→e	Granulation tissue（肉芽形成）G→g	Size（大きさ）S→s	Pocket（ポケット）P→(-)
外用薬				ジメチルイソプロピルアズレン		
		カデキソマー・ヨウ素		アルミニウムクロロヒドロキシアラントイネート		
				塩化リゾチーム		
	スルファジアジン銀	スルファジアジン銀			酸化亜鉛	
	デキストラノマー		デキストラノマー			
					トラフェルミン	
	フィブリノリジン・デオキシリボヌクレアーゼ配合剤			トレチノイントコフェリル		トレチノイントコフェリル
				ブクラデシンナトリウム		
	ブロメライン			プロスタグランジンE₁		
		ポビドンヨード				
		ポビドンヨード・シュガー	ポビドンヨード・シュガー			ポビドンヨード・シュガー
		ヨードホルム		幼牛血液抽出物		
	フラジオマイシン硫酸塩・結晶トリプシン	フラジオマイシン硫酸塩・結晶トリプシン				
ドレッシング材				アルギン酸塩		
				キチン		
				ハイドロコロイド		
	ハイドロジェル				ハイドロジェル	
		「銀含有製材」		ハイドロファイバー®		
				ハイドロポリマー		
				ポリウレタンフォーム		

推奨度　B　C₁　C₂

A：行うよう強く勧められる。
B：行うよう勧められる。
C₁：行うことを考慮してもよいが、十分な根拠*がない。
C₂：根拠*がないので、勧められない。
D：行わないよう勧められる。

*根拠とは臨床試験や疫学研究による知見を指す。

立花隆夫：褥瘡. ガイドライン外来診療2008, 泉孝英編, 日経メディカル開発, 東京. 2008：287-297. を一部改変して引用

■ 外用薬一覧

（情報は2009年2月末時点）

N→n	I→i	E→e	G→g	S→s	P→(−)	一般名	代表的な商品名（販売元）	基剤または剤形	特徴および使用上の注意
				S→s		ジメチルイソプロピルアズレン	アズノール®軟膏0.033%（日本新薬） ハスレン®軟膏0.033%（大洋薬品工業）	油脂性基剤	・抗炎症作用 ・びらん、潰瘍面の保護
N→n	I→i	E→e				カデキソマー・ヨウ素	カデックス®外用散0.9% カデックス®軟膏0.9%（スミス・アンド・ネフュー ウンド マネジメント）	吸水性ポリマービーズ	・殺菌消毒作用をもち、感染創に使用可 ・創面清浄化作用（膿、滲出液、細菌等を吸着） ・自重の約7倍の吸水能力（軟膏は約1/2の吸水能力） ・滲出液減少時には創面に固着するので注意 ・乾燥面には不適
			G→g	S→s		アルミニウムクロロヒドロキシアラントイネート	イサロパン®外用散6%（あすか製薬、武田薬品工業） ソフレット®ゲル6%（佐藤製薬） アラントロックス®軟膏（丸石製薬、大洋薬品工業） アルキサ®軟膏2%（小林化工）	水性ゲル（水酸化アルミニウム）	・表皮形成作用（湿潤の少ない創面は不適） ・血流改善作用 ・基剤による壊死組織軟化 ・感染に注意
			G→g	S→s		塩化リゾチーム	リフラップ®軟膏5%（日本化薬） （エーザイ） リフラップ®シート5%（日本化薬）	乳剤性基剤（W/O型）水分含有量21%シートは不織布に塗布	・肉芽形成、表皮形成作用 ・湿潤保持により基剤の壊死組織軟化 ・卵白由来の蛋白質で、卵白アレルギーに注意 ・滲出液が多量の場合は不適 ・ポビドンヨードの存在下で肉芽形成促進との報告

＊販売元の株式会社の表記は省略。以降のページ、すべて同様

外用薬一覧

N→n	I→i	E→e	G→g	S→s	P→(-)	一般名	代表的な商品名(販売元)	基剤または剤形	特徴および使用上の注意
				S→s		酸化亜鉛	亜鉛華軟膏[*1] 亜鉛華単軟膏[*1] サトウザルベ軟膏10% サトウザルベ軟膏20% (佐藤製薬)	油脂性基剤	・抗炎症作用 ・基剤特性によるびらん、潰瘍、湿潤した創の保護 ・酸化亜鉛の効果は期待しにくい ・多量の滲出液がある場合は不適
N→n	I→i					スルファジアジン銀	ゲーベン®クリーム1% (田辺三菱製薬)	乳剤性基剤(O/W型) 水分含有量67%	・水分量の多い基剤特性から壊死組織への浸透性があり、軟化して清浄化 ・ヨウ素との併用により効果が減弱 ・滲出液の多い時は浮腫を起こす可能性がある
N→n		E→e				デキストラノマー	デブリサン®(佐藤製薬) 【高度管理医療機器】	吸水性ポリマービーズ	・創面清浄化作用(膿、滲出液、細菌等を吸着) ・自重の4倍の吸水能力 ・滲出液減少時には創面に固着するので注意 ・乾燥面には不適 ・マクロゴール400やグリセリンと混ぜペースト状に
			G→g	S→s	P→(-)	トラフェルミン	フィブラスト®スプレー (科研製薬)	噴霧剤 添付の生食液に溶解	・血管新生作用 ・肉芽増殖促進作用(強い) ・湿潤保持が必要な場合がある ・乾燥した創や滲出液の多い創には不適 ・感染に注意 ・ポケット部ではキチンドレッシング材と併用
			G→g		P→(-)	トレチノイントコフェリル	オルセノン®軟膏0.25% (ポーラファルマ)	乳剤性基剤(O/W型) 水分含有量73%	・肉芽形成作用(肉芽過形成等に注意) ・出血を伴うことがある ・感染に注意 ・創面から吸収されないので希釈可 ・滲出液が多い場合は不適
N→n						フィブリノリジン・デオキシリボヌクレアーゼ配合剤	エレース®[*2] (第一三共)	粉末製剤	・溶液、ゼリー剤にて使用 ・壊死組織除去作用 ・出血を伴うことがある ・滲出液少量の時はフィルムドレッシングを併用 ・接触性皮膚炎を起こすことがあるので注意
			G→g	S→s		ブクラデシンナトリウム	アクトシン®軟膏3% (第一三共)	マクロゴール基剤	・基剤による滲出液の吸収 ・肉芽形成作用(滲出液が少ない場合は十分な効果が得られにくい) ・表皮形成作用(湿潤の低下した創面は十分な効果が得られにくい) ・接触性皮膚炎を起こすことがあるので注意

[*1] エビス製薬、丸石製薬をはじめ、数社から同名の「酸化亜鉛含有軟膏」が販売されている。
[*2] エレース®は2009年3月で製造中止、2010年3月まで経過措置。

資料

資料

N→n	I→i	E→e	G→g	S→s	P→(−)	一般名	代表的な商品名（販売元）	基剤または剤形	特徴および使用上の注意
			G→g	S→s		プロスタグランジンE1（アルプロスタジル アルファデクス）	プロスタンディン®軟膏0.003%（小野薬品工業）	油脂性基剤	・局所循環改善作用、血管新生作用による肉芽形成作用 ・出血を伴うことがある ・表皮形成作用 ・湿潤の多い創面は不適（吸水性を有するドレッシングと併用すれば可）
N→n						ブロメライン	ブロメライン軟膏（ジェイドルフ製薬）	水溶性基剤	・壊死組織除去作用 ・基剤の影響で滲出液が少ないときは十分な効果が得られにくい ・壊死組織が減少し、肉芽増生しはじめたら中止 ・皮膚炎を起こすことがあるためワセリンで創周囲を保護
	I→i					ポビドンヨード	イソジン®ゲル10%（明治製菓） ヨードコート®軟膏0.9%（マルホ）（可塑剤を配合）	マクロゴール基剤	・感染した創に適する ・多量でない滲出液の創に適する ・可塑剤により滲出液を吸収しながら創面の湿潤を保持するが滲出液が多量の場合は不適
	I→i	E→e			P→(−)	ポビドンヨード・シュガー	ユーパスタコーワ軟膏（興和創薬） ソアナース®パスタ（テイカ製薬） ドルミジン®パスタ（岩城製薬） イソジン®シュガーパスタ軟膏（明治製菓） スクロード®パスタ（共和薬品工業） ネグミン®シュガー軟膏（ニプロファーマ） ポビドリン®パスタ（田辺製薬販売）	マクロゴール基剤	・殺菌消毒作用をもち、感染創に使用可 ・滲出液の吸収作用 ・浮腫の軽減 ・肉芽形成作用 ・創の収縮作用 ・肉芽が水分を多く含み過形成となり、上皮化しない場合は、肉芽の浮腫を抑えることにより上皮化へ移行することがある ・乾燥した創には不適 ・ヨードアレルギーに注意 ・多量投与および長期連用時は甲状腺機能異常に注意
	I→i					ヨードホルム	ハクゾウ ヨードホルムガーゼ（ハクゾウメディカル） タマガワ ヨードホルムガーゼ（玉川衛材） ヨードホルムガーゼ[*2]	殺菌消毒剤含浸ガーゼ	・潰瘍部の殺菌消毒に用いる ・創の大きさにカットしたものを1～2枚程度用い、多量および長期投与は避ける ・血液や分泌物等に溶解することにより消毒効果が発揮される ・乾いた創には不適

310

ドレッシング材一覧

N→n	I→i	E→e	G→g	S→s	P→(−)	一般名	代表的な商品名（販売元）	基剤または剤形	特徴および使用上の注意
			G→g	S→s		幼牛血液抽出物	ソルコセリル®軟膏5%（大鵬薬品工業）	親水性軟膏（W/O型）水分含有量25%	・肉芽形成作用 ・血流改善作用 ・リフラップ軟膏との併用で作用増強
N→n	I→i					フラジオマイシン硫酸塩・結晶トリプシン	フランセチン・T・パウダー（持田製薬）	散布剤	・血液凝固物や膿苔、線維素、壊死組織などを融解除去 ・滲出液の少ない創では十分な効果が得られにくい ・ヨウ素、スルファジアジン銀との併用により効果が減弱する

＊2　ヨードホルム「エビス」：エビス製薬、ヨードホルム「ホエイ」：マイラン製薬、ヨードホルム「純生」：純生薬品工業

■ ドレッシング材一覧

● 真皮に至る創傷用（A）＊

（情報は2009年2月末時点）

N→n	I→i	E→e	G→g	S→s	P→(−)	使用材料	代表的な商品名（販売元）	形　態	特徴および使用上の注意
		E→e	G→g	S→s		キチン	ベスキチン®W（SP）（ユニチカ）	6×10cm 10×12cm 12×24cm 20×30cm	・ベニズワイガニなどの甲殻類の殻から抽出精製したキチンからなる ・生体親和性がよく、創面に密着し、止血効果もある ・水分をよく吸収、保持するため、湿潤環境を形成し、肉芽形成や上皮化を促す ・ゲル化してもくずれない ・感染創には適さない
			G→g	S→s		ハイドロコロイド	アブソキュア®ーサジカル（日東メディカル）	5×10cm 5×20cm 10×10cm 10×20cm 20×20cm	・薄型のハイドロコロイド粘着層と防水性のポリウレタンフィルム外層 ・滲出液の多い創には不向きだが、上皮化しつつある創や真皮部分損傷までには適している
							テガダーム™ ハイドロコロイド ライト（スリーエムヘルスケア）	楕円型： 7×9cm 10×12cm 14×17cm 角型： 10×10cm	・半透明で、薄型のハイドロコロイド粘着層と防水性のポリウレタンフィルム外層 ・滲出液の多い創には不向きだが、上皮化しつつある創や真皮部分損傷までには適している
							デュオアクティブ®ET（コンバテック ジャパン）	7.5×7.5cm 10×10cm 15×15cm 5×10cm 5×20cm ETスポット： 3.8×4.4cm	・半透明で、薄型のハイドロコロイド粘着層と防水性のポリウレタンフィルム外層 ・滲出液の多い創には不向きだが、上皮化しつつある創や真皮部分損傷までには適している

資料

資料

N→n	I→i	E→e	G→g	S→s	P→(-)	使用材料	代表的な商品名（販売元）	形　態	特徴および使用上の注意
		E→e	G→g	S→s		ポリウレタンフォーム	ハイドロサイト®薄型（スミス・アンド ネフュー ウンド マネジメント）	5×6cm 10×10cm 15×15cm 15×20cm	・ポリウレタン背面フィルムとポリウレタン吸収層の2層構造からなるフォーム材 ・フォーム自体が適度な粘着性を持つため（粘着剤は未含）、脆弱な皮膚への貼付が可能 ・滲出液処理能が高く、滲出液少量から中等量まで対応可能 ・伸縮性が高く、屈曲部等の可動部位へも追従し、表面がなめらかなため、ズレ応力が生じるリスクを軽減できる
N→n				S→s		ハイドロジェル	ビューゲル®（大鵬薬品工業）	5×10cm 10×10cm 15×20cm	・日本原子力研究所の電子線照射技術を応用して開発されたハイドロゲルでポリエチレンフィルムを支持体とする ・ポリビニルアルコールとポビドンをゲル材料にすることにより、創に適度な湿潤環境を維持し、良好な滲出液吸収性とゲル強度を備えている ・非粘着性で、疼痛緩和効果もある
							ニュージェル®（ジョンソン・エンド・ジョンソン）	9.5×9.5cm 15.2×20.3cm	・ポリビニルピロリドンで80％は水分である。創に水分を供給し、創面の湿潤環境を保持する ・壊死組織の自己融解を促す ・疼痛緩和効果もある

＊保険上の機能区分（保険算定できるドレッシング材）：上記ドレッシング材の各機能区分内の材料は、大きさや重量で統一の償還価格となる（P.314表参照）。

● **皮下組織に至る創傷用：標準型（B1）**＊

N→n	I→i	E→e	G→g	S→s	P→(-)	使用材料	代表的な商品名（販売元）	形　態	特徴および使用上の注意
			G→g	S→s		ハイドロコロイド	アブソキュア®-ウンド（日東メディカル）	10×10cm 15×20cm 20×20cm 20×30cm	・創面はCMCなどの吸水性のハイドロコロイドをブレンドした層 ・外層は半透明のポリウレタンフィルムで、外部からの細菌や汚染を防ぐ。摩擦係数が小さく、よれやしわができにくい ・創を半密閉することにより、湿潤環境を保ち、創の治癒を促進する
							コムフィール®アルカスドレッシング（コロプラスト）	4×6cm 10×10cm 15×15cm 20×20cm	・創面はCMCなどの吸水性のハイドロコロイドをブレンドした層 ・外層は半透過性のポリウレタンフィルムで、外部からの細菌や汚染を防ぐ。摩擦係数が小さく、よれやしわができにくい ・創を半密閉することにより、湿潤環境を保ち、創の治癒を促進する。水分を吸収しても崩壊しにくく、創や周囲皮膚に残留物を残さない

ドレッシング材一覧

N→n	I→i	E→e	G→g	S→s	P→(−)	使用材料	代表的な商品名（販売元）	形　態	特徴および使用上の注意
			G→g	S→s		ハイドロコロイド	テガダーム™ハイドロコロイド（スリーエム ヘルスケア）	楕円型： 7×9cm 10×12cm 14×17cm 角型： 10×10cm 15×15cm 仙骨部用： 12.3×13.9cm	・創面はCMCなどの吸水性のハイドロコロイドをブレンドした層 ・外層は半透過性のポリウレタンフィルムで、外部からの細菌や汚染を防ぐ。摩擦係数が小さく、よれやしわができにくい ・創を半密閉することにより、湿潤環境を保ち、創の治癒を促進する。水分を吸収しても崩壊しにくく、創や周囲皮膚に残留物を残さない。残留物を残さない
							デュオアクティブ®（コンバテック ジャパン）	10×10cm 20×20cm	・皮膚粘着層はゼラチン、ペクチン、CMCナトリウム、ポリイソブチレンなどのハイドロコロイドブレンド層 ・外層はやわらかいポリウレタンフォーム。創を密閉することにより、湿潤環境を保ち、創の治癒を促進する。また、防水で外部からの汚染を防ぐ
							デュオアクティブ®CGF（コンバテック ジャパン）	10×10cm 15×15cm 15×20cm 20×20cm 20×30cm	・CGFは従来タイプより滲出液によってゲル化溶解するのを抑え、創にゲルを残さない ・CGFは従来タイプと比べて初期粘着力が増しており、長時間の貼付が可能
N→n				S→s		ハイドロジェル	ジェリパーム®（ウェットシートⅠ・Ⅱ型）（日本ビー・エックス・アイ）	フラットS、L 多孔性S、L	・92〜97%が生理食塩水で、架橋ポリマーとの強固な構造ができており、創面に湿潤環境を与える ・透明で創の観察が容易 ・乾燥した創に水分を与え、自らも吸収する ・滲出液が多いものはⅡ型を選択する ・疼痛緩和効果があり、剥離刺激が少ない ・二次ドレッシングを要する
		E→e	G→g	S→s		キチン	ベスキチン®W-A（ユニチカ）	5×6cm 10×10cm	・ベニズワイガニなどの甲殻類の殻から抽出精製したキチンからなる ・生体親和性がよく、創面に密着し、止血効果もある ・水分をよく吸収、保持するため、湿潤環境を形成し、肉芽形成や上皮化を促す ・ゲル化しても崩れない ・感染創には適さない

資料

313

資料

N→n	I→i	E→e	G→g	S→s	P→(−)	使用材料	代表的な商品名（販売元）	形　態	特徴および使用上の注意
	I→i	E→e	G→g	S→s	P→(−)	アルギン酸塩	アルゴダーム®（スミス・アンド・ネフュー ウンドマネジメント）	5×5cm 9.5×9.5cm 10×20cm ロープタイプ： 30cm・2g	• 吸水性が高く、ナトリウムイオンと製品中のカルシウムイオンがイオン交換を行い、ゲル化する。イオン交換は止血に関与する。ゲル化した部分は物理的に細菌を取り込むが、感染創の場合は注意して使用 • ゲル化後も形状は維持され、そのままで容易に取り除ける
							カルトスタット®（コンバテック ジャパン）	5×5cm 7.5×12cm 10×20cm 15×25cm 綿状：2g	• 吸水性が高く、滲出液中のナトリウムイオンと製品中のカルシウムイオンがイオン交換を行い、ゲル化する。イオン交換は止血に関与する。ゲル化した部分は物理的に細菌を取り込むが、感染創への使用は不可
							クラビオ®FG（光洋産業）	2×10cm 5×5cm 10×10cm	• アルギン酸ゲルを乾燥したフォームタイプシート材 • 容易にちぎれ使用量の調節ができる • 吸水性が高く、数分でゲルに戻る。ゲルは透明性で創の観察がしやすい。柔らかく新生組織を傷つけない。水で容易に取り除ける
							アクティブヒール（日東メディカル）	5×5cm 10×10cm 10×20cm 2g（約30cm）	• 吸水性が高く、滲出液中のナトリウムイオンと製品中のカルシウムイオンがイオン交換を行い、ゲル化する。ゲル化した部分は物理的に細菌を取り込むが、感染創への使用は不可 • ゲルはやや固め。洗浄で容易に取り除ける
							ソーブサン（アルケア）	フラット： 5×5cm 10×10cm 10×20cm プラス： 7.5×10cm 10×15cm リボン： 30cm（太） 40cm（細）	• 吸水性が高く、ナトリウムイオンと製品中のカルシウムイオンがイオン交換を行い、ゲル化する。イオン交換は止血に関与する • 柔らかい不織布で、容易に形状や量を調節できる • ゲルは軟らかめ。洗浄で容易に取り除ける
	I→i	E→e	G→g	S→s	P→(−)	ハイドロファイバー®	アクアセル®（コンバテック ジャパン）	5×5cm 10×10cm 15×15cm リボン状： 2×45cm	• ハイドロファイバー®で高い吸水性がある • 滲出液のコントロールに適している。滲出液を吸収、ゲル状に変化し、創面を湿潤環境に保持する • ゲルはくずれにくい
							アクアセル®Ag（コンバテック ジャパン）	5×5cm 10×10cm 15×15cm 20×30cm リボン状： 2×45cm	• ハイドロファイバー®で高い吸水性がある • 滲出液のコントロールに適している。滲出液を吸収、ゲル状に変化し、創面を湿潤環境に保持する • ゲルはくずれにくい • Ag（銀）が含有されており、抗菌作用がある

ドレッシング材一覧

N→n	I→i	E→e	G→g	S→s	P→(−)	使用材料	代表的な商品名（販売元）	形 態	特徴および使用上の注意
			G→g	S→s		ハイドロポリマー	ティエール®（ジョンソン・エンド・ジョンソン）	7×9cm (3×5cm) 11×11cm (7×7cm) 15×20cm (11×16cm) 18×18cm (14×14cm) 15×15cm (11×11cm) 仙骨部用 18×18cm (8×12cm) ※（　）内は吸収パッドのサイズ	• ハイドロポリマー吸収パッドは徐々に膨らみながら創腔にフィットする。過剰な滲出液はパッド内の不織布吸収シートですみやかに吸収し、創縁や健常皮膚の浸軟を防ぐ • ポリウレタン・カバーフォームで外部からの水分や細菌の侵入を防ぐ • ポリウレタン・ジェル粘着材は交換しやすく、皮膚への剥離刺激が少ない • 二次ドレッシングや粘着テープの固定を必要としない
		E→e	G→g	S→s		ポリウレタンフォーム	ハイドロサイト® （スミス・アンド・ネフュー ウンドマネジメント）	標準タイプ： 5×5cm 10×10cm 10×20cm 20×20cm ヒールタイプ： 13.5×10.5cm	• 外層はポリウレタンフィルムで外部からの汚染を防ぐ • 吸収体はセルを持つポリウレタンフォーム。滲出液を吸収し、吸収したものは保持する。軟らかく、クッション効果がある • 粘着面は、非固着性のポリウレタンで剥離刺激はない。ずれでよれたり、変形しないので、ずれやすい部位の創に適している • 粘着性がないため、二次ドレッシングを必要とする
							ハイドロサイト®AD （スミス・アンド・ネフュー ウンド マネジメント）	7.5×7.5cm 12.5×12.5cm 17.5×17.5cm 22.5×22.5cm 仙骨部用： 17×17.5cm 22×22.5cm	• 外層はポリウレタンフィルムで外部からの汚染を防ぐ • 吸収体はセルを持つポリウレタンフォーム。滲出液を吸収し、吸収したものは保持する。軟らかく、クッション効果がある • 粘着面はポリウレタンに低刺激性のアクリル系粘着材であるが剥離刺激は少ない

●皮下組織に至る創傷用：異形型（B2）*

N→n	I→i	E→e	G→g	S→s	P→(−)	使用材料	代表的な商品名（販売元）	形 態	特徴および使用上の注意
			G→g	S→s		ハイドロコロイド	コムフィール®ペースト（コロプラスト）	50g	• ハイドロコロイドを主とする材料で、深い創部とドレッシング材との空間を埋めるペースト • 滲出液を吸収した後は黄色いゲルを形成。残留物をほとんど残さず除去できる
N→n				S→s		ハイドロジェル	イントラサイト ジェル システム アプリパック（スミス・アンド・ネフュー ウンド マネジメント）	8g 15g 25g	• CMCナトリウムやプロピレングリコールからなり、水分は77.7％含有している。創に水分を供給し、創面の湿潤環境を保持する • 壊死組織の自己融解を促す。乾燥した壊死組織のデブリードマンに適している • アプリパックのジェルは創内に直接注入することができ、コンフォーマブルドレッシングはジェルを含浸したシートタイプ
							イントラサイト ジェル システム コンフォーマブルドレッシング（スミス・アンド・ネフュー ウンド マネジメント）	10×10cm 10×20cm	

資料

資料

N→n	I→i	E→e	G→g	S→s	P→(−)	使用材料	代表的な商品名（販売元）	形　態	特徴および使用上の注意
N→n				S→s		ハイドロジェル	グラニュゲル®（コンバテック ジャパン）	15g	・CMCナトリウムやペクチン、プロピレングリコールからなり、水分は85％含有している ・創に水分を供給し、創面の湿潤環境を保持する ・壊死組織の自己融解を促す ・チューブ入りのゲルは創内に注入することができる ・乾燥した組織のデブリードマンに適している
							ジェリパーム®（粒状ゲルタイプ）（日本ビー・エックス・アイ）	20g	・92～97％が生理食塩水で、架橋ポリマーとの強固な構造ができており、創面に湿潤環境を与える ・透明で創の観察が容易 ・乾燥した創に水分を与え、自らも吸収する

● 筋・骨に至る創傷用（C）*

N→n	I→i	E→e	G→g	S→s	P→(−)	使用材料	代表的な商品名（販売元）	形　態	特徴および使用上の注意
		E→e	G→g	S→s		ポリウレタンフォーム	ハイドロサイト®キャビティ（スミス・アンド・ネフュー ウンド マネジメント）	円形： 直径5cm 直径10cm 管状： 2.5×9cm 4×12cm	・ハイドロサイトのセル構造を持つパーツをメッシュ状のポリウレタンシートで包み込んでいる。筋・骨に至る創内に挿入できる残渣物を創内に残さない
		E→e	G→g	S→s		キチン	ベスキチン®F（D）（ユニチカ）	10×12cm	・ベニズワイガニなどの甲殻類の殻から抽出精製したキチンからなる ・筋・骨に至る深い創に使用が可能 ・特性は他のベスキチン®と同様

皮膚欠損用創傷被覆材の機能区分償還価格

機能区分	定　義	償還価格
真皮に至る創傷用（A）	真皮に至る創傷に使用されるものであること	8円/cm^2
皮下組織に至る創傷用：標準型（B1）	次のいずれも該当すること ア：皮下組織に至る創傷に使用されるものであること。 イ：シート、ロープ、リボン状などの標準形状であること	14円/cm^2
皮下組織に至る創傷用：異形型（B2）	次のいずれにも該当すること ア：皮下組織に至る創傷に使用されるものであること イ：顆粒状、ペースト状、ジェル状などの標準形状以外の形状であること	37円/g
筋・骨に至る創傷用（C）	筋・骨に至る創傷に使用されるものであること	25円/cm^2

索 引

和文索引

あ

亜鉛………211, 245
亜鉛華単軟膏………309
亜鉛華軟膏………309
悪臭………144, 147
悪性腫瘍………303
浅い潰瘍………21, 130, 137
浅い褥瘡………29, 130, 135
足抜き………76
足の褥瘡………39, 226
圧痕………89
圧縮応力………73
圧の再分配………71
圧迫………20
圧迫療法………229
圧力のコントロール………176
圧力の排除………296
アルギニン………211
アルギン酸塩………187
　──ドレッシング材……187
暗赤紫色………130

い・う

意識障害………24
医師の指示書………292
医師の役割………300
胃食道逆流………220, 278
異所性骨化………233
板状皮膚保護材………97
Ⅰ型コラーゲン………135
一次治癒………32
一時的な発赤………42
一過性細菌叢………167
一般医療機器………189
医薬品………222
医療機器による褥瘡発生………243
陰圧閉鎖療法………159, 179, 281, 286
陰茎固定型収尿器………95
陰茎の萎縮………95
引張応力………73
院内感染………260
　──対策マニュアル………260
ウジ虫………143
後ろ向き症例集積研究………114
薄いハイドロコロイドドレッシング材………132
うっ血性心不全………90, 207
ウンドインフェクション………18
ウンドコロナイゼーション………18
ウンドコンタミネーション………18

え

栄養………25, 277
　──アセスメント………205, 223
　──管理………203
　──サポートチーム………110
　──障害………202
　──状態………25, 59, 135, 205
　──不良………21
　──補助食品………215
栄養剤………222
　──の投与………220, 223
　──の半固形化………220
栄養素………210
疫学………11
エキスパートオピニオン………4
液体食………208
エコー………7
壊死性筋膜炎………272
壊死組織………127
　──のアセスメント………194
　──の除去………134
エスカー………123
エネルギー欠乏………203
エビデンス………2
　──レベル………2
MCTオイル………245
円形の褥瘡………38
嚥下機能………205
嚥下困難………208
嚥下障害………217
円座………179
炎症………187, 207
　──期………147
　──期の褥瘡………141
　──性浮腫像………6
　──徴候の同定法………7
　──の四徴………258
　──反応………130
炎症/感染のアセスメント………195
エンテロバクター………258
円背………74, 106

お

欧州褥瘡諮問委員会………28
黄色壊死組織………28, 139
黄色期………28
黄色ブドウ球菌………144
往診………300
応力………73
OHスケール………24, 52, 60
大きな褥瘡………264, 270, 275
大きなポケット………147
オシロメトリック法………229
オムツ………95, 304

か

重み値………118
重み付け………17
温度………127
介護保険………293
　──被保険者証………295
外傷予防………91
外旋位………102
臥位での体圧分散………73
外転………102
開放性ウェットドレッシング法………17, 304
界面活性剤………169
外用薬………132, 308
外用療法………128
外力………25, 32
　──負荷………277
加温療法………284
化学的デブリードマン………142
化学療法………238
踵………243
かかりつけ医………300
角質細胞………166
　──間脂質………166
カクテル療法………35
隠れたポケット………271
下肢………74
　──の挙上………74
　──の血流評価………39
　──浮腫………90
過剰な滲出液………187
ガーゼ………33, 132, 263, 305
下腿三頭筋………103
下腿周径………90
硬い肉芽組織………138
肩関節の屈曲………102
肩周囲………20
活動性………57
合併症………286
家庭内暴力………24
カテーテル………218, 252
カテコールアミン………24, 251
可動性………57, 59
金沢大学式褥瘡発生予測尺度（K式スケール）………24
化膿性骨髄炎………233
芽胞形成性細菌………169
粥食………208
ガラス板圧診法………43
顆粒剤………125
簡易式体圧測定器………77, 177
がん患者………217, 238
看護師の役割………110

317

索 引

幹細胞………138
がん終末期………15, 238
関節拘縮………25, 61, 82, 101, 105
　──予防訓練………233
感染………6, 18, 21, 40, 93, 111, 127, 277
　──症合併………144
　──褥瘡………258
　──徴候………146
　──尿………95
　──の制御………134
　──の同定法………7
　──予防対策………175
乾燥した創………187
寒天………220
肝不全………207
緩和ケア………238

き

起因菌………258
機械的刺激………93
危機的のコロナイゼーション………258
危機的コロニー形成………18
危機的定着………18
危険因子………54
基剤………126
基礎疾患………21, 135, 271
基本的動作能力………25
基本的日常生活自立度………25
ギャッチアップ………46
吸湿作用のある外用薬………267
90度ルール………83, 255
吸水軟膏………126
急性期褥瘡………36, 130
急性期病院周手術期………15
急性創傷………135
急性低栄養………203
急性薬物中毒………24
仰臥位………106
胸腰髄損傷………233
局所環境因子………127
局所経過………130
局所所見………269
局所性浮腫………88
局所的要因………39
局所熱感………111
局所の外力の圧迫………21
局所病態………130
虚血………229
　──肢………39
　──性心疾患………21
　──性変化………148
銀含有のドレッシング材………195
菌血症………258

筋腱切離術………236
筋・骨に至る創傷………191, 197
筋蛋白………204
筋肉量………207
筋皮弁………275
筋膜皮弁………275
筋力増強訓練………233

く

クッション………85, 90, 105
グラム陰性桿菌………168
クリティカルコロナイゼーション
　………6, 18, 21, 144, 258
クリニシステムベッド………233
車椅子………24, 83
　──クッション………233
クレバス………177
クレブシエラ………144
クローン病………217
クワシオルコル………203

け

ケアプラン………301
ケアマネジャー………294
　──の役割………301
経口摂取………213
頸髄損傷………233
形成外科医………300
痙性麻痺………233
経腸栄養………216
　──ポンプ………224
経鼻挿管………243
経皮内視鏡的胃瘻造設術………216
痙攣………68
外科処置………274
外科治療………274
外科的処置………132
外科の治療………155
外科的デブリードマン………141, 144
K式スケール（金沢大学式褥瘡発生
　予測尺度）………24, 62
血液データ………66
血液透析………24
血管内皮細胞………135
血管の障害部位………21
血管病変………39
血腫………156
血清アルブミン………203
　──値………68, 207
血疱………21
血流障害………15
血流促進器………9
血流低下………229
下痢………97, 220, 224

嫌気性菌………144, 258

こ

高圧酸素療法………285
高アンモニア血症………97
硬化療法………159
抗がん剤………238
高機能型エアマットレス
　………233, 251
抗菌薬………146, 261
後脛骨動脈………228
高周波メス………142
拘縮………68, 227, 229
合成洗剤………169
光線療法………284
拘束………24
咽頭がん………217
高度侵襲手術………204
高濃度栄養剤………223
紅斑………111, 130, 137
高分子吸水ポリマー………95
硬膜外持続鎮痛療法………247
肛門プラグ………97
高齢者………24, 129, 210
誤嚥………206, 217, 278
　──性肺炎………278
股関節内転屈曲拘縮………233
股関節疾患………279
呼吸器回路………243
呼吸器疾患………224
呼吸困難………24
黒褐色………130
黒色壊死組織………28
黒色痂皮………139
黒色期………28
極低出生体重児………239
骨格筋量………204
骨切り術………236
コックスハザード分析………114, 118
骨髄炎………144, 147, 279
骨折………206
骨突出判定器………61
骨盤調整………84
コラーゲン………129
コロニー形成………18, 40
根拠………3
混合感染………144
昏睡時………20

さ

サービス担当者会議………301
座位………82, 85, 179
在院日数………200
再灌流障害………26

細菌………18, 111
　　──感染症………167
　　──増殖………271
剤形………125
再建術………274
在宅主治医………300
在宅褥瘡医療制度………14
在宅褥瘡医療ネットワーク………14
在宅褥瘡疫学調査………14
在宅褥瘡管理………14, 292
在宅版褥瘡発生リスクアセスメント・スケール………51
在宅褥瘡予防ケア………296
在宅褥瘡予防・治療ガイドブック………14
在宅版褥瘡発生リスアセスメント・スケール………64
細胞外基質………138
細胞増殖因子………33, 127
細胞・組織の機械的変形………26
坐骨座り………82
サプリメント………211
サポート・サーフェイス………71
サマリー………162
サーモグラフィ………7, 31
Ⅲ型コラーゲン………135
三次治癒………32
30度側臥位………74
酸素化………66
酵素製剤………142
酸素濃度………127
三大栄養素………212
残留ずれ力………90

し

シーティング………233
シーネ………244, 252
止血のための器具………142
四肢の冷感………227
四肢麻痺………21
システマティック・レビュー………3
自然食品流動食………222
持続吸引ドレーン………278
持続する発赤………37, 42
下着………94
膝窩動脈………228
疾患急性期………24
失禁用品………99
失禁量………95
湿潤………25, 59
湿潤環境………32, 185
　　──下療法………33, 144, 150
　　──理論………183
湿潤予防ケア………95

紫斑………130, 137
しびれ感………227
シムス位………177
弱酸性洗浄料………169
シャワー浴………278
周術期………24, 239, 277
　　──褥瘡………247
重症心身障害児（者）………239
重度外傷………204
重度褥瘡処置………199
重度な褥瘡………12
終末期………24, 39
主観的包括的栄養評価………205
主治医意見書………295
手指衛生………260
手術患者………247
手術時間………249
手術室での褥瘡予防………250
手術室用体圧分散用具………250
手術時低血圧………24
手術体位………24, 249
手術部位感染………156
手術前安静………24
手術療法………236
腫脹………144, 258
出血………130, 142
術後管理………237
術後急性期患者………251
術後褥瘡………20
術後除痛………24
術後の褥瘡予防………251
術後リハビリテーション………237
術中の出血………249
術中の体位………247
授乳………68
循環障害………299
除圧………84
昇圧剤………251
障害老人の日常生活自立度（寝たきり度）判定基準………54
消化態栄養剤………222
消化量状態………205
踵骨部………15, 74, 178
常在細菌叢………166
消退しない発赤………8, 21, 37
消退する発赤………8
消毒………145, 262
　　──薬………263
小児………251
　　──期のリスクアセスメント・スケール………66
　　──の褥瘡………239
上皮化………21, 34, 93, 138, 153, 264, 275

静脈性潰瘍………228
静脈性浮腫………90
静脈瘤………229
ショートステイ………294
初期型ポケット………254
食事摂取量………208
触診………29
褥瘡回診………162, 215
褥瘡患者管理加算………12
褥瘡関連の制度………11
褥瘡カンファレンス………13
褥瘡管理………2, 15
　　──者………13
　　──者制度………13
褥瘡関連項目に関する指針………13
褥瘡危険因子評価表………24, 52, 55
褥瘡局所治療ガイドライン………12
褥瘡ケアの流れ………162
褥瘡好発部位………74, 144
褥瘡診療ガイドライン………172
褥瘡対策委員会………162, 292
褥瘡対策チーム………12, 300, 215
褥瘡対策に関する診療計画書………54, 205
褥瘡対策の指針………11
褥瘡対策未実施減算………12
褥瘡治癒の見通し………36
褥瘡治療医………294, 300
褥瘡内褥瘡………47
褥瘡認定師制度………13
褥瘡の形状………38
褥瘡の病態生理………6
褥瘡の分類………6
褥瘡の予防教育………295
褥瘡の予防・治療ガイドライン………27
褥瘡ハイリスク患者ケア加算………13, 49
褥瘡ハイリスク項目………13
褥瘡発生………130
　　──危険因子………24
　　──の概念………23
　　──の危険因子………25
　　──の要因………23, 51
　　──報告書………162
　　──率の推移………11
褥瘡分類………27
褥瘡有病率………12
褥瘡用語集………14
褥瘡予防………2
褥瘡予防・管理ガイドライン………14
食道がん………217
植皮術………275

索 引

食品………222
　──用ラップ………304
食物繊維………224
処置料………199
ショック状態………251
自力体位変換能力………61
自立体位変換………24
自立度………24, 47
しわ………129
腎機能障害………299
神経切離………236
神経難病………217
神経変性疾患………24
神経麻痺………20
人工肛門造設術………236
人工濃厚流動食………222
腎疾患………211
滲出液………127, 193
　──の生化学分析………7
　──の制御………134
親水基………170
親水性基剤………126
親水性ポリマー………186
親水軟膏………126
新生血管………138
新生児………239, 251
振戦………68
身体抑制………24
深達度………27
診断群分類………200
振動器………9
振動療法………285
浸軟………92
真皮………135, 166
　──細胞外基質………135
　──に至る創傷………191, 197
腎不全………224
深部組織の損傷………6
診療ガイドライン………2
診療計画書………12

す

推奨………3
　──度………3
水治療法………283
水道水………136
水分………128, 205
水疱………130
睡眠薬中毒………20
水溶性基剤………125
水様便………97, 99
スキンケア………24, 91, 166, 298
スタンダードプリコーション
　………165, 175

ストーマ装具………97
ストレッチ………103
スプレー剤………125
スラフ………123
ずれ………20, 59
　──力のコントロール………178
　──力の排除………296

せ

背上げ………90
生活自立度………206
整形外科術………252
清潔ケア………298
清潔保持………91
精神科患者………15
精神疾患………24
成分栄養剤………222
生理食塩水………136
赤色期………28
脊髄損傷………20, 24, 233
切開・開放術………157
石鹸………169
摂取栄養量………208
絶食………208
接触圧………70
摂食困難………208
接触皮膚炎………21
接触面積………70
背抜き………76, 179, 224
背部のたわみ………83
セラミド………166, 169
線維芽細胞………135, 138
仙骨部………20, 45, 74
洗浄………145, 263
　──圧………174
　──回数………175
　──剤………169
　──の推奨度………173
全身感染………40
全身状態………21, 50
全身性浮腫………88
全身的要因………39
全身麻酔………247
全層植皮術………236
全層組織欠損………123
尖足………107
　──拘縮………103
剪断応力………73
前段階要因………62

そ

創縁段差………15
創縁の血行不良………156
創汚染………18
早期発見………268

早産児………245
創周囲の洗浄………169
創収縮………135
創傷感染の診断基準………40
創傷処置………199
創傷治癒………32
　──過程………36, 39
　──過程にかかわる栄養素
　………211
　──環境………138
　──阻害因子………135, 202
創傷治療学………33
創傷のアセスメント………190
増殖期………135
増粘剤………220
創の収縮………139, 264
創の縮小………134, 153
創部アセスメントツール………113
創部観察………29
創部の洗浄………172
創面環境調整………111, 144, 255
創面の色調………28
創離開………277
側臥位………107
足関節………20, 103
　──・上腕血圧比………39, 227
足趾・上腕血圧比………229
足背動脈………228
足浴………231
鼠径部………93
阻血性障害………26
組織間液………90
組織灌流………66
組織欠損部………135
疎水基………170
疎水性基剤………126
疎水性ポリマー………186

た

体圧………70, 177
　──の測定方法………77
　──分散………70, 298
体圧分散用具………78, 85
　──の管理………81
　──の選択………80
退院………293
　──前訪問………293
体格指数………206
体脂肪………204
体重………90, 204, 206
　──減少率………206
　──測定………206
耐性菌………260
大腸菌………144

大転子部………15, 20
体動………251
耐糖能異常………211
体動不能………15
TIMEの概念………111
楕円形の褥瘡………38
脱水………21, 207, 294
脱毛………227
他動運動………101
たるみ………129
弾性ストッキング………90, 229
弾性包帯………90, 229
男性用皮膚保護材付採尿袋………95
蛋白質………203
　　　──・エネルギー低栄養状態
　　　………205, 210
　　　──量………223

ち

遅延型ポケット………254
知覚低下………24
知覚の認知………57
蓄尿袋………95
地図状の褥瘡………38
チームアプローチ………300
チーム医療………17
注射器………174
注射針………173
チューブ型バルーン………218
チューブ型バンパー………218
超音波療法………285
長期成分栄養………217
腸球菌………258
長時間手術………20
超低出生体重児………239
貼付剤………125
張力………20
治療的スキンケア………166
治療の目標………39
鎮静剤………24, 251

つ・て

爪の発育障害………227
低圧保持エアセルマットレス
　………90
低アルブミン血症………207
低栄養………24, 90, 203, 267, 294
低エコー………6, 31
デイケア………294
低血圧………21
デイサービス………294
低出生体重児………239
泥状便………99
低蛋白血症………210

定着………6
低反発ウレタンフォームマットレス
　………251
DTI疑い………28, 30
ティルト型車椅子………294
ティルト・リクライニング型電動車椅子………234
適正水分量………126
DESIGN-R（2008年改訂版褥瘡経過評価用）………14, 17, 113, 118
DESIGN褥瘡経過評価用………113, 114
DESIGN褥瘡重症度分類用………116
鉄………211
テープ………177, 243
デブリードマン………141
電気刺激療法………282
電気毛布………94
電磁波療法………285
電灼………142
電動車椅子………233
電動式生体洗浄器………174
天然オイル………170
天然保湿因子………166
臀部………47
臀裂部………93

と

銅………211
頭側挙上………76
疼痛………15, 24, 102, 111, 144, 187, 227, 258
糖尿病………21, 39, 224, 271
　　　──性潰瘍………121
頭部………20, 74
動脈性潰瘍………227
特殊疾患状態………24
トップドレッシング………148
ドップラ法………229
ドライスキン………91, 93, 167
ドラッグ・デリバリー・システム
　………129
ドレーン………252
ドレッシング材………131, 182, 185, 190
ドレッシング法………182
ドレナージ………148

な

内旋位………102
内臓蛋白………204
治せない褥瘡………15
治りにくい褥瘡………253
軟膏基剤………125

軟膏剤………125
難治性潰瘍………121, 202
難治性褥瘡………268
難治性慢性期褥瘡………15

に

肉芽形成期………139
肉芽形成の促進………134
肉芽・上皮形成期………150, 153
肉芽組織………196
二次治癒………32
二重発赤………37, 44
2層式エアマットレス………90
日常生活自立度………50, 54, 295
日本褥瘡学会………11
入院基本料………12
入院治療………303
乳剤性基剤………125
入浴………294
尿失禁………95
尿取りパッド………95
尿量………90
認知症………217

ね・の

ネグレクト………24
ねじれ………20
寝たきり………20, 57, 227
熱感………258
ネフローゼ………90
　　　──症候群………207
ネラトンカテーテル………174
脳血管疾患………217
脳血管障害………206
膿汁………147
脳障害………21
脳卒中………207
膿貯留………132
膿瘍………132, 144

は

バージャー氏病………227
肺炎………207
背屈運動………103
背屈他動運動………103
敗血症………144
排泄ケア用品………95
ハイドロコロイド………196
　　　──ドレッシング材………186
ハイドロジェル………196
　　　──ドレッシング材………187
ハイドロファイバー®………195
　　　──ドレッシング材………188
ハイドロポリマー………196

索 引

──ドレッシング材………189
排膿………145
排便コントロール………97
廃用性萎縮………24
ハイリスク項目………49
白色期………28
白色ワセリン………125, 299
バクテロイデス………144
抜糸………278
撥水効果のあるスキンケア用品
　………99
発熱………24, 111, 144
パルスオキシメーター………245
半固形栄養法………224
半固形化栄養材………221
瘢痕化………275
瘢痕上皮………235
瘢痕組織………138, 275
半消化態栄養剤………222
判定不能………28, 121
半透過性ドレッシング材………185
反応性充血………42
ハンモック現象………83

ひ

皮下硬結………6
皮下組織………20, 22, 166
　──に至る創傷………191, 197
　──の損傷………167
皮下膿瘍………144
引き金要因………62
鼻腔………243
尾骨部………46
膝関節の屈曲………102
膝屈曲拘縮………233
膝周囲………20
肘………20
ビーズ………125
微生物学的分析………7
ビタミン………205, 211
必要栄養量………211
必要エネルギー量………223
皮内出血………22
皮表脂質量………129
皮膚………129
　──アセスメント………206
　──エコー………29
　──壊死………21
　──炎………243
　──科医………300
　──潰瘍………202
　──観察………8, 42
　──欠損………138
　──欠損用創傷被覆材………183

──障害………93
──の血管網………21
──の湿潤………25
──の全層壊死………22
──のたるみ………176
──のバリア機能………166
──のマッサージ………167
──剥離………130
──皮膜剤………99
皮膚・排泄ケア認定看護師………13
皮弁………257
　──壊死………277
　──形成術………275
病原性細菌………166
病原微生物………168
表在性真菌症………168
標準予防策………165, 175
病的骨突出………25, 52, 61, 205
表皮………166
　──壊死………22
　──角化細胞………138
　──脂質………166
鼻翼………243
日和見感染症………168
Ｐライト………160
びらん………21, 93, 130, 137
微量栄養素………212
微量元素………211
頻回な拭き取り………93
貧血………267

ふ

フィブロネクチン………135
フィルムドレッシング材………131
深い潰瘍………21
深い褥瘡………29, 130, 138
深い慢性期褥瘡における局所治療の
　基本スキーム………120
深さのアセスメント………191
腹囲………90
腹臥位………177
複合の要因………268
腹膜炎………207
不顕性感染………147
浮腫………26, 61, 88, 203, 207, 299
不整形な褥瘡………178
不整脈………282
プッシュアップ………47
フットケア………15
物理的デブリードマン………143
物理療法………156, 280
ブドウ球菌………167, 258
プラスチックフィルム………304
フラッシュ………220

不良肉芽………34, 219
ブレーデンQスケール………66
ブレーデンスケール………24, 52, 57
フレーバー………215
ブレンド軟膏………127
プローブ………245
プロテウス………258
プロテオグリカン………135
ブロング………243

へ

米国医療政策研究局………262
米国褥瘡諮問委員会………6, 27
閉塞性血栓血管炎………227
閉塞性動脈硬化症………15, 39, 271
ペースメーカー………282
ベッドサイドリハビリテーション
　………233
ベッド上安静………49
便汚染………277
便失禁………95
　──管理システム………97

ほ

蜂窩織炎………144
包帯材料………125
訪問栄養指導………293
訪問看護………292
　──指示書………293
　──ステーション………64
訪問看護師………293
　──の役割………301
訪問理学療法………293
ポケット………15, 157, 254, 265
　──内の洗浄………174
　──のある褥瘡………178, 254
　──の解消………134
　──の処置………157
　──の切開………256
　──の保存的治療………160
保険償還価格………199
保険適用………137, 197
ポジショニング………105
　──用具………177
保湿………166
　──剤………167, 299
補助食品………211, 224
保存治療………275
保存療法………235
ボタン型バルーン………218
ボタン型バンパー………218
発赤………37, 42, 93, 111, 130, 144, 258
母乳………245

──強化物質………245
ホームヘルパー………302
ポリウレタンフィルムドレッシング材………185
ポリウレタンフォーム………188, 196
──ドレッシング材………188
ポリエステル繊維綿………99

ま
マイクロシフト………105
埋入植皮術………236
前座り………82
前向き症例集積研究………114
マクトンオイル………246
マクロゴール軟膏………126
マゴット法………143
摩擦………59
マッサージ………179
末梢動脈疾患………227, 261
麻痺………82
マラスムス………203
慢性期褥瘡………36
──治療の基本スキーム………134
慢性腎不全………90
慢性創傷………135
慢性低栄養………203

み
ミキサー食………220
未熟児………15, 24
ミセル………170
ミネラル………205
ミルク………245

め・も
メタ・アナリシス………3
メチシリン耐性黄色ブドウ球菌………168
滅菌ガーゼ………263
毛細血管の断裂………167
毛包………133, 138
問診………29

や・ゆ・よ
薬剤師………128
薬剤選択………124
薬理作用………127
痩せ………82
薬効成分………125
遊離植皮術………266
油脂性基剤………125, 135
指押し法………42
要介護状態区分………295
要介護度………295

要支援状態区分………295
横倒れ………82
予防的スキンケア………166

ら・り
ラップ療法………17, 262, 304
ランニングコスト………199
リスクアセスメント………48
──・スケール………8, 51
リフィーディング症候群………214
良性肉芽………150
緑膿菌………144
臨界コロナイゼーション………258
臨床上の疑問………2
リンパ系機能障害………26
リンパドレナージマッサージ………90
リンパ浮腫………90

る・れ・ろ
るい痩………207, 210
連鎖球菌………258
ローテーション………247

欧文索引

ABI(Ankle Brachial Pressure Index)………39, 227
AHCPR(Agency for Health Care Policy and Research)………172, 262
Alb(albumin)………205
ASO(arteriosclerosis obliterans)………271
BMI(body mass index)………206
CPR(Cardio Pulmonary Resuscition)………251
CQ(Clinical Questions)………2, 139
colonization………6
critical colonization………6, 18
CRP(C-reactive protein)………207
D in D………47
DDS(drug delivery system)………129
DESIGN………11
DPC(diagnosis procedure combination)………200
DTI(deep tissue injury)………6, 21, 27, 38, 121
EBM(evidence-based medicine)………2
EPUAP(European Pressure Ulcer Advisory Panel)………28
infection………6
MRSA(methicillin-resistant

Staphylococcussureus aureus)………168
NMF(natural moisturizing factor)………166
moist wound healing………33, 144, 150
NPUAP(National Pressure Ulcer Advisory Panel)………6, 27
NST(Nutrition Support Team)………110
OpWT(Open Wet-dressing Terapy)………17, 304
PAD(peripheral arterial disease)………227
PEG(percutaneous endoscopic gastrostomy)………216
PEM(protein energy malnutrition)………205, 210
pH………127
resident flora………167
SGA(subjective global assessment)………205
TBI(toe brachial pressure index)………229
TIME………255
transient flora………167
unstageable………121
WBP(wound bed preparation)………111, 144, 255, 274
Wet to dry dressing………143
wound colonization………18
wound contamination………18
wound infection………18

商品索引

外用薬

亜鉛華単軟膏………309
亜鉛華軟膏………309
アクトシン®軟膏3%………309
アズノール®軟膏0.033%………308
アラントロックス®軟膏………308
アルキサ®軟膏2%………308
イサロパン®外用散6%………308
イソジン®ゲル10%………310
イソジン®シュガーパスタ軟膏………310
エレース®………309
オルセノン®軟膏0.25%………309
カデックス®外用散0.9%………308
カデックス®軟膏0.9%………308
ゲーベン®クリーム1%………309
サトウザルベ軟膏10%………309
サトウザルベ軟膏20%………309
スクロード®パスタ………310
ソアナース®パスタ………310
ソフレット®ゲル6%………308
ソルコセリル®軟膏5%………311
タマガワ ヨードホルムガーゼ………310
デブリサン®………309
ドルミジン®パスタ………310
ネグミン®シュガー軟膏………310
ハクゾウ ヨードホルムガーゼ………128, 310
ハスレン®軟膏0.033%………308
ヒルドイド®ローション………299
フィブラスト®スプレー………35, 128, 309
フランセチン・T・パウダー………128, 311
プロスタンディン®軟膏0.003%………310
ブロメライン軟膏………310
ポビドリン®パスタ………310
ユーパスタコーワ軟膏………310
ヨードコート®軟膏0.9%………310
ヨードホルムガーゼ………310
リフラップ®シート5%………128, 308
リフラップ®軟膏5%………128, 308

ドレッシング材

アクアセル®………188, 192, 314
アクアセル®Ag………195, 314
アクティブヒール………187, 314
アブソキュア®………186
アブソキュア®－ウンド………312
アブソキュア®－サジカル………311
アルゴダーム®………187, 192, 314
イントラサイト ジェル システム………187, 315
オプサイト®ウンド………185
カルトスタット®………187, 314
グラニュゲル®………187, 316
クラビオ®FG………187, 314
クラビオ®バンA………189
コムフィール®アルカスドレッシング………312
コムフィール®ペースト………315
ジェリパーム®（ウェットシートⅠ・Ⅱ型）………313
ジェリパーム®（粒状ゲルタイプ）………316
ソーブサン………187, 314
ティエール®………189, 315
テガダームTMハイドロコロイド………313
テガダームTMハイドロコロイド ライト………311
デュオアクティブ®………186, 313
デュオアクティブ®ET………191, 311
デュオアクティブ®CGF………313
Dr.モイスト キズケアフォーム………189
ニュージェル®………312
ハイドロサイト®………188, 315
ハイドロサイト®AD………188, 315
ハイドロサイト®薄型………191, 312
ハイドロサイト®キャビティ………192, 316
ハイドロサイト®ヒールタイプ………188
ビューゲル®………312
ベスキチン®F（D）………316
ベスキチン®W（SP）………311
ベスキチン®W-A………313
［優肌］パーミロール………185
レプリケア®………186

体圧分散用具

アクションパッド®………79
マキュマックス®………79
wellクッション………87
エアマスターネクサス®………78
Gel-T クッション®………87
コンフォケアマットレス………79
J2クッション………87
ソフィア®………78
ソフトクッション………87
ソフトナース・マイクロ………78
ソロ・エボリューション®………87
ビッグセル-Ex®交換・上敷併用………79
BODYTONE-EX1575………79
マキシーフロートマットレス………78
ロホ・エンサー®………87

その他

アダプト皮膚保護シール………98
アテント Sケア軟便安心パッド………97
アテント Sケア前側吸収おしりさらさらパッド………96
イージーゲル………221
イーキンシール………98
インケア・インビューカテ………97
エンシュア・リキッド®………223
かんてんクック………221
キャビロンTM非アルコール性皮膜………100
コラージュフルフル泡石鹸………170
コンビーン®セキュアーE………97
サニーナ®………100
スキンクリーンコットンSCC®………100
セキュラ®DC………170, 299
セキュラ®PO………100, 170
セキュラ®CL………170
セロ®………77
ソフティ®保護オイル………100, 170, 299
ソフティ®薬用洗浄料………170
ハイネゼリー………221
ハーモニック®………223
ビオレu………298
ヒーリフト スムースブーツ………75
フレキシ シール®………98
フレックステンドピーパウチ………97
プレディア®………77
ペリスティーン®アナルプラグ………99
マステル………221
メディ・ウォッシュ®………174
モイスキンパッド………304
ラコール®………223
リフラノン………221
リモイス®クレンズ………170
リモイス®コート………100
リモイス®パッド………169
リラウェーブ®………9

エキスパートナース・ガイド
褥瘡治療・ケアトータルガイド

2009年4月25日　第1版第1刷発行	編　集	宮地　良樹、溝上　祐子
2012年4月15日　第1版第3刷発行	発行者	有賀　洋文
	発行所	株式会社 照林社
		〒112-0002
		東京都文京区小石川2丁目3-23
		電　話　03-3815-4921（編集部）
		03-5689-7377（営業部）
		http://www.shorinsha.co.jp/
	印刷所	共同印刷株式会社

- 本書に記載された著作物（記事・写真・イラスト等）の翻訳・転載・データベースの取り込み、および送信に関する許諾権は、照林社が保有します。
- 本書の無断複写は、著作権法上の例外を除き禁じられています。本書を複写される場合は、事前に許諾を受けてください。また、本書をスキャンしてPDF化するなどの電子化は、私的使用に限り著作権法上認められていますが、代行業者等の第三者による電子データ化および書籍化は、いかなる場合も認められていません。
- 万一、落丁・乱丁などの不良品がございましたら、「制作部」あてにお送りください。送料小社負担にて良品とお取り替えいたします。（制作部☎0120-87-1174）。

検印省略（定価はカバーに表示してあります）
ISBN978-4-7965-2193-2
ⓒYoshiki Miyachi, Yuko Mizokami/2009/Printed in Japan